中西医结合基层儿科实用手册

主　编　武洪民　　冀同振　　韩建书
　　　　张子方　　陈振华　　李云蛟
　　　　马新航

中医古籍出版社

图书在版编目（CIP）数据

中西医结合基层儿科实用手册/武洪民等主编．－北京：中医古籍出版社，2013.2

ISBN 978-7-5152-0328-7

Ⅰ．①中… Ⅱ．①武… Ⅲ．①小儿疾病－中西医结合－诊疗－手册 Ⅳ．①R72-62

中国版本图书馆 CIP 数据核字（2013）第 039654 号

中西医结合基层儿科实用手册

武洪民 等 主编

责任编辑	王益军	
封面设计	映象视觉	
出版发行	中医古籍出版社	
社　　址	北京东直门内南小街 16 号（100700）	
印　　刷	三河市华东印刷厂	
开　　本	880mm×1230mm　1/32	
印　　张	17.375	
字　　数	445 千字	
版　　次	2013 年 2 月第 1 版　2013 年 2 月第 1 次印刷	
印　　数	0001~3000 册	
书　　号	ISBN 978-7-5152-0328-7	
定　　价	38.00 元	

作者简介

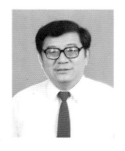

　　武洪民，副主任中医师，馆陶县中医院院长。大学本科学历，医学学士学位，河北医科大学在职研究生。全国"中医药文化建设先进个人"、河北省"三三三优秀人才"。出版著作两部，在国内多家核心期刊发表论文 20 余篇。获河北省科技进步二等奖 1 项，科技进步三等奖 3 项，邯郸市科技成果 8 项。

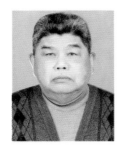

　　张孟瑞，河北省邯郸市妇幼保健院儿科专家，主任医师，河北工程大学医学院教授。邯郸市科技拔尖人才。曾任河北省儿童保健学会委员。获河北省科技成果 11 项，邯郸市科技成果 17 项，河北省人民政府科技进步三等奖 2 项。

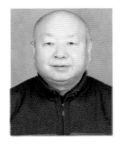

　　张洪洲，原馆陶县中医院院长，主任中医师，市级名中医、邯郸市科技拔尖人才。从事中医临床研究工作 40 余年，有着丰富的临床经验。获河北省科技成果 8 项，邯郸市科技成果 12 项，河北省人民政府科技进步三等奖 2 项。

编 委 会

编写人员

武洪民（馆陶县中医院）　　　冀同振（馆陶县中医院）

韩建书（馆陶县中医院）　　　张子方（馆陶县中医院）

陈振华（馆陶县中医院）　　　李云蛟（馆陶县中医院）

李立娜（邯郸市妇幼保健院）　马新航（馆陶县中医院）

殷海燕（馆陶县中医院）　　　徐全保（馆陶县中医院）

任爱菊（馆陶县中医院）　　　柴增良（邯郸市妇幼保健院）

高　莉（邯郸市中医院）　　　武洪方（邯郸市中医院）

张雪锋（邯郸市中医院）　　　武灵芝（馆陶县人民医院）

张东岭（馆陶县中医院）　　　徐祥平（馆陶县中医院）

史继军（馆陶县中医院）　　　顾连杰（馆陶县中医院）

乔庆春（馆陶县中医院）　　　米　军（馆陶县中医院）

赵立杰（馆陶县中医院）　　　徐桂兰（馆陶县中医院）

序

当武洪民院长把厚厚的《中西医结合基层儿科实用手册》初稿交到我手中，内心为之一震，馆陶县中医院又出书了！这是中医院蓬勃发展的又一个见证，也是献给搬迁三周年一份不平凡的贺礼！

馆陶县中医院始建于 1987 年，年仅 25 岁，饱含了两代中医人继承发扬、开拓进取的创业艰辛。2009 年 9 月医院实现整体搬迁，成为邯郸东部一颗熠熠闪光的中医明珠。一年搬新院、两年大变样、三年上水平，新中医院拥有门诊楼、病房楼、13 层康复托老楼、医技楼、食堂（中医药饮食文化园）5 座大楼，床位 520 张。他们注重特色专科建设，中风科、儿科、消渴病科、微创外科等都是他们的重点专科。他们注重人才培养，特别是儿科，拥有科学的人才梯队，由邯郸市知名专家张孟瑞主任医师为学科带头人，分为儿科、新生儿科、小儿脑瘫康复中心，骨干力量均在省级以上医院进修学习。他们注重科研创新，在小儿中药自制散剂、自制膏剂、贴剂上独具特色，全套的儿童脑瘫康复系统、标准新生儿室的构建等，使儿科在周边地区颇有名气。《中西医结合基层儿科使用手册》的问世，在意料之中，它是馆陶县中医院向广大基层儿科临床工作者奉献的一份厚礼！

此书内容详实，结构严谨，囊括了儿科基础知识、儿科常见病及部分疑难病的诊治、鉴别诊断、常用检查、操作技能、常用疗法、常用药物方药等内容，立足于服务基层儿科临床医师，造福于基层患者，涉及知识面广，临床实用性强，简明扼要，通俗易懂。不难看出，编著人员为此书的出版付出的心血和汗水，也显现了他们团结协作的好作风，特别是主任中医师张洪洲老院长对此书进行了细致指导，使其日臻完美。

作为一名中医人，为此深感欣慰！自古中医一家人，能把祖国的瑰宝传承发扬，是吾辈共同之责任。作为一名他们所信任的朋友或所尊崇的师长，更有责任去帮助他们，支持他们。乃医之严谨非我辈所能戏也，定思之又思，慎之又慎，必伏案研读琢磨，左右推敲，力使其少纰漏，免瑕疵。然医学之博深非丈尺所能量，且学无止境，只有不断的学习、实践、思考、论证、改错才能向更高的深度迈进。同时也需要广大同仁的指正和建议去丰富、去延伸。

馆陶县中医院是基层中医院的典型代表！她的脚步是踏实的，也是充满激情的。相信中医院的明天会更好，也期待在大家的共同努力下，我们的中医事业日益发扬光大！

是为序，共勉之。

高社光

（高社光，河北省邯郸市中医院院长、主任中医师、博士研究生导师（师承）、河北省省管优秀专家、享受国务院政府特殊津贴、中国首届百名中医科普专家、河北省首届名中医、全国优秀中医临床人才、全国第四、五批老中医药学术经验继承工作指导老师。）

2012 年 11 月 20 日

前　　言

本手册以基层临床实用为宗旨，中西并重，便于基层卫生人员学习，提高诊疗技术水平。

参编人员通过与基层卫生人员座谈，争求意见，了解到广大群众迫切需要医术精湛的中西医结合全科人才为他们服务。编者围绕这个主题，组织医院儿科全体医护人员及其相关科室人员共同努力，编写本手册。

本手册最大的特点是为了提高读者的诊治能力，立足实用，优化结构内容，应用新的排列格式，简明扼要的叙述了儿科基础知识、常用检查、操作技术及常用疗法。其主要内容包括新生儿、儿内科及儿科传染病、中医儿科疑难病等重点知识点，每种病的诊断要点和处理方案，具体实用，简明易懂。书中详细叙述了中草药的名称、药味、功效及临床应用，介绍了部分中成药及中药针剂的组方、主治、用法和用量。

本手册选材精当，方法新颖。为使读者易学易懂，加深对中医知识的理解，篇篇节节都有中医疗法，以辨证施治的方法诊治疑难病症，既突出了中医特色，又与当代临床医学的最新发展相结合，对新生儿疾病和小儿脑瘫学科着重阐述，符合基层医生的需求。

本手册简明扼要，重点突出，使用方便，应用广泛，值得同行参考应用。

本手册承蒙著名儿科专家张孟瑞主任医师、张洪洲主任中医师等老专家的无私指导，得到了邯郸市中医院及其他兄弟单位的大力支持。但由于经验缺乏，水平有限，编写仓促，必有缺点和错误，在此衷心希望广大读者给予批评指正。

编者

2012 年 8 月 20 日

目　　录

第一章 儿科基础特点

一、简述儿科发展史

祖国医学在儿科方面做出了杰出的贡献，在实践工作中，医疗经验极其丰富。

我国早在公元前二百年的医学文献如：《素问》、《灵枢》中，就有关于婴儿病的记述。

在二三世纪的医书中，儿科病的记述越来越多，隋唐时期医学家孙思邈（581～682 年）有儿科专著，如《千金要方》按症状分门别类的分析归纳小儿各种疾病。到十至十三世纪宋代时，儿科名医辈出，如钱乙（1023～1104 年）专著《小儿药证直诀》，到 1216 年又有儿科名医专著《小儿卫生总微论方》等。宋代太医局名医家也把儿科划为《小方脉》，明代（14～17 世纪）主要成就是儿科预防医学，不仅对小儿常见病有详细描述，还有关于分辨痘与疹的论述，并总结出一定方剂，对婴儿的保育方法和预防也有一定见解。1554 年薛凯提出用烧灼脐带法预防破伤风。1741 年张琰编写成《种痘新书》专著，较西欧发明牛痘早 50～100 年。明清两代，在儿科临床方面做出了贡献。

解放后，新中国成立，党和政府非常关心人民健康，尤其是青少年儿童，在宪法和农业发展纲要特别提出，母亲和儿童受到国家保护，城乡普遍开展儿保工作，建立建全了县、乡、村三级保健网巩固了儿保机构，办起了托幼机构，在广大农村和城市提倡新法接生和科学接生，降低了母婴死亡率和致残率。我们广大儿科工作者坚持走中西医结合的道路。普遍开展育儿知识，加强对儿科四大疾病的防治，在医疗、预防、保健和科研医学教育等工作中获得了巨大的成绩。近年来中医理论水平大大提高，中医事业大发展，我院愿为创立一个新型的中西医相结合的中医院，更好的为人民服务，为晋升为三级甲等医院，提高儿童健康水平作出更大的努力。

二、儿科范围与任务

儿科学范围较广，既有医疗，又有预防和保健，还涉及医学教育和科学研究。

目前的任务是：防治结合。只治不防、治不胜治、只防不治，不能降低目前婴幼儿死亡率和致残率，只有治疗和预防结合起来，才能有效的推广儿童保健工作。

在医学上小儿与成人相异之处太多，年龄越小，差别越大，现将小儿时期的基础医学、临床医学、儿童保健学的区别点分述如下：

（一）基础医学

其内容包括：解剖、免疫、生理、病理

1. **解剖**　是小儿从出生到生长发育成熟的基本规律。比如骨骼的发育规律，包括：颅骨融合，骨化中心的变化，出牙顺序等。身长体重的变化规律，包括：额面比例，头围与身长，躯干与上下部量、胸围与腹围的比例等。其他系统的神经、皮肤、肌肉、淋巴等组织以及心、肝、肾的大小与位置等也随着小儿年龄而有差异，必须掌握小儿这些解剖特点，才能做好医疗保健工作。

2. **免疫**　新生儿的细胞免疫与体液免疫功能均比成人低，新生儿虽从母体获得抗体，但缺少抗革兰氏阴性细菌的抗体，如免疫球蛋白 M（lgM），因其不能通过胎盘进入小儿体内。获得的抗体 1~3 个月婴儿基本已耗用。生长到 6 个月时已获成人之半，到 10 岁时才能接近成人水平。其他体液因子：如补体、抗菌因子、调理素活性较低，因新生儿吞噬细胞的吞噬能力低，所以新生儿对转移因子不起作用。直到 9 个月才达到成人水平，从以上特点分析，小儿比成人较易感染疾病。

3. **生理**　小儿在生长发育过程中，各系统如，消化、呼吸。

肝、肾、心脏等器官发育不成熟，如小婴儿消化功能差，易引起消化不良、营养不足，出现贫血。小儿因肺、肾功能低，对水和电解质的调节功能差，常出现水电解质紊乱，易脱水酸中毒。还有一种情况如血容量和成分正常值：如血细胞计数和分类，尿液中的成分数量不同于成人。只有我们掌握这些特点，才能做好正确的临床诊断。

4. 病理　　小儿各系统发育成熟程度不同，在免疫和反应性及病理方面，具有一定的特点。如婴儿主要表现为支气管肺炎，年长儿则为大叶性肺炎。因小儿缺乏维生素 D，钙、磷代谢障碍，易发佝偻病，又如 4 ~ 10 个月婴儿因结肠或小肠软，肠套叠发病率较高。

（二）临床医学

包括诊断、治疗、预后、预防

1. 诊断　　诊断儿科疾病要首先考虑年龄、季节、遗传、接触史与发病的关系。如产伤、窒息、颅内出血、黄疸、先天性异常等多发生在新生儿期。6 个月内多见手足搐搦症、中枢神经系统感染（化脑）、缺血缺氧性脑病，脑发育不全等。1 岁以内小儿多见婴儿痉挛症。7 个月至 3 岁多发生中枢神经系统及全身感染、高热惊厥、中毒性脑病、年长儿风湿病、大叶性肺炎。冬季多见维生素 D 缺乏性佝偻病，小儿肺炎。夏季多发生小儿肠炎、痢疾等秋季婴幼儿腹泻。春季多发皮肤病如丘疹样荨麻疹、支气管哮喘等。流脑多见冬末春初。

2. 治疗　　我们首先应考虑到综合治疗，如脑瘫患儿、西药、中药、推拿、按摩、水疗、电疗等疗法。如过敏性紫癜，有的并发腹痛、关节痛等症，所以在治疗时，以治紫癜为主，不要喧宾夺主。支气管肺炎、扁桃体炎，常引发腹痛，重点以治疗肺炎、扁桃体炎为主。有的患儿先天性心脏病，免疫力低，营养差无抵抗力，易患肺炎及感染性疾病，所以主病与并发症要同时治疗，在治疗过程中，要牢记药物剂量，治疗方法、用药途径等特点。脱水酸中毒以液体疗法为主，根据脱水性质和脱水程度，适当选择输液的性质和量等。

3. **预后**　根据小儿发病急聚变化快，免疫力低，抵抗力差，易患感染性疾病，我们如果能够及时恰当治疗，好转的也快。但如果治疗不及时，方法不当，病情发展更快，恶化也快，所以在治疗和护理中应考虑到这个结果。如：脑瘫患儿、发现越早，治疗效果越好，如果发现比较晚，疗效差，后遗症致残率就越高，越重。

4. **预防**　在临床工作中，预防比治疗还重要，因为"预防为主，防治结合"是党和政府的重要卫生方针，近年来由于预防接种及预防措施得力，尤其是小儿传染病如：麻疹、百日咳、白喉、脊髓灰质炎、破伤风等病，大大减少，发病率和死亡率明显降低，显示了预防为主防治结合的重要性。

（三）儿童保健学

包括：儿童年龄阶段分期、健康检查，新生儿访视，体格发育指标，计免程序等内容。

1. **儿童年龄阶段的划分**

（1）胚胎发育期：以妊娠初 8 周为胚胎发育期。从受精卵分化到形成内胚层、外胚层、中胚层三层组织。

（2）胎儿期：从受孕到分娩共 280 天（40 周）称胎儿期，此期以组织及器官迅速生长和功能渐趋成熟为特点。

（3）新生儿期：从胎儿娩出结扎脐带时开始，至生后 28 天，称新生儿期。易患先天性疾病及缺血缺氧性脑病。

（4）婴儿期：出生 1 个月至 12 个月的年龄阶段，称乳儿期，也叫婴儿期。此期小儿生长发育特别快。

（5）幼儿期：生后 2～3 岁为幼儿期。体格和中枢神经发育减慢，但语言、行动与表达能力明显发展。

（6）学龄前期：指 3～6 岁，相当于目前幼儿园的阶段，此期生长发育变慢，语言、动作能力提高，能跳登楼梯，能唱歌画图，能识字写字。

（7）学龄期：7～12岁，指进入小学以后到青春发育期前称学龄期。其特点：脑的形态结构已基本完成，智力发育进展较快，能综合分析，克制自己，在学校或社会中能应对错综复杂的关系。

（8）青春期或青春发育期：女11～12岁到17～18岁，男13～15岁到19～21岁。此期是儿童过度到成年的发育阶段。特点是女性比男性早发育2年，此期体格发育迅速，继而生殖系统发育成熟。

2. 儿童健康检查的内容与方法

（1）做好宣传指导工作，要向广大群众宣传儿童健康检查的好处，使群众易接受。

（2）做好儿童保健组织工作，对散居儿童的健康检查，由基层医疗保健员和乡村医生负责进行。

（3）做好保健指导工作，体格检查后，有针对性宣传教育，查出病后，予以治疗或转诊。

（4）做好统计总结工作，体格检查结束后，及时整理资料，进行分析、总结以达到并指导改进今后儿童保健工作

（5）城市实行每年4：2：1体检制，即婴儿每3个月查体1次，2～3岁幼儿每半年查体1次，4～6岁儿童每年查体1次。

（6）农村每年实行"3：2：1"制，婴儿每4个月查体1次，2～3岁幼儿每半年1次，4～6岁儿童每年查体1次。

3. 新生儿访视的内容

新生儿出生后第3、7、14、28天，进行访视。对高危新生儿应酌情增加访视次数，建立专案管理访视人员应认真填写访视记录卡。

4. 衡量儿童常用体格发育指标

（1）体重：身体的综合测量，反应身体一切器官的发育情况，足月新生儿体重3000～3500克。小儿大约体重可按以下方法推算

1～6个月 体重（公斤）＝出生体重＋月龄×0.6

7～12个月 体重（公斤）＝出生体重＋月龄×0.5

1岁以上 体重（公斤）＝2×年龄（岁数）＋8

体重过重或减少可能与慢性疾病或营养不良有关。

（2）身长：反应骨骼发育情况。

足月新生儿身长 50 厘米，一般男孩较长。出生后第一年增长 25 厘米。第二年增长 10 厘米。

2 岁以上：身长（厘米）＝周岁数 ×5＋80

小儿营养不良与内分泌疾病等都影响身长的增长。

（3）头围及囟门：

①初生时头围　　34 厘米

6 个月　　　　　42 厘米

1 岁　　　　　　46 厘米

2 岁　　　　　　48 厘米

②囟门：后囟 2～4 个月关闭（部分出生时已关闭）

前囟 1～1.5 岁关闭，3 岁以下测量头围，对诊断小儿神经系统疾病有意义。

（4）牙齿的发育：

出牙时间：乳牙 5～10 个月出第一对牙齿，约 2～2.5 岁乳牙出齐，共 20 颗。出牙数约为月龄减 6，如 11 个月 −6＝5 颗牙。换恒牙时间在 6 岁以后，共 32 颗。

5. 参照如下 2 表：

（1）基础免疫程序：表 1

新生儿	接种卡介苗、注射乙肝疫苗（1 针）、维生素 K 针
出生 1 个月	注射乙肝疫苗（2 针）
2 个月	脊髓灰质炎活菌苗（第 1 次）
3 个月	脊髓灰质炎活菌苗（2 次）百白破（1 针）
4 个月	脊髓灰质炎活菌苗（3 次）百白破（2 针）
5 个月	百白破（3 针）
6 个月	乙肝疫苗（3 针）流脑疫苗（1 针）
8 个月	麻疹、风疹二联活菌苗
9 个月	流脑活菌苗（2 针）
12 个月	乙脑疫苗（基础）

（2）加强免疫程序：表2

1.5 岁	百白破疫苗（加1针）甲肝疫苗（加1针）麻风二联苗（加1针）
2 岁	乙脑疫苗（加1针）甲肝疫苗（加2针）
3 岁	流脑疫苗（加1针）
4 岁	脊髓灰质炎活菌苗（加强）
6~7 岁	百白破（加2针）麻风二联菌苗（加2针）

当前因计免工作成绩显著，儿科传染病大大减少，增强了小儿体质。

三、儿科病历与体格检查的内容

儿科病历和体格检查是诊疗疾病的重要依据。儿科病的询问及体检方法与成人相比有其重要的特点。

（一）儿科病历的特点

1. 询问方法

小儿多不能自述病史，须由父母或其他亲属代述。所提供的病历材料正确与否，是否可靠，对此应记录说明，医务人员询问病历时应语气和蔼，语言温顺，要体谅患儿家长的焦虑心情，应给予必要的安慰。对年龄大的儿童，要直接询问，由家长做补充。

病情危重的患儿，要重点询问现病史，或边询问边检查，以便及时抢救，待病情稳定后在补充询问，切不可因为询问病史而耽误治疗。

2. 各项内容询问特点

（1）一般记录：包括患儿姓名、性别、年龄、出生年月日、家长姓名、职业、年龄、住址、联系电话、家属关系、记录情况属实否，家长签字。

（2）主诉：记述家长带小儿来院就诊主要症状及发病时间。

（3）现病史：应确切的描述各症状的起病进展情况，轻重程度，以及全身情况的变化。

3. 留意以下特点

（1）发病时间往往不易准确，医务人员要注意患儿不明显的症状，如：低热、苍白、黄疸、轻微疼痛、腹内肿物等，不易被家长发现需加大注意。

（2）尤其婴幼儿多不会诉说自觉症状，需要询问客观表现，加以分析判断。

（3）小儿常见的症状出现而往往引起另一系统疾病表现的症状。如支气管肺炎可引起腹部疼痛。

（4）小儿各系统疾病往往影响全身情况，如吃、玩、精神、体力活动、大小便等情况。全身情况反映病情的轻重。

（5）小儿同时患几种疾病并互相影响，需先后加以治疗。如先心病合并肺炎，往往患儿同时存在佝偻病营养性贫血等，这些病往往被家长忽视。

（6）根据"主诉"现病症状，如腹痛，要询问有无胃病史，腹部烧灼感，有无大便带蛔虫等。

（7）要询问与现病密切相关的疾病。如患儿癫痫发作，应询问有无脑外伤、脑炎、脑出血病史等。

4. 既往史：重点询问以下内容

（1）与现病相同或类似的疾病，如现病发烧抽风，询问有无高热惊厥史。

（2）急性感染病史有无接触史，如患儿患过麻疹，现在发烧出疹等症状，那就不考虑麻疹的诊断。应考虑其他传染病。

（3）药物过敏史，询问过去何时对何种药物过敏这次不再应用。避免再次发生过敏反应。

5. 个人史

主要包括出生史、喂养史、生长发育史、预防接种和生活习惯史等。

6. 家族史

主要询问家庭成员，尤其是直系亲属及密切接触者的健康情况，有无家族性遗传性疾病史，主要询问父母是否近亲结婚，家属经济情况，居住环境等。

（二）儿科体格检查的特点

儿科检查除与成人相似外，在检查方法，检查项目及检查结果，临床意义的判断方面都有其特点：

1. 一般注意事项

（1）应当想尽一切办法，让患儿消除恐惧心理及紧张情绪，尽量取得患儿的合作。

（2）应留意隔离保护，因为小儿易感染，检查时要洗手戴口罩，以免交叉感染。

（3）检查顺序视小儿病情而灵活掌握，对小儿刺激较大的项目：如咽部、眼部检查应留在最后，最好按下列顺序检查：外表望诊，心肺听诊，腹部触诊，头颈部，五官，口腔等。

2. 各项检查方法

（1）一般外表：望诊内容包括：体位、直立、姿势，发育营养状况，面部表情、皮肤色泽，精神状态，对周围环境的反应，眼神是否灵活，活动能力及语言情况等。

（2）一般测量包括体重、头围、胸围、腹围等项，减略测量方法，请参考体格发育指标。还包括体温、呼吸、脉搏和血压的测量。

①体温测量有三种：口表、腋表、肛表，我们常用腋表，试表时间不少于 5 分钟，年龄越大波动越大，正常体温在 36℃ 至 37℃。

②呼吸、脉搏的测定：小儿年龄越小呼吸脉搏越快，受活动哭闹影响。新生儿呼吸每分钟 40 ~ 45 次，脉搏每分钟 100 ~ 130 次，学龄儿童呼吸每分钟 18 ~ 20 次，脉搏每分钟 70 ~ 90 次。

③中医切脉常以一指定三关（寸、关、尺）。并以浮、沉、迟、数辨表，里、寒、热。以脉的无力或有力辨虚实。

④3 岁以下小儿望指纹（请参看中医儿科辨证要点）

⑤血压的测量：婴幼儿以上小儿测量血压的方法与成人相同，

小儿年龄越小血压越低，不同年龄小儿血压的正常值可用下列方式推算：

收缩压（毫米汞柱）＝80＋（年龄×2）

舒张压（毫米汞柱）＝收缩压×2/3

（3）皮肤与皮下组织：观察皮肤结膜有无苍白、黄疸、紫绀、皮疹、脱水、色素沉着、毛发等。

（4）淋巴结：检查头颈部、枕部、耳后、腋窝、腹股沟等，如淋巴结数目、大小、软硬度是否粘连、有无压痛等。

（5）头部

①头颅大小形状，囟门闭否。

②眼、耳、鼻：眼：眼睑是否肿胀，眼球是否突出，结合膜是否充血、干燥等。耳：外耳道有无脓液。鼻：有无鼻翼煽动，渗出物、血或脓液。

③口腔：应由外向内查，观察唇色、口角有无糜烂、颊黏膜充血、溃疡、黏膜斑、鹅口疮等，牙的数目、有无龋齿、牙龈有无感染、舌质、舌苔中医辩证有助，鼻阻碍口呼吸，最后检查咽部红否扁桃体是否肿大。

3. 胸部

（1）胸部：有无鸡胸、肋串珠、郝氏沟等佝偻病表现。左右是否对称，有无心前区膨隆、漏斗胸、桶状胸，有无三凹征，肋间加宽。

（2）肺：①望呼吸频率、节律、深度，有无呼吸困难。②触诊：检查语音的改变。③叩诊：呈清音。④听诊：婴幼儿因胸壁薄、呼吸音明显听到。患儿哭时可在深吸气时听诊，应在肺底腋下、肩胛区几个部位听诊。

（3）心脏：①望诊心前区膨隆，心尖搏动。②触诊：心尖搏动的位置有无震颤。③叩诊：叩心界大小。④儿科心脏听诊：a. 听诊器物件越小愈好。b. 特别注意在胸骨左缘听诊，先心病多在此区听到。c. 小儿心壁较薄，故心音较成人响亮，小儿心尖第一心音和第二心音的响度几乎相等，心尖部第一心音比第二心音响，而心底部第二心音响于第一心音，肺动脉瓣第二心音比主动脉瓣第二心音响，学龄前期和学龄期小儿常于肺动脉瓣区或心尖听到功能性收缩期杂音或窦性心律不齐。

4. 腹部　儿科应注意以下特点

（1）检查项目：在新生儿应注意脐部，有无渗出、出血、炎症，或脐疝等。

（2）检查方法：①应设法取得小儿合作，选机会进行扣诊以肝与脾为主。②触诊：手要温暖，手法轻柔。③用于按压腹部，观察小儿的表情反应。

5. 脊柱四肢　有无凹陷、突出、弯曲、脊髓膨出。四肢关节有无肿胀活动自如。

6. 肛门及外生殖器　有无肛门闭锁，假两性畸形，有无隐睾，先天性包皮过长等。

7. 神经反射减略。

（三）本院儿科入院病历记录内容

1. 一般记录（一）

2. 儿科入院记录（二）

①发育史②营养史③既往史。

3. 儿科入院记录（三）（四）

①家族史②生活条件③体格检查④化验检查⑤入院诊断：中医诊断、西医诊断；住院医师签字。

4. 住院病案首页

5. 出院记录

6. 住院病历书写质量评估内容（见表）

7. 参合病历告知书。

四、托幼机构的工作内容与管理

托幼机构为促进小儿身心健康，所做的工作必须符合生长发育的规律，不同年龄的小儿其生理特点各不相同，因而我们保育工作的重点也应顺从年龄的差异，根据年龄阶段的特点做好以下工作和管理：

（一）托幼机构不同年龄的保健工作

1. 乳儿期　生长发育快，运动功能迅速发育，此期应合理喂养并做好预防接种。

2. 1～3岁婴幼儿期生长减慢，脑神经智力开始发育，能够学语言，好问，但容易患病，此期要预防疾病的发生，教唱歌，讲故事进行教育。

3. 3～7岁学龄前期：此期的特点是生长发育变慢，动作和语言能力逐步提高，能跳跃、登楼梯，还能唱歌画图，开始写字、识字、社会集体活动增多，往往好奇、多问。此期容易发生意外事故，如：溺水、烧伤、烫伤、坠床、坠窗、误吞错吞药物以及中毒等，此期要做好免疫反应的疾病的监控，如：肾炎、过敏性疾病等，此期因小儿可塑性很强，幼儿教师要发挥防、教、养、三方面的保育工作。

（二）托幼机构人员设施与制度

1. 房屋要通风好，阳光充足，厨房、保健室与教室之间通道，尽量避免发生交叉感染。

2. 分班要根据房屋条件，人员编制而定，一般分为大、中、小班。无条件可组建混合班，其优点是低年龄小儿可向大龄儿学习，为智能教育起到促进作用。

3. 健康检查制度　建立健全小儿入托及保育人员的定期健康检查制度。

4. 消毒隔离制度　首先是预防传染病，严格执行消毒隔离，传染病报告等制度。其次预防消化道，呼吸道疾病，注意饮食卫生，注意气温变化及时加减衣服。

5. 要坚持良好的睡眠制度，1岁内保持睡眠12至14个小时，1～2岁保持14至12小时，2～7岁保持12至11个小时。

6. 训练与教育　要让小儿树立良好的饮食、睡眠、大小便和卫生习惯，应自幼开始培养，培养的方式方法与态度，托幼机构与家庭应保持一致。较大儿童结合实际生活，培养生活自理的能力和互相帮助的习惯，加强道德品质，热爱党热爱祖国的教育。

五、传染病报告制度

医护、化验及防疫人员，如发现下列传染病时，应立即向卫生防控单位作传染病报告：

（一）报告的病种

甲类和乙类共 30 种。

1. 甲类　鼠疫、霍乱（副霍乱）、天花。

2. 乙类　白喉、伤寒、副伤寒、传染性肝炎、流行性乙型脑炎，炭疽、细菌性痢疾、阿米巴痢疾，猩红热、血吸虫病、疟疾，百日咳、麻疹、流行性脑脊髓膜炎，脊髓灰质炎、斑疹伤寒、回归热、狂犬病、波浪热（布氏杆菌病）钩虫病、黑热病、吸虫病、恙虫病、流行性出血热、森林脑炎、钩端螺旋体病，流行性感冒。（另类艾滋病）

（二）报告方式

1. 甲类传染及乙类中的白喉、伤寒、副伤寒、流行性乙型脑炎、炭疽、脊髓灰质炎、传染性肝炎、艾滋病等，不论确诊或疑似、均应迅速报告。在城市不越过 12 小时，在农村、乡镇、最迟不超过 24 小时。

以上病种应先电话报告病人住区（处）所防疫站，再补传染病报告卡，其他传染病均在确诊后报告，时间不超过 24 小时，除及时向病人所在区（县）市卫生防疫站报告外、应同时向发病单位所在区（县）市防疫站报告。

2. 初次报告后，如发现原报诊断有误，或疑似报告得到证实，则应做更正报告或确诊报告。

3. 凡传染病病人住院（包括转来及转住的病人）及出现或死亡，一律要作报告。每一单位，同一单位的每一部门（如门诊或病房、检验科），凡第一次作出诊断（包括上述一些疾病的疑似诊断），不论别单位，别部门已经报告与否，一律要作报告。

六、乳儿喂养的种类与方法

乳儿喂养有三种：母乳喂养，人工喂养及混合喂养。重点叙述母乳喂养的好处及冲调奶粉及鲜奶的配置方法。

（一）母乳喂养

全社会都提倡母乳喂养

1. 乳儿母亲的乳房结构的异常，如：乳房结构包括：乳头、乳晕、乳腺管、乳腺泡、脂肪和结缔组织。

2. 乳头类型及乳儿哺乳时怎样作乳头伸展试验：

乳头类型分：正常的、长的、平坦的、假性内陷、内陷五种情况如果乳儿含不住乳头，我们可做伸展性试验：

（1）摩擦乳头，刺激乳头勃起。

（2）柔和的挤压乳晕做伸展活动：拉长乳头。

3. 新生儿初次喂水的时间　最好在生后 6 小时左右，以 10% 葡萄糖水为最合适。

4. 婴幼儿断奶的最佳时间　在六个月至二岁，一岁左右最好，以免喂养不足，造成营养不良或营养性贫血。

5. 母乳喂养的好处：

我们一贯提倡母乳喂养对婴儿、母亲、家庭、社会都有好处。

（1）母乳是营养最丰富、最易消化和吸收，是最理想、最经济的食品，温度最适宜，方便而又快捷。

（2）母乳中含有丰富抗感染的抗体，如免疫球蛋白、巨噬细胞、溶菌酶、双歧因子等，尤其是初乳中含量更丰富，可预防感染性疾病的发生。

（3）母乳中含有各种消化酶，如脂肪酶、乳糖酶等。可促进乳儿消化吸收。

（4）母乳喂养增进母子感情，乳儿有一种安全，舒适感，更好的体现母爱。

（5）母乳喂养可促使婴儿提高智商，使孩子更聪明，更强壮，更健康。

（6）母乳喂养可保护婴儿牙齿，促进面部正常发育。

（二）人工喂养

仅在母乳分泌极少，或因某种原因不能母乳喂养时可以人工喂养。

（1）人工喂养的乳类品种有：牛奶、羊奶、豆浆、米糊之类，因经济发展生活富裕，多数都喂养高级奶粉（高质量、高品牌）。

（2）计算婴儿用量，首先根据婴儿月龄、称出公斤体重，如6个月婴儿：$6 \times 0.6 + 3$（公斤）$= 6.6$ 公斤。以液体用量每日每公斤150毫升计算，乘以6.6公斤，等于990毫升，一日内分 $8 \sim 10$ 次服完。

（3）冲调浓度：鲜奶2：1，也就是2份鲜奶一份水。或3：1，三份鲜奶一份水。

（4）冲调奶粉：新生儿1平匙奶粉，8平匙水（1：8）。婴儿1平匙奶粉4平匙水（1：4），配好后等于鲜奶浓度。营养均衡、容易消化吸收。

（5）按照以上计算方法科学配置液体总量。假若不按科学的方法冲调鲜奶和奶粉，过稠乳儿营养过剩，易消化不良或肥胖。过稀乳儿营养不良，易贫血，易感染。所以我们要科学配方，合理冲调，保持足够液体量，保乳儿平安健康。

（三）混合喂养

在母乳不足的情况下，应用混合喂养。即乳儿母亲用母乳及部分鲜牛奶或奶粉、米糊或其他代乳品，混合进行喂养。

七、早产儿的特点与护理

（一）早产儿的特点

1. 早产儿体重不足，体重不到 2500 克，孕期不足 28 周，孕期越短，体重越轻，有的轻到 500～800 克。

2. 身长不到 47 厘米。

3. 胎脂及皮下脂肪少或缺如：皮肤松弛多皱纹，全身多毳毛，指趾甲软，不长过指趾端，耳廓软骨不发育，柔软紧贴颅旁，颅骨软化，骨缝分离。

4. 廓圆畸形，肋骨软，肋间肌无力，常有吸气性胸壁凹陷。

5. 腹壁薄弱，易患脐疝。

6. 男婴睾丸常不降入阴囊。

7. 早产儿生理功能不成熟，哭声低弱，吸吮无力，有的无吞咽反射，呼吸表浅不规则，可有间歇性呼吸并有暂停，易发生窒息青紫，心率速常在每分钟 150 次左右。肝功能不成熟，生理性黄疸较重并持久，自然出血症早产儿多见，肾功能不全，容易发生水和电解质紊乱。体温不稳，易发生消化紊乱，免疫能力不足，若不注意消毒隔离，易导致严重感染，各种生理功能不成熟的程度，与胎龄不足的程度直接有关，而体重不足的早产儿，则生活力更差。

（二）早产儿的护理

1. 保暖　体温过低应置放在保温箱内或用热水袋等保温。

2. 使用暖箱应注意以下事项：

（1）保温箱温度的高低，随小儿体重来决定，体重越轻，箱温度稍高，一般可在 28℃ 至 34℃ 范围内，体重在 1000 克以上者。在 32℃ 左右，一般腋表在 36℃ 左右为宜，箱温过高宜产生体温上的波动。

（2）保温箱温度逐渐调节，请不要在短时间内急剧升降。

（3）保温箱内相对湿度在 60%～70% 之间，较高湿度使体温易于维持衡定，减少身体失水和体重减轻。

3. 吸氧　有青紫或气促者给氧，以缓解症状为度，症状消失即停，最好随需要间歇给氧如：在每次喂奶前或喂奶后。

4. 喂养应注意以下情况

（1）早产儿吸吮和吞咽反射良好者，可直接喂哺母乳，但要避免疲劳。

（2）易疲乏者可选用奶瓶，奶瓶应配用软橡皮奶头，开孔要适中，孔大易引起呕吐及乳液被吸到气管和肺里，孔过小则费力，不能吸吮，所以奶头孔必须要适中。

（3）吸吮反射不存在，吞咽困难时可采用鼻饲。

不论用什么方法喂奶，要观察喂奶后有无青紫，溢奶或呕吐，喂奶时宜侧卧。

（4）开奶时间，视母、儿具体情况而定，有的主张极早喂给葡萄糖水，因为早产儿出生后有明显的低血糖状态，若有而不纠正，可因胆红质障碍而使血胆红素过高，也可能出现智能发育障碍，一般可在 6 ~ 12 小时内开始喂给。体重较轻，一般情况较差，在适当推迟的情况下，宜静脉补给。

5. 喂养方法：

出生体重	成分及喂量	时间	连续时间
不足 1000 克	5% 葡萄糖液首次 1 毫升，隔次加 1 毫升	1 小时	8 小时
	5% 葡萄糖液 6 毫升，隔次加 2 毫升	2 小时	连续 12 小时
	5% 葡萄糖液 12 毫升	2 ~ 3 小时	24 ~ 48 小时
	5% 葡萄糖液 8 毫升，加母乳 4 毫升	2 ~ 3 小时	4 ~ 6 小时
	5% 葡萄糖液 4 毫升，加母乳 8 毫升	2 ~ 3 小时	4 ~ 6 小时
	8：1 液逐渐加到每份每日 150 毫升	3 小时	
1000 ~ 1500 克	5% 葡萄糖液首次 4 毫升，达 16 毫升后逐渐过渡到一般乳方（8：1）液	2 ~ 3 小时	12 ~ 15 小时
1500 克 以上	5% 葡萄糖首次 8 毫升，隔次 8 毫升，达 32 毫升后，逐渐过渡一般乳方（4：1）	3 ~ 4 小时	21 ~ 26 小时

注：①8：1 乳方是 8 平匙水加 1 平匙奶粉，按每日每公斤 150

毫升的量计标。

②4∶1乳方是4平匙水加1平匙奶粉，按每日每公斤150毫升计量。

③体重不足1500克的小儿多采用鼻饲。

④鼻饲者，每次喂前先吸出胃内容物，若有残留奶，可适量减少喂奶量。

⑤有母乳者用母乳代替。

八、新生儿的特点与护理

新生儿指从胎儿娩出结扎脐带时开始至生后28天，新生儿离开母体后需要适应宫外新环境，经过解剖生理学巨大变化，全身各系统功能从不成熟转到初建和巩固，因而需要给予以下护理：

（一）体重

足月新生儿出生体重多在3000～3500克以上，出生后由于摄入不足，又排出胎粪或较多的水分，体重可暂时下降，3～4天后体重开始回升，约7～10天恢复原来水平。体重不升常因母乳不足或小儿生病。

（二）体温

新生儿中枢神经系统发育不成熟。体温调节功能差，往往体温随室温而变化，故易发生高温和低温。因此卧室要通风良好，阳光充足。冬天加用热水袋保暖，预防小儿体温过低，衣服要用宽大较软的内衣，以防刺伤皮肤。

（三）脐带

脐带结扎后渐行干燥，不久脐带与腹壁相连处出现裂口，结扎口越来越大，直到脐带最后完全脱落。脐带脱落早晚与结扎紧松有关，一般脱落在3～7天之间，结扎处要保持干燥，避免污染，千万不要解开包扎的纱布。

（四）皮肤

新生儿皮肤有一层灰白色的胎脂覆盖，生后数小时后开始逐渐吸收，胎脂有保护皮肤的作用，不必洗去，但对头皮、耳后、皮褶处的血迹、羊膜水宜用清洁温水轻轻擦去。新生儿皮肤角质层较薄，毛细血管丰富，局部防御能力差，应注意清洁，头颈及皮褶处应注意清洗，每次排大小便后，要清洗会阴部及臀部，洗后用软布轻擦，以防损伤皮肤。脐带未脱落千万不要洗澡，以防感染皮肤。

（五）喂养

生后6小时可试喂糖水，9~12小时开始喂奶。小儿吸吮奶头能反射性刺激奶头，促进母乳分泌，而初乳富于酶和抗体，有益于新生儿生长发育，预防疾病。哺乳完后，要直抱小儿，使其头搁在母亲的肩上，轻拍小儿背部，使胃内空气排出，以防溢乳，哺母乳不足，可用1：8配置奶粉（1平匙奶粉8平匙水）喂哺乳儿。

（六）大小便

出生后多在24小时内排胎便，晚至24~48小时排胎粪。胎便是墨绿色，黏稠、含胎毛，肠上皮细胞及绿胆质，3~4天后排乳儿便，母乳喂养的乳儿、大便为金黄色，软膏样、酸性、有双歧杆菌生长，每天2~4次。人工喂养者大便淡黄色，较干、碱性反应含大肠杆菌，每天1~2次。

新生儿大多数在24小时内可排尿。早者出生后数分钟内，但也有超过24小时，最初因摄入不足，每天仅排4~5次，一周后多达20~30次，新生儿尿含微量蛋白质及大量的尿酸（呈红色）这是生理现象。

（七）新生儿生理特点

1. 鼻尖上和面部的小黄白点是否正常？

新生儿出生后鼻尖上有密集针头状大小黄白色小点，局部有散在性略高出皮肤黄白色小丘疹，医学上叫粟粒疹，是新生儿皮脂潴留引起，快者一周，慢者数周自行消退，是生理性的。

2. 什么是"马牙"也叫"板牙"？

马牙是长在牙龈边绿的乳白色小圆点，部分破碎了的牙板角化为上皮团，叫上皮珠，高出牙龈，如芝麻或米粒大小，可自行脱落，不需处理，是生理现象。

3. 什么是生理性黄疸？

新生儿出生后 2～3 天出现黄疸，可在 7～10 天自行消退，主要是肝脏葡萄糖醛酸酶发育不成熟，也是生理性。

4. 新生儿乳房增大是怎么回事？

有些新生儿不论男女，在出生后 3～5 天可出现乳房增大，皮色不变，触而不痛，7～10 天达高峰，2～3 周可自行消退，少数可延至 3 个月消退。新生儿在临产时，因孕母体内可分泌较多的雌激素、孕激素、生乳素或催产素，胎儿在胎内接受了这些激素，受激素影响就可能出现乳房增大，勿挤压乳头或乳房以防感染。

5. 新生儿"白带"和"月经"是怎么回事？

有部分新生儿出生后数天（约 5～7 天）有血性分泌物从阴道排出，像月经一样也叫"假月经"同样是母亲体内的雌激素影响了胎儿，使胎儿阴道上皮细胞和子宫内膜增生脱落，排出体外，形如白带和月经是生理现象。

6. 新生儿出生时就有牙齿是怎么回事？

有时新生儿出生时，总有一颗或二颗牙齿，以上颌长牙为多，其牙齿为肉质状，骨质状叫早生长牙或延长牙，因哺乳不便，常使舌尖溃烂，在口腔内有害，需要拔掉不影响生牙。

7. 何谓胎脂？

在胎儿时期，皮脂腺分泌旺盛，出生时全身皮肤有一层厚薄不等的乳白色黏稠分泌物，叫胎脂。

8. 何谓青记？

多数在新生儿骶尾部、臀部、腰部、可看到圆形或不规则边缘轻压之不褪色的色素斑，生后 5～6 年自行消退，也叫胎痣或生青记。

9. 什么是新生儿红记？

新生儿红记有两种：

（1）新生儿毛细血管扩张，易发眼睑上，多发眼睑内侧，其次是颈后发际处，面积不等，压之褪色，不压则为鲜红色。

（2）另一种是血管瘤，由于毛细血管增生扩张及内皮细胞增生所致，特点大小不等，鲜红或暗红，质软微高出皮肤，边缘清、不规则、压之不褪色，多发颈部、头面部、躯干等，可用激光冷冻、鱼肝油酸钠封闭或外科手术。

10. 新生儿为什么头发发育不同？

满头的白发是先天性代谢病的一种表现，叫白化病。有的营养不良头发稀少，卷曲头发与遗传有关，前额脱发是生理性，枕部脱发是佝偻病，正常新生儿头发稀而黄，有的新生儿眉毛、睫毛发育不好。3~5岁发育正常。

11. 皮肤黑痣是怎么回事？

黑色皮肤痣一般长在脸部，面部躯干或四肢等皮肤发黑面积大小不等，痣上有毛，毛多少不定叫毛痣。

12. 臀红是怎么一回事？

臀红医学上叫尿布湿疹或红斑，是婴儿常见的皮肤病，主要由于尿布沾上了大小便，汗水及未洗净的肥皂及洗衣粉与皮肤摩擦后造成的，尿布区是红色小丘疹，呈片状分布，以臀红为主。

13. 还有很多新生儿生理特点，这里不再赘述。

九、母婴同室新生儿管理常规

（一）新生儿管理常规

1. 正常新生儿娩出半小时内进行皮肤早接触、早吸吮。入母婴同室后护士对产妇进行宣教指导，按需哺乳。

2. 新生儿科医师对初生新生儿完成详细的体格检查，填写表格式新生儿出生记录，对有出生缺陷的婴儿填写"出生缺陷表"。新生儿出院前再做体检，填写出院记录。

3. 对新生儿儿科医师应每日逐一查视，填写新生儿查体表，发现异常及时处理，必要时入高危新生儿室观察、治疗。

4. 护士随时巡视病房，对异常情况及时通知儿科医师处理。

5. 对新生儿常规采足跟血做新生儿筛查。注射维生素 K。对胎膜早破、羊水胎粪污染的新生儿常规注射氨苄青霉素 3 天。

（二）新生儿查体的临床意义

1. 发现是否畸形。

2. 注意脐带出血或渗血。

3. 第一次大便 24 小时，最迟排尿 24～32 小时，2～3 小时喂母乳，以促使子宫收缩及催乳，母乳 24 小时之内初乳抗体多，有利于小儿增强体质。

4. 查体后为正常新生儿，立即放在母亲身边促进乳汁分泌。

5. 头颅血肿与头皮水肿鉴别

头颅血肿	头皮水肿
原因：颅骨骨膜下小血管破裂	头皮受挤压，局部组织水肿
部位：顶骨或枕骨骨膜下	先露部皮下组织
质地：柔软，有波动感骨缘清晰	为可凹性水肿
范围：局限于骨缝之内	不受骨缝限制
出现：出生时小，以后逐渐明显	出生时大，逐渐变小
时间：24 小时后更显	渐渐变小
消失：慢，先软→硬→消失	快，2～3 天消失

十、高危新生儿监护内容

高危新生儿均入高危新生儿室，以保证能得到及时合理的诊治。

（一）高危新生儿室收治对象

本院分娩的高危儿，包括：

1. 新生儿窒息　阿氏评分1分钟、5分钟、≤7分钟者；

2. 早产儿、低出生体重儿；

3. 需要进行呼吸管理的新生儿　如呼吸困难、呼吸暂停、呼吸衰竭，需要氧疗、气管插管等治疗者。

4. 中枢神经系统疾病　包括原因未明的病理性黄疸；

5. 新生儿黄疸　各种原因引起的病理性黄疸；

6. 感染性疾病　发热、腹泻伴脱水酸中毒、皮肤脓疱疹等。

7. 糖尿病母亲的患儿（IDM）。

8. 先天畸形　先天性心脏病、唇腭裂、消化道畸形等。

9. 母婴同室中婴儿异常情况需要入室观察者。

10. 母患严重疾病不能哺喂者。

（二）医护人员的职责

新生儿医师均接受专业培训，熟练掌握各种抢救治疗的操作技术，包括气管插管、窒息复苏、心肺复苏、氧疗、各种监护仪的应用。护士也应进行培训。熟练掌握动脉穿刺、鼻饲、氧疗、高压氧舱治疗等操作。

（三）高危新生儿室的要求

1. 抢救治疗室　一张抢救床位配置一套基本设备，包括辐射式保暖床、各种监护仪器氧疗设备、吸引器、复苏囊、输液泵等。每个抢救单位占地面积约需用10~20平方米。室内设有空调，保持室温在24~26℃，一切医疗用品包括注射器、穿刺针、消毒用品、常用抢救药品都应放在室内固定位置，以提高抢救效果、设新生儿病床2张，配有蓝光箱、封闭式暖箱等。

2. 隔离病房收治患有感染性疾病的患儿，采取隔离措施，避免院内交叉感染。

3. 哺乳时为高危儿母亲提供哺乳房间。

4. 辅助房间是存放各种药品、医疗仪器的治疗室，另有护士站、婴儿洗澡间、医生护士值班室等。

（四）消毒与隔离

严格执行消毒隔离，各种抢救仪器设备定期消毒；房间内用品、家具、门窗等定期擦洗，保持清洁，室内空气清新；工作人员出入应更衣、换鞋，非本室工作人员不得随意进入。

（五）高危儿的监护项目

包括临床监护、生化监护、体温监护等。床边仔细观察病情变化，是极其重要的监护手段。

1. **临床监护**　医护人员必须密切观察病情变化，做好各种数据的详细记录。

（1）呼吸监护：观察呼吸次数及特征，有无呼吸困难、呻吟样呼吸、呼吸暂停及紫绀等。

（2）循环监护：观察心率、心音、心率及杂音情况，注意有无发绀、面色发灰、四肢末梢发凉等末梢循环障碍的体征。

（3）神经系统监护：对产伤、新生儿重度窒息、新生儿惊厥及极低出生体重儿等应进行头颅 B 型超声，以明确有无脑水肿、颅内出血、出血部位及范围，注意神态变化、嗜睡、昏迷、惊厥等。

2. **生化监护**

（1）水及电解质监护：精确记录出入量，根据病情，必要时测出钠、钾、氯、钙、镁等电解质。用输液泵以精确控制输液量及速度。

（2）常规做微量血糖测定：经皮测胆红素值及血常规等。

（3）体温监护：调节体温在此 36.5℃ ~37℃，每 4 小时测一次。

（六）高危儿的病历管理

每个入室高危儿应建立儿科病历，病程记录在入室后即刻书写，入院志 24 小时内完成，病情变化随时记录，要求书写规范、整洁、准确、完整。

（七）高危新生儿转运要求

由于病情危重，本院条件所限，需转上级医院诊治的危重儿，包括：

1. 窒息复苏后出现严重呼吸困难、呼吸衰竭、反复呼吸暂停需机械呼吸者。

2. 神经系统严重疾病（惊厥、颅内出血等）严重代谢紊乱。

3. 先天性心脏病及其他严重畸形。

4. 产伤。

（八）转运步骤及人员、设备

由儿科医师与本院总值班室联系，安排救护车，并与上级医院电话联系，将患儿病情做简单介绍，同时书写病情介绍。转运前对患儿做好必要的紧急处理，向家属做病情及转诊必要性交待，征得家属同意、签字。应派一名儿科医师及一名护士转运患儿。转运途中密切观察患儿的病情变化，途中应备氧气、复苏囊、输液装置、急救药品，如肾上腺素、苯巴比妥、5% 碳酸氢钠、氨茶碱、葡萄糖酸钙等。遇有变化，随时进行必要的急救处理，以保证患儿安全到达 NICU。

十一、小儿正常与异常体温的特点

（一）体温变化的因素

各年龄组正常小儿体温的差别比较大，趋向稳定的年龄，女孩在 12 ~ 14 岁，男孩比女孩迟 1 ~ 2 年。一天 24 小时内上午 2 ~ 6 时为最低，下午 5 ~ 7 时最高，患儿活动后或进食后体温均有升高。

（二）测量体温的方法

共分三种：肛表、口表与腋表

婴幼儿及学龄前儿童，易使用肛门测温、肛表一般插入 2 ~ 4 分钟。

较大儿童用口表，口表放在口腔舌下测 3 ~ 5 分钟。

通常习惯应用腋表，腋下测温应使上臂紧贴胸旁，时间 5 ~ 10 分钟。

（三）测温注意事项

冬天在门诊或家庭测温，小儿宜在屋内待在 10 ~ 20 分钟后进行测温，否则结果偏低。

正常肛温 36.2℃ ~ 38℃，口表为 36℃ ~ 37.4℃，腋表较准确，比较通用。

测温时，在活动后休息半个小时，进食后 1 个小时测量为准。

（四）发热的类型

低热：37.5℃ ~ 38℃

高热：39℃以上

弛张热：38℃ ~ 40℃，每天温度升降差别大于 1℃以上。

间歇热：间隔 2 ~ 3 天发热一次，不规律热。

持续高热：39℃以上，每天温度升降差别在 1℃以内。

十二、小儿免疫系统的生理特点

小儿期是人体免疫系统的发生和发展阶段，因此小儿与成人的免疫生理有明显的不同，小儿各年龄间也有差别，由于这些差别导致了小儿疾病的某些发病特点，并出现仅发生于小儿阶段的免疫性疾病，因而探讨小儿的生理特点，是临床免疫学的重要研究内容，从以下几个方面叙述：

（一）淋巴组织

包括胸腺、脾脏、淋巴结、淋巴细胞四个方面内容。

1. 胸腺　是胎儿较早出现的淋巴组织。胸腺是中枢性免疫器官，约在小儿出生时，其处理肝细胞成为 T 细胞的能力已基本发育健全。

2. 脾脏　其免疫功能待出生后相当一段时间才发育完全，在出生后 3 个月脾脏组织的生长发育及滤泡基本形成。

3. 淋巴结　在受抗原刺激后，逐步形成生发中心，青春期时淋巴结发育到最大程度，老年人未衰退。

4. 淋巴细胞　小儿出生时淋巴细胞中 T 细胞占 55%，10 岁时增至 70% 左右以达成人水平。总之：在胎儿期淋巴组织已产生免疫反应，12 岁以后全身淋巴结组织发育到最高水平。

（二）吞噬功能

具有吞噬功能的细胞，主要包括中性多核粒细胞和单核细胞。维持一段最低水平后，再度上升，逐步达到成人水平。并有直接杀菌能力。

（三）细胞免疫

人体细胞免疫功能出现及成熟早，T 细胞开始具备识别抗原的能力，并可以由抗原诱发，淋巴细胞的转化，该 T 细胞已有免疫活性，到出生时细胞免疫功能已发育成熟。

（四）免疫球蛋白

1. IgG　胎儿期已合成，但合成量太小是由母体通过胎盘输送到胎儿，各年龄阶段 IgG 抗体各不相同，与性别也没差别，13 岁以后与成人相同。

2. IgA　母亲不能通过胎盘向胎儿输入，所以胎儿血中 IgA 水平较低，10 岁后达成人水平。

3. IgM　是胎儿最早合成的免疫球蛋白，也不能通过胎盘获得抗体，但 9 ~ 11 岁时有性别差别，女性偏高，1 ~ 2 岁达成人水平。

4. IgD　母亲也不能通过胎盘传入胎儿，胎儿合成甚少，生后 1 岁时合成加快，4 ~ 5 岁超出成人水平，其生理功能有启动和调节 B 细胞分化的作用，新生儿比成人高 2 倍。

总之：上述各种免疫球蛋白在人体内的水平易发生波动，不同个体不同生活习惯和环境，其 1g 的水平往往有较大的差异。在健康人群中尽管同一年龄组，人与人之间 1g 水平有时也相差较大。

十三、结核病的诊断特点

（一）诊断结核病的主要依据

1. 根据结核病发病史，临床表现，肝脾肿大及结核菌素试验阳性，可疑者可进行细菌学检查，血清抗结核菌抗体检测与胸部 X 线照片。

2. 胸部 X 线摄片常对诊断起决定性作用，早期因粟粒阴影细小而不易查出。至少在起病后 2~3 周后胸部摄片方可发现大小一致，均匀的粟粒状阴影，密布两侧肺野。肺部 CT 扫描可见肺影显示大小（1~3mm）密度（中度）分布全肺一致阴影，部分病灶有融合。

（二）判断小儿结核病具有活动性参考指标

1. 结核菌素试验阳性。

2. 未接种卡介苗且小于 3 岁，尤其小于 1 岁婴儿结核菌素试验阳性者。

3. 有发热及其他结核中毒症状者。

4. 排泄物中找到结核菌。

5. 胸部 X 线检查示活动性原发型肺结核改变者。

6. 血沉加快，而无其他原因解释者。

7. 纤维支气管镜检查有明显支气管结核病变者。

十四、心脏听诊的特点

（一）心脏瓣膜的解剖位置

1. **肺动脉瓣**　解剖位置相当于胸骨左缘第三肋软骨的后面，同左侧第三胸肋关节的上角相对。

2. **主动脉瓣**　在肺动脉瓣口的下、内、后方，相当于胸骨左缘第三肋软骨的下缘。

①三尖瓣：在胸骨之后，同右侧第四肋间隙平齐。

②二尖瓣：相当于左侧第四肋软骨和胸骨相连接的部位，近正中线的左侧，在胸骨左半侧的后面。

③以上四个心瓣，从离开胸廓的距离，肺动脉瓣最近，主动脉瓣次之，三尖瓣稍远，二尖瓣最远。

（二）心脏瓣膜的听诊区

1. 肺动脉瓣的听诊区，在胸骨左缘第二肋间隙，正好同肺动脉瓣的瓣口相对，相当于肺动脉瓣的解剖位置。

2. 主动脉瓣的听诊区，在胸骨右缘第二肋间隙，由于升主动脉向上向前弯曲而到右侧，在这里升主动脉离胸前壁最近。

3. 三尖瓣的听诊区，在胸廓左缘第四肋间隙，相当于右心室最靠近胸廓表面的部位。

4. 二尖瓣的听诊区，在心尖区，在左侧第五肋间隙锁骨中线内侧，相当于从左心房流入左心室的血流的方向。

5. 第五听诊区，即包特金－欧勃氏区，或第三主动脉瓣区，位于胸骨左缘第三肋间隙，大致相当于主动脉的解剖位置。

总之，心脏瓣膜的解剖区和心脏瓣膜的听诊区，两者并不一致，我们对这一点必须明确。

（三）听诊顺序及注意事项

1. 按二尖瓣区（心尖区）→三尖瓣区→第五听诊区→肺动脉瓣区→主动脉瓣区的顺序进行听诊检查。

2. 在听诊的同时，应结合望诊和触诊。

（四）明确心动周期

1. 收缩期　在临床上收缩期从第一心音开始时开始，在第二心音开始前终止。

2. 舒张期　从第二心音开始时开始，在第一心音开始前终止。

3. 上面所述心动周期的期间决定于心室，而不是心房的周期。

但是心房也有这两期，当心室舒张的时候心房收缩，当心室收缩时，心房舒张，这些生理现象，我们医务工作者虽然早已熟悉，似乎很平常，但有时会被遗忘。

十五、肝脾的功能特点

（一）肝的扣诊

健康儿肝易触及，在锁骨中线叩诊，新生儿及婴儿，肝下缘在肋下约 1 ~ 2 厘米，少数 7 ~ 8 岁儿童可达肋下 1 厘米。

（二）脾的扣诊

正常小儿 5% ~ 10% 可打到脾尖。

（三）肝的功能特点

1. 营养物质代谢，包括：糖原合成、储存与分解，脂肪的合成与氧化，蛋白质的合成（纤维蛋白元、凝血酶元及其他一些凝血因子，白蛋白）与储存，维生素 A、C、D 等的储存。故代谢性疾病常致肝大。

2. 胆红质代谢与排泄。

3. 解毒　将有毒物质转变使其更容易溶解与排泄，降低血氨（还有减低雄激素和雌激素活性的作用）

（四）脾的功能特点

1. 血液的储藏。

2. 消除异常或已损坏的细胞，并从红细胞内检出异常结构。

3. 破坏老红细胞，影响红细胞膜（脾截除后红细胞脆性降低，胞体变扁）。

4. 富于淋巴样组织和网状内皮细胞，有虑过细菌与免疫的作用，故严重感染时易增大。

（五）肝脾的共同功能作用

1. 胎内造血，在严重溶血性贫血时，此功能可复现，表现为器质性增大。

2. 有较多的网状内皮细胞，故网状内皮系统增生时两者同时增大。

3. 血液充沛，容易瘀血。

4. 脾静脉流入门静脉系统，故门静脉高压时脾脏随之增大。

十六、小儿排尿及尿的特点

（一）排尿次数与年龄的关系

1. 新生儿出生后就开始排尿，有的延长到 36 小时左右才开始排尿。这也是生理性排尿。

2. 生后头几天，因生理性体重下降，又因摄入量少每日排尿 4~5 次。

3. 一周后小儿因新陈代谢旺盛，进水量多，而膀胱容量小，排尿突增至每日 20~25 次。

4. 待小儿能自动控制排尿，间隔逐渐延长，1 岁时每日排尿 15~16 次，学龄前期和学龄期儿童每天 6~9 次。

（二）每日尿量与年龄的关系

1. 小儿尿量与个体差异较大，与液体入量、气温、湿度、食物种类，活动量和精神因素有关。

2. 新生儿 24 小时平均排尿量 <400 毫升。

3. 婴儿每日排尿量 400~500 毫升。

4. 幼儿每日排尿量 500~600 毫升。

5. 学龄前儿童每日排尿量 600~800 毫升。

6. 学龄期儿童排尿量 800~1400 毫升。

（三）病理性排尿，临床意义重大

1. 学龄儿童每日排尿量少于 400 毫升。

2. 学龄前儿童每日排尿量少于 300 毫升。

3. 婴幼儿每日排尿少于 200 毫升。

以上均称：少尿

一昼夜尿量少于 30～50 毫升，称无尿。

多发生脱水酸中毒或尿毒症。

十七、小儿体液平衡的特点

（一）体液的总量和分布

年龄越小，体液总量相对越多，主要是间质液部分的比例较高，而血浆和细胞内液量与成人相近。

（二）体液的组成

小儿体液的电解质组成与成人相近。新生儿在生后数天内，除血钠与成人相似或稍低外，血钾、氯均偏高，但波动范围较大，血钾为 5～7 毫当量/升，血氯为：104～112 毫当量/升。血碳酸根较低 20～23 毫当量/升，乳酸根较高。

（三）水的交换

正常人体内水分的出入量是平衡的，体液经常保持动态平衡，正常小儿每日需水量为 100～150 毫升/100 卡，小儿需热量相对较高，故水摄入量和排出量按公斤体重计算，均高于成年人，除生后数日的新生儿外，年龄越小，出入水量越多，婴儿约等于细胞外液的 1/2，而成人仅为 1/7。其水的交换率比成人快 3～4 倍，所以小儿对缺水的耐受力比成人差。在病理情况下，进水不足，而水分继续丢失，因而小儿更易出现脱水。

（四）影响平衡因素

如下：

1. 不显性失水，在一般情况经肺和皮肤不显性失水量分别平均为 14 和 28 毫升/100 卡，合计约 42 毫升/100 卡，不显性失水不含钠，环境过热而出汗，汗液含少量（钾、钠、氯）。

2. 消化道的液体交换，由消化道分泌的消化液均能再吸收，但从粪便排出的水分较少。在异常情况下患儿剧烈腹泻，丧失大量水分，易造成脱水。所以小儿越小消化道液体交换越快，小儿易因消化道功能障碍而造成水和电解质的丢失。

3. 肾脏排尿是调节水和电解质与酸碱平衡的重要器官。在正常时肾外失水量比较稳定，而尿量变化甚大，这与体内含水量以及由肾脏排泄的溶质负荷量等有关。所以婴儿补液时要注意掌握进水量，观察尿量与尿比重的变化，并随时调整之。

新生儿尤其是早产儿对钠和氯的排泄能力低，血氯较高，碳酸氢根较低，而排泄磷酸盐和产氯的能力差，所以新生儿较易发生水肿和酸中毒。

十八、小儿大便呈绿色并伴黏液的原因与鉴别

（一）小儿产生绿色黏液便的原因

1. 由于喂养不当，小儿在 4～6 个月需添加辅食，但如果过早添加，可导致消化不良。过晚添加可造成营养不良。

2. 吃母乳的小儿，由于妈妈吃了凉或刺激性较强的食物，也可排出绿色便。

3. 不要让小儿吃的过饱，要给胃肠道留出调整的时间，减轻小儿的胃肠负担。

4. 小儿食入过多的脂肪食物，由于消耗胆汁较少，多余的胆汁从大便中排出，所以大便呈绿色。

5. 如果小儿母亲乳头不能经常擦洗，奶瓶不能及时消毒或者让小儿食入不洁食物，都可引起绿色黏液便，或水样绿色便。

（二）大便鉴别

1. 正常母乳喂养，大便呈黄色或金黄色，每日 2～4 次。

2. 有的小儿大便呈绿色，有的带奶瓣和泡沫。是消化不良及肠道菌群失衡的临床表现。

3. 正常人工喂养的小儿，因奶粉中有铁，有部分不易吸收，大便呈绿色。

4. 有的多数小儿在秋季时节，大便水样有奶瓣，每日 5～8 次以上，大便也呈绿色。

有的辅乳用具不洁，或吃了不洁生冷食物，腹泻伴发烧，并含黏液，有的带脓血，腥嗅，有的也呈绿色便。

总之：我们敬告小儿母亲，要注意卫生，科学喂养，如果小儿经常出现绿色便，体重不升，消化不良。有时伴有发烧，黏液绿色便时，要取新鲜大便标本，带小儿到医院求问医生。

十九、中医儿科的辨证要点

（一）近代中医儿科的发展特点

在"继承、发扬、整理、提高"方针的指导下，在"预防为主，防治结合"的大环境下，在党的领导下，我国儿科工作得到了大发展，在临床工作中运用中医中药治疗儿内科疾病取得了显著成效，比如治疗婴幼儿腹泻、毛细支气管、肾炎、脑瘫、再障贫血等疗效较明显；在儿外科方面如"胆道蛔虫"是我们自研自创的方剂，茵陈、枳壳、当归、生白芍、苦栋子根皮组方获省政府科技进步三等奖；阑尾炎、烧伤等疾病常以中西医结合治疗代替单纯手术治疗；我们将中医活血化瘀药物，应用于小儿脑瘫后遗症，过敏性紫绀，因发烧引起的紫绀等疑难病症，都取得了良好的效果。我们儿科病房在治疗脑瘫后遗症方面除应用中药，还应用新针刺、推拿、按摩、蒸汽疗、洗浴药疗、皮头针、电疗、理疗等方法，疗效显著，为中医事业做出了贡献。

（二）小儿诊法与辨证方面有独特的见解

小儿应用指诊：主要看小儿指纹，观察 3 岁以下小儿食指掌侧靠拇指一侧的浅表静脉，分为风、气、命三关，第一节风关，第二节气关，第三节命关，指纹在风关是邪浅病轻，纹透气关是邪较深重，纹达命关时则重笃。纹紫色为热，淡红为虚，青色为风，主痛，青兼黑紫是血络闭郁，指纹的变化反应病变的轻重，深浅，但只能做为诊断参考。

一般认为指纹充盈度的变化主要与静脉压有关。心力衰竭、肺炎等患儿，大多数可见指纹向命关伸延，这与静脉压力升高有关，静脉压越高，指纹充盈度越大，越向指尖方向发展。指纹的青紫程度可反映体内缺氧的轻重，缺氧越重还原血红蛋白就越高，指纹青紫就越明显，贫血的小儿因红细胞和血红蛋白减少，故指纹色淡。

（三）望舌质和舌苔是小儿辨证的主要诊断依据

正常舌质为淡红色，如舌尖红为心火，舌色淡为血虚，舌深红为脏腑热盛，舌绛红为热入营血，重舌、吐舌、弄舌为心脾热结或发痉之预兆，多见婴幼儿。正常小儿舌苔为中根部微有薄白苔，病邪在表时舌苔薄白，白厚腻苔为湿浊，黄腻为湿热，黄厚而粗糙者为热盛而胃阴耗伤，中根部有褐苔而胃有宿食、局部剥蚀无苔为胃阴已伤。哺乳儿为乳白苔，初生儿则舌红无苔为正常现象。诊苔时需注意有无食物及药物染苔，如橄榄、巧克力等可使舌苔变灰黑。

（四）西医的"望闻问听"与中医的"望闻问切"的差异

西医儿科医师用听诊诊断小儿各年龄段的不同疾病，而儿科中医师应用切诊和指诊的方法来判断各类疾病，3岁以下小儿用指诊，3岁以上小儿用切脉的方法，配合三诊（望闻问）以确定病候。学龄前儿童切脉时一指定三关，小儿平脉较成人快，1~2岁1呼吸6~7次，3~6岁1呼吸5~6次，年龄越大脉率越少。小儿切脉的重点是以"浮、沉、迟、数"辨别"表、里、寒、热"，以无力有力辨别虚实。

1. 浮脉　轻按即能清楚触到脉搏跳动，主表证。
2. 沉脉　轻按不易感觉，重按才可以触到，主里证。
3. 迟脉　脉搏比正常的小儿缓慢，主寒证。
4. 数脉　脉搏比正常年龄小儿快，主热证。脉有力为实证，无力为虚证。

总之确诊小儿疾病要以"望闻问切（指诊：风、气、命三关）"兼顾，综合分析做出正确的诊治。

第二章　儿科常用检查

一、常规化验

（一）血常规

序号	项目	正常值	临床意义
1	白细胞（WBC）	婴幼儿（2岁内）5～12×10^9/L 新生儿15～20×10^9/L	生理性：新生儿活动等 病理性：细菌感染。
2	红细胞（RBC）	婴幼儿4.0～5.0×10^{12}/L 新生儿6.0～7.0×10^{12}/L	增多见于腹泻、呕吐、先心病、减少见于贫血、造血障碍。
3	血红蛋白（HGB）	婴幼儿：110～150g/L 新生儿：170～200g/L	减少：贫血、失血 增多：脱水血浓缩
4	红细胞比积（HCT）	0.37～0.43	增多：脱水 减少：贫血
5	平均红细体积（MCV）	80～100CL	减少：小细胞、缺铁性贫血 增多：遗传、巨红、溶血性贫血
6	红细胞平均血红蛋白含量（MCH）	27～31pg	增多：大细胞贫血 减少：小细胞及低色素性贫血

序号	项目	正常值	临床意义
7	红细胞平均血红蛋白浓度（MCHC）	320~360g/L	正常红细胞、大细胞减少：小细胞低色素性贫血
8	血小板计数（PLT）	100~300×10⁹/L	增多：粒性白血病、创伤、感染等 减少：再障紫癜、败血症等
9	血小板平均体积（MPC）	7.0~11.0/L	异常见于：失血、再障、感染紫癜等
10	血小板分体宽度（PDW）	15~17	增多：急性白血病、骨髓增生、血小板减少性紫癜等。
11	中性粒细胞百分比（NEVT%）	50%~70% 0.5~0.7	增高：感染、肺炎、败血症、肿瘤、心肌梗塞等
12	单核细胞百分比（MONO）	3.0%~8.0%	增多：见于感染、伤寒、结核、恶急心内膜炎等。
13	嗜酸粒细胞（EO）	0.5%~5%	增多：见于变态反应、支哮喘药过敏、荨麻疹、虫病、紫癜等。
14	嗜碱性细胞（BASO）	0%~1%	增多：慢白血病、转移癌等
15	淋巴细胞百分比（LYM%）	新生儿30%~40% 4岁内60%~70% 4岁以上30%~40%	减少：各种感染疾病 增多：病毒感染。

（二）大便常规

序号	项目（标本）	临床意义
1	黏液便	常见肠炎、菌痢、阿米巴痢疾等
2	鲜血便	提示下消化道出血，肛裂、痔疮息肉、直肠癌等
3	脓便脓血便	常见细菌性痢疾、结肠炎、结肠癌、直肠癌等
4	柏油样便	上消化道出血
5	稀糊状或稀汁样便	见于各种腹泻、急性胃肠炎、肠蠕动、亢进或分泌增多
6	白陶土样便	见于阻塞性黄疸和肝病综合征。
7	米汤样便	多见于淘米汤样、如霍乱等。
8	稀水样绿色便带奶瓣	多见于消化不良，肠道菌群失衡。
9	隐血试验（OB）大便	如有溃疡药物刺激胃肠道、胃肠癌等，均为隐血阳性。
10	金黄色便	正常母乳患儿

（三）尿常规

序号	项目（尿标本）	参考值	临床意义
1	白细胞（LEU）	–	主要诊断泌尿系疾病，以感染为主
2	葡萄糖（GLV）	–	主要诊断糖尿病
3	比重（SG）	1.025	主要了解肾脏浓缩、酸碱平衡
4	酸碱度（PH）	4.5	了解体内酸碱平衡
5	尿胆原（VXO）	–	主要用于消化系统肝胆管疾病、黄疸鉴别等。

序号	项目（尿标本）	参考值	临床意义
6	尿胆素（BIL）	–	主要用于消化系统肝胆管疾病、黄疸鉴别等。
7	酮体（KET）	–	主要用于糖代谢障碍脂肪不完全氧化的疾病或状态的诊断。
8	隐血（BLD）	–	主要用于肾脏、泌尿系统及其他疾病的诊断和治疗
9	蛋白质（PRO）	–	主要用于肾脏疾病诊断治疗和预后等。
10	亚硝酸盐（NIT）	–	尿路细菌感染的快速筛查。

二、生化检查

项目	名称	正常值
1. 肝功能	ALT 谷丙转氨酶	0～40U/L
	AST 谷草转氨酶	0～40U/L
	AST/ALT 谷草/谷丙	0.8～1.5
	TP 总蛋白	64～83g/L
	ALB 白蛋白	35～52g/L
	GLO 球蛋白	20～35g/L
	A/G 白球比	1.1～2.5
	TBIL 总胆红素	3.42～20.5μmol/L
	DBIL 直接胆红素	0～7μmol/L
	IDBII 间接胆红素	0～13.5μmol/L
	ALP 碱性磷酸酶	30～120U/L
	GGT 谷氨酰氨转移酶	7～49U/L
	TBA 总胆汁酸	0～9.67μmol/L

项目	名称	正常值
2. 心肌酶	CHE 胆碱酯酶	4620~11500U/L
	CK 肌酸激酶	25~200U/L
	CK-MB 肌酸激酶同工酶	0~25U/L
	LDH 乳酸脱氢酶	140~271U/L
	HBDHa-羟丁酸	90~180U/L
3. 肾功能	MYO 肌红蛋白	0~90ng/ml
	VREA 尿素	2.8~7.2mmol/L
	CR 肌酐	72~127μmol/L
	UA 尿酸	208.3~428.4μmol/L
	CIV 血糖	3.31~5.51mmol/L
4. 微量元素	CA 钙	2.2~2.65mmol/L
	ZN 锌	73~284μmol/L
	MG 镁	0.73~1.06mmol/L
	P 磷	0.81~1.45mmol/L
	Fe 铁	42~310μmol/L
5. 血脂	TCH 总胆固醇	2.5~5.7mmol/L
	TG 甘油三酯	0~1.71mmol/L
	HDL 高密度脂蛋白	1.03~1.55mmol/L
	LDL 低密度脂蛋白	2~3.7mmol/L
	APOA 载脂蛋白 A	1~1.6g/L
	APOB 载脂蛋白 B	0.6~1.4g/L
	Lpa 脂蛋白（a）	0~0.33g/L
6. 电解质	K 钾	3.5~5.3mmol/L
	Na 钠	136~144mmol/L
	Cl 氯	96~108mmol/L
	CO_2-cp 总二氧化碳结合率	20~30mmol/L

三、其他化验

（一）风湿四项

序号	项目	标本	参考值	临床意义
1	红细胞沉降率（ESR）	抗凝血	0～20mm/h	血沉快见于结核、风湿热、肺炎组织变性坏死（心肌梗死）、贫血、白血病、骨髓瘤、急性感染、肾病等。
2	类风湿因子（RF）	血清		类风湿性关节炎
3	抗链球菌溶血素"o"	血清		溶血性链球菌感染指标如：风湿病、急性肾小球肾炎、扁桃体炎
4	C反应蛋白（超敏）（CRP）	血清	<5mg/L	CRP是一种急性时相蛋白、在各种急性和慢性感染、组织损伤、恶性肿瘤，心肌梗塞，手术创伤、放射线损伤时CRP在病后数小时内迅速升高，在病情好转时迅速降至正常，此反应不受放疗化疗，皮质激素治疗影响。

（二）肥达氏、外斐氏

序号	项目	标本	参考值	临床意义
1	肥达氏反应	血清	TYO<1∶80 TYH<1∶160 PA<1∶80 PB<1∶80 PC<1∶80	（1）当 H 及 O 效价增高，可诊断伤寒，O 及 ABC（其中一项）效价达 1∶80 以上，可诊断为副伤寒甲或乙或丙。 （2）伤寒病人发病第一周后才出现肥达氏反应，第一周内阳性率为 50%，第四周可达 90%。 （3）单 H 凝集价升高而 O 不高者可能： 曾接受过伤寒疫苗接种， 患过伤寒 另外少数患者因 O 凝集价被 VI 抗原影响不增高，仅 H 凝集价高 其他沙门氏菌感染 （4）曾接种过伤寒混合疫苗在感染伤寒时 H 与 O 凝集价上升较快。但在疾病恢复时凝集价并不太高，因为预防接种后，体内产生的抗体在感染时病情缓和。 （5）过去曾接种过伤寒菌苗或患过伤寒近期又感染流感布氏杆菌时，可产生高低度的 H 凝集素及较低的 O 凝结素。
2.	外斐氏		OX2<1∶80 OX19<1∶80 OXK<1∶80	诊断斑疹伤寒后此血清凝集效价上升 4 倍以上者有诊断价值。

（三）ABO 血型系统

序号	项目	标本	临床意义
1	A 型 B 型 AB 型 O 型	末梢全血	（1）输血是治疗与抢救生命的重要措施，输血前必须检查血型，选择血型相同的供血者，进行交叉配血，结果完全相和才能输血。 （2）新生儿溶血，母婴 ABO 血型不合引起的新生儿溶血病（常为第一胎溶血）主要依据血型血清学检查做判断。 （3）器官移植，受血者与供血者必须是 ABO 血型相符，才能移植
2	RH 型	末梢全血	抗 RH 抗体主要通过输血或妊娠免疫而产生较大量的 RH 阳性（D 抗原阳性）细胞进入 RH 阴性者体内后，2～5 个月内血浆可测到抗体，如经再次免疫 3 周内抗体浓度可达高峰。受血者或孕妇血浆中含有 RH 抗体时，当再与含相应抗原血液相遇，将引起严重输血反应或新生儿溶血病。

（四）抗凝血检测表（一、二）

表一

序号	项目	标本	参考值	
1	纤维蛋白原（FIB）	血浆	20～40g/L	升高见于：糖尿病及其酸中毒、动脉粥样硬化、急性传染病、急性肾炎、尿毒症、骨髓病、休克、外科手术后及轻度肝炎等 减低见于：DIC 原发性纤溶症，重症肝炎、肝硬化
2	凝血酶原时间（PT）	血浆	12～14 秒	PT 延长，超过正常对照 3 秒为延长，见于 I、V、VII、X 因子缺乏及纤维蛋白的缺乏、获得性凝血因子缺乏，如 DIC 原发性纤溶亢进等。PT 缩短时，先天性 V 因子增多，DIC 早期（高凝状态）口服避孕药等，口服抗凝药的监护，当 INR 值在 2～4 时，为抗凝治疗的合适范围，IIVR＞4.5 时应减少或停止用药。

表二

序号	项目	标本	参考值	临床意义
3	活化部分凝血活酶时间（APTT）	血浆	31~35秒	APTT 延长：结果超过正常对照的 10 秒为延长，见于Ⅷ、Ⅸ、Ⅺ、Ⅻ因子的缺乏。 APTT 缩短：见于 DIC 血栓前状态及血栓性疾病。肝素治疗的监护，应维持 APTT 正常对照的 1.5~3.0 倍为宜。 APTT 增高见于纤溶亢进或 DIC 早期。
4	凝血酶时间测定（TT）	血浆	12~18秒	TT 延长：先天性或后天性的纤维蛋白缺乏或异常，肝素以及溶栓治疗，异常蛋白血症，如：多发性骨髓瘤、巨球蛋白血症、肝硬化、DIC 及 FDP 增多等，增高见于纤溶亢进或 DIC 早期、

（五）其他化验

1. 甲胎蛋白　　　　　　　　　0~20UG/L
2. ACE 血管紧张素转氨酶　　　0~52U/L
3. AMS 淀粉酶　　　　　　　　0~100U/L
4. LPS 脂肪酶　　　　　　　　0~190U/L
5. SaO_2（动脉血氧饱和度）91%~97.7%，降低紫绀。
6. PAO_2（动脉血氧分压），新生儿 60~90mmHg，婴儿 80~100mmH，为正常值，升高为紫绀。
7. $PACO_2$（动脉 CO_2 分压），正常 30~45mmHg。升高均为呼吸衰竭。

四、小儿造血与临床常用的血象特点

（一）小儿造血的特点

1. **胎儿期造血**　血细胞的生成开始于中胚叶。首先从卵黄体囊的血岛开始，然后在肝、脾器官造血，孕 6 个月后转为骨髓造血。

胎儿造血可分为三个阶段：

（1）中胚叶造血期：约自胚胎第 4 周开始至胎儿第 10 周止。

（2）肝、脾造血期：约自胚胎第 8 周开始，至胎儿 5 个月达到高峰，但到生后 4 ~ 5 才完全停止造血。

（3）骨髓造血期：胎儿自 6 周出现骨髓，但到 4 ~ 5 个月才开始造血。胸腺是造淋巴细胞的重要器官。

2. **胎儿初生后造血**　为胚胎造血的继续，主要是骨髓造血，另有骨髓外造血的特殊情况。

（1）骨髓造血：骨髓是造血的主要器官，最初小儿骨髓造血是红髓，5 ~ 7 岁时由长骨干中出现黄髓，随年龄增长，红髓减少，黄髓逐渐增多，至 18 岁时红髓仅于长骨两端及其他胸骨、盆骨、脊柱等。在婴儿时缺乏黄髓，一旦需要造血增加时，就很容易出现"骨髓外造血"。

（2）骨髓外造血：在正常情况下，小儿出生后骨髓外造血很少，仅脾脏可造淋巴细胞，网状内皮系统可造单核细胞，因某种原因使骨髓造血功能降低，造血不足，则肝脾、淋巴结恢复造血功能，起到代偿性骨髓外造血。

（二）小儿血象的特点

小儿正常血象有明显的年龄特点，尤其是新生儿和婴幼儿最为显著。

1. 红细胞计数与血红蛋白量

（1）出生时（新生儿）红细胞计数 600 万～700 万立方毫米，血红蛋白 15～23 克/分升，早产儿偏低。生后 6～12 小时因液体进入量少，不显性失水而致血液浓缩，所以红细胞及血红蛋白均减少 20% 到 2～3 个月达最低水平。

（2）婴儿期：红细胞维持在 400 万～450 万/立方毫米，血红蛋白在 11 克/分升左右，在 2～4 岁时又逐渐增加，到 12 岁时达到成人水平。

（3）网织红细胞计数，在出生时稍高，约为 4%～6%，生后 3 天恒定，4～6 天时明显下降，5～7 天基本达到消失情况。婴儿期后逐渐接近成人水平（0.5%～1.5%）

（4）核红细胞：出生时（平均 3～10 个/100 白细胞，早产儿达 10～20 个/100 白细胞）很少见，生后 3～7 天逐渐消失。

（5）红细胞形态：出生时红细胞较大，直径为 8～9 微米，平均容积 113 立方微米，2～3 个月达最低数值，1 岁时 70 立方微米，4～5 岁正常底限 80 立方微米。

2. 白细胞

出生时较高平均 15000～20000，最高可达 30000/立方毫米，生后 24 小时达最高峰，而后逐渐下降，从 3～4 天开始下降，在 10～14 天时维持在 10000～12000 之间，该数值维持到从婴儿期到学龄期后可达 8000 上下，以后接近成人数值。

（1）白细胞分类在临床检验中最有意义：出生时中性粒细胞较高占 60%～65%；淋巴细胞占 30%～35%，生后 4～6 天两者比值相等，两条线（中性与淋巴线）第一次交叉，以后在整个婴儿期均是淋巴细胞占 60%，中性占 30%。4～6 岁时两者又交叉相等，形成第二次交叉。6 岁后，中性粒细胞增多，淋巴细胞减少，逐渐达到成人数值。

（2）嗜酸嗜碱粒细胞各年龄期无差别。新生儿周围血中可有少数幼稚粒细胞，但数天内消失。

3. **血小板**　出生 3 ~ 4 天后稍低，以后血小板数值与成人数值无差别，约 15 万 ~ 25 万/立方毫米。

4. **其他成分分析**

（1）全血量：小儿血容量比成人多

早产儿每公斤 108 毫升

新生儿每公斤 85 毫升

婴儿 ~ 学龄儿童每公斤 75 ~ 80 毫升

（2）红细胞压积：

新生儿最高 53%

幼儿期 37%

学龄期 39%

婴儿最低 36%

（3）血红蛋白成分

新生儿血红蛋白占 70%，生后急剧下降。

2 ~ 3 个月时 5%，2 岁后接近成人占 2%

总之，我们在临床实践中，开写血常规（血分析）化验单最多，如：贫血，发热及感染性疾病等。又如：有肝脾淋巴结肿大的患儿在周围血中，出现有核红细胞及幼稚粒细胞时，我们必须找出引起肿大的病因，再进一步做有关检查，达到确诊的目的。小儿血象最主要的特点是：刚出生的胎儿红细胞、血红蛋白、网织红细胞以及白细胞正常数值均升高，直到生后 3 ~ 4 天下降，主要原因是生后 3 天内进入量少，不显性失水多。更重要的是，我们要熟练掌握白细胞总数分类的特点：中性粒细胞与淋巴细胞的两次交叉（4 ~ 6 天和 4 ~ 6 岁），为诊断感染性疾病提供了可靠的依据。

（三）小儿各年龄组（分6个档次）血液化验正常数值参考表

项目/年龄	出生儿 3 天内	新生儿	六个月	一岁	五岁	十二岁
红细胞（万/立方毫米）	600～700	4.7	4.5	4.6	4.7	5
血红蛋白（克/分升）	15～23	16	11.5	12.4	13.3	11.5
白细胞	15000～20000	12000	12000	12000	8000	5000～10000
总数、中性粒细胞%	60～65	35	32	38	60	65
分类淋巴细胞%	30～35	18	65	60	50	30
血小板（万/立方毫米）	25～27	35	30	30	30	30
血细胞压积%	53	48	37	38	40	42
红细胞平均直径（微米）	8	7.7		7.15	7.2	7
红细胞平均体积	109	103	88	86	91	92
红细胞平均血红蛋白浓度（克/100毫升红细胞）	32	34	33	33	33	34
红细胞平均网织红细胞蛋白浓度（克/100毫升红细胞	4～6	0.3	1.5	0.5	0.5	0.5

五、正常骨髓象及骨髓象异常的临床意义

附表如下：

细胞名称		正常值%	临床意义
原始粒细胞		0.3~2	原始粒细胞超过5%，早幼粒细胞超过
早幼粒细胞		1~8	8%考虑急性粒细胞性白血病
嗜中性	中幼	5~20	
	晚幼	9~18	
	带形核	4~14	
	分叶核	7~30	
嗜酸性	中幼		
	晚幼	0.5~4	
	带形核		
	分叶核		
嗜碱性	中幼		
	晚幼	0~1	
	带形核		
	分叶核		
淋巴细胞		3~20	正常小儿不超过30%，如相对增高，超过30%见于再生低下性贫血，原淋及幼淋正常时为0%~2.1%，二者之和超过10%考虑淋巴细胞性白血病
单核细胞		0.5~5	原始单核细胞，幼单核细胞和单核细胞明显增高，见于单核细胞性白血病
浆细胞		0~2.1	增高见于再障，淋巴网状细胞肉瘤，风湿病。明显增高并有形态畸形见于多发性骨髓瘤。
红细胞系	原始红细胞	0.5~4	红细胞系增生，并有巨幼红胞，见于营养性巨幼红细胞性贫血
	早幼红细胞	1~5	
	中幼红细胞	12~20	
	晚幼红细胞	6~10	

细胞名称	正常值%	临床意义
异常细胞及其他		网状细胞，正常少见，轻度或中度增高见于感染（伤寒、疟疾）。明显增高，并有异形网状细胞，见于恶性网状细胞增生症。肿瘤细胞，见于肿瘤的转移，疟原虫，黑热病（利杜氏小体）。
有核细胞计数万/立方毫米	3～5	反映骨髓增生程度：增高：骨髓增生与减少，骨髓减低，骨髓涂片观察有核细胞多少（有核细胞/1000 个成熟细胞）意义与计数相同
粒细胞系与细胞系比例	2：1～4：1	增生：粒细胞系增生（粒细胞性白血病、急性炎症类白血病反应）。红细胞系减少（再障）。减低或倒置：粒细胞系减少（粒细胞减少症），红细胞系增生（营养性巨幼红细胞性贫血，缺铁性贫血，溶血或失血性贫血。正常：正常骨髓或原发性再生低下性贫血，全血抑制。
巨核细胞系	计数（涂片法） 20～150/100 万有核细胞	计数增高或正常，并伴有巨核细胞成熟障碍，见于特发性血小板减少性紫癜。
	巨核母细胞 5%～10%	计数减少或缺如，见于继发性血小板减少性紫癜（如再生低下性贫血，白血病等）
	前巨核细胞 10%～20%	
	颗粒性巨核细胞 50%	
	产生血小板的巨核细胞 15%～20%	

说明：1. 除新生儿外，各年龄阶段骨髓细胞分类与成人基本相同

　　　2. 取血 20 立方毫米，涂厚片作巨核细胞计数，巨核细胞正常值为 20～150/100 万有核细胞

　　　3. 各期巨核细胞正常所占百分数如表中所列。

六、脑脊液正常值及生化病理改变值

（一）脑脊液正常值及临床意义

表 1

压力	40～200 毫米汞柱
细胞	0～10 只/立方毫米，均为单核。
潘氏试验	阴性
蛋白	<40 毫克%（新生儿较高）
糖	35～75 毫克%
氯化物	680～750 毫克%（116～128 毫当量/升）

说明：1. 压力超过 200 毫米汞柱以上说明脑压增高。

　　　2. 常规：脑脊液乳白色常见于化脓性炎症。红色：颅内出血。黄色：蛛网膜下腔出血、化脓性脑炎、溶血性黄疸。

　　　3. 葡萄糖测定鉴别细菌性和病毒性脑炎。

　　　4. 蛋白增高见于感染性脑膜炎，蛋白降低见于甲亢、颅内压增高症。

　　　5. 氯化物增高见于尿毒症，降低见于结核性脑膜炎及化脓性脑膜炎。

（二）脑脊液的生化病理改变

表2　各种脑病的鉴别

情况	压力（毫米汞柱）	外观	白细胞数（个/立方毫米）	潘氏试验	蛋白（毫克/分升）	糖毫克/分升	其他
正常	40～200（新生儿＜80；乳幼儿＜150）	清	＜5（新生儿）＜20（乳幼儿）	－	20～40（新生儿100±25）	40～80新生儿（20～40）	氯化物650～750毫克/分升
化脓性脑膜炎	较高	混	数百～数万多核为主	＋＋～＋＋＋	明显增多	明显减少	氯化物减少，涂片化脓菌
病毒性脑膜炎、脑膜炎	正常或较高	清或不太清	正常至数百淋巴为主	±－＋＋	正常或稍增常＜100	正常	有时可分离出病毒
结核性脑膜炎	较高	不太清	数十至数百淋巴为主	＋－＋＋＋	增多（常＞100）	减少	氯化物减少，涂片结核菌
霉菌性脑炎	高	不太清	数十至数百淋巴为主	－＋＋＋	增多（常＞200）	减少	氯化物减少，累计涂片发现霉菌
脑脓肿肿瘤	高	清或不太清	正常至数百	－＋＋	正常或稍增	正常	
中毒性脑病	较高	清	一般正常	－－＋	正常或稍增	正常	
高热惊厥	正常或稍高	清	正常	－	正常	正常	

注：偶可上千，早期多形核较多。

七、小儿神经系统检查的内容及特点

小儿神经系统的检查内容与成人大致相同，但因为小儿神经系统发育尚未成熟，检查时应注意年龄特点，年龄越小差别越大。

（一）一般检查

1. 意识和精神状态　可根据患儿对痛刺激的反应来判断。意识障碍如：嗜睡、意识模糊、昏迷等。精神状态如：烦躁不安、易激惹、有无谵妄迟钝，幻觉等。

2. 皮肤　先天性神经系统疾病常合并皮肤异常，面部血管痣，面部"牛奶咖啡斑"是神经纤维瘤的体征。隐形脊柱裂应观察在病变部位有无毛发生长。

3. 头颅　首先观察头颅大小形状，测量头围。头皮静脉是否怒张，头部有无肿物及血肿。

颅透照检查是适用于婴幼儿的检查方法，方便安全。

（二）颅神经检查

1. 视神经　足月新生儿有时能用目光短暂地跟随移动物体。1个月婴儿眼睛随物体移动 90℃ （左右 45℃）。3 个月可达 180℃（左右 90℃），6 个月可随意视物。瞳孔对光反射各年龄组均存在。反射消失多由于动眼神经视网膜或视神经损害造成。全盲小儿对光反射无眨眼及缩瞳反射。视野检查用于 5~6 个月以上小儿，婴儿眼底检查比较困难。

2. 动眼、滑车、外展神经　这三对颅神经共同支配眼球运动，动眼神经还支配提睑肌并控制瞳孔收缩。

3. 三叉神经　运动纤维支配咀嚼，当咀嚼肌瘫痪时，则咀嚼肌强直，牙关紧闭。

4. 面神经　观察鼻唇沟深浅及微笑时面部表情。注意皱眉，闭眼，露齿时左右是否对称。

5. 听神经　新生儿时有听力，4 个月可随声音的方向转动头颅。

6. 吞咽及迷走神经　损害时表现为吞咽困难，声音嘶哑发鼻音，咽反射消失。

7. 副神经　支配斜方肌，胸锁乳突肌的运动。

8. 舌下神经　瘫痪时额面多皱纹，有萎缩，伸舌时舌尖偏向患侧，两侧损害，不能伸舌。

（三）运动检查

1. 观察动作与步态　如起立、走、跑、跳、登楼梯、急转弯等，观察有无不自主动作（震颤）。

2. 观察肌肉萎缩与肥大。

3. 肌张力　试验时伸屈病儿身体。

4. 检查和对比两侧各肌群力量。

5. 共济失调运动。

6. 4～5 个月整手握物，7 个月时拇指和两手指握物，8～11 个月拇指和食指捡物。

（四）感觉检查

新生儿已具痛觉、触觉、温觉。

（五）反射检查

1. **浅反射**　角膜反射

（1）使小儿向一侧看，检查者从另一侧用棉花细絮轻触角膜，正常两眼同时出现闭眼反应。

（2）咽反射：用压舌板触咽后壁，正常时出现咳嗽和干呕动作。

（3）腹壁反射：6 个月内消失，6 个月后用钝针或木签分别在上、中、下三个水平迅速从肤外侧划向中线，引起腹部肌肤收缩为阳性。随着椎体束发育而逐渐可以引出。（上胸 7～8，中胸 9～10，下胸 11～12）。

（4）提睾反射，男孩 4～6 个月后引出（腰 1～2）。

2. 深反射

（1）下颌反射：检查者用左手食指轻按患儿下颌正中部，使其口半张开，以叩诊槌轻叩击手指，出现闭口动作（反射中枢在桥脑）。

（2）肱二头肌腱反射：病儿屈肘90度，检查者用手托住患儿前臂，并以拇指压在二头肌腱上，用叩诊槌叩击拇指，引起患儿前臂屈曲为正常（反射中枢在颈髓5～6）。

（3）肱三头肌反射：患儿前臂屈曲，叩三头肌腱，引起前臂伸直（反射中枢在颈髓7～8）。

（4）膝腱反射：膝腱反射高度亢进时，可出现膝阵挛（反射中枢在腰髓2～4）。婴儿出生数周有肌阵挛为生理性。

（5）跟腱反射（反射在骶1～2）。

3. 病理反射

（1）巴彬氏征（划趾试验）：轻划足底部外侧，正常时引起拇趾屈曲，2岁内为阳性，2岁以上拇趾背屈（呈扇形）提示椎体束损害。

（2）奥本汉姆征：自上而下压推胫骨膜，拇趾上翘为阳性。

（3）戈登氏征：捏腓肠肌，大拇趾上翘，其余四趾呈扇形为阳性。

（4）霍夫曼征：叩弹中指指甲时。拇趾关节屈曲。示颈椎5～6以上的病变。

（六）脑膜刺激征

1. 颈强直　病儿仰卧，检查者一手托住病人枕部，将颈向胸前屈曲，正常时无抵抗感存在。有脑膜炎时颈向前屈曲困难。

2. 克匿氏征　将患儿一侧膝关节屈曲成直角，然后试伸其小腿，如有抵抗感，不能上举时则为阳性。婴儿在3～4月内阳性为生理性。

3. 布鲁金斯基征　检查者一手托患儿枕部，将头前屈，阳性为关节屈曲，但在生后（3～4个月）无意义。

（七）婴儿时期暂时性反射

婴儿出生后出现一些原始反射，为生理性反射，但由于小儿大脑皮层逐渐发育成熟，原始反射受到控制而逐渐消失。当这些反射在其应出现的时间不出现或该消失的时候仍然存在，均为病理反射。

1. **吸吮反射**　此反射生后即出现 1 岁左右消失。此反射减弱，也可由缺氧、外伤感染造成脑干损害所致。此反射持续不退或重新出现，表示有椎体束病变。

2. **握持反射**　新生儿生后出现 3~4 个月消失（刺激婴儿手掌即引起握持）。6 个月后仍有此反射，提示大脑皮层功能障碍，病变在额叶。

3. **觅食反射**　触一侧面颊或口角外方，小儿转头向该方，触上下唇皮肤，小儿噘唇。

4. **光反射**　强光照眼，引起眼睑紧闭，头后仰。

5. **拥抱反射**　小儿仰卧，检查者刺激小儿头、颈或躯干。小儿表现为躯干伸直，两臂外展后向胸前环抱，有时下肢伸直，并发出哭声。新生儿两臂无反应表示脑损伤，一臂无反应可能该侧臂丛神经瘫痪或锁骨肱骨骨折，4 个月仍无存在，表示脑损伤或脑发育不良。

6. **紧张性颈反射**　将小儿头转向一侧，该侧上下肢伸直，对侧屈曲。这项反射常在 4 个月消失。过早消失示肌痉挛，如痉挛性大脑瘫痪或肌张力不全，6 个月仍存在示脑损害如大脑性瘫痪。

7. **抬躯反射**　小儿呈俯卧位，检查者一手托在患儿胸腹部，一手压在小儿背部，将小儿缓缓抬起，躯干伸直，脊柱前凸，下肢伸展。若轻按头使其颈前屈，则髋关节屈曲，此为阳性反射。正常小儿 10 个月时出现此反射，2 岁半时消失，小儿若托起垂头垂足，示脑发育不良或肌张力低下，可能是脑性瘫痪。

八、儿童时期脑电图的特点

小儿大脑皮层功能的发育比形态学发育慢。皮层的复杂功能是靠机体与外界经常的相互作用，相互影响而获得的。

（一）小儿脑电图的诊断意义

小儿脑电图检查，常用于各种惊厥疾患及意识障碍的鉴别诊断；脑组织病灶（肿瘤、脓肿、积水）的发现和定位；判断癫痫类型及观察治疗效果。应结合临床进行诊断，如果脑电图正常也不能排除脑病变的可能性。

小儿一出生即带有某些先天性反射活动，如：吸吮、吞咽等，防御性反射如：疼痛、强光反射等。随着大脑各器官组织的发育，在先天性反射的基础上，就产生了各式各样的后天反射，也叫条件反射。

（二）不同年龄小儿脑电图的特点

1. **新生儿期**　脑电图表现不规则，不对称。主要由不规则的 Q 波所组成，波幅为 15～50 微伏以下，Q 波上面重叠有低伏的 7 至 30 次/秒快波，新生儿的慢波基线不稳，对光刺激不呈反应。

2. **婴儿时期**　生后 3 个月 Q 波开始减少，出现 3～5 次/秒节律，随着年龄增长频率逐渐增快，波幅逐渐增高。到 1 岁时出现有规则的，高波幅的 5～8 次/秒节律。

3. **幼儿期**　（3～5 岁）Q 波减少，枕区可出现 a 节律，6 岁时出现的 a 节律频率偏低 8～9 次/秒，以后逐渐增快，在 11～13 岁时，基本同成人脑电图。

儿童过度换气诱发中 Q 波型数量远较青春期及青年成人多，脑电图到 30 岁时才处于稳定。

4. **学龄前期**　颈部 Q 波略多，波形稳定性差，对诱发、试验、尤其对过度换气较敏感。

5. **8~12 岁**　有多量 8~10 次/秒 Q 波，少量 6~7 次/秒 Q 波。Q 波开始先从枕部，其次从额部，最后从顶部消失。到 13 岁时基本已达到成人水平。

（三）常见各种疾病的脑电图

1. **癫痫**　脑电图对癫痫病的诊断最有力，现将各类型分析如下：

（1）癫痫小发作（失神）：在日常情况下出现阵发性 3 次/秒的棘慢波，各导同时出现，左右对称，高度同步性。

（2）小运动发作：可有阵发 1.5~2 次/秒棘慢波复合波。

（3）大发作：发作间歇期可散在的棘波，棘慢波或高波幅慢波。有时肌电活动干扰，表现为连续的高波幅棘波。

（4）婴儿痉挛症：脑电量高幅失调，各导呈现持续性或阵发性，广泛性不规则 1~4 次/秒高波幅慢波、棘波、锐波、棘慢波或锐慢波，图形杂乱不对称、不同步。

（5）精神运动性癫痫：可在一侧或双侧颞叶前部出现棘波、棘慢波或阵发性慢波，也有的改变不在颞叶。

（6）间脑性癫痫：脑电图可出现棘慢波、棘波或阵发性高波幅慢波，有时可见 4~6 次/秒阳性棘波。

（7）限局性癫痫：可表现限局性棘波灶或慢波灶，小儿脑电图有限局型改变，并非器质性也可能是功能性异常。

2. **颅内部位病变**　在大脑半球一侧的额颞顶或枕区有慢波灶或其他异常波形。如：肿瘤、脓肿、血管异常、畸形等全可以有类似的限局性异常波形。硬膜下血肿积液表现为降低或平坦波。

3. **常见中枢神经系感染**　脑病、脑水肿、脑电图全可表现为弥散性高波幅波。

总之：脑电图检查只是一种辅助的诊断方法，需要结合临床进行判断，另一种情况脑电图异常程度与实际病变严重性，也不一定完全一致，年龄越小，越易发生这种情况需慎重。

九、小儿心电图的特点与临床应用

（一）正常心电图

1. 小儿心电图的特点 随着年龄的增长，心电图正常值有变动。新生儿及婴儿以右心占优势，V_1 可呈 RS. 正常小儿 V_1 或 AVR 可见 RSr 图形（但 QRS 间期正常）并不表示不完全性右束支传导阻滞。

标准 I 导联中可见 Q 但 Q_{III} 一定大于 Q_1、一周内新生儿各心前导联可不出现 Q 波，3 天内 Tv_1 可直立。

2. 小儿心电图正常值

（1）P－R 间期：正常值表 1

年龄	最低值	最高值
1 天至 1 个月	最低值 0.08 秒	最高值 1.12 秒
1 岁	最低值 0.08 秒	最高值 0.14 秒
5 岁	最低值 0.10 秒	最高值 0.16 秒
12 岁	最低值 0.10 秒	最高值 0.18 秒

（2）小儿心电图各波：正常标准表 2

	时限（秒）	振幅	方向	心电位	电轴	钟向转动
P 波	0.05 ~ 0.09 (0.07)	<2.5 毫米	I、II、AVF、V5 ~ 6 直立，AVR 倒置			
P－R 间期	0.08 ~ 0.18 (0.16)					

	时限（秒）	振幅	方向	心电位	电轴	钟向转动
QRS 波群	0.05 ~ 0.1	$R_{I+II+III}$ >15毫米 $R_I + S_{III}$ <30毫米 $R_{II} + R_{III}$ <45毫米 RAVL <20毫米（横位） RAVL < 25 毫米（直立位） RV_5 <35毫米 $RV_5 + SV_1$ <45毫米 RV_1 <10毫米 SV_1 >2毫米 $RV_1 + SV_5$ <15毫米	QRS 波群决定心电位电轴，钟向转动。	中间位 AVL avf 呈 QR 横位，a II 呈 sr avf 呈 IS 垂直位 Avf 呈 QR AVL 呈 IS	正常主波 I III 均向上 右偏 主波 I 向下 III 向上 左偏，主波 I 向上 III 向下	顺钟向
S – T 段		胸导联抬高 < 2.5 毫米，余导联 < 1.5 毫米，下降 < 0.5 毫米				
T 波			I、II、aVF、V_{5-6} 直立 aVR 倒置，新生儿 < 3 ~ 4 天，V_1 直立 V_5 倒置 > 3 ~ 4 天，V_1 倒置 V_6 直立			
V 波	0.1 ~ 0.3	0.5 毫米以下 V_3 可达到 2 ~ 3 毫米	与 T 波一致			
Q – T 间期	0.21 ~ 0.38					
QTC		男 < 1.02 女 < 1.03				

（二）异常心电图

1. 心房肥大

（1）右心房肥大，P 波高尖，振幅 > 2.5 毫米。

（2）左心房肥大，P 波时限 > 0.09 秒，伴有切迹。

2. 药物毛地黄对心电图的影响

毛地黄的作用：S－T 段及 T 波改变、Q－T 间期缩短。

在 QRS 至向上的导联中，S－T 段压低与 T 波前肢组成双向波形，前肢较长向下倾斜，后肢较短，向上于略超过等电线呈鱼钩状。

3. 电解质紊乱对心电图的影响

（1）血钾过低：早期 T 波降低，平坦，U 波出现，可与 T 波融合，以后 S－T 段压低，Tu 波倒置，婴儿心率快，U 波可和 P 波重叠，可观察 P 波形态。重度缺钾，可致室性早搏，室上性或室性心动过速，心室颤动等

（2）血钙过低：Q－T 间期延长，S－T 段平直延长。

（3）维生素 B_1 缺乏：心电图示心肌劳损，心率加快，QRS 电压减低，T 波低矮、双向或倒置，Q－T 间期延长。

十、小儿 X 线检查的特点和方法

X 线检查可以使我们直接了解小儿人体的部分解剖和生理特点以及病变的发展变化，是观察疗效的重要方法之一。

1. 应用 X 线检查技术诊断时应注意的问题　比如：小儿发烧、咳嗽半月余，查体：鼻翼煽动，两肺可闻及干湿性啰音等，通过 X 线照片，符合支气管肺炎的诊断。X 光医师要首先了解 X 线照片的条件，位置，质量等是否达到要求，更重要的是要熟悉小儿的解剖生理，结合临床病史，临床所见，以及检验，病理资料，辩证的分析 X 线征象，有时 X 线诊断与临床不完全符合，并不能完全排除疾病，要进一步追踪观察小儿病态变化，治疗效果，反复再次检查。如果仅强调 X 线所见，也可能得出错误的结论。

2. **X 线检查的方法** 近年来 X 线检查的方法有了飞跃的进展，如计算机断层扫描开始应用于临床，并得到了不断的改进和发展，现已广泛应用于小儿颅脑系统和腹部疾病的诊断。X 线医师应根据患儿的临床症状和体征严格掌握适应症，选用有效安全无痛苦和受限量少的方法，由浅入深，尽可能一次成功。

检查过程中，要加强病人防护，避免不必要的 X 线爆射，尤其对生殖器官部位及眼睛要予以保护，动作要准确，轻柔而迅速，诊断结果要确切。小儿常做的是胸透或肤透，或以照片为主，病变部位更清晰，结果更可靠，促进了治疗，获得了良好的治疗效果。

十一、小儿超声诊断的范围及特点

超声诊断在儿科临床应用范围广，并取得了成功，其中包括：新生儿和婴幼儿的心血管疾病的诊断，肝，脾，胸腔积液，胰腺，胆道，肾，膀胱等疾病的检查，重点介绍以下几种疾病：

1. **心血管系统** 实时超声显像和标准 M 型超声心动图技术已成为现代心血管疾病诊断中的重要标志，二者联合应用对先心病和后天性心脏病的诊断起着重要作用。四维彩超诊断更确切更先进。

2. **肝脏疾病** 利用超声可以观察肝脏位置，形态大小，检查横隔运动，显示肝脏与相邻器官的关系，超声探测肋缘下和剑突下肝脏边缘较触诊明显，但在判断有无病理意义时，必须考虑正常儿童的解剖生理学特点，新生儿肋下 2~4 厘米，婴幼儿于超出肋下 2 厘米左右，一般 4~5 岁肝肋下缘未触及进入肋弓以内，均属正常。

3. **脾脏** 当前许多传染病、肝脏疾病、门脉性和全身性循环障碍、血液病、某些感染性疾病、恶性肿瘤和代谢性疾病，常伴有脾脏肿大，超声检查可以观察脾脏的位置，形态和内部结构，测量其大小，在探测脾脏同时，可在左上腹部做肿瘤的诊断和鉴别。比触诊脾脏敏感准确，因此是临床上很实用的检查方法。

4. **胆道** B 超声已广泛应用于胆道系统疾病的诊断，其中包括胆石症、胆道蛔虫、胆囊炎、阻塞性黄疸的诊断和鉴别诊断。超声显示胆囊和肝外胆管的大小，简便可靠，无损伤无放射。

5. **正常胰腺**　表现为比较均匀的点状回声，回声略低，胰腺无包膜，需根据下腔静脉、肠系膜上动静脉、脾动静脉等相邻血管和邻近器官对胰腺进行解剖学定位，定界，检查需空腹，否则受胃肠气体的影响。

6. **超声检查胸腔积液比较敏感**　准确性高，可弥补物理诊断和 X 线检查的不足。对于胸腔临床穿刺，尤其对包裹性积液患儿的诊断定位和指导穿刺抽液大有帮助。

十二、正常骨骼发育的 X 线指标（1~12 岁）

（一）正常骨骼发育的 X 线指标（1~5 岁）

年龄	部位	骨化中心	
		新出现	已存在
新生儿	膝（侧位） 踝（侧位）	股骨远端骨骺 胫骨近端骨骺 距骨、股骨、跟骨	
1 岁	腕（前后位） 肩（前后位） 髋（前后位） 踝（侧位）	头状骨、钩状骨、桡骨远端骨骺 肱骨头骨骺 股骨头骨骺 外楔骨、胫骨远端骨骺	距骨、骰骨、跟骨
2 岁	腕（前后位） 肩（前后位） 肘（前后位） 踝（侧位）	肱骨大粗隆 肱骨小头 腓骨远端骨骺	头状骨、钩状骨、桡骨远端骨骺 距骨、骰骨、跟骨、外楔骨 胫骨远端骨骺
3 岁	腕（前后位） 踝（前后位）	三角骨、指骨骨骺、掌骨骨骺 距骨骨骺　内楔骨	头状骨、钩状骨、桡骨远端骨骺 距骨、骰骨、跟骨、外楔骨 胫骨、远端骨骺

年龄	部位	骨化中心	
		新出现	已存在
4岁	腕（前后位） 髋（前后位） 膝（侧位） 踝（侧位）	舟状骨 大粗隆骨骺 腓骨近端骨骺 中楔骨、舟状骨	头状骨、钩状骨、桡骨远端骨骺，三角骨、指骨骨骺、掌骨骨骺。股骨远端骨骺、胫骨近端骨骺，距骨、骰骨、跟骨、外楔骨、胫骨远端骨骺、距骨骺、内楔骨。
5岁	腕（前后位） 肘（前后位） 膝（侧位）	大多角骨、舟状骨 桡骨近端骨骺 髌骨	头状骨、钩状骨、桡骨远端骨骺，三角骨、指骨骨骺、掌骨骨骺，舟状骨 股骨远端骨骺，胫骨近端骨骺，腓骨近端骨骺

（二）正常骨骼发育的 X 线指标（6~12 岁）

年龄	部位	新出现骨化中心	已闭合骨骺
6岁	腕（前后位） 肘（前后位） 肩（前后位）	小多角骨、尺骨远端 骨骺、肱骨滑车	肱骨头与大粗隆
7岁	髋（前后位）		坐骨与耻骨
8岁	踝（侧位）	跟骨骨骺	
9岁	肘（侧位）	肱骨滑车、鹰嘴	
10岁	腕（前后位） 髋（前后位）	豆状骨 股骨小粗隆骨骺	
11岁	肘（前后位） 膝（侧位）	肱骨外踝 肱骨粗隆	
12岁	肘（前后位）		肱骨滑车与小头

十三、儿童颅脑疾病的 CT 诊断特点

（一）新生儿缺氧缺血性脑病（HIE）

1. **病因**　HIE 是围产期缺氧引起的脑部损害。主要原因为窒息，其他有红细胞增多症、呼吸窘迫综合征、胎粪吸入综合征、败血症、青紫型心脏病、重症肺炎、气胸等。轻者预后良好，重者可致残或死亡。HIE 在小儿 CT 检查中占 7.2%，在新生儿颅脑检查中占 94%。CT 扫描可显示病变范围、密度及并发症，是确诊 HIE 最有效的方法。

2. **病理生理**　新生儿脑代谢旺盛，耗氧量为全身耗氧量的一半。当缺氧时乳酸及 CO_2 增多引起代谢性酸中毒，血流灌注减少，血管壁通透性增加，电解质紊乱造成水分、钠离子、蛋白漏出导致脑水肿、神经元坏死及颅内出血。

3. **临床表现**　分为轻、中、重三度，症状轻重与缺氧时间密切相关。

CT 表现：主要为脑水肿及颅内出血。脑实质（白质为主）散在低密度影，以额叶、顶枕叶边缘最明显，颞叶也常累及。根据低密度累及范围分为轻、中、重三度。轻度：脑水肿低密度区分布于 1～2 个脑叶；CT 值白质约在 20HU 左右，灰质约在 25HU 左右；少数病例合并少量蛛网膜下腔出血。多于 1～2 个月复查示吸收，无明显后遗症。中度：低密度影超过 2 个脑叶，脑白质 CT 值在 20HU 以下，灰白质分界模糊，脑沟变浅；约 1/3 病例合并颅内出血。大多数可治愈，少数出现外部性脑积水、脑发育不良、脑萎缩等。重度：脑实质密度弥漫性减低，白质 CT 值 15HU 以下，灰白质界线消失，基底节、背侧丘脑密度正常而形成"双圈征"；脑室受压变窄，脑沟消失，80% 并发颅内出血。约有 35% 病例于一周内死亡，存活者多有后遗症脑萎缩、白质变性、脑软化、脑穿通畸形等。

（二）新生儿颅内出血（ICH）

1. 病因　（1）新生儿缺氧缺血性脑病。缺氧导致血管通透性增加，血液渗出。（2）产伤。难产、机械损伤可导致骨折、骨缝分离以及大脑镰、小脑幕撕裂、大脑上静脉断裂等。（3）早产。早产儿视网膜下生发层毛细血管仅有一层内皮细胞，缺氧及静脉压升高时极易破裂出血。

2. 临床表现　出血少量可无症状，较多时可出现激惹、尖叫、惊厥、烦躁不安、呕吐等症状。2 天后出现嗜睡、拒奶、昏迷、四肢肌张力低下、呼吸不规则等抑制症状。出血严重者可有不同程度后遗症，脑干受压可出现呼吸循环障碍，大脑半球受损可出现偏瘫、抽搐，重型出血死亡率达 50%～65%。

3. CT 表现　（1）硬膜下出血（SDH）：多见于足月儿，常伴头皮血肿、颅骨骨折、颅缝分离移位。大脑上静脉破裂所致血肿一般位于大脑凸面，呈镰刀状、弧形高密度，CT 值＞50HU，脑皮质受压向内移位，量多时脑室受压，中线移位。大脑镰与小脑幕撕裂时血肿局限于胼胝体上方半球间隙、直窦、外侧窦及小脑幕附近。如直窦、横窦破裂，出血量大可压迫脑干致死。（2）蛛网膜下腔出血（SAH）：为最常见的新生儿颅内出血类型。有三个特征征象：①矢状窦旁征（△征），出血积累于矢状窦旁呈高密度影，静脉窦内流动的血液呈相对低密度，底边为颅骨形成空心△形征象。②天幕缘征（高脚杯征），出血沉积于小脑天幕缘上下形成"Y"或"V"形高密度影。③纵裂池边缘模糊征，即纵裂池内高密度出血边缘模糊。以上三征象的出现率达 50%～80%，为诊断蛛网膜下腔出血的重要依据。此外，还可见于外侧裂池、脑沟、脑回表面的高密度影，CT 值＞45HU。SAH 吸收较快，一般 1～3 周完全吸收。（3）脑实质出血：为脑实质内点状或斑片状高密度影，周围空间低密度水肿带。血肿吸收后可形成脑软化灶或脑穿通畸形，预后不良。（4）视网膜下及脑室内出血：常见于早产儿视网膜下胚胎生发层组织发育不成熟，血液易渗出，通常发生于尾状核头部和背侧丘脑交界处。多量出血可穿破视网膜进入侧脑室，堵塞导水管时刻引起脑积水。（5）其他：包括硬膜外出血及小脑出血较少见。

（三）外部性脑积水（EH）

1. **病因**　好发于 2～24 个月前囟未闭的小儿，为婴儿期特殊类型的交通性脑积水。病因有颅内感染、外伤、HIE 及颅内出血后遗症，半数病因不明。发病机制可能为蛛网膜颗粒吸收脑脊液障碍所致，前囟闭合后自然消退。

2. **临床表现**　抽搐，约占 50%；头围增大，约占 1/3～2/3。

CT 表现：（1）额叶或额顶叶蛛网膜下腔间隙≥5mm，大脑半球后半部间隙不宽。（2）前纵裂池间隙增宽≥7mm，后纵裂池不宽。（3）外侧裂池增宽≥7mm。（4）鞍上池稍大。（5）额顶脑沟部分增宽，边缘呈"花瓣状"；大脑后半部及小脑脑沟不增宽。（6）脑室不大或轻度扩大。

3. **鉴别诊断**

	头围	脑外积液分布	脑沟形态	脑室形态	预后
EH	增大，前囟未闭	脑前半部脑外积液增多	宽而不深呈"花瓣状"	不大或轻度扩大	两岁后自然吸收
脑萎缩	头围较小	前后无明显差别	脑沟深宽呈"城垛状"	扩大明显	常有智力低下或运动障碍
硬膜下积液	一般无改变	一般为单侧			

（四）晚发性维生素 K 缺乏症

1. **临床表现**　颅内出血症状，如抽搐、烦躁、呕吐、嗜睡、昏迷、面色苍白、前囟饱满、肌张力增高、瞳孔不等大等。

2. **诊断依据**　（1）母乳或奶粉喂养的生后 20～90 天小儿。（2）常有早产、黄疸、腹泻病史。（3）皮肤黏膜出血或针刺部位出血不止。（4）凝血时间及凝血酶原时间延长，血性脑脊液。（5）

CT 显示广泛、多发、大量颅内出血，脑水肿、脑梗死等广泛低密度病变。

CT 表现：（1）颅内出血量大，部位多发。（2）急性脑实质出血呈团块状不均匀高密度影，出现液平面则为亚急性出血。常伴占位征，基底节、背侧丘脑、小脑出血少见。（3）蛛网膜下腔出血，脑池内高密度影常见，吸收后显示蛛网膜下腔间隙增宽。（4）硬膜下血肿呈镰刀形高密度影，亚急性期可见液平面。（5）其他如硬膜外出血、脑室内出血、脑实质散在小片出血无明显特异性。（6）脑实质低密度改变约占 75%，由于出血后血液分解产物引起脑血管痉挛脑组织供血不足导致脑水肿或脑梗死所致。

（五）小儿病毒性脑炎

通常是指由各种病毒引起的颅内急性炎症，若病变主要累及脑膜，临床表现为病毒性脑膜炎，若病变主要影响大脑实质，则以病毒性脑炎为临床特征。二者常同时发生，统称为病毒性脑膜脑炎。

1. 病因　目前仅 1/3～1/4 的中枢神经系统病毒感染病例有明确致病病毒，其中 80% 为肠道病毒，其次为虫媒病毒、腺病毒、单纯疱疹病毒、腮腺炎病毒和其他病毒。颅内急性病毒感染的病理改变主要是大量病毒对脑组织的直接侵犯和破坏，病理检查可见大脑及脑膜充血、水肿、神经细胞炎性侵润、坏死，甚至脱髓鞘改变及室管细胞坏死和导水管狭窄。

2. 临床表现　起病急，因脑实质病变部位、范围及严重程度而有所不同。病毒性脑炎要比脑膜炎严重。（1）大多数患儿因大脑弥漫性病变主要表现发热、惊厥、不同程度的意识障碍和颅内压增高症状。如有呼吸不规律或瞳孔不等大症状，应考虑脑疝可能。部分患儿有瘫痪症状。（2）若病变主要累及额叶皮质底部、颞叶边缘系统，患儿主要表现为精神情绪异常，如狂躁、幻觉、失语、定向力及计算、记忆障碍。以单纯疱疹病毒常见。（3）当病变累及锥体束时出现阳性病理征，极少数患者可同时出现以上症状。

十四、简述小儿手指甲皱微循环检查法

微循环指细动脉（微动脉）毛细血管及细静脉（微静脉）的血液循环。

目前人体外周微循环的检查部位很多，如：甲皱、舌尖、口唇、球结膜等处均可采用，由于小儿不易合作，所以手指甲皱皮肤微循环的检查较为简便易行。

（一）手指甲皱微循环的组成

甲皱是指覆盖在指甲根部的皮肤皱折。在甲皱部位此毛细血管呈瓣状，因此毛细血管瓣或简称"管瓣"。

（二）甲皱微循环的形成有一个过程

小儿出生时尚无毛细血管管瓣，仅有接近皮肤表面处，呈弓形的毛细血管丛，其动脉支和静脉支便能识别。小儿两周时毛细血管瓣，彼此间的间隔距离相等，每个乳头有一个毛细血管瓣，瓣的下面为乳头下血管丛。2 个月时毛细血管进一步变长，且已看不到血管丛。6 个月其形态已如成人，一般要 0~6 岁左右，甲皱管瓣完全发育成熟，正常婴儿管瓣长度 0.15mm，其形态很少有明显弯曲。

（三）检查设备

1. 光源。
2. 显微镜。
3. 手指固定槽。
4. 要在甲皱表皮涂上一层油。
5. 显微镜摄影装置。

（四）检查方法与部位

一般检查左手无名指，也可检查右手的手中指、小指。室温在 10~25℃之间。检查前先用温水洗净手指，用半导体温计测定皮

温，在安静状态下涂油后检查，手与心脏尽量保持同一水平，放大60～80 倍即可观察。

（五）检查的内容

1. 甲皱毛细血管的形态

多呈卡状，动脉臂细，短静脉臂粗长。

（1）管瓣的清晰度（8×10 倍）。

（2）管瓣的形态。

（3）管瓣的排列：排列整齐。

（4）管瓣的数目：正常下 1～14 条/mm，大于 14 多为病理。

（5）管瓣的长度。

（6）动静脉臂的直径。

（7）乳头下静脉丛：皮肤菲薄。

（8）血管张力：有一定张力。

2. 甲皱毛细管瓣的血流状态

（1）血色含氧饱和度的情况。

（2）血流流态：均为连续或线状。

（3）血流速度：多在 1 秒以内，正常在 0.72～0.75mm/秒。

（4）微血管运动计数，大多 2～4 次/分。

3. 血管附近的有关现象

（1）管瓣周围间隙。

（2）出血斑：是血管损伤。

（3）乳头平滑：表皮萎缩的表现。

（4）汗腺：健康人不宜看到，情绪紧张、植物神经失调人易看到。

4. 甲皱毛细血管对刺激的反应

（1）冷刺激：变细。

（2）热刺激：血管扩张，有病变者无反应。

（3）针刺激：正常人出现收缩反应，病理出现舒张反应。

5. 临床应用的评价

临床常用测量血压、描记血流、测定局部温度来了解组织灌注情况。

总之，目前国内外对微循环的研究正在逐步深入，儿科观察甲皱再配合其他部位的微循环检查，对临床科研将会起到较好的作用。

第三章　儿科操作技术

一、导尿技术的操作方法

（一）患儿取仰卧，两腿外展，暴露外阴。

（二）清洗外阴后，用2%红汞或酒精消毒局部，操作者左手拇指及食指将女孩阴唇拨开，或将男孩包皮向上推，暴露尿道口，再以消毒液消毒。

（三）导尿管（一般小儿用8～10号）头端涂以无菌液状石蜡或甘油以消毒镊子缓缓插入尿道，至尿液自由流出为止。

（四）若需留置导尿管，一般在尿液流出后，可将导尿管慢慢拔出，至无尿流出时再插入2厘米，即为适宜的深度。固定于会阴部，并接到消毒密闭的留尿装置。

（五）导尿易致尿道感染，故不易轻易施行。

（六）适用于尿潴留的患儿。

二、鼻饲插入方法

（一）鼻饲管按小儿年龄选用合适的橡皮管（婴幼儿可采用导尿管，早产儿应选择特质的软橡皮管。）煮沸消毒后备用。

（二）插胃管前首先测量患儿从鼻根至胸骨剑突之长度（即为插入的深度）。并以温水或甘油滑润胃管，向鼻腔内缓缓插入，一般在鼻咽部可略遇到阻力，患儿常有恶心，此时要迅速插入，如果年龄大的儿童，让他做吞咽动作，如果有青紫和呛咳时，必须要及时退出插入，以防误入气管。

（三）如果患儿安静无呛咳，同时能抽出胃液和残存物，要将管的一端放入水内不见气泡溢出，说明已进胃内，将导管外端固定在鼻旁。如果是早产儿，胃管的外端用细线攀住，一侧线头分别用胶布固定在二颞部。

（四）用注射器抽取流质或药液缓慢流入，如果是早产儿仅需将注射器提高，让液体缓缓滴入，千万不要加压力，让其自行滴入。当灌饲完毕，用少量温开水冲洗在管内的流质，防治残物在管内阻塞变质，如果下次在灌饲时先抽去胃内容物，再行灌注。外口用干净纱布包好并夹紧，以防食物内外倒流。

（五）请注意一般1至7天换管1次，但早产儿可将特制管置放一周左右，拔管时用手指将外管口端管壁夹紧，以防管内液体误入气管内。

（六）用于昏迷，不能张口，不能进食服药的患儿，或不能吸吮的早产儿。

三、洗胃的技术操作

（一）胃管插入同上鼻饲法。

（二）常用洗胃液用温生理盐水，或1%碳酸氢钠溶液。

（三）缓缓注入洗胃液，当达到一定容量时，再用注射器全部抽出，也可让其自由流出，假设液流不畅就需改变体位或改变胃管插入的深度。必要时要反复冲洗胃。

（四）洗胃完毕，当拔出胃管时，应让手指紧捏管壁，以防脱落入胃。

（五）如果因肠梗阻而引起胃部积液积气，或因过食引起胃部扩张，也可将胃管连接于胃肠减压器，或用注射器反复抽吸，以达减压目的。

（六）适用于因胃部刺激引起反复呕吐或误食毒物或药品等。

四、气管插管的操作方法

（一）患儿仰卧，头部略向后倾，助手固定之。

（二）根据患儿年龄大小，选择适合的气管导管（见表如下），插入声门3~5厘米即可，如果导管太软可用铅纤作支撑，导管插入气管后即可取出，假若通过声门遇到阻力时，千万不要用力强行插入，而应调换软细的导管。

（三）术者插入喉镜时，沿舌面插入，经悬雍垂而至会厌，轻轻顶压会厌根部，使会厌翘起，显露声门及披裂软骨，当导管稳定后，再取出喉镜。

（四）已出牙的小儿，要放入牙垫，连同导管固定在上下颌间。

（五）适用于吸取支气管内的黏液，或给予氧气吸入。

年龄与导管号码的选择

年龄	导管	
	号码	参考长度（厘米）
早产儿	10～12	10
新生儿	12～14	12
1～11 月	14～16	13
1～2 岁	16～20	13
3～4 岁	20～22	15
5～6 岁	22～24	16
7～9 岁	24～26	17
10～13 岁	26～28	18～20

五、给氧的方法

（一）鼻饲导管法

1. 洗清鼻腔内分泌物，此时可以将导管插入鼻孔，当鼻咽部见到导管时，再将其拉回少许，即为适当的深度，用胶布将导管固定于上唇或颊部。

2. 导管接氧气管时，要开放氧气表，并调节到氧气流量每分钟 3～5 升，氧气管要通过水瓶（内装水或生理盐水）如果有肺水肿时可经过瓶内 50% 酒精。

3. 氧气必须通过水瓶，可减少呼吸道黏膜干燥。通过酒精可减轻患儿肺水肿。

4. 经常检查导管是否通畅，一般半天到一天更换一次，连接导管的橡皮管要注意有无弯曲的扭转。

（二）漏斗法或戴帽式法

当患儿不能忍受鼻导管时，可用此法。漏斗连接氧气管后，将其悬于口罩之上方，氧气流量相对要大，每分钟可达 5～8 升。

以上两种方法，均适用于缺氧的患儿。

六、气管切开术

（一）方法

1. 卧位肩下置沙袋，使气管向前突出，助手将其头固定于正中位。

2. 术前皮肤消毒、切口区域皮下浸润麻醉。

3. 环状软骨至胸骨上凹，垂直切开皮肤，分离筋膜及肌肉，暴露气管。

4. 中线切开第三、四软骨环。用扩张器或血管钳，将切口扩张，插入金属套管，并由助手将套管固定带打结固定于颈部。缝合皮肤，但套管周围宜稍留有空隙，使空气得以溢出，防治皮下气肿。

（二）适应指征

为了改善气体交换，或便于从下呼吸道吸出分泌物，用于二度以上呼吸道阻塞及部分呼吸肌瘫痪患儿，如：婴儿瘫，喉炎病等。

七、静脉切开术

（一）最常用的静脉是内踝前大隐静脉，距内踝外侧 0.5～1 厘米处最合适。

（二）局部皮肤消毒后铺消毒巾，用普鲁卡因作浸润麻醉。

（三）作皮肤纵切口或横切口，长约 2 厘米，然后用血管钳沿血管方向分离皮下组织，充分暴露静脉。

（四）血管钳自静脉下穿过，然后引出两根细线，静脉远端一根结扎，并用此线轻轻提起静脉，然后在静脉壁上剪一"V"形状，注意切口时勿剪断静脉。

（五）将已准备好的塑料管，先用生理盐水反复冲洗管腔，自切口插入静脉约 5～6 厘米，注意请勿插入静脉壁夹层。

（六）如果滴管通畅，即将近端细线打结固定塑料管。

（七）缝合皮肤，外端塑料管以膠布固定。

（八）塑料管一般可留置 2～3 天，尽量不要超过 7 天，以免血栓形成或继发静脉炎。

八、胸腔穿刺

（一）病人取卧位，患侧手臂举过头，或反坐于靠背椅上，交叉两臂于椅背上，俯卧头枕在臂上，选得较好适当位置，重病者可卧床，床头抬高作侧胸穿刺。

（二）选择叩诊实的部位，用碘酒或酒精进行局部皮肤消毒，铺洞孔巾然后在腋后线 7～9 肋间，或腋中线 6～7 肋间，选择一个穿刺点，局部麻醉作皮肤及内脏胸膜麻醉。（3% 普鲁卡因）

（三）用一连有橡皮管或三路活塞的穿刺针，先用血管钳夹紧橡皮管，然后持穿刺针在穿刺点肋骨上缘垂直刺入胸腔，一般约刺 2～3 厘米，可觉针尖抵抗感或消失感，即如进入胸腔，放开血管钳，缓缓抽出胸腔积液。在取下针筒时，宜先将橡皮管夹紧，然后取下针筒，以免空气进入胸腔，如此反复抽取积液。

（四）抽液速度不可过快，每次总量年长儿不超过 600～800 毫升，以免引起纵隔突然移位。

（五）在抽液过程中，如遇咳嗽、胸痛、面色苍白、宜终止抽液，令患儿平卧观察病情发展。

（六）适用于胸腔积液积脓的患儿。

九、腹腔穿刺术

（一）令患儿取坐位或半坐位。

（二）术前患儿先排尿，以防刺伤膀胱。

（三）定穿刺点位置

1. 选脐至耻骨联合连线中点旁 3~4 厘米为穿刺点。

2. 选脐与髂骨上棘连线外 1/3 处作穿刺点。

（四）先行穿刺点消毒，再铺以消毒洞巾，用 2% 普鲁卡因局部麻醉。

（五）如果诊断性穿刺，可用大号针头连接注射器直接刺入，抽出液体。

（六）最好用带有套管的腹腔穿刺入针旋转刺入，抗力突然减轻时即已达到腹腔，抽出针芯，固定针管，放出液体，抽液完毕，局部盖以消毒纱布，并以绷带固定，最好用绷带绷紧腹部。

（七）适用于结核性和细菌腹膜炎，肝硬化、肝癌患儿。

十、腰椎穿刺

（一）令患儿取侧位，头向胸部靠近，下肢向腹部屈曲，双手抱膝，使背平面与床面垂直，紧贴床缘，术者便于操作。

（二）一般选用第 3~4 腰椎间隙，两侧髂骨最高点的连线上的突起为第 4 腰椎棘突，在此连线上为第三腰椎间隙，以下为第四腰椎间隙。

（三）局部皮肤消毒，铺以洞口中，并在穿刺部位皮内，皮下或棘间韧带注射普鲁卡因作局部麻醉。

（四）左手大拇指固定穿刺部位皮肤，右手持穿刺针身，针尖沿左拇指尖垂直刺入，进针后再次用两手的拇、食指握针，两小指支撑在小儿背上使针身与背呈垂直，略指向病儿头端方向继续进针，经韧带到硬脊膜腔时，可有阻力减低感觉，在徐徐进针，至有"穿破纸"感觉，使脊液自动流出，测定滴速与压力，并将脑脊液送化验，拔针后，针孔盖以消毒纱布。

（五）脑脊液不可流出过多，术后应去枕头，平卧 6 小时。

（六）指征：中枢神经系统疾病，包括不明原因的惊厥，需检查脑脊液或需要在鞘内注射药物时。但颅内压明显增高，特别后颅凹肿瘤者禁用。有蛛网膜下腔出血者不宜做腰穿。

（七）新生儿及婴幼儿穿刺用静脉注射针，不做局部麻醉。

（八）适用于各类脑炎、颅内压增高症的诊断和治疗。

十一、硬脑膜穿刺术

（一）病儿仰卧，前囟区剃去头发，下垫枕头。由助手固定头部。

（二）用小号腰椎穿刺针头，于前囟角垂直刺入。前囟较小者，应尽量远离中线，最少 2.5 厘米，以免损伤血窦，针头经过头皮及膜骨后，即拔出针芯，一般进针不足 0.5 厘米，即达硬脑膜下腔。如有积液滴出。正常不超过 1 毫升，留取标本备验。

（三）疑血肿者，宜做两侧穿刺，因多数血肿为双侧性。

（四）每次放出血液或液体，一侧勿超过 10～15 毫升，两侧总量不超过 20 毫升。

（五）拔针后，覆以消毒纱布，用指轻压数刻。

（六）为配合治疗的目的，需要多次穿刺者，勿在同一点进针。

十二、侧脑室穿刺术

（一）患儿仰卧，剃去前囟区头发

（二）局部皮肤严密消毒，用腰椎穿刺针从前囟侧角处刺入（可在前囟侧角至中线的联线之中点刺入）。针尖经过头皮及骨膜后，指向外耳道方向笔直前进。

（三）每次前进约 1 厘米时，取出针芯看有无脑脊液滴出。一般刺入 4～4.5 厘米，即为侧脑室，穿刺或拔针时均应固定方向，针身不能左右摇动，以免损伤脑实质。

（四）若欲知脑室系统是否畅通，可作如下试验，在一侧脑室注入酚红溶液一毫升，在穿刺对侧脑室脑脊液染红表示室间孔开放。若 20 分钟后做腰椎穿刺，见到红色脑脊液者示上下通畅，脑脊液无色者示导水管或以下有阻塞（阻塞性脑积水）。

（五）脑室穿刺处盖消毒纱布。脑积水者穿刺后可有脑脊液从针口漏出，可涂火棉胶封闭。

十三、患儿上消化道钡餐检查的准备

（一）患儿在检查前几日少吃产气及多渣食物，禁食 12 小时。

（二）检查前夜晚，饭后服泻药，如硫酸镁或蓖麻油通便，婴幼儿不能吞咽钡剂者要事先插鼻饲管。

（三）适用于食道、胃贲门、幽门、肠道疾病确诊。

十四、患儿钡剂灌肠的检查准备

（一）检查前一日尽量少吃产气或多渣食物。

（二）检查前夜晚饭后轻服泻剂。

（三）检查当天早晨做清洁灌肠。

（四）适用于结肠、直肠诊断。

十五、循环时间的测定法

（一）小循环时间：从臂经过右心而达肺部的循环时间，从肘前贵要静脉快速注射 0.33 毫升乙醚加等量之生理盐水，记录开始注射至患儿感到乙醚气味的时间：正常 3~8 秒，平均 6 秒。这叫臂肺时间。

（二）大循环时间：肘前贵要注射 10% 葡萄糖酸钙 2 毫升，以测定药物从臂到心脏，通过右心室、肺脏、左心室，然后进入体循环而达到咽动脉所需之时间，记录自注射开始至患儿舌部有热感时间，正常 10~16 秒，平均 12 秒叫臂舌时间。

（三）服用毛地黄患儿忌用钙剂，于 10% 硫酸镁 5 毫升，静脉注射代替正常 9 至 16 秒。

（四）鉴别循环系统的各类疾病。

十六、心脏负荷试验

（一）儿童取静卧试验，小儿立位时之脉搏与血压和卧位时之数值差别很小，脉搏增快每分钟不超过 10 次，血压仍在原有水平或增加 3～5 毫米，如血压降压以及 1 分钟内脉搏增加 10 次以上，说明心脏适应力不足。

（二）跳跃试验，对于能走动小儿可用此种负荷加重试验，30 秒钟内跳跃 3～4 厘米高，连续 60 次后，测其脉搏正常增高 25～30%，休息 2～3 分钟。即应恢复，如增加的次数更多，或需 5 分钟以上时间才能恢复，说明心功能减低。

（三）屏气试验：在 3 次深呼吸之后，在第四次吸气状态下屏气，记录小儿能持续不呼吸之时间，健儿由于年龄不同，有如下差别：

5～6 岁小儿能屏气　　　30～40 秒
7～8 岁小儿能屏气　　　40～50 秒
10 岁以上能屏气　　　　60 秒

（四）注意事项：要注意贫血，小儿疲劳呼吸道痉挛，缺乏锻炼，以及检查前有强烈的运动等因素，都会影响结果。

十七、静脉压测定

（一）让患儿休息后平卧，上臂外展成 45～60 度角，并于腋中线同一水平位置。将消毒的 L 形有刻度的玻璃管高 20 厘米，内径 4 毫米，用橡皮管或三路活塞，接于消毒的 5.5 号针头上，玻璃管内装满生理盐水，在一侧贵要静脉做穿刺，放开血管钳或开通三路活塞，观察玻璃管内水柱的最后高度，即为静脉压。

（二）将玻璃管用消毒的 3.8% 枸橼酸钠冲洗后进行穿刺，玻璃管内血压的高度，即为静脉压（用法时可略去连接针头的橡皮管或三路活塞）穿刺时尽可能不用止血带，以免影响测量结果的准确性，正常静脉压 3 岁 48 毫米，学龄儿童 50～80 毫米汞柱。

十八、清创术

清创术是对新鲜开放的伤口进行清洗、切除和止血的手术，清洗被细菌污染的伤口，切除创面失去生活能力的组织，清除异物、血块和良好的止血，以促进伤口一期愈合，有利受伤组织功能和形态的恢复。

（一）清创适应症

1. 在 24 小时内开放性伤口，应做清创术。

2. 24 小时以上明显感染开放性伤口，患儿全身情况良好，也应做清创术。

3. 如有内脏和重要组织损伤者。更应积极作清创术。

4. 如果伤口有明显感染，虽不能清创，但也应将伤口周围皮肤清洗，消毒后任其敞开，充分引流。

（二）手术方法

1. 清除创口前，应给患儿做全面检查。

2. 麻醉　选用麻醉的方法视病情而定。

（1）上肢麻醉可用臂丛神经阻滞法

（2）下肢用硬膜外麻醉

（3）小面积伤口可用局麻

（4）复杂而又严重的大伤口，而用全身麻醉。

3. 清洗皮肤伤口，先用无菌纱布覆盖伤口，去除油污或污物。术者常规洗手戴口罩、手套、更换覆盖伤口的纱布，用生理盐水冲洗干净，用消毒软毛刷反复涮洗。接着术者，更换手套，去除纱布，再换软毛刷，用消毒的生理盐水冲洗创口，用纱布擦去污物，覆盖消毒巾，准备清创。

4. 清创程序

（1）术者重新泡手，穿手术衣，戴手套进行清创。

（2）由浅及深的次序进行，先把创口不整齐的皮缘切除 2 毫米左右。如果创口整齐不必切除。尤其面部，手部尽量不切除，以免影响功能和形象。

（3）对已失去活力的组织、皮肤应全部切除，以免引起创口感染。切除坏死的组织，直至切面出血为止，出血点随时止血，或压迫止血，同时减去污染的线头，重新结扎，再次用消毒生理盐水冲洗伤口，以清除一些微小的异物，血块和坏死的组织。

5. 修复伤口

（1）伤口缝合是否开放是一期愈合还是延期愈合，应根据致伤原因，伤后时间，伤口的部位和污染程度而定。

（2）伤口未超过12小时清洁创面为一期愈合。

（3）大而深的伤口，应放置引流物，可以敞开或部分敞开，需用盐水纱布或凡士林纱条填入伤口引流观察 3～5 天，如组织鲜红，没有水肿或明显感染情况。可作延期缝合。

（4）如果伤口较大不能缝合时，而根据全身情况和创面条件而决定，早期植皮。

（5）重要的血管损伤应做修补或吻合肌腱和神经损伤，可根据具体情况进行修复或定位缝合。

6. 术后处理

（1）根据全身情况适当输液输血。

（2）合理应用抗生素，预防感染。

（3）注射破伤风抗毒素。

（4）伤口引流，一般在 24～48 小时拔出引流管。

（5）如有出血感染时，应立即拆除缝线找原因。

十九、止血术

（一）根据发病原因出血有损伤性和病理性两种。

（二）止血方法

1. 加压包扎止血可对毛细血管出血。可抬高体位加压包扎。

2. 指压止血，较大的出血时，用拇指立即压迫出血部位的供血动脉以阻断血流，压迫时间不易过久。

（1）面部出血：压迫下颌角前方的面动脉（双侧压）。

（2）颞部出血：可在耳前直接压迫颞动脉。

（3）头后部出血：可压迫耳后乳突附近的枕动脉。

（4）颈部出血，在颈根部气管外侧，扣到颈总动脉搏动向内压迫。

（5）肩部出血：在锁骨上凹处向下，向后压迫锁骨下动脉。

（6）前臂出血：在锁骨上凹处向下向后压迫锁骨下动脉。

（7）手部出血：压迫腕部两侧的尺桡动脉。

（8）大腿出血：压迫腹股沟终点处股动脉。

（9）小腿或足部出血：可用棉垫卷好，置于腘窝内然后将腿用力屈曲，压迫股动脉。

3. 止血带止血

（1）先将肢体抬高 1～2 分钟，使血液尽量回流。

（2）用止血带置于上臂 1/2 处，大腿上 2/3 处，要结扎到不出血为止。

（3）止血带不要过紧，也不要过松。

（4）止血带的时间不超过 3～4 小时。

二十、常用的过敏试验法

（一）青霉素试验

方法：有两种：划痕法或皮内法：

1. 划痕法：

（1）取每毫升含 1 万单位青霉素溶液，作划痕试验使用。

（2）划痕部位：在前臂屈侧皮肤，用 75% 酒精消毒后，用消毒针尖划痕数条，长约 5 毫米，勿出血，在此处滴上述溶液 1～2 滴。

2. 皮内法：

（1）取每毫升内含 100 单位青霉素溶液作皮内试验。

（2）其部位：在前臂屈侧上 1/3 处皮内注射 0.1 毫升（10 单位），可见表皮高起成 0.5 厘米直径大小的皮丘，注射后均匀观摩皮丘。

3. 观察：20 分钟后观察反应。如有直径超过一厘米的硬块或红晕、或有痒感、或局部红晕兼有小水泡者，均为阳性反应。

4. 青霉素过敏反应的处理：少数高度敏感者，皮试时会发生胸闷、气急、面色苍白、出冷汗、甚至于休克等过敏反应，应立即紧急处理。使患儿平卧，新针强刺人中、十宣、涌泉及肌注苯海拉明、肾上腺素（每公斤 0.01 毫克）或用地塞米松（每公斤 0.5 毫克）。

5. 注意事项：凡有青霉素过敏者，禁用青霉素。凡对青霉素制剂，如注射剂、口服或外用的，必须做过敏试验。凡在 7 天内，小儿 3 天内未作青霉素试验，必须作青霉素过敏试验。

（二）结核菌素试验

1. 试验方法　常用的结核菌素皮内试验为皮内注射 0.1 毫升，含 5 个结核菌素单位的纯蛋白衍化物（PPD）。一般注入左前臂掌侧面中下 1/3 交界处皮内，使之形成直径为 6～10 毫米的皮丘，48～72 小时后观察反应结果，测定局部硬结的直径，取纵、横两者的平均直径来判断其反应强度，硬结平均直径不足 5 毫米为隐形 ≥5 毫米为阳性（＋），10～19 毫升为中度阳性（＋＋）≥20 毫升为强阳性（＋＋＋），局部除硬结外，还有水泡破溃，淋巴管炎及双圈反应芽为极强阳性反应（＋＋＋＋）。

2. 意义

（1）阳性反应见于：

①接种卡介苗后。

②年长儿无明显症状仅呈一般阳性反应，表示曾感染过结核杆菌。

③婴幼儿尤其是未接种卡介苗者，阳性反应多表示体内有新的结核病灶。年龄愈小活动性结核可能性愈大。

④强阳性反应者，示体内有活动性结核病。

⑤由阴性反应转为阳性反应，或反应强度由原来小于 10 毫米，

增至大于 10 毫米，且增幅超过 6 毫米时，示新近有感染。

⑥接种卡介苗与自然感染阳性反应的区别如表：

	接种卡介苗后	自然感染
硬结直径	多为 5~9 毫米	多为 10~20 毫米
硬结颜色	浅红	深红
硬结质地	较软，边缘不整	较硬，边缘清楚
阳性反应持续时	较短，2~3 天即消失	较长，可达 7~10 天以上
阳性反应的变化	有较明显的逐年减弱倾向，3~5 年内逐渐消失	短时间内反应无减弱倾向，可持续若干年，甚至终身。

（2）阴性反应有：

①未感染过结核。

②结核迟发性变态反应前期（初次感染后 4~8 周内）。

③假阴性反应，由于机体免疫力功能低下或受抑制所致。如部分危重结核病，急性传染病如麻疹、水痘、风疹、百日咳等。体质极度衰弱如重度营养不良、重度脱水、重度水肿等，应用糖皮质激素或其他免疫抑制剂治疗时，原发或继发。

④免疫缺陷的，技术性差或结核菌素失效。

（三）破伤风抗毒素试验

1. 过敏试验：

（1）取破伤风抗毒素血清 1500 单位制剂 0.1 毫升，以生理盐水稀释 20 倍，作试验液于前臂屈面皮内注射 0.1 毫升

（2）观察 15~20 分钟，若有红晕或荨麻疹硬结为阳性反应。

2. 脱敏疗法：

（1）按下列递增剂量，若无反应，每隔 20 分钟注射 1 次，如果有反应则再从无反应的剂量注射，至第七次全量注完。

抗毒血清	稀释至	注射量
0.1 毫升	2 毫升	皮下 0.05 毫升
0.1 毫升	1 毫升	皮下 0.05 毫升
0.1 毫升	不稀释	皮下 0.1 毫升
0.2 毫升	不稀释	皮下 0.2 毫升
0.5 毫升	不稀释	肌肉 0.5 毫升
0.1 毫升	静脉 0.1 毫升	

（2）即用 1/10 稀释液，第一次 0.2 毫升，若无反应则每 20 分钟酌加量注射一次，3 次以上无反应即全量皮下或肌肉注射。

（3）破伤风过敏反应的处理：轻者可注射苯海拉明，重者肌注氟美松、肾上腺素等药。

第四章　儿科常用疗法

一、促肾上腺皮质激素与肾上腺皮质激素类的临床应用

（一）临床应用的意义

促肾上腺皮质激素与肾上腺皮质激素应用广泛，应用这类激素有二重性，而对机体有利与不利两方面，我们应该了解它们的生理与药理作用，严格掌握适应症，反对滥用。

（二）肾上腺皮质激素的生理、药理作用

1. 糖代谢：增加糖原异生，拮抗胰岛素，抑制糖的利用而使血糖增高，产生糖尿。

2. 蛋白质代谢：抑制蛋白质合成而造成负氮平衡（可使生长停止）。

3. 脂肪代谢：有转移脂肪的作用，将脂肪转移至肝脏、面、肩、背、锁骨上部而引起脂肪肝、水牛背、满月脸。

4. 水与电解质代谢：可潴留钠、水，促进排钾（引起低钠、低钾、低钙）。

5. 心血管系统　降低毛细血管的通渗性，降低末梢血管的阻力，扩张毛细血管，改善微循环。

6. 抗炎抗病毒的作用，抑制抗体产生，降低免疫力等作用。

（三）应用范围

1. 急性细菌性感染伴有严重毒血症及周围循环衰竭。

2. 应用于结核病，可减轻中毒症状及避免产生粘连。

3. 应用于变态反应性疾病（哮喘、荨麻疹）。

4. 心血管系统疾病　病毒性、心肌炎、顽固性心力衰竭、房

室传导阻滞。

5. 血液及网状内皮系统疾病　紫癜、淋巴白血病、溶血性贫血、再生障、恶性淋巴细胞增生。

6. 泌尿系统疾病　肾病综合症。

7. 神经系统疾病　脑炎、中毒性脑病、脑水肿。

8. 呼吸系统疾病　严重喉炎、肺炎等。

（四）副作用

肾上腺机能亢进，神经系精神症状，急性胰腺炎出血倾向等症。

（五）激素的选择

1. 可的松　潴留钠水的副作用大，只能口服不能静脉注射。

2. 氢化可的松　其副作用比可的松小，可用于静脉，故用于急症。

3. 强的松、强的松龙，地塞米松　抗炎、抗过敏作用强，而潴留钠水的作用少，故常在临床上应用。

4. 促肾上腺皮质激素（ACTH）　作用符合生理情况，对生长和分解代谢影响少，对脑炎后遗症治疗可奏效。

（六）剂量与疗程

1. 急性细菌感染伴严重毒血症或循环衰竭时，应用大剂量，并于 3～5 天减量停药。

2. 多数慢性疾病，如风湿病、类风湿性关节炎、肾病综合征等，一般以常用剂量开始，待症状控制后，应逐渐降至最低有效量维持。可用 2～6 个月或更长时间。严重结核感染时疗程 1～2 个月为宜，促肾上腺皮质激素剂量，每天每公斤 1.6 单位，可的松 2mg/kg。

（七）注意事项

1. 严格掌握适应症。

2. 定期检查、血压、体重、尿糖、血钾等。

3. 长期应用为减少骨质疏松、可酌用苯丙酸诺龙。

4. 给药时间的选择，可提高疗效，减低副作用，如上午、隔天、间歇等给药方式。

5. 停药要逐渐减量，有柯兴氏征者，如需再用，用肾上腺皮质激素最安全。

二、透析疗法

（一）腹膜透析疗法

1. 腹膜透析的指征

（1）肾功能衰竭：尿毒症（非蛋白氮超过 180~200 毫克% 血钾每升超过 5~7 毫当量）。

（2）肝功能衰竭：高血氨症

（3）药物中毒：如巴比妥类、水扬酸盐等

（4）有腹腔炎症者禁用。

2. 腹膜透析的方法　单管密闭间歇透析法

（1）皮肤消毒，局部麻醉，在下腹部一侧切口，将消毒的聚乙烯管指向膀胱，直肠方向，外端进口应固定在皮肤口。

（2）其外管与透析瓶相接，使液体每次每公斤 40 毫升流入腹腔，约 15 分钟流完。2~3 小时后，将透析液瓶移置在床边地上，使腹腔的液体回流出来，如此反复数遍。

（3）2~3 天可重复 1 次，重新插管，6 个小时后纠正高血钾，24 小时内排除尿素氮 18 克。

（4）透析液的成分与配制见下表：

名称	剂量	所含电解质的量（毫当量/升）	
氯化钠	6.6 克	钠 +	139
碳酸氢钠	2.25 克	碳酸氢根 -	27
氯化钾	0.3 克	钾 +	4
氯化镁	0.1 克	镁 + +	1
氯化钙	0.3 克	钙 + +	5.2
葡萄糖	20 克	氯 -	120.6
蒸馏水加至	100 毫升		

3. 腹透注意事项：

（1）血钾高者氯化钾量减半。

（2）碳酸氢钠要临时混合。

（3）使用前需加肝素 3 ~ 5 毫克，以防粘连，加抗生素以防感染。

（4）如想控制心衰，清除水肿可提高葡萄糖抗菌素的浓度。

（5）假如透析液流出不畅，转动或拉出少许导管或变换体位。

（6）流出量多于进入量，减低透析液中葡萄糖的浓度。

（二）血液透析（人工肾）

1. 指征

急性肾功能衰竭或慢性肾功能衰竭

（1）血 NPN 每日增加 21.4mmol/L 以上者

血 NPN ≥ 85.9mmol/L

BUN ≥ 32.1mmol/L （尿素氮）

CRK ≥ 530.4ummol/L （肌酐）

（2）K ≥ 6.5mmol/L （血钾）

（3）少尿无尿 2 ~ 3 天以上者

（4）有明显尿毒症症状者：血 NPN 在 57.1mmol/L 以上。

（5）二氧化碳结合率力 < 13mmol/L

（6）误输入异型红细胞游离血红蛋白 > 0.8g/L

2. 方法

透析器选用三种：

（1）标准平板和多层平板透析器

（2）卷管透析器

（3）中空纤维（毛细管）型：是目前最轻便最常用的透析器

3. 透析液

常用的透析液处方

	Scribner	Koirr	东大第二外科（日本）	Kindaiy 1号液	单通道式（日本）
Na（mmol/L）	135	133.3	126.5	132	138±2
K（mmol/L）	0~1.5	4	2.7	2	2.0
Ca（mmol/L）	1.25	2.5	1.35	1.25	1.75
Mg（mmol/L）	0.5	0.8	–	0.75	0.5
Cl（mmol/L）	100.5	108	108.1	105	108±2
CH_3CO_2（mmol/L）	38	35.7	–	33	37
$C_6H_{12}O_6$（g/L）	2	4	2	2	0
渗透压（mosm/L）	287	307	375	285	285.3

4. 透析的血液进路

（1）动静脉外瘘：常用于急性透析，选择非惯用的手前臂桡动脉与平行桡侧或尺侧皮下静脉，特制硅胶管插管。

（2）动静脉内瘘：常见前臂腕关节上方5cm作纵切口使桡动脉和头静脉侧吻合，勿合口5~7mm，勿合口过大会使心搏出量明显增加。

5. 透析周期

肾功能损害严重的或高分解代谢的需1~4天1次，慢性肾衰竭每周透析2~3次，待病情稳定后每周1~2次。

三、退热疗法

（一）发热的原因和机理

发热是小儿感染或非感染性疾病引起的，是丘脑体温调节中枢产热和散热失去平衡造成的。如果体温过高，则机体消耗过多，代谢发生障碍，有时可引起惊厥。但是退热疗法不能代替病因治疗。

（二）处理要点

1. 明确诊断，病因治疗。

2. 热高惊厥者，要息风镇惊。

3. 新针疗法，强刺激人中、合谷、曲池、大椎等穴

4. 物理降温

（1）循环尚好者：（四肢温）

①用冷水井水湿毛巾贴于头部前额、颈部等部位。

②用 50%酒精加水 50%混合后，擦胸、颈、前后胸背至皮肤发红。

③用冷盐水或冰水灌肠：婴幼儿 150～200 毫升，儿童用300～500 毫升。

（2）四肢循环不好（四肢冷、苍白、青紫），可用温水浴。

5. 药物降温

（1）中草药：如：蒲公英、金银花、板蓝根、大青叶、生石膏等各 3～5 克，水煎服日三次。

（2）西药退热剂：恬倩口服液，吲哚美辛栓（肛门栓），萘普生、双氯芬酸多，针剂：安痛定等

（3）中成药：抗热牛黄散、紫雪丹、安宫牛黄丸等。

四、通便疗法

（一）直肠塞剂：如开塞露、肥皂条、（凡士林涂在条上）是通过刺激作用通便的。

（二）或用小橡皮套，套在手指上，抹上一些油膏，伸指入肛门，对直肠产生一种机械性刺激，应用于小婴儿。

（三）西药：果导片、双醋酚丁片。

（四）中药：番泻叶、藕叶等沏水喝。

（五）中成药：肠清茶、芦荟便利通等药

五、补液疗法

（一）口授法：可用滴管，奶瓶，杯匙给水或其他液体，如：淡糖水，淡盐水等，如有丢失电解质，可"口服补液盐"口服液已能满足需要时，即不需要胃肠道外注入补充。

（二）静脉点滴输液法：是小儿常用的一种补液疗法，他约占儿科治疗的70％，他能解决患儿脱水，酸中毒，电解质紊乱等问题更重要的是通过点滴把药输入患儿体内。当今为了减少每次扎小儿头针的痛苦和麻烦，而用留置针的方法，给患儿多次点滴提供了方便，但点滴过慢起不到治疗效果，失去抢救时机，点滴过快易发生肺水肿和心力衰竭，可发生危险。关于点滴速度，是我们应当掌握的重点，根据病情确定输液的性质和量，新生儿要选用小儿头盖皮静脉针，幼儿采用手背静脉，易于刺入。

（三）静脉一次注射法：如：静脉推洋地黄类药，或钙剂，一般需要静脉穿刺注入法。

（四）皮下注入法：在无法静脉穿刺的情况下，常用皮下注射容易吸收的液体，如生理盐水，或2∶1液等。

（五）直肠灌注法：因婴幼儿直肠太小，常因灌注而倒流，年长儿还勉强可以灌注，每4小时注入100～200毫升的生理盐水，小婴儿可用直肠点滴法，每分40～50滴，这样不易倒流。

（六）插胃管灌注其方法不再赘述。

六、物理疗法

（一）红外线疗法

1. 红外线的治疗作用
（1）消炎作用，加速血液循环。促进渗出吸收。
（2）镇痛解痉作用，可降低感觉神经的兴奋性，减弱痛觉。
2. 临床应用范围
适用于软组织扭伤，胃痉挛、慢性胃肠炎等。

3. 操作技术　通常局部治疗，照射时灯距 50～70 厘米，以皮肤出现桃红色斑为合适，每次时间 20～30 分钟，每日 1～2 次，15～20 次为 1 个疗程。

4. 注意事项

（1）高热、进行性肺结核出血性疾患、循环障碍等，禁用治疗。

（2）防治灼伤，避免感冒（因治疗室温度高）。

（二）紫外线疗法

1. 紫外线的治疗作用

（1）抗炎作用：可使血管扩张，血液及淋巴循环快，网状内皮细胞吞噬能力强，有利消炎。

（2）抗菌作用：能抑制细菌病毒生长。

（3）抗佝偻病的作用，可使 T－脱氢胆固醇变为维生素 D_3，促进钙磷吸收。

（4）脱敏作用：紫外线照射可产生少量组织胺，刺激组织产生组织胺酶，产生过多组织胺起到脱敏作用。

（5）免疫作用：可加强补体活性，提高免疫力。

2. 操作方法　紫外线照射量是治疗成败的关键，反应的标准，常以最弱的红斑为准，简称 MED。如 MED ＝ 20 秒，表示照射后 6～8 小时引起最弱红斑需照射 20 秒。

（1）全身无红斑量照射：患儿取卧位，全身裸露，眼戴黑眼镜或用布帘遮盖，灯距 100 厘米。每日 1 次，1～2 次为一个疗程。

（2）局部红斑量照射法：病儿取卧位，暴露治疗部位，其他部位用布帘遮盖好。距灯源 50 厘米，每次面积不超 250～400 平方厘米，1～3 日重复照射 1 次，每次照射 2～3 次为 1 个疗程。

3. 治疗范围　肌痉挛、慢性炎症粘连、斑痕增生、风湿性关节炎、周围神经炎等。

4. 注意事项

（1）直流电流通电时，电流强度应从零开始，缓慢增大，停止时在缓慢到零。

（2）治疗前要检查被照射部位有无知觉，调节电流强度要小心。

（3）药液要均匀洒在衬垫上，电极与皮肤接触面要按平。

（4）所有的药物极性必须与作用极一致。

（5）多次直流电疗后，电极下的皮肤由于电解产物的刺激可能出现瘙痒的皲裂反应。

（6）皮肤疾患如：湿疹、皮炎、化脓、节肿禁用紫外线照射。

七、按摩疗法

（一）按摩的方法：主要有五种：抚摩、擦摩、揉捏、敲打和颤摩。

（二）按摩的作用：

1. 强有力的按摩，能使皮肤内形成组织胺和类组织胺样物质，扩张毛细血管，作用于末梢神经。

2. 按摩和擦摩有镇静作用。

3. 敲打、拍和颤摩能使神经系统兴奋，长期刺激又有抑制神经的作用。

（三）应用范围：

多用于中枢神经系统疾病如：脑萎缩，瘫痪等病。

八、小儿推拿疗法

（一）推拿适应症：如腹泻、发热、呕吐，疳积等病。

（二）常用的手法：

1. **推法**　用大拇指在皮肤上做直线性推动，或螺旋性推动，或用双手拇指在穴位点向相反方向推动，每分钟 200 次左右，手法须轻，防止擦破皮肤，（向心多补，离心为泻，来回为清补法）。

2. **拿法**　用大拇指或其他手指对称的抓住患儿皮肤用力提起。

3. **按法**　用指尖或指腹按压穴位。

4. **摩法**　用食、中、无名指的指腹或掌心在治疗部位由上向下，由左向右摩移。

5. **揉法**　用掌根或鱼际贴皮肤，柔和回转揉动。

6. **运法**　用右手拇指掌或食中指靠拢的掌面作弧形或环形旋移。

7. **掐法**　以指甲压住某一穴位，临床用急救止抽（人中穴）

8. **捣法**　有两种手法，一是用中指指端直接用力叩打穴，二是将食中二指屈曲，用中指第一关节的棱角叩打穴位，反复操作为捣法。

9. **分法**　用两手拇指桡侧在选定的穴由中间向两侧分称分法。

10. **合法**　由穴位两侧向穴位中心合拢为合法。

11. **拧法**　将拇、食二指的指尖或食、中二指、第一关节屈曲夹住穴位，肌肉提拿，反复操作为拧法。

12. **捏脊法**　有两种手法，第一种是拇指的指端桡侧缘顶住皮肤，食中指前按，也是用拇、食中指三指夹住皮肤同时捏拿，双手交替移动向前。第二种是食指屈曲，用食指中节桡侧面顶住皮肤，拇指端前按，拇、食指夹住皮肤用力提拿，双手交替移动向前。（捏脊时让患儿正坐或俯卧。可用拇指掌面在脊柱两侧从上到下按摩两遍，按上述方法操作三遍，一日一次七日为一个疗程）

九、小儿常用穴位疗法

1. **天门**　两眉间中点起直上至前发际成一直线，用两拇指交替自下向上推24次，治感冒发烧。

2. **坎宫**　眉头沿着眼眶上向眉梢成一横线，用两拇指自眉头分推至眉梢24次，治感冒发烧。

3. **百会**　头顶正中线与两耳尖连线的交叉点，用揉和按法，治抽痉、烦躁。

4. **揉率谷穴**　两耳尖直上，各入发际1.5寸处，用按法、治惊风、止痛。

5. **太阳穴**　在两侧眉梢后凹陷处，用揉动法，主治发烧、头痛、惊风。

6. **膻中穴**　用中指尖揉两乳头联线中点，用拇指分左右推至乳头约 30 次，主治：呕吐，胸闷、咳嗽、咯痰。

7. **鱼腰穴**　自眉头起至眉心，与眉梢成一条横线。用两手拇指自眉心向眉梢推。主治：发烧、抽风、两目红肿。

8. **阳白穴**　在眼眉正中上一寸。用拇指指尖从穴位上推，主治：头晕、面肌痉挛。

9. **头维穴**　从鬓发前缘直上，至距发际 0.5 寸，用拇指指尖从穴位向上推，主治头痛、头重。

10. **中脘穴**　用中指指尖揉腹正中线脐上 4 寸，主治：痰鸣、消化不良等。

11. **丹田穴**　用中指之间揉脐下 2 寸，或用食、中、无名指摩小腹、主治：腹胀痛、尿闭、遗尿等。

12. **大椎穴**　用拇指揉第七颈椎，与第一胸椎棘突间 30 次，主治抽痉、咳嗽。

13. **印堂穴**　在两眉连线的中点用拇指或食指捏拿，或用两手指上下推，主治：头重、头痛，失眠等。

14. **人中穴**　在鼻尖下人中勾上 1/3 处，用拇指指甲捏压人中，主治；开窍、醒神、止抽。

15. **迎香穴**　在鼻翼外缘，鼻唇沟凹陷处，用食、中二指上下推揉穴。主治鼻涕、鼻塞、鼻炎、鼻窦炎、不闻香味等。

16. **黄蜂入洞**　在两鼻孔内，用右手食指、中二指入鼻孔揉动或上下推。主治：通窍发汗、鼻塞等。

17. **七节**　用拇指或食中指自大椎穴至尾骨之间直推 100～200 次治便秘（自上向下推）腹泻（自下向上推）

18. **大椎穴**　在背后第七颈椎棘突下，也是最高的一个颈椎棘突下凹陷处，用中指或食指指端揉动穴位，主治：椎体活动障碍、发烧、咳嗽等。

19. **龟尾穴**　用拇指在尾椎骨端做右旋揉法，治腹泻揉 100 次，治脱肛揉 500 次。

20. **脾土穴**　自拇指外侧向上直推至腕部侧面推 300～500 次，

治消化不良，呕吐。

21. **天柱骨穴**　颈后发际正中至大椎穴，与颈椎棘突成一条直线。在哑门穴旁 1.3 寸。右手自上而下直推或擦约 100 次、主治：止惊和胃消食。

22. **风池穴**　颈后枕骨下大筋外侧凹陷处，拇、食二指指端、将两侧风池穴提拿、或拿风池左右揉动风池，上下推磨为推风池。主治：疏风解表，通窍明目。

23. **肩井穴**　在颈后大筋与肩膀外侧，连线的中点、大拇指、食指、对称用力推拿。则称拿肩井用指端按压穴位，称为按肩井。主治通经活络、止痛。

24. **天突穴**　两锁骨中间、胸骨上窝凹陷处。医者用中指或食指指端揉天突穴。则为揉天突。用拇、食两指将天突穴肌肉捏起，反复推拿几次，直至充血为止为拿天突。主治：理气降逆。

25. **巨阙穴**　在腹部前正中线上，脐上 6 寸处，医者用拇指或四指掌面旋揉（顺补逆泻）。主治：降逆止痛。

26. **手腕穴**　在腹部正中线，脐上 5 寸处。医者用食中指或掌根顺时或逆时揉中脘。主治：和胃消食、理气止痛。

27. **中脘穴**　剑突与肚脐的中点。医者用食、中指或掌根顺、逆揉中腕。主治：理气、助消化。

28. **三关穴**　用拇或食中指从前臂桡侧腕横纹自下向上直推至肘部，主治：高热、无汗。

29. **六腑穴**　用拇、食或中指复自前臂尺侧腕横纹中椎向肘部，约 200 次，主治：抽痉、便秘。

30. **足三里穴**　用拇指揉或按外膝盖眼直下 3 寸，主治：消化不良、腹泻、腹胀等。

十、拔火罐疗法

（一）选择边缘光滑的火罐或竹筒。

（二）将纸巾或酒精棉，点燃后放灌底，迅速将罐扣在需拔罐的部位。

（三）一般留罐 10 ~ 15 分钟可起罐，一边一手指按压扣罐的皮肤，一边将罐向一侧倾斜，让空气进入拔火罐，即能起罐。

（四）拔罐区应出现皮肤泛红，并有细小的出血点为宜。

（五）如果出现有小水泡，一般不用刺破，如果泡大需要刺破，局部涂龙胆紫。纱布包扎。

十一、小儿新针疗法

我们在祖国医学：针灸学的基础。创造了新针疗法，其特点是取穴少，透穴多，进针出针快，刺激强度大，不留针。共分三种针法，如：体针、耳针、水针。

（一）体针

1. 取穴法　为三寸取穴法。

2. 进针　取小儿舒适体位，消毒皮肤，快速进针，快速拔针。

3. 手法

（1）强刺激：大幅度的提插，用指甲刮针体。

（2）弱刺激：提插、捻转幅度小。

（3）中刺激：介于两者之间。

4. 出针　一般在施手法后既出针。出针时间用手指压穴旁，固定皮肤，然后边捻边退到皮下时快速拔出，压迫针眼数刻，以防出血。

5. 一天 1 ~ 2 次，1 ~ 2 周为 1 个疗程，休针 3 ~ 5 天后再来 1 个疗程。

6. 注意事项　（1）晕针（2）弯针（3）断针（4）血肿（5）气胸。以防发生。

（二）耳针

1. 穴位。

2. 方法　（1）选探痛点（2）消毒后刺入（3）留 20 ~ 30 分钟，10 分钟捻转一次（4）拔针后消毒压痛片刻，以防出血。

（三）水针

1. 取穴与新针相同。

2. 常用药物　如：抗生素、普鲁卡因、维生素 B_{12}，注射用水，葡萄糖等。

3. 选用 16～18 号针头，5～10 毫升注射器。

4. 先在穴位上消毒，将注射器针头直刺入，有针感时推药，然后迅速拔针。

5. 一般隔天 1 次，5～10 天为一个疗程，休息 5～6 天可再行第二个疗程。

十二、脱水疗法

（一）适应症

1. 脑实质或脑膜炎并脑水肿，脑压增高者。

2. 严重的脑挫伤，并脑水肿或脑干水肿。

3. 脑循环障碍或脑部位病变。

4. 长期缺氧心跳，呼吸聚停，复苏后中毒。

5. 一氧化碳或药物中毒者。

6. 持续长时间高血压尿毒症等。

（二）脱水疗法的应用药物

1. 20% 的甘露醇，每次每公斤 5～10 毫升，静脉推注。静滴 30～60 分钟内滴完，可重复使用 10 分钟利尿，20 分钟降颅压。

2. 50% 葡萄糖，降低颅内压，改善脑水肿，在两次脱水剂应用之间给药，降压效果差，易反跳。

3. 肾上腺皮质激素，常用地塞米松。每日每公斤 1～2.5 毫克，每日 1～2 次静脉或肌肉注射。也可用氢化的松每日每公斤 5～10 毫克。分两次静脉注射。

4. 25% 血清蛋白或浓缩血浆也可选择性采用。在休克时能改善循环提高血压的作用。

十三、液体疗法

（一）脱水的程度与临床表现的关系

临床症状＼脱水程度	轻度	中度	重度
精神	正常	萎靡	意识模糊、昏迷
口腔黏膜	稍干	明显干	干
眼窝凹陷	不明显	较明显	明显
眼泪	有	少	无
尿量	有	少	很少或无
前囟	稍凹陷	凹陷	明显凹陷
皮肤弹性	正常	稍差	差
口唇	稍干	干燥	明显干燥
皮肤弹性	好	稍差	差

（二）不同类型脱水性质的统计

脱水性质	血清钠的浓度	发生频率（%）	症状表现
等渗性脱水	130～150	40～80	重症循环障碍
低渗性脱水	<130	20～50	口渴、循环障碍明显
高渗性脱水	>150	1～12	烦渴、高热、神经症状突出

（三）脱水程度

1. 轻度脱水，失水占体重5%
2. 中度脱水，失水占体重6%～10%

3. 重度脱水，失水占体重 10% ~15%

（四）电解质紊乱

合并酸中毒，缺钾、缺钙。

（五）补液疗法

1. 轻度脱水　口服补液盐：oRs 液：配方：氯化钠 3.5 克
碳酸氢钠 2.5 克，氯化钾 1.5 克，葡萄糖 20 克
加水至 1000 毫升。每次口服 10 ~30 毫升
3 ~5 分钟喂 1 次，4 ~6 小时补完。继续损失，随丢随补。
2. 静脉补液的原则　先快后慢，先浓后淡，见尿补钾。
3. 液体总量包括　累计损失、继续损失、生理需要量三部分
组成。
（1）累计损失：指补液开始前，水和电解质丢失的总量。

累计静脉补液量

脱水程度	6 ~8 小时累积损失量 （毫升/kg）	24 小时累积损失总量 （毫升/kg）
轻度	30 ~60	120 ~150
中度	60 ~100	150 ~180
重度	100 ~120	180 ~200

中、重度缺水：开始给 2∶1 液，2 份盐水，1 份碳酸氢钠
按每日每公斤 15 ~20 毫升。30 ~60 分钟滴完。
继用等渗性脱水 1/2 张至 2/3 张液。如 4∶3∶2 或 3∶2∶1
液，4∶3∶2 是 4 份盐，3 份糖，2 份碱。3∶2∶1 是 3 份糖，2 份
盐，1 份碱。
低渗性脱水用等渗液如 3∶2∶1 或葡萄糖生理盐水。
高渗性脱水用 1/3 张，4∶1 液（4 份糖，1 份盐水）
（2）继续损失量，用 3∶2∶1 液，按每公斤 15 ~20 毫升。

（3）生理需要量，一般每公斤70～90毫升，用4∶1液给予。

（4）纠正酸中毒，未知二氧化碳结合率，可按每公斤体重3～5毫升5%碳酸氢钠计算。

（5）钾的补充，见尿补钾，每100毫升溶液中不超过3毫升（10%氯化钾）每日每公斤1.5～3毫升10%的氯化钾计算，轻度口服。

（6）钙、镁的补充，脱水纠正后，有惊厥者，可静脉滴入10%葡萄糖酸钙10毫升，或口服氯化钠5～10毫升/日/3次，镁的补充，可肌注25%硫酸镁每公斤0.2～0.4毫升。每日2～3次。

十四、小儿异常出汗的诊治

出汗是小儿体温调节的方式，从中医角度来分析，汗是津液的代谢产物，血汗同源，因此出汗过多耗气，损心血。

（一）小儿手脚心出汗：《伤寒明理论》指出："多为脾胃湿蒸，旁达四肢手足所致。"治疗用白矾、葛根煎汤泡脚，用黄芪、防风煎汤洗手即可改善。

（二）头面部出汗：中医认为"多属于气虚"。治疗用滋肾清肺饮，用麦冬泡水饮，或用龙牡壮骨冲剂泡水饮。

（三）白天一活动就出汗不止，患儿身体素虚，食纳差，免疫力低：属于气虚不固定自汗。治疗：用黄芪、红枣汤水煎口服补之。

（四）夜间出汗不止：中医认为是"盗汗"，手脚心热，心烦，口咽干燥，多因肾阴虚而肝火旺盛所致。治疗：多吃新鲜蔬菜、水果，注意休息，多洗澡，除去汗液，以免刺激皮肤。浮小麦煎汤口服，为最佳治疗方案。

第五章　　儿科常见病

第一节　　儿科急症

一、急性呼吸衰竭

【诊断要点】

1. 要详细询问病史，了解发病的原因和经过。

2. 呼吸困难分析

（1）吸气性呼吸困难：常见于上呼吸道梗塞病变，常表现为吸气延长，及吸气性喘鸣，声音嘶哑，三凹征及耸肩，如喉炎、气管梗塞等。

（2）呼气性呼吸困难：常见于下呼吸道梗塞病变，呼气延长伴呼气性喘鸣，多见于支气管哮喘，哮喘性支气管炎，毛细支气管炎等。

（3）混合性呼吸困难：多见于肺部疾患，由肺泡气体交换障碍，和酸碱平衡失调引起，如肺炎、心包积液，液气胸，心力衰竭等。

3. 体格检查　观察喉、气管有无异物，肿胀。气管移位，三凹征明显（锁骨上、肋间隙、剑突下）。听诊有呼吸音低，或干湿性啰音，叩诊有无变实。

4. 实验室检查　如有紫绀（缺氧）或酸中毒查血气，电解质，血氧分压，二氧碳分压，PH 值，缓冲碱，碱胜余等。

5. X 线检查　气管和心脏向对侧移位，说明患侧有大量气胸积液，向患侧偏为肺不张；如肺野透亮度增强，心脏阴影缩小，横膈下降，肋间加宽为肺气肿；如心脏阴影普遍扩大则为心包炎，心包积液、心肌炎；如气管部位有较小的阴影可为异物。若肺野一处，或一次以上有阴影为肺炎，结核等。

6. 直接用喉镜检查：检查有无喉头水肿、咽后壁脓肿或异物。

【处理方案】

1. 氧气吸入　鼻或面罩吸氧法，应用湿化氧，氧浓度保持30%～50%。

2. 针对病因合理治疗

（1）气管镜取气管异物

（2）咽后脓肿切开排脓。

（3）张力性气胸，当即穿刺排气引流。

（4）胸腔积液，胸腔穿刺，抽取大量液体。

3. 对症处理

（1）保持呼吸道通畅

①定时翻身，拍击胸背，协助病人排痰。

②雾化吸入：雾化液体可选生理盐水，或蒸馏水可加30%的盐水或2%～4%的碳酸氢钠，药物可加地塞米松，α-糜蛋白酶，抗生素等。

（2）解除支气管痉挛

①氨茶碱3～5mg/kg，溶于5%～10%葡萄糖液中静滴。

②酚妥拉明0.2～0.5mg/kg，加入10%葡萄糖液中静滴。

③氢化可的松每日每公斤5～10mg或地塞米松每日每公斤0.5mg静滴。

4. 合并呼吸衰竭　洛贝林、可拉明等交替使用加入5%至10%葡萄糖液250毫升静滴。

5. 合并酸中毒　当PH值<7.25时，必须用5%的碳酸氢钠每日每公斤5～10毫升在生理盐水中静滴或推注。

6. 合并心衰　给予西地兰、毒毛K用量易偏小，用时加入利尿剂，酚妥拉明，654-2，东莨菪碱氢溴酸可选用。

7. 其他治疗

（1）控制感染：给予足量有效的抗生素及抗病毒的药物。

（2）烦躁不安：可用镇静剂，如安定、冬非等药。

（3）脑水肿：给20%甘露醇和50%葡萄糖交替使用。

（4）低钙喉痉挛：用10%葡萄糖酸钙5～10毫升加入10%葡萄糖液体中静滴。

二、急性充血性心力衰竭

【诊断要点】

1. 左心衰竭

（1）呼吸急促，呼吸表浅，心率达100次以上，表现呼吸困难，婴幼儿平卧加重，年长儿端坐呼吸。

（2）咳嗽咳血

（3）紫绀

（4）急性呼吸困难，肺水肿，可闻及双肺湿啰音和哮鸣音等。

2. 右心衰竭

（1）肝脏肿大

（2）紫绀

（3）水肿：先出于踝部严重胸水心包积液

（4）肝颈静脉反流征阳性

3. 婴幼儿急性心衰特点

（1）烦躁面色苍白，呻吟等

（2）心率增加：多在每分100次以上

（3）呼吸急促，每分钟60次以上

（4）肝脏急剧增大

（5）水肿，眼睑、面部

（6）干咳声音嘶哑

（7）胸片见心影扩大，心胸比例增大

【处理方案】

1. 吸氧　给予湿化氧吸入，用50%酒精湿化瓶通过氧气吸入，间断吸入，每15～30分钟1次，每次持续10分钟。

2. 病因治疗　对症处理取半坐位，勤翻身。烦躁，给予镇静剂，少食多餐，限制盐。

3. 强心药的应用　毒毛 K 每公斤 0.007 ~ 0.01mg，西地兰 0.03 ~ 0.04g/kg，地高辛 0.06 ~ 0.08mg/kg。

4. 利尿剂　速尿每次每公斤 1 ~ 2mg，双氢克尿塞片每公斤 1mg 分三次服。

5. 血管扩张剂　酚妥拉明 5 ~ 10mg，加入 5% 葡萄糖 100 ~ 200 毫升中静滴，可选用东东莨菪碱每公斤 0.02 ~ 0.04mg/次，阿拉品 0.03 ~ 0.05mg/kg/次。

6. 肾上腺皮质激素的应用　氢化可的松 5 ~ 10mg/kg/日，溶于 5% 葡萄糖液中静滴。

7. 能量合剂　辅酶 A100mg，三磷酸腺苷 20mg，细胞色素 C30mg，加入 10% 葡萄糖液中静滴。

8. 极化液　10% 氯化钾 3 毫升，胰岛素 4 单位，加入 10% 葡萄糖 100 毫升中静滴。

9. 胰岛糖素　婴儿每公斤 0.025mg，年长儿 0.25 ~ 1mg，肌注或静注，必要时 30 分钟重复一次。

三、急性肾功能衰竭

【诊断要点】

1. 少尿或无尿　小儿 24 小时内尿量少于 400 毫升，每小时尿量少于 17 毫升为少尿；24 小时尿量少于 50 ~ 100 毫升，或 12 小时内完全无尿者为无尿或尿闭，少尿期一般在 7 ~ 14 天。

（1）水中毒表现：高度浮肿，脑积水，腹水，肺水肿，脑水肿，高血压，心衰等。

（2）电解质紊乱表现：高钾、高磷、高镁三高。低钠、低氯、低钙三低症状。

（3）氮质血症：恶心、呕吐、腹胀、腹泻、抽搐、昏迷、出血、尿毒症等。

（4）代谢性酸中毒：烦躁、乏力、嗜睡、呼吸深长、口唇樱桃红等。

（5）实验室检查：尿比重低多在 1. 010 ~ 1. 012，尿蛋白、红细胞。肌酐，非氮白氮，尿素氮都升高，二氧化碳结合率降低。

（6）心电图：显示高血压图型，T 波高耸，P – R 间期延长，S – T 段下降，QRS 时间延长，P 波消失。

2. **多尿期**　尿量明显增加，肾脏功能逐渐恢复。

3. **恢复期**　尿蛋白减少，水电解质紊乱，氮质血症均被纠正，尿恢复正常。

【处理方案】

1. **积极治疗原发疾病**　如休克、急性溶血，心血管损害，肾脏病变（肾炎、肾病等）肾中毒，肾小管及尿路梗塞等。

2. **少尿或无尿期的治疗**

（1）控制入液量，计算公式为：24 小时摄入量 = （不显性示失水量 + 前一日尿量 + 呕吐腹泻及其丢失的量） – 食物代谢和组织分解产生的内生水量。

其中：不显性失水量以每小时每公斤按 30 ~ 35 毫升计算，输入液不含电解质，只给葡萄糖，每日体重减少 1% ~ 2% 为液体输入量。

（2）纠正电解质紊乱：①避免进食含钾过高的食物和蔬菜②及时处理创伤③禁用青霉素钾盐，库存血等④血钾过高时用 10% 葡萄糖酸钙每公斤 0. 5 ~ 1 毫升或 5% 的碳酸氢钠 5 毫升/kg，静脉缓慢性推入⑤胰岛素 0. 5 ~ 1 单位/kg，或葡萄糖液静注⑥以上方法无效时，可进行腹膜透析和血液透析法。

（3）纠正酸中毒，在补充热量的同时。而用 7. 28% 三羟甲基氨基甲烷每公斤 2 ~ 3 毫升，加等量葡萄糖液静滴。

（4）预防及控制感染：用对肾脏损害小的药物如：青霉素、红霉素等。

（5）可试用丙酸睾丸酮或苯丙酸诺龙每次 25mg，每周 2 次肌注。

（6）饮食高热量、高脂、低蛋白饮食。

3. 多尿期治疗

（1）补充液量不超过尿量的 2/3 或 1/3 为宜。

（2）尿量过多，适当补充电解质（钾、钠、氯）。

（3）尿素氮正常后，可适量给予含蛋白的食物。

四、休克

【诊断要点】

1. 询问病史　有无过敏、损伤、失血、失水、药物、心脏病及有无感染病史等

2. 临床类型

（1）轻代偿：指端苍白、面灰、稍气促、脉细、血压略低

（2）中代偿：神情淡漠或恍惚、皮冷、紫绀或有花纹、心音钝，呼吸深，尿少，PH 值和二氧化碳结合率降低

（3）重代偿：昏迷、明显青紫、脉消失、血压较低或测不到，少尿无尿（正常儿童尿量每小时 >20 毫升，婴儿 >10 毫升）中毒严重，非蛋白氮升高，伴功能障碍，有瘀点瘀斑。

3. 特殊检查及化验　中心静脉压、血钠氯一般低。血乳酸丙酮酸，非蛋白氮增高。血小板减少、凝血时间延长，纤维蛋白原降低，凝血酶元时间延长

4. 尿比重降低

【处理方案】

1. 迅速扩充血容量，纠正酸中毒

（1）分秒必争进入快速补液阶段，其目的是迅速恢复有效循环量，纠正休克，提高血压，改善肾功能。

①代分子右旋糖苷每公斤 10～15 毫升，30～60 分钟内滴完。

②纠正酸中毒：用 5% 碳酸氢钠每公斤 10～20 毫升 30～60 分钟内滴入。

③2：1 液（2 份生理盐水、1 份碳酸氢钠）每公斤 10～20 毫升，30～60 分钟滴入或用生理盐水，5% 葡萄糖生理盐水。

④低蛋白血症：用 5% 白蛋白或血浆滴入。

（2）继续补液阶段，快速补液后，血压有回升，尿量增多的情况下，仍须快速补液，每公斤按 30~50 毫升计算，按 1/2 张或 1/3 张液体，可酌情选用 3∶2∶1 或 3∶4∶2 液，或重新使低分子右旋糖酐，血浆、白蛋白等，一般于 6~8 小时滴完。

（3）维持输液阶段，病情稳定后，可减慢补液速度，减低液体张力，液量为生理需要量的 70% 或每公斤 50~80 毫升，1/4 或 1/5 张，注意补充糖量，用 10%~50% 葡萄糖液，适当补给氯化钾或葡萄糖酸钙。

2. 扩张血管药

（1）酚妥拉明每公斤 0.1~0.5mg，与阿拉明合用，防止降血压，用量 0.02~0.2mg/kg。

（2）异丙肾上肾素，0.5~1mg，加 100~200 毫升葡萄糖液中静滴。滴速每分钟每公斤 0.2~2ug。

（3）654~2 针每公斤 0.3~0.5mg，10~15 分钟可重复使用，血压回升后，逐渐延长用药间隔时间，一般使用 6~8 次。

（4）东莨菪碱，每公斤 0.02~0.04mg，15~20 分钟可重复 1 次，连用 6~8 次。

3. 血管收缩药　与扩张血管药同时应用，可提高血压。

（1）去甲基肾上腺素：0.5~1mg 加入葡萄糖 100 毫升中静滴。

（2）阿拉明每公斤 0.02~0.2mg 静滴。

4. 肾上腺皮质激素的应用　主张大剂量，短疗程，多选地塞米松或氢化考的松。

5. 当快速补液之后，常规应用毒毛 K，每公斤 0.007~0.01mg 静滴，必要时 4~8 小时重复半量或全量。

6. 有颅内压增高，休克伴发烧，常用 20% 甘露醇 1~1.5 克/kg 静滴。

7. 人工冬眠用于休克伴发烧、惊厥、呼吸衰竭、用氯丙嗪和异丙嗪每公斤各 1mg 注射，每 2 小时注射一次，保持体温 32℃，一般注射 4 次左右，低温持续 8~12 小时到呼吸平稳，休克消失即停药。

8. 对症处理

（1）吸氧：用50%酒精湿化吸氧。

（2）抗生素：针对病因选择。

（3）中药：独参汤、生脉饮加减。

（4）针刺涌泉、人中、足三里、内关等。

9. 抗凝剂　发生 DIC 可用肝素 1mg（100 单位/kg），加入 10% 葡萄糖，或生理盐水 40 ~ 60 毫升中，4 小时内缓慢滴入，用药时间最长不超过 24 小时，以免引起严重出血，应与 6 ~ 氨基酸，1 ~ 2g 溶在葡萄糖生理盐水 50 毫升内静滴，4 ~ 6 小时后可重复应用。

五、溺水（淡水）

【诊断要点】

1. 血液稀释，血容量增加。

2. 心脏负荷过重，而发生心力衰竭。

3. 肺水肿，心室颤动。

4. 血钠、血氯降低，血钾增高。

【处理方案】

1. 倒水是首先抢救的必要措施，取头低位。

2. 心跳呼吸完全停止者，应清除口腔、咽喉、鼻腔、水和泥沙等污物，立即进行人工呼吸及心脏按压，做好心脏复苏。

3. 纠正酸中毒

补充碱性溶液：5% 碳酸氢钠每公斤体重 5 毫升，提高二氧化碳结合率 10 容积%，应以二氧化碳结合率来决定补充碳酸氢钠的量。可直接静推碳酸氢钠。

4. 纠正电解质紊乱

（1）补充血清钠（血清钠降低）：每公斤体重3% 氯化钠12 毫升（可提高血清钠 10 毫当量）。

（2）静脉注射钙剂：纠正酸中毒和补充氯化钠，都有拮抗高钾的作用。

（3）补充液量：为了减少肺水肿增强心功能，一般控制液量，一般每天每公斤 60 毫升内，原则输入量要低于排出量。

5. 防止肺水肿和感染

（1）心脏复苏、心内注射禁用去甲基肾上腺素，可收缩血管，加重肺水肿。

（2）加压纯氧间歇吸入。

（3）输血浆，提高免疫力。

（4）应用西地兰、毒毛 K、及利尿剂。

（5）早期应用抗生素：如有青霉素、氯霉素，红霉素等。

六、电击

【诊断要点】

1. 有电击史　有接触电波史。

2. 全身电休克症状，电流直接伤害身体各内脏器官，如心肌纤维化变，心室颤动，呼吸心血管中枢衰竭，肢体瘫痪，皮肤严重灼伤等。

3. 小儿误触家电器或雷击等病史。

【处理方案】

1. 尽量尽速脱离电源，应用非传导体（木棍或不传电的绳）将电源拉开。

2. 急救者应站在木板上，一只手拉电击者的衣角，另一只手放在背上。

3. 因电击心脏呼吸停止者，脱离电源后，应立即做心脏按压和人工呼吸。

（1）山梗茶碱：肌注、皮下、静注每次 1 ~ 3 毫克。

（2）尼可刹米：每次肌注、皮下、静脉注射每次每公斤 0.02 ~ 0.1 毫升。

4. 肾上腺素的应用问题

（1）过去认为对电击者不宜用肾上腺素。

（2）有学者主张对高压电击者可用肾上腺素抢救。

（3）有人主张对小儿不能应用肾上腺素。

（4）有学者主张因电击心脏呼吸完全停止者，可以应用肾上腺素。

5. 对瘫痪和电灼伤的应对症处理，并预防继发感染。

七、犬咬

【诊断要点】

1. 询问犬咬史。

2. 犬咬潜伏期一般短 15～60 天，长达一年。

【处理方案】

1. 伤口处理、伤口要用肥皂水或清水彻底清洗后要扩创。

2. 将咬犬隔离 2 周，观察咬犬有无症状，咬者如果是下肢，可不注射狂犬疫苗预防。

3. 如果全身多处咬伤，或面、头部咬伤，不观察咬犬也要提前注射狂犬疫苗，通过观察咬犬无病可终止注射，如果有病直到全程注射。

4. 当咬犬失踪或当场死亡，被咬伤者必须立即注射狂犬疫苗。

5. 狂犬疫苗每天 1 次，每次 2 毫升，在被咬臀部、腹部、肩胛下部、两大腿内侧，分左右两侧、上下部，每天输液注射 1 次共用 14 次。

6. 疫苗注射期间，如发生神经炎、婴儿瘫应立即停止注射，用激素治疗。

7. 不能应用狂犬疫苗，可注射免疫血清。

八、毒虫咬（蚊、臭虫、蚤、蜂、蜈蚣、蝎、蜘蛛等）

【诊断要点】

1. 询问病史、核实是什么咬伤

2. 临床表现

（1）咬蜇伤暴露部位、局部红肿且有痒感和刺痛，可见虫咬痕迹。

（2）重者全身症状，头昏软弱、恶心、呕吐、腹泻、有腹痛、抽搐、瘫痪、昏迷、喉头水肿、发烧多见于幼儿。

（3）如继发感染，可伴有局部淋巴管炎，淋巴结及全身感染症状。

（4）被虫咬到上下眼睑或口唇，局部无痛无热、伴水肿、非炎症。

【处理方案】

1. 局部处理

（1）拔火罐吸毒液。

（2）用稀释氨水和肥皂水反复冲洗或用苏打水冲洗。拔掉蜂刺，用硼酸溶液冲洗，冷敷之痛。

（3）蜈蚣咬伤可涂雄鸡口水或雄黄、明矾细心研磨后，凉水冲外敷。

（4）虫咬用药水、清凉油、风油精等涂咬伤处。

（5）局部封闭（1%普鲁卡因）起到止痛作用。

2. 全身对症处理

（1）休克及时应用肾上腺素等。

（2）全身中毒症状（喉头水肿）可用氢化可的松、地塞米松静脉点滴。

（3）镇痛、镇静、抗过敏、鲁米那镇静、镇痛。

（4）输液治疗蛇毒、对蜈蚣、蜂咬伤有特效。

九、烫伤与灼伤

【诊断要点】

1. 询问病史患儿有无灼伤和烫伤史、其部位范围等。

2. 如小儿手提开水或接触炉灶，造成灼伤或烫伤，应根据面积大小灼烫伤的部位，及其深度、病情轻重感染情况，决定治疗方案。

（1）估计受伤面积以小儿五指并拢的手面积为标准相当于全

身面积的1%计算。

（2）小儿身体各部位面积表1

部位	婴幼儿（1～3岁）	5岁	10岁
头颈	15	13	11
躯干	48	46	44
二上肢	14	14	15
二下肢	23	27	30

（3）按表内特征估计灼伤的深度表2

特　征	深度
表皮受损、皮肤发红、无水泡、疼痛明显	Ⅰ度
真皮受损、皮肤淡红或苍白，有水泡含浆液、疼痛明显	Ⅱ度
皮肤皮下组织以至肌肉、骨骼均受损。皮肤干、呈灰白色或焦黑色、无水泡、无痛觉。	Ⅲ度

【处理方案】

1. 凡灼（烫）伤面积：婴幼儿大于5%，年长儿大于10%都需要住院治疗。

2. 凡在头、面、颈、或会阴部者，均需住院治疗。

3. 防治休克

（1）镇静止痛：苯巴比妥每公斤3～5毫克肌注。

（2）以补液补血为重点、胶晶体溶液用量按伤面积计算：

①第一天，2岁以下每公斤体重，每1%伤面积用2毫升，2岁以下用1.75毫升，加上5%葡萄糖，2岁以下每公斤体重100毫升，2岁以上每公斤60～80毫升，以补充代谢需要水量。第一次溶液中，胶体液包括血浆、右旋糖苷或全血、晶体液包括电解质（钠、氯、钙）各占一半，输液速度宜先快后慢，可在8小时内输入总量的一半，余一半在后16小时平均输完。

②第二天除正常代谢用量外，电解质液及胶体溶液按第一天量的一半。均匀的 24 小时内输完。

③从第三天起因在损伤部位附近的体液可回入循环，所以输液可视病情而定，一般输液量宜比第一、二天大大减少。

④以上方法仅供参考。各位主治医生必须进行细致观察，按病情实际决定液量和速度。

⑤尿少及烦躁不安时，示补液量不足，可继续补液通畅维持排尿每小时 15～20 毫升，尿比重为 1.020 左右为度。

4. 对症处理

（1）较大面积或污染严重，需用广谱抗生素如：氨苄青霉素、头孢氨苄，头孢他啶等药。

（2）破伤风抗毒素。1500 单位肌肉注射一次（先做试验）。

5. 局部治疗

（1）暴露疗法：除手及四肢外，Ⅲ度伤均可作暴露疗法。

①除污用肥皂水清洗，也可用灭菌盐水冲洗。

②用酒精清毒

③大水泡要穿刺抽液，勿剥去皮肤。

④一般无需外敷用药。

（2）包扎疗法

①创面用凡士林纱布敷盖外加 3～4 层干纱布。

②包扎手部，手指要分开。

③无感染。7～10 天换敷料一次。

6. 中草药

（1）成分：漆大姑、地榆等量，加黄柏少许，研末，再加少许冰片搅匀，煮沸过滤加花生油或石灰水混合乳剂。

（2）药理作用：防腐生肌具有消炎抗菌作用。

（3）适用于Ⅰ、Ⅱ、Ⅲ度伤，包扎或暴露均可应用。

7. 水火烫伤膏

（1）成分：乳香 30g，没药 30g，当归 60g，生地 60g，寒水石、大黄、牡丹皮、白芷各 45g，紫草茸、黄柏各 21g，真麻油 5

斤，用文火煎熬。药性煎出去渣，存汁用娟箩过滤，将真蜡一斤切碎加入药质油内，将药涂纱布上敷创面，数小时内变成膏状，可加10%生肌散。

（2）药理作用：有消炎止痛、去痂的作用。

（3）适应症：Ⅰ、Ⅱ、Ⅲ度火、灼、烫伤患儿。

十、颅内压增高症

【诊断要点】

1. 剧烈头痛程度不等。呈进行性加重，多为弥漫性，可伴有头晕、恶心、呕吐。

2. 患儿前囟饱满、紧张。

3. 意识恍惚迅速加重进而昏迷。

4. 血压明显升高，收缩压升高为主。

5. 肌张力增高，伸性强直，痉挛伸直，角弓反张。

6. 中枢性呼吸困难、潮氏呼吸，呼吸深长等。

7. 皮肤苍白，泌汗停止，循环障碍，指趾发绀，体温调节异常、高烧。

8. 眼球突出，复视，视野缩小，视乳头水肿。

9. 颅骨拍片、骨缝分离。

10. 脑电图及 CT 扫描。

11. 腰穿检查　脑脊液压力增高，放液要慎重，以防造成脑疝。

【处理方案】

1. 一般疗法　镇静、吸氧、止惊、冷敷、纠正水电解质平衡。

2. 高渗脱水剂的应用

（1）20%甘露醇每公斤 1～2g 静注，每4～8 小时一次。

（2）葡萄糖和生理盐水稀释甘油成 10% 溶液，静滴每公斤 0.5～1g，6～8 小时 1 次。

（3）50%甘油生理盐水口服，每公斤首次 1～1.5g，以后每公斤 0.5g，4～6 小时一次。

（4）间隔用 50% 葡萄糖每公斤 0.5~1g，4 至 6 小时一次。

3. 利尿剂 速尿每公斤 0.5~1mg，每日 2~3 次静注。

4. 肾上腺皮质激素 地塞米松每公斤 0.2~0.4mg，静滴或静注 6 小时一次，也可用氢化可的松。

5. 巴比妥类常用苯巴比妥钠。

6. 白蛋白及血浆 提高血液胶体渗透压而降低颅内压。

7. 侧脑室引流 排放脑积液。

8. 过度换气 让患儿自主呼吸，也可用面罩。

十一、有机磷农药中毒

【诊断要点】

1. 有确切的接触和误食有机磷药物史，误食或误吮直接或间接被有机磷污染的食物也会中毒。

2. 临床症状的表现

（1）轻度：头晕、乏力、恶心呕吐、多汗、视物模糊。

（2）中度：流涎、吐泻、轻度意识障碍，支气管分泌物增多，瞳孔缩小，肌肉颤动，面色苍白。

（3）重度：昏迷或半昏迷，青紫、肺水肿、抽搐，瞳孔极小如针尖样。

3. 血液胆碱酶活力测定（正常男 38~57，女 31~53 单位）

（1）轻度：降至正常的 75% 左右。

（2）中度：降至正常的 50% 左右。

（3）重度：将至正常的 25% 左右。

【处理方案】

1. 脱去被污染的衣服，用肥皂水清洗皮肤。

2. 口服中毒的患儿常用生理盐水或用 1% 的碳酸氢钠洗胃。

3. 清除呼吸道分泌物，保持呼吸道畅通。

4. 特效疗法

（1）阿托品 0.03~0.05mg/kg/次，间隔时间视病情程度而定，一般 5~60 分钟一次，严重者 3~8 分钟一次，中度 15~30 分钟一次，轻度 30 ~ 60 分钟一次。

重者静脉注射，轻中度静脉或皮下注射，当患儿神经症状消失、肺水肿消失，瞳孔逐渐扩大，延长间隔时间，四肢活动正常时逐渐停药。

（2）解磷定（PAM）使用越早越好，每次每公斤 10 ~ 15 毫克，或以 10% 葡萄糖液稀释成 4% 的浓度静脉注射。30 分钟 ~ 4 小时重复一次。

（3）氯磷定每次每公斤 10 ~ 15 毫克，每隔 1 ~ 2 小时可重复 3 ~ 4 次。

（4）吸氧，镇静、呼吸兴奋剂、可消除肺水肿，用抗生素防治感染，或用氯丙嗪、吗啡。

十二、小儿惊厥

【诊断要点】

1. 突然发生全身阵发性和强直性抽风，有的伴有意识障碍，有时意识恍惚，可抽数秒或数分钟。

2. 有的反复发作，呈持续性，有的超过 30 分钟以上，可造成脑组织损伤。

3. 有感染性或非感染性两种病因不同的抽风。

4. 有的发烧，有的不发烧，有的囟门膨隆，有的无改变。

5. 脑电图检查，辨别发病类型及发病原因。

【处理方案】

1. 一般处理　就地抢救，头侧位，口腔放压舌板，以防咬舌咬掉牙齿。

2. 急速吸痰，保持呼吸道通畅，同时进行氧气吸入，小婴儿用面罩、用湿化氧。

3. 止惊药物要联合应用

（1）苯巴比妥钠：每公斤 5 ~ 10mg，肌注 4 ~ 6 小时重复使用。

（2）安定每公斤 0.1 ~ 0.3mg，缓慢静注，半小时后可重复使用。

（3）10％的水合氯醛，每公斤 0.3～0.6 毫升，灌肠或鼻饲，30 分钟～1 小时后可重复一次。

（4）氯丙嗪与异丙嗪每公斤各 1～2mg，肌注或静注，多联合应用。

（5）副醛，每公斤 0.1～0.2 毫升，深部肌注或加 5～10 倍的温开水灌肠。

（6）硫喷妥钠：婴儿禁用。每公斤 25％溶液 10mg，肌注或静脉缓注。其他药物无效时选此种药为佳。

（7）脱水剂应用如脑水肿用 20％的甘露醇每公斤 1～2g 静注 4～8 小时一次。肺水肿用速尿每公斤 0.5～1mg 静注，每日 2～3 次。

（8）针刺疗法常选人中，涌泉、百会、合谷、内关、十宣、神门等穴。

（9）中成药：抗热牛黄散、紫雪丹、安宫牛黄丸等药。

（10）对症：控制感染，退热、镇静等。

第二节　儿科症状鉴别

一、发热

【病因与病理生理】

1. 感染性发热　　发热是小儿身体对感染的一种反射性反应，通过发热而刺激网状内皮系统的吞噬作用，形成抗体，增强白细胞的抵抗力及肝脏解毒作用，促进人体健康。

2. 非感染性发热

（1）组织坏死蛋白质代谢异常，分解致热物质，如：癌肿、烧伤、血肿、腹腔内血液吸收均引起发热。

（2）肌肉运动过强：如持续惊厥和癫痫发作引起发烧。

（3）大量失血和失水，可使有效循环减少，致使散热障碍而体温升高。如脱水热。

（4）生物制品如菌苗等均为高分子异体蛋白，有致热作用。

（5）体温调节中枢障碍，如：颅内损伤，中暑等。

（6）过敏性疾病，如：药物过敏、急性荨麻疹等。

（7）内分泌功能异常：甲亢、肾上腺皮质功能亢进等。

（8）皮肤及结缔组织病：先天性汗腺异常或缺陷，红斑性狼疮，皮肌炎等。

【鉴别诊断】

1. 发热伴有呼吸道症状与体征，应考虑上呼吸道感染或肺部感染，如发热时间长，应考虑病毒感染、胸腔积液、肺结核、肺不张、肺脓肿需做 X 线检查或结核菌素试验。

2. 发热伴有呕吐、腹泻、腹痛考虑胃肠炎、菌痢等，同时可作大便常规或大便培养。

3. 发热伴有泌尿系症状，如尿频、尿痛，应考虑尿道膀胱和肾盂感染，可作尿常规及尿培养。

4. 发热伴肝脾肿大，考虑痢疾、疟疾、伤寒，淋巴肿大应想到白血病、恶性网状细胞增生症等，可做肥达氏试验，也可作血液涂抹找疟原虫，也可做骨髓片或淋巴活组织检查。

5. 发热伴有局部疼痛，如肝部疼痛，应考虑肝炎、肝脓肿或胆道炎症，在胸部考虑肋间神经炎，胸膜炎、胸腔积液可测肝功能，及 X 胸片的检查。

6. 发热伴有皮疹，多发于儿科传染病，如麻疹、幼儿急疹、风疹、猩红热、败血症等，应做血培养，或早咽拭培养。

7. 发热伴有头痛，恶心、呕吐及各种神志改变，同时有强直，应考虑：春季多发流脑，夏季多发乙脑，新生儿易发化脑，在原发病的基础上并发病毒性脑炎及中毒性脑炎，可作腰穿、脑脊液检查，脑电图血分析等检查，或做类风湿因子试验。

8. 发热伴有游走性关节炎，或类风湿关节炎，应考虑风湿性关节炎可做抗链 "0"，或血沉检查或做类风湿因子试验。

9. 在排除器质性引起的发热外，应考虑功能性的，有的小儿剧烈活动后过食含蛋白质高的饮食等，均可出现低热，称功能性低热。

10. 在夏天，温度过高或厂矿生产环境差，易出现暑热症，或有的先天性汗腺缺乏者因散热障碍，因而发生低热。

二、青紫

【病因】

1. 动脉未饱和血氧浓度增加：

（1）静脉血通过分流混入动脉血，但未能通过肺泡内氧气接触的静脉血，这是小儿紫绀的主要原因，如：大血管错位、三联征、法鲁氏四联症等。

（2）肺部换气不足

2. 呼吸道梗阻　使血液通过肺脏时，不能充分与氧结合，如：喉炎、喉水肿、气管异物、哮喘、因缺钙喉头痉挛。

3. 肺部换气面积减少，如肺炎、肺水肿等。

4. 神经麻痹而引起的呼吸困难，换气不足，如中枢神经呼吸麻痹。

5. 周围毛细血管中过量的血红蛋白被还原。

（1）心血管功能不全，常见心力衰竭和循环衰竭。

（2）周围组织对氧的消耗率增加，如剧烈活动和发高烧时均出现青紫。

6. 异常血红蛋白衍生物的产生，常见有高铁血红蛋白和硫铁血红蛋白。

（1）遗传性高铁血红蛋白血症，病因是红细胞内酶（葡萄糖 - 6 - 磷酸脱氢酶）的缺陷。

（2）化学药物及毒物，如氨苯磺胺、磺胺嘧啶、亚硝酸盐（腌咸芽）引起紫绀，非那西汀药物引起硫血红蛋白升高。

【鉴别诊断】

可分为局部性和全身性。

1. 局部性青紫

（1）指（趾）端、耳廓、鼻尖、口唇、黏膜（因为皮薄、色素少、血管丰富）。

（2）因含氧减少，故有一定程度的缺氧表现。

2. 全身性青紫

（1）突发性青紫

①后天性高铁血红蛋白血症（如肠原性紫绀）。

②后天性硫铁血红蛋白血症（如非那西丁、乙醛苯胺等）。可持续数周或数月才退，美兰维生素 C 治疗无效。

（2）持续性青紫

①多为右向左分流型先天性心脏病，因动静脉血混合，所以吸氧不能缓解青紫。

②遗传性高铁血红蛋白症，是先天性酶缺陷，用美兰和维生素 C 治疗无先天心脏病体征也有效。

③遗传性血红蛋白结构异常，M 型血红蛋白病，应用美兰和维生素 C 治疗无效。

④呼吸系统疾病：如肺炎、肺气肿、新生儿肺炎等。均可引起青紫。

三、黄疸

【病因】

1. 由于溶血性疾病引起，胆红素生成过多。

2. 肝细胞结合胆红素障碍　　如：遗传性非溶血性黄疸。

3. 肝细胞摄取胆红素障碍　　如：先天性间歇性非溶血性黄疸。

4. 肝细胞排泄胆红素障碍　　如：先天性慢性特发性黄疸，后天性病毒性肝炎。

5. 肝细胞结合，排泄胆红素混合障碍，各种肝炎、肝硬化。

6. 胆道阻塞　　如：先天性胆道闭锁，先天性胆总管囊肿。

7. 黄疸可分为　　溶血性、肝原性和阻塞性（混合性）。

【鉴别诊断】

1. 病史

（1）年龄：有一定的参考意义，新生儿溶血性黄疸在生后24

小时内多见，呈现进行性加剧，生后 2～3 天为生理性黄疸，如2～3 周后持续不退，并且加重，大便呈陶土色，应考虑先天性胆道闭锁或肝炎综合症。

（2）黄疸的特点：

①突发性黄疸有胆道蛔虫症，急性溶血性贫血等。

②反复间歇性发作是胆总管囊肿的特点。

③进行性黄疸并逐渐加剧，如胆道闭锁等。

④黄疸的程度：一般溶血性黄疸较轻，阻塞性黄疸较重，并伴有瘙痒，色呈黄绿色，带灰暗、中医称阴黄。

（3）发热：传染性肝炎，全身性感染及急性溶血引起的黄疸多伴发烧。

常伴恶心、呕吐、食欲不振，溶血性黄疸有明显的贫血，色呈桔黄色，中医称阳黄。常伴有肝脾肿大，溶血性黄疸，脾大为主，同时也肝大但伴有压痛。

2. 实验室及特殊检查

（1）凡登高试验：胆红素定量、定性。

（2）尿三胆：尿胆红素、尿胆元、尿胆素。

（3）大便：尿胆元定量。

（4）血清转氨酸测定及肝功能试验（肝细胞损害及肝功能障碍程度）血碱性磷酸酶测定了解阻塞程度。甲种胎儿球蛋白定量有助诊断新生儿肝炎综合症和先天性胆管闭锁。谷氨酰转肽酶可助诊断肝癌。

（5）X 线检查：胆囊造影如胆囊不显影，可能胆道系统有阻塞。钡餐胃肠道，如发生十二指肠降部加宽，向下后移，支持先天性胆总管囊肿。

四、腹痛

【内科性】

1. **腹内疾患**　肠蛔虫病，胆道蛔虫、急性胃肠炎、细菌性痢疾、坏死性肠炎、伤寒、急性肠系膜淋巴结炎，肠痉挛性绞痛，小儿肠炎、膀胱炎等。

2. **腹外疾病**　大叶性肺炎、胸膜炎、心力衰竭、风湿病过敏性紫绀，荨麻疹，腹型癫痫，带状疱疹、精神性腹痛。

【外科病】

急性阑尾炎，肠套叠，嵌顿性腹疝，输尿管积石，肠梗阻、畸形肠扭转，各种原因引起消化道穿孔等。

【鉴别诊断】

1. **腹痛的性质**

（1）轻度钝痛，性质模糊短期减退或消失

（2）持续性腹痛可能为腹膜炎，阵发性加剧，提示肠绞痛和肠梗阻存在。

（3）腹痛放射到右肩部可能为胆管疾病。

（4）腹痛伴排尿排粪困难者，可能为粪块堵塞或尿路感染或尿结石。

2. **腹痛的部位**

（1）腹痛在右上腹为胆囊炎或胆道蛔虫。

（2）在中上腹或左季肋下痛为急性胃炎。

（3）急性胰腺炎在左上腹。

（4）急性阑尾炎，起病于上腹部或脐周持续性疼痛，6～12小时转移与右下腹痛。

（5）满腹痛见于弥漫性腹膜炎或内脏穿孔，出血等。

3. **其他伴随症状**

（1）呕吐

①呕吐：先发热，呕吐、后腹痛、并有不洁食物史为急性胃炎，阑尾炎也伴有呕吐。

②频繁呕吐伴腹胀，吐出物中有黄色胆汁，甚有粪便者，考虑肠梗阻。

③婴幼儿上感，肠系膜淋巴结炎，中枢性（脑炎）感染也有呕吐。

④全身性疾病如：败血症、风湿病、过敏紫绀等均可引起呕吐。

（2）大便性状与通畅情况

①腹痛伴便秘为麻痹性肠梗阻，腹痛伴脓血便，有时伴发烧为菌痢。

②大便恶臭洗肉水样或赤豆汤样则为出血性坏死性小肠炎，无嗅红色酱样便为肠套叠。

③大便中含有大量水分，如淘米汤样水便则为特殊细菌性肠炎。

（3）腹痛伴发烧

①先发热，后腹痛多为内科性腹痛，如胃肠炎、伤寒等。

②先腹痛，后发烧，则为外科性急腹症，如阑尾炎、肠梗阻等。

③腹痛伴尿频，尿痛、血尿者可能泌尿系感染，特别要注意阑尾炎髂窝脓肿，也有里急后重的症状，需提示警惕再加鉴别。

④腹痛有外伤史，要考虑内脏出血与挫伤、如脾、肝破裂、肾挫伤等。

⑤腹痛难于忍受，在腹部常看到管道痉挛病变，如肠绞痛，胆道蛔虫症。若腹痛不能动体位，拒按为局限性，弥漫性腹痛刺激征如腹膜炎、阑尾炎等。

4. 化验及其检查

（1）血、尿、粪常规检查：

①血：红细胞与血红蛋白逐渐下降须考虑内脏出血，白细胞上升为炎症表现。

②尿：尿内有较多红细胞和结晶提示为尿边感染。

③粪：有黏液、脓血便、吞噬细胞多为结肠炎或菌痢。

（2）肛诊检查：怀疑有儿外科疾病时，均应给小儿作肛检查，如有穹窿触痛、提示有腹膜炎、髂窝脓肿，血便有肠套叠。

（3）X线检查：

①肠套叠时：肠腔内充气或灌钡发现有杯形气影或缺损。

②肠梗阻时肠内有梯形液平面，肠腔内充气较多。

③腹膜炎时肠间隙加宽。肠腔内要有游离气体，则考虑胃肠

穿孔。

五、瘫痪

【病因】

随意运动是复杂的生理过程，其运动的冲动起源于上运动神经元（大脑皮层运动区）和下运动神经元（脑干及脊髓）。

【鉴别诊断】

1. 区别真假瘫痪

（1）轻捏小儿肢体，如因疼痛而哭为假瘫。

（2）若轻轻扶起小儿瘫痪肢体，真瘫完全无力，放手时立即坠下，假瘫者，疼痛而肢体有肌张力。

（3）假瘫者有肌注史或有外伤史。

2. 上神经元与下神经元疾病与肌病的鉴别

上下神经元瘫痪与肌病的鉴别

分类	性质	不随意运动	肌张力	腱反射	病理反射	肌萎缩	肌束震颤	变性反应
上神经元	痉挛	有	增高	亢进	有	不明显	无	无
下神经元	弛缓	无	降低	消失	无	明显迅速	有	有
肌病	弛缓	弱或无	降低	消失或减弱	无	明显、逐渐	无	无

3. 小儿期瘫痪性肌病常见如下：

（1）单瘫

①痉挛性：大脑性瘫痪。

②弛缓性：脊髓灰质炎。

（2）偏瘫

①痉挛性：脑炎、硬脑膜下血肿、脑脓肿、蛛网膜下腔出血、

大脑中动脉栓塞。

②弛缓性：脊髓灰质炎。

（3）交叉性瘫痪，大多是颅神经瘫痪的一侧。如：脑干肿瘤。

（4）截瘫

①痉挛性：大脑瘫痪。

②弛缓性：感染性神经根炎。

（5）四肢瘫

①痉挛性：双侧偏瘫。

②弛缓性：感染性神经根炎。

4. 将肌力分六度分述

（1）0 度完全看不到和触不到收缩。

（2）Ⅰ度有轻微收缩，但不产生运动。

（3）Ⅱ度有微弱随意运动，不能克服的心引力。

（4）Ⅲ度能克服的心引力，但不能克服外加阻力。

（5）Ⅳ度能消抵抗外加阻力。

（6）Ⅴ度正常肌力。

5. 特殊检查与化验

（1）肌电图、脑电图、电兴奋试验等特殊检查。

（2）脑脊液、肌酐、肌酸、肌酸肌酶测定化验。

六、昏迷

【病因】

昏迷是指意识的丧失，严重者对语言、痛觉等刺激无反应。

【鉴别诊断】

1. 有无颅脑外伤，前囟饱满度、瞳孔大小、巩膜黄染及皮肤冷汗等。

2. 无热昏迷　多见中毒及代谢性疾病。如：一氧化碳及冬眠灵中毒，新生儿颅内出血，低血糖昏迷，糖尿病及肝昏迷，尿毒症等病。

3. 有热昏迷　常见中枢神经系统感染，常伴发热。如：乙型脑炎、化脑、结脑多留后遗症。

4. 病史、体检、脑脊液常规及生化检查便可确诊。

七、水肿

【病因】

水肿是间质液与循环血液间失衡，液体潴留在组织间隙的结果。

【鉴别诊断】

（病史、化验确诊、水肿部位是诊断线索）

1. 水肿自腰部以下开始，出现在下肢和臀部等受重力影响的部位。常为心脏疾病。

2. 浮肿自眼睑、面部等疏松组织开始，以后逐渐扩延至全身。常为肾脏疾病引起。

3. 全身轻度浮肿，下肢明显，同时有腹水，常为肝原性疾病。

4. 下肢开始的凹陷性水肿，同时伴有贫血，常为营养性疾病引起。

八、咳嗽

【病因】

咳嗽是一种防御反射性反应，其主要由于呼吸道黏液或呼吸道外来压迫的刺激。通过迷走神经传导到膈肌或其他呼吸肌，引起急剧的收缩运动而产生。

【鉴别诊断】

1. 起病缓急

（1）突然起病：如异物吸入、急性喉炎、急性支气管炎、膈肌炎、肺水肿等。

（2）缓慢起病：附近器官的压迫或结核病。

2. 时间

（1）晨起多痰、咳嗽，如：支气管扩张、慢性鼻咽炎、慢性支气管炎。

（2）夜间咳嗽为主：百日咳、急性喉炎、鼻咽炎等。

3. 性质

（1）痉挛性阵咳：如百日咳、异物等。

（2）干咳不止：如异物、咽炎。

（3）呼气伴喘息声：肺炎、胸膜炎。

4. 声音

（1）咳如破竹声：如急性喉炎、白喉。

（2）失声伴气急：如白喉。

（3）有痰声：慢性支气管炎、肺炎消散区。

（4）伴哮喘：支气管哮喘、哮喘性支气管炎。

（5）双声咳：如支气管淋巴结炎。

（6）犬吠声：急性喉炎。

5. 痰

（1）脓样痰：细菌性炎症。

（2）无色痰：病毒性感染、支气管性哮喘。

（3）痰带血：支气管扩张、肺水肿、百日咳痉挛期等。

九、便血

【病因】

小儿便血或消化道出血的表现，也可为血液病的局部表现，也可能是患儿吞咽鼻血而致黑便。

【鉴别诊断】

1. 区分上下消化道出血

（1）上消化道出血：常呕血、柏油样便。

（2）下消化道出血：常便鲜血或滴血。

2. 估计便血量

（1）上消化道出血：小量者隐血试验阳性、中量者柏油便，大量者呕血，伴有红色或与水便混合。

（2）下消化道出血：从排便量估计多为小量。

3. 作如下检查　血常规、出凝血时间、血小板计数、肛诊检查、钡餐检查、钡剂灌肠、乙状结肠镜检查。

十、血尿

【病因】

上至肾脏、下至尿道口任何地方出血均可产生血尿。

【鉴别诊断】

1. 肉眼血尿首先与药物引起的红色尿相鉴别。如：服用山道年、酚酞等药后易出现血色素尿。药物尿多呈葡萄酒色，尿液隐血试验阳性，而镜下无红细胞。

2. 肉眼血尿常来自肾脏本身应考虑：急性肾炎、紫癜性肾炎、狼疮性肾炎、肾结核、肾结石、肾畸形、血液病等。

3. 镜检血尿一般来自下尿道，要考虑家族性肾炎、局部性肾炎、肾畸形、尿道口炎及维生素 C 缺乏症等。

4. 血尿伴尿频、尿急症状，虽无脓尿，但仍需考虑尿路感染，取中段尿培养。

5. 尿道口炎，可为血尿的原因（女孩蛲虫、男孩包茎）。

6. 留尿液标本，要注意局部清洁，最好的是晨尿。

7. 三杯试验让病儿将一次小儿尿分别留在三只宽口瓶中。比较前段及末段尿的颜色。若两者基本一样，说明血来自膀胱以上，前段明显少于末段者，来自膀胱和尿道口，反之尿道口炎症往往仅最初几滴尿有血。另外尿液含红细胞管形者，说明肾脏内出血。

十一、婴儿便秘

【病因】

大便干燥、坚硬、量少、呈栗子状或排便困难者，称为便秘。

【鉴别诊断】

1. 生后 2 天以上无大便者，考虑肛门闭锁，肛门指诊可确诊。一月内便秘伴腹胀，多为巨结肠、肛门狭窄或其他畸形，用 X 线钡剂检查可确诊。1 岁以上小儿不伴肤胀，喂养不足或甲状腺功能减退、肛裂、肠道外肿瘤引起便秘。

2. 结合患儿病史、生活史、喂养史、大便性状，再结合年龄。通过肛诊、直肠镜检查、钡剂 X 线检查均能确诊。

3. 巨结肠与非器质性病变的区别

类别	巨结肠	非器质性便秘
发病时间	生后或新生儿期有肠梗阻症状	60% 在 1 岁内，其余在 1 ~ 4 岁左右
排便	基本不能自行排便	大多数自行排便，间隔时间长，每次大便量多
生长发育	迟缓	多正常（克汀氏征除外）
腹部特征	腹胀明显大量粪块	无肤胀，可扪到粒状大便
肛门检查	有直肠空虚感	直肠有粪块

十二、肝脾增大

【病因】

肝脾大分三种原因，以肝脏增大为主的疾病，如：肝炎。以脾脏增大为主的有溶血性贫血。以肝脾同时增大为主的疾病，如：类风湿病等。

【鉴别诊断】

1. 肝脏肿大

（1）轻度：肝大在肋下小于 3 厘米，如：充血性心力衰竭，急性传染性肝炎，脂肪肝等。

（2）中度：肝大在右肋下大于 3 厘米至脐水平者，如：肝癌、肝脓肿等。

（3）重度：肝大超过脐水平，如：糖原累积病、白血病。

（4）触疹硬度：质地软见于传染性肝炎、充血性心力衰竭；质地硬，多见肝硬化，肝肿瘤等。

（5）肝表面有结节，见于肝硬化、肝癌。表面有波动感见于肝脓肿。

（6）肝区无痛，见于急性肝炎、充血性心力衰竭。

（7）有家族病史者：如糖原累积病，半乳糖血症。

2. 脾脏肿大

（1）轻度：在肋骨中线小于 3 厘米，见于伤寒、幼儿网状细胞增多症。

（2）中度：在肋中线肋缘下 3 厘米至脐水平以上者。见于白血病、先天性溶血性贫血。

（3）重度：脾大越过脐水平者，见于慢性疟疾，黑热病婴儿网状内皮细胞增多病。

（4）触疹硬度：与病程长短、病变性质有关。柔软者为急性传染病。质硬者：慢性疟疾。

（5）有家族史者：如脑苷脂病、神经磷脂病、地中海贫血。

十三、充血性脾肿大（班替氏综合症）

【病因】

充血性脾肿大由脾静脉系阻塞所引起，阻塞可发生在肝内或肝外门静脉系统或仅在脾静脉。

【鉴别诊断】

1. 脾脏逐渐增大起步缓慢，轻度贫血，白细胞及血小板减少，淋巴细胞相对增多，红细胞数降低。

2. 门静脉高压者，因食道静脉曲张，易产生上消化道出血。

3. 患儿出血后，脾脏可暂时性明显缩小，是本病的主要特征。

4. 做骨髓检查与造血功能障碍相鉴别。

十四、智能落后

【病因】

神经及精神活动不如同龄儿童，以至发育到成人，不能承受复杂的劳动和工作，不能独立生活叫智力落后。

【鉴别诊断】

1. 病史

（1）门诊：小儿初生史，早产史、低体重 1500 克以下以及头颅外伤史。

（2）有无父母近亲结婚史，如头小畸形、苯丙酮酸尿症等。

（3）发育史：先天性智力落后，或后天中枢神经感染。

（4）智能落后者常伴有惊厥史，如婴儿痉挛症，21 - 三体综合征，半乳糖血症等。

2. 症状与体征

（1）生后 1~2 个月大脑瘫痪、多哭、多动或少哭、少动。

（2）对周围人与物少反应，喜磨牙、盲动。

（3）头小畸形。

（4）两眼无神，外耳轮廓不明显。

3. 智能落后的特殊面容：如头小畸形、21 - 三体综合症。

4. 神经精神发育检查

（1）智能发育检查，包括：运动、语言、技巧画图、数字等。

（2）正常小儿各项发音，如抬头走、有语言的月（年）龄为标准。

5. 实验室检查：血、尿、生化、X 线、脑电图等及其他神经科检查。

十五、体态异常

【病因】

体态异常是指头面、躯干、四肢的异常发育。

【鉴别诊断】

1. 头面部

（1）头大畸形：头围超过出生时 36 厘米，增长速度快、2 岁时头围超过 50 厘米，囟门扩大、骨缝分离。

、（2）头小畸形：头围出生时 30 厘米，小于胸围，增长缓慢，最后头围 42 厘米，前囟后囟早闭，发育成尖头低额，智能落后，肌张力增高，常伴惊厥，严重者呈痉挛性瘫痪或去大脑强直。

（3）骨缝骨化过早：头小呈塔头，舟状头。短头等。以颅内压增高征象骨缝高起与脑发育不良相鉴别。

（4）面容异常

①腺体增生肥大，呼吸不畅，表情迟钝、鼻梁平，口唇短、上门齿向前错位，下颌骨不发达，为增生体面容。

②克汀病，面容粗蠢，鼻梁宽低陷，眼睑浮肿，眼裂狭小，舌大而厚，常伸出口外。

③柯兴综合征为满月面、水牛背。

④早老症出生时正常，第一年生长尚可，以后缓慢，身材矮小，面容如老人，额多皱纹，鼻尖呈鸟嘴样，眼球突出，皮下脂肪消失，头发稀少，指甲萎缩，汗腺不发达，四肢细瘦，智力正常。

⑤X0 综合症（卵巢生成不良症）内眦赘皮明显，两耳较大，下颌较小，性器官不发育。

⑥21 - 三体综合症（先天性愚型）眼裂狭小，外侧上斜，两眼距离较宽，鼻根低平，常将舌伸出口外。

2. 体形

（1）矮小，同一年龄的小儿，约 50% 的身高接近该年龄的平均值。在平均值加及减一个标准差之间占该年龄的 75%。身材明显矮小的状态称侏儒症。如营养不良佝偻病，脊柱结核畸形，先天性心脏病及慢性肾脏疾病引起的身材矮小，大多不是主诉症状。而侏儒症由遗传（家族性矮小）、内分泌疾病（垂体性侏儒、克汀病性早熟）、骨骼及代谢性疾病（软骨发育不全，骨软骨营养不良，先天性成骨不全）、感染性疾病（血吸虫病）等引起。以下几点鉴别：

①病史和体征：包括家族史、生长迟缓的开始年龄、面貌、肝脾等。

②智能情况：矮小而伴智能落后的见于克汀病，软骨营养不良

（白血病）等，而侏儒症智力正常。

③身体各部的比例：四肢特别短小或畸形的见于软骨发育不全及先天性成骨不全。

（2）巨人症：一般指超过同龄平均身高二个标准差者。

①遗传性巨人症，除身材特别高大外，身体各部器官功能正常，活动也正常，有家族史。

②垂体性巨人症，垂体前叶嗜酸、细胞瘤引起的。小儿时期少见（骨骼已闭合后发生者引起肢端肥大症）。

（3）局部肥大

①先天性半身肥大症，两侧肢体与躯干不等大，肥大侧的骨骼较长、较厚。以右侧肥大多见。女性多于男性。常伴有其他畸形。如多指（趾）、尿道口下裂、隐睾、血管瘤、肾上腺肿瘤或钙化。智力正常。

②一个肢体或肢体的一部分肥大，其他部位正常，多伴有血管瘤、先天性动静脉瘤。

十六、婴儿哭吵

【病因】

婴儿哭吵是多种原因引起的，根据患儿的特殊表现，如：饥饿、口渴、睡眠不足、过热、过冷或发热、脑性尖叫，腹痛等，再根据家长的陈述来找病因，确定诊断。

【鉴别诊断】

1. 要区别病理性与非病理性哭吵：

（1）病理性哭吵：多有发热，哭声异于平常，多见尖叫声音嘶哑，呈惊恐状，突发剧哭，哭吵间歇时精神萎靡，或烦躁不安，两腿屈曲，腹部拒按，肤色苍白，喂奶或抱起时仍哭吵不止，均伴其他症状或体征。

（2）非病理性哭吵：多因饥饿、过冷、过热、口渴等引起，在临床上并非少见，还应观察到婴儿不发烧，哭声响亮，面色正常，当满足患儿欲望时，哭声立即停止。饥饿的患儿多发生在3个月内，因母乳不足，因闭塞不能吸奶，再加乳头内陷，患儿吸吮不住。仔细观察饥饿患儿有啃手、吃小拳，观大便呈青绿色，多为饥饿便。睡眠不足、腹痉挛均可引起肤痛。与病理相区别。

2. 病理性哭吵的鉴别诊断

（1）详问病史，寻找发病原因

①哭吵发生在夜间，无热的应考虑患儿肠绞痛，多发生在上半夜。

②不愿转头或动头就哭为脑炎

③抱起哭，卧时不哭，应考虑肢体骨折或脊髓灰质炎。

④喂奶时哭应考虑闭塞，咽喉炎，口腔炎等。

⑤哭时抓耳、摇头考虑外耳道发炎。

⑤大小便哭考虑肠炎、尿道口炎。

（2）伴随症状

①发热，示有感染病。

②呕吐示肠套叠、脑炎。

③血便考虑肠套叠、出血性小肠炎。

④四肢肌张力高伴抽风、哭、尖叫考虑脑炎、颅内压增高。

⑤哭时流涎，可能是口腔炎或出牙困难。

⑥夜间多汗考虑佝偻病。

⑦精神淡漠，反应迟钝，示智能发育落后。

（3）体格检查

根据病史和症状为线索做以下检查

①皮肤湿疹，尿布湿疹，皮肤折烂。

②淋巴结肿大可有发烧。

③耳：有无耳道疖肿，流脓。

④有无拒按痛（肠套叠）包块、压痛、蛔虫等。

⑤脐部、阴囊、肤股沟、嵌疝等。

⑥肛门：肛裂蛲虫。

⑦神经系统，有无肌张力增高和脑膜刺激征。

（4）实验室检查

①大便常规。

②血常规。

③脑脊液。

④X 光肤透。

十七、肥胖症

【病因】

由于小儿体重超过同年龄身高的正常值者称为肥胖。主要由于摄入食物超过身体的需要，少数由于代谢紊乱如：甲状腺机能减退，或肾上腺皮脂功能亢进如：柯兴氏征等原因。

【鉴别诊断】

1. 询问病史

（1）了解患儿喜食油腻或甜食，食量大，不活动，这种肥胖称单纯性肥胖。

（2）有无脑炎或外伤史，有无颅内压增高等。

2. 脂肪分布及体格发育情况

（1）单纯性肥胖者体格发育良好，迅速生长，骨龄生长也较快，脂肪均匀的分布在面部下颌，胸腹壁及臀部，口、眼鼻相对显小，外生殖器也相对的小。但与年龄相称，臀部大腿肥胖明显，手背厚，手指长而尖，此型最多见，属家族史，因胖而活动减少，而形成肥胖的恶性循环。

（2）柯兴氏征：短期内脂肪迅速堆积，出现肥胖。皮下脂肪主要分布在头面（面月圆）及颈背部（水牛背），四肢远端不见肥胖，多毛血压高。

（3）肥胖性生殖无能症，由于外伤，脑炎、颅咽管瘤影响视丘下部并使垂体促性腺机能低下，引起全身肥胖，四肢近端与躯干肥胖明显。

（4）劳－蒙－毕综合征，肥胖伴智能落后。多指（趾）畸形，生殖系统发育不良及色素性视网膜炎。

3. X 线检查　蝶鞍增宽或旁边有钙化点，可能为垂体肿瘤（如颅咽管瘤），脊柱示骨质疏松，脱钙明显者多为肾上腺皮质增生或肿瘤，腹膜后充气造影及肾盂造影协助诊断。

4. 化验

（1）血常规及嗜酸细胞计数，若淋巴细胞相对增高，提示柯兴氏综合征。

（2）葡萄糖耐量试验，示糖尿病曲线，空腹血糖增高，以肾上腺皮质功能亢进（柯兴氏征）糖尿病最可能。

（3）血生化：血胆固醇增高，血清蛋白结合碘在 3 微克/100 毫升以下提示克汀病或后天甲状腺功能减退。

（4）24 小时尿 17 ~ 羟皮质类固醇排量增高，17 酮醇排量增高为柯兴氏综合征。

（5）基础代谢率明显者为克汀氏病和垂体肿瘤。

（6）眼底检查：视神经乳头水肿及萎缩，提示颅内肿瘤。

十八、惊厥

惊厥是全身或局部肌群突然发生的不随意收缩。一般伴有意识障碍，属祖国医学儿科四大要症"痧、痘、疳、惊"之一。

【病因分类】分感染性和非感染性。

1. 感染性　分颅内感染和颅外感染

（1）颅内感染：①脑炎②脑膜炎③脑脓肿④脑寄生虫病

（2）颅外感染：①高热惊厥②中毒性脑病③破伤风

2. 非感染性　也分颅内和颅外疾病：

（1）颅内疾病：①癫痫②肿瘤③颅脑损伤④颅脑发育缺陷⑤脑退行性病变

（2）颅外疾病：①代谢性：A. 低钙 B. 低血糖 C. 半乳糖血症、苯丙酮酸尿症 D. 维生素 B_1、B_6 缺乏症 E. 高钠血症、低钠血症、低镁血症。②中毒性：A. 药物（中西药）B. 植物（毒蕈、杏仁等）C. 农药、有机磷、有机氯（DDF、六六六）。D. 杀鼠药（磷化锌、安妥）E. 一氧化碳中毒、煤油、汽油等。③心源性④

肾源性⑤脑病合并内脏脂肪变性综合征。

【鉴别诊断】

1. 按年龄分述

（1）新生儿期：颅脑损伤（产伤、缺氧）低钙、化脑、破伤风。（2）1个月至1岁：低血钙、（喉气管痉挛）、婴儿痉挛症、化脑、高热惊厥（6个月后）。（3）1～3岁：高热惊厥、颅内感染、癫痫。（4）3岁以上，中毒性脑病，颅内感染、癫痫，颅内肿瘤、急性肾炎。

2. 季节　传染病有流行季节，（1）夏季多发生肠道和消化道如：菌痢、小儿肠炎。（2）冬春季、考虑呼吸道传染病、流脑、乙脑（7～9月）。维生素D缺乏性佝偻病引起低血钙或低血糖。（3）秋季：多见秋季腹泻。

3. 病史　（1）有发热病史为感染性热惊厥。（2）非感染如癫痫、药物中毒、颅脑损伤（缺血、缺氧）。

4. 体格检查　观察惊厥的性质、部位、瞳孔变化、皮肤瘀斑瘀点、有无脑膜刺激征等。

5. 三大常规检验（血、尿、粪便）。

6. 血液生化　血糖、血钙、血镁、血钠、非蛋白氮、尿素氮、肌酐等。

7. 脑脊液检查　神萎、嗜睡、有脑膜刺激征。必做腰穿（脑脊液化验）确定诊断。

8. 脑超声　脑电图（对癫痫诊断率达70%）婴儿痉挛症达90%。

9. 头颅X线检查　平片、气脑造影、脑室造影、脑血管造影。

10. 脑CT检查　属无损伤性检查，可诊断脑室大小、形状、出血量、部位及颅内占位性病变。对诊断鉴别诊断很有价值。

总之：在作小儿惊厥的病因诊断，必须结合年龄、季节、病史、体格检查、化验、脑电图、头颅X线检查、脑CT扫描等需要全面分析考虑，以确定诊断为正确治疗，具有高度的指导意义。

高热惊厥临床分型的鉴别诊断表

鉴别项目	急性高热惊厥	非急性高热惊厥
家族、高热、惊厥史	较多	较少
初发年龄	大多6个月至3岁	<6个月或大于>3岁
惊厥发生	在病初体温聚升	于发热任何时间
惊厥时间	短<10分钟	长>10分钟
惊厥类型	全身性	不对称或局限性
神经系统检查	正常	不正常
脑电图	热退后一周正常	热退后一周仍异常
预后	良好	较差
变为癫痫或脑损伤	甚少	甚多
长期服用抗癫痫药	不必要	有必要

十九、新生儿常见的症状鉴别诊断

【青紫】

胎儿血氧饱和量多在60%以下。出生后氧饱和量明显升高，但由于血红细胞计数及血红蛋白较高，还原血红蛋白绝对量仍较多，因此正常新生儿指甲常有轻度紫绀，但因携氧血红蛋白也相对较多，所以并不伴有烦躁、气急等缺氧症状，与新生儿病理性青紫作如下鉴别：

1. 局部（周围性）青紫　先露部位青紫系局部受压，常伴有轻度水肿。婴儿上半身青紫是由于临产时婴儿胸部受压，上腔静脉血倒流，渗入皮肤所致，青紫需经过较长时间才消退，不伴有全身症状。

2. 全身（中枢性）青紫

（1）窒息，肺不张、肺炎、呼吸艰难综合征等引起青紫，有呼吸障碍的表现，给氧有效，肺不张者啼哭时有改善。

（2）先天性畸形引起全身青紫

①心血管畸形，以大血管错位，主动脉闭锁以及腔静脉回流入左心者为多见给氧效果不显著。

②呼吸道畸形，如后壁孔闭锁，在出生时即可出现呼吸困难及青紫。小颌大舌畸形综合征，以下颌小裂腭舌后移位为特点，以上青紫为阵发性，安静时青紫反为明显，哭吵时面色特红。

③消化道畸形，食道闭锁（伴气管瘘）青紫在喂奶时发作，因奶液流进呼吸道而引起，婴儿常在出生后口吐大量黏液，先天性膈疝，由于心脏大血管，以及肺部受压，或移位引起青紫，临床以左侧膈疝为多见，疝侧叩诊呈鼓者，听诊可闻及肠鸣音，纵隔向健侧移位。

④胎盘血管畸形，双胎婴儿由于胎盘血管异常而接受了另一双胎儿的血液，可致红细胞与血红蛋白过高。另一双胎儿有明显贫血可助诊断，临床除青紫外，可有烦躁和抽搐，有时需要放血治疗。

3. 先天性代谢缺陷　遗传性高铁血红蛋白血症，生时即可有青紫。正常儿高铁血红蛋白仅为血红蛋白的 1% ~2%，遗传性高铁血红蛋白血症（隐形遗传。先天性血红蛋白还原酶缺乏所致）以及 M 型血红蛋白血症（显性遗传的蛋白质结构异常）者增高。二者的鉴别，除病史外，可用美兰或维生素 C 作治疗性试验，M 型血红蛋白血症应用两药无效。美兰及维生素 C 剂量：美兰每次每公斤 1 ~2 毫克（1% 溶液 0.11 ~0.2 毫升）加葡萄液注射。一般 15 ~30 分钟见效。

维生素 C 首次 0.5 ~1.0 克加葡萄糖推注，以后每次 100 毫克每日三次。中药紫苏、藿香有还原高铁血红蛋白的作用。

4. 早产儿呼吸不规则　（常出现暂停现象）而无力，故易阵发性青紫，尤其在喂奶时。

【苍白】

新生儿苍白是严重窒息和休克的一种表现，体温常下降，对刺激（打针拍足心）的反应可消失，呼吸浅而慢，心跳速，瞳孔对光反应迟钝或消失，肌张力减退。

苍白可为失血性贫血的初见症状，新生儿失血性贫血可见于新生儿自然出血症及胎儿产前经胎盘失血（通过异常血管漏给母体或另一胎儿），若因血中胎儿血红蛋白增高或另一胎儿红细胞过多，即可诊断。新生儿溶血症也产生贫血，苍白，但伴严重黄疸，可资鉴别。

【黄疸】

黄疸是新生儿的常见症状，由于肝功能不成熟等原因所引起的生理性黄疸，常在出生后第 2～4 天出现，7～10 天消退，如黄疸出现过早（24 小时内），发展过快，消退又再出现，或持续不退等，均是病理现象：

1. 溶血性黄疸　24 小时内出现黄疸，或第一周内黄疸很快加剧，首先要考虑新生儿溶血性黄疸，此外，对早产儿注射大剂量维生素 K，母临产前口服磺胺类药物等，可引起早期溶血性黄疸，少见的 G－6－PD 缺少症，遗传性球形细胞增多症，先天性疟疾等也可早期出现溶血性黄疸。

2. 感染性黄疸　细菌性感染，败血症引起的黄疸多在第一周末开始或加剧，常伴感染症状，如：厌食不哭、脾大等。但严重黄疸可为感染的唯一先见临床症状，故黄疸不能用其他原因解释者宜考虑败血症。

3. 阻塞性黄疸　先天性胆道闭锁，以持续性黄疸为特征，生后不久出现黄疸伴陶土色便，多数 2～3 周黄疸开始明显，婴儿无贫血或感染现象，诊断先天性胆道闭锁必须与新生儿肝炎相鉴别。

【呕吐】

一般新生儿在出生后 6～12 小时均可开始喂奶，早产儿、窒息儿、剖腹产儿由于适应不足，易引起呕吐。喂饱后少量乳汁从胃内流出，称为溢奶，为新生儿期正常现象。新生儿呕吐鉴别如下：

1. 外科性呕吐　严重持续性呕吐，必须首先怀疑先天性消化道畸形的存在。先天性食道闭锁，环状胰腺，肠闭锁，肠旋转不良，巨十二指肠（其症状表现较晚）以及胎粪性肠梗阻，（重者造成肠穿孔而产生粪便性腹膜炎，摄片可见气腹及钙化点）等，常在新生儿早期产生呕吐。幽门肥大狭窄均可引起呕吐。

2. 内科性呕吐　羊水咽下过多的呕吐。常在出生后 1~2 天内发生。吸奶时吸入空气过多可因嗳气而呕吐，人工喂养不当，如奶头开孔太大，授乳过速，喂量过多也可呕吐。贲门松弛，当哭吵时腹压大引起呕吐，幽门痉挛可在生后一周内开始间歇性呕吐，非喷射性，比较频繁的呕吐，常需授乳后保持直立才缓解。或授乳后抱起俯卧在母亲肩部拍打婴儿背部，让其将空气吐出，减少呕吐。但必须警惕中枢神经系统疾病引起的呕吐相鉴别。

【便秘】

初生婴儿多数在 24 小时内排出粪便，超过 36 小时不排便，要仔细检查。新生儿无肛门诊断较容易，虽然肛门外观无改变，但要用指检才能发现肛门闭锁。先天性巨结肠的便秘症状可在新生儿期很突出，除少数病儿有腹胀、呕吐外，一般不影响食欲和营养，典型症状逐渐出现。先天性消化道梗阻而引起的便秘，多有呕吐和腹胀等，先天性甲状腺缺如（克汀病）在新生儿后期便秘是突出的症状。

【水肿】

1. 局部水肿　初生数天内有轻度凹陷性水肿是正常现象，其消退时间与生理性体重下降相符。局部水肿可由先露出部位受压而引起。严重时水肿部位出现出血点和青紫。腹部阴囊，阴唇的水肿，乃因脐带结扎后血液回流未调整，多数在几天后消失。如皮肤感染丹毒也可出现水肿。

2. 全身性水肿　可见于新生儿溶血症及其他严重贫血。新生儿呼吸艰难综合征及严重窒息而引起缺氧，都可引起全身性水肿，糖尿病母亲或未经试产的剖腹产婴儿也可水肿。

第三节 新生儿常见疾病

一、新生儿核黄疸

新生儿发生高胆红素血症时，基底神经核被未结合的胆红素黄染而发生的疾病为核黄疸，又称胆红素胆病。

【诊断要点】

1. 核黄疸多发于酸中毒，缺氧、窒息、低血糖、低蛋白血症，感染、饥饿、药物等均能促进核黄疸的发生。

2. 大多在出生 1 ~ 10 天内发病，很少在 12 天以后，未成熟儿、低体重儿易患病，病死率很高，幸免生存者，常留神经系统后遗症。

3. 核黄疸临床分期

分期		症状	时间
新生儿期	第一期	黄疸突然加重，反应差，嗜睡，发热呼吸无力，肌张力减弱	1 天左右
	第二期	神经系统症状，呻吟，尖叫抽搐，发热，呼吸衰竭	1 天左右
	第三期	以上症状减轻	约 2 周
新生儿期后遗症期		永久性椎体外系神经损害（手足徐动症，智力低下，眼球运动障碍，牙轴质发育不全，听觉障碍等）	

4. 实验室检查 血清胆红素 308 ~ 342umol/L 以上。

【处理方案】

1. 降低血清间接胆红素，应用酶诱导剂，苯巴比妥 5 ~ 10mg 口服，必要换血疗法。

2. 白蛋白，静脉注入。

3. 纠正酸中毒。5%碳酸氢钠 10～15 毫升/kg，静点。

4. 光疗　强光照射使胆红质氧化分解，分解产物，对机体无副作用。可减少换血次数。

5. 兰光照射　要保护眼镜和生殖器，用黑布覆盖。用 420～470um 波长的兰光，可加速氧化分解游离的胆红质，退黄比药治疗迅速。但治标不能治本，不能移去抗体，也不能纠正贫血。

二、过期产儿

【诊断要点】

1. 母亲常有妊娠高血压史，或为高龄初产妇，有内分泌异常（孕末期孕酮过多、雌激素过少），孕期过多卧床休息，胎位不正（枕横位、臀位）、头盆不称、宫缩无力等。

2. 临床表现　哭声大，反应灵敏，常睁眼。皮肤显苍白和松弛，皱褶多，胎脂少，皮下脂肪少，明显消瘦，呈营养不良状。胎盘功能减退时，可致组织缺氧、脑缺氧，肛门括约肌松弛，胎粪排人羊水，引起胎粪吸入，易致胎粪吸入性肺炎。

【处理方案】

分娩时尽量减少胎儿窘迫的发生，注意胎心的变化。可给产妇间断吸氧。出生时常发生窒息，气管内往往充满胎粪和羊水，应尽量吸净其口腔及呼吸道内的羊水和胎粪，保持呼吸道通畅。可给予高浓度氧吸人。有酸中毒可同时纠正酸中毒。注意有无吸入性肺炎、心或脑缺氧性损伤。应及时诊断，给予相应的治疗。

三、新生儿窒息

【诊断要点】

1. 阿氏评分法仍是目前对窒息的诊断分度及判断预后的较好指标。生后 1 分钟评分 0～3 分为重度窒息，4～7 分为轻度窒息，若生后 1 分钟评 8～10 分，而 5 分钟时又降到≤6 分者亦属重度窒息。

2. 临床表现　新生儿窒息可用阿氏评分法表达，经过积极抢救多数患儿能够建立正常呼吸，肤色转红。少数重症继续呈休克状态，体温不升，皮色灰白，肢体厥冷，呼吸微弱，哭声细小，肺部偶闻湿性啰音或捻发音，叩诊浊音；心音钝，心律不齐，心动过缓，甚至心衰。也可导致缺氧缺血性脑病、颅内出血、急性肾小管坏死、坏死性小肠炎、DIC、高胆红素血症等。

3. 辅助检查　血气分析显示有低氧血症及混合性酸中毒，pH≤7.2提示有严重缺氧。血生化可发现低血糖、低血钙、低血钠、高血钾等；X线胸片可见肺不张、肺气肿或肺炎。

【处理方案】

1. 初步复苏处理　保暖，防止失热。室温维持在27℃～31℃，相对湿度50%～60%。新生儿娩出后放置在远红外线辐射式保暖台，揩干羊水与血迹。摆好体位，吸净口咽鼻黏液，触觉刺激，使其开始呼吸。观察心率、呼吸和皮色。如经上述处理，未能达到正常情况，立即开始按ABCDE方案进行复苏。

2. ABCDE方案

（1）通畅呼吸道（airway）：如经初步复苏，未建立正常呼吸，皮肤青紫；或娩出时为重度窒息；或羊水有胎粪污染，可疑有吸入者；均应立即喉镜下吸净气管内羊水、黏液。吸引负压不能过大，应在60～100mmHg，每次吸引时间勿超过10秒。

（2）建立呼吸（breathing）：如呼吸道通畅后仍未建立正常呼吸者，应立即用气囊面罩复苏器人工加压呼吸。氧浓度可调范围为40%～100%，压力为15～40CO_2Hg，手控呼吸频率为每分钟40次，以助建立呼吸。气管插管是建立呼吸的重要手段，应用指征：①应用气囊面罩复苏器人工吸无效；②重度窒息需较长时间加压给氧人工呼吸者；③羊水胎粪污染，气管内有吸入者；④需要气管内给药；⑤疑诊为先天性膈疝患儿。

（3）建立正常循环（circulation）：用人工加压呼吸15～30秒后心率仍低于60次或介于60～80次无增快趋势者，或出生时已无心跳者，应行胸外按压心脏。采用拇指手掌法为宜，将拇指并排或重叠于胸骨体中下 1/3 交界处，其他手指围绕胸廓托在背后，按压频率为每分钟 120 次（每 3 次按压，予以加压给氧 1 次）。压下深度为 1～2cm。每按压 30 秒钟，监测心率 1 次（监测时间 6 秒），如心率恢复到 >80 次/分可停止按压，但仍需加压给氧，直到心率恢复到 100 次/分以上；如仍 <80 次/分或降到 0，则继续按压，同时采用药物治疗。

（4）药物治疗（drug）：多数窒息儿经 ABC 处理后都能复苏，少数重度窒息儿在气管插管加压给氧和胸外按压心脏 30 秒后仍无反应或出生时已无心跳者应立即用药。首选 1∶10000 肾上腺素，每次 0.1～0.3ml/kg，快速静注或气管内滴入。30 秒后监测心率应恢复到 100 次以上，如仍小于 100 次，必要时每 5 分钟重复给药一次，剂量加倍，最大量每次不超过 1ml/kg。亦可同时用碳酸氢钠纠正酸中毒和静滴多巴胺或多巴酚丁胺。母亲分娩前 4 小时内用过麻醉药所致新生儿严重呼吸抑制者，可用盐酸纳洛酮 0.1mg/kg 肌注或静注或气管内滴入。

（5）复苏后监护（evaluation）：

①保暖：腋温 36.5～37℃，观察有无硬肿发生。

②观察呼吸：头罩给氧，待呼吸平稳 1～2 小时后 X 线胸片检查无异常者可停止给氧。有反复呼吸暂停者可给予氨茶碱治疗。

③观察循环系统症状：注意皮肤颜色、末梢循环、脉搏、心率强弱、心律、心脏杂音。必要时查心电图、心肌酶谱、超声心动图，了解有无心肌损害。

④观察神经系统症状：注意有无颅内压增高症状，如肌张力、原始反射、意识状态、兴奋、激惹或抑制等。临床疑似或 CT 扫描确诊 HIE 或颅内出血应及早处理。

⑤监测肾功能：记录首次排尿时间及尿量，必要时查尿素氮及肌酐。

⑥重症窒息者应连续监测大便潜血试验 3 天，延迟开奶时间，注意有无呕吐、腹泻、腹胀和便血情况，必要时做 X 线腹部平片，

了解有无并发坏死性小肠炎。喂养困难者静脉输液，持续 3 天仍不能喂哺者，可静脉给予高营养以保证热量摄入。

⑦疑有感染可能，曾行气管插管手术者，均应选用广谱抗生素预防感染。

⑧窒息后易发生低血糖、低血钙及低血钠等代谢和电解质紊乱，应予以监测并给予相应治疗，监测血胆红素，血红蛋白、红细胞比容，以早期诊断高胆红素血症、红细胞增多症并及时处理。

四、新生儿产伤

（一）头颅血肿

【诊断要点】

血肿常在出生后数小时或数日内出现。多位居一侧或双侧顶部，偶见于枕部、颞部或额部。初起触诊有弹性，压之不凹陷，有波动感。血肿边界清楚，不越过骨缝，表面皮肤颜色多正常，血肿可自然吸收，也可机化或骨化。

【处理方案】

（1）一般不需治疗，绝大多数经 4～10 周可自行吸收不留痕迹。初期较大的血肿可肌注维生素 K_1 5mg，每日 1 次，共 3 次。

（2）切忌穿刺抽吸，以免诱发感染。切忌揉搓，初期可冷敷，后期可热敷，促使吸收。

（3）血肿较大引起高胆红素血症者，应及时光疗。出血较多而致明显贫血者，可考虑输血。

（二）胸锁乳突肌血肿

【诊断要点】

（1）多有难产史，特别是臀位产出胎头困难者。

（2）出生后数日至 2～3 周患儿头向患侧倾斜，下颌及面部转向健侧，头颈活动受限。

（3）在胸锁乳突肌的中下 1/3 部位可触及一无痛的梭形肿块，

质硬而固定，但可随肌肉移动。患处皮色正常。

【处理方案】

在新生儿期明确诊断后即开始治疗，效果较好。可教会家长自行手法治疗。

（1）手法牵引和按摩：将患儿放于仰卧位，固定双肩。让头部倾向健侧，该部转向患侧，轻柔地进行牵拉，使挛缩的胸锁乳突肌伸展，每次维持时间 2～3 秒。这种伸展动作每回牵拉 15～20 次，每天进行 4～6 回，每回牵引后局部按摩或热敷。睡眠时以沙袋或枕头固定头颈于矫正位置。

（2）局部理疗：可用红外线照射，每天 1 次，连续 15 次，以促使吸收和软化，可与手法牵引和按摩联合进行，约 80% 婴儿可获满意效果。

（3）病情如 1 年后仍不好转可能血肿已机化形成瘢痕。应考虑手术矫形，以免日后面部头颅出现畸形。

（三）　面神经麻痹

【诊断要点】

（1）多有难产史，特别是产钳助产史。

（2）患儿啼哭时颜面不对称，患侧眼裂变大，眼睑不能完全闭合，鼻唇沟沟纹变浅或消失，口角向健侧歪斜。

【治疗方案】

（1）单纯面神经受压而引起的面神经麻痹一般数周后可自行痊愈。

（2）经 7～10 天病情无好转者，可用针灸、理疗、维生素 D、维生素 B_{12} 地巴唑等促进其恢复。

（3）患侧眼睑不能闭合者要注意保护角膜。

（4）一般预后良好，如面神经本身撕裂，恢复就很困难，可留有后遗症，必要时考虑外科手术。

（四）　臂丛神经麻痹

多见于有难产史，臀位产或头先露、出肩困难的新生儿，由于牵拉过度使臂丛神经损伤而引起肌麻痹。

【诊断要点】

（1）常有臀位产或头先露出肩困难的产位。

（2）上臂型：生后即表现为患侧手臂下垂，贴近身旁，肩部不能外展，上臂处于内收、内旋位，肘部微屈，前臂处于旋前位。当手臂被提起时将无力地落下。握持反射存在。

（3）前臂型：表现为手的瘫痪，可见大小鱼际肌萎缩，腕部不能随意运动，手指全部松弛，感觉全部消失，握持反射缺如。如第一胸椎根交感神经纤维受损，可引起霍纳（Homer）综合征，受损侧上眼睑下垂，眼裂变小，眼球轻陷，瞳孔缩小，同侧面部少汗。

（4）全臂型：全臂呈弛缓性瘫痪，前臂桡侧感觉消失。此型极少见，须与大脑性瘫痪、肱骨骨折、肱骨头脱臼鉴别。

【处理方案】

（1）上臂型可用夹板将上肢保持外展、外旋，肘关节呈屈曲位置。

（2）前臂型可用垫料置患儿掌中，保持手平放和腕伸展。待2周后神经水肿消失，可进行肢体的按摩、理疗、被动运动及针刺疗法。多数患儿经3～6个月可以逐渐恢复。

（3）对久不恢复且伴有肌肉挛缩者可考虑矫形手术。永久性麻痹多由于神经根已撕裂，治疗很困难。

（4）必要时应进行X线检查，排除骨折和脱臼。

（五）膈神经麻痹

【诊断要点】

（1）新生儿出现呼吸困难时应考虑本病，尤其有臀位产史者。

（2）患儿呼吸急促、不规则，出现阵发性窒息和青紫。呼吸运动只限于胸部，吸气时腹部不隆起，患侧呼吸音低。

（3）右侧膈肌受累者可出现进食困难、反流和误吸。

（4）胸部X线透视可见患侧膈肌升高，出现反常呼吸（吸气时膈肌升高，呼气时膈肌下降）。

【处理方案】

目前尚无特效疗法。患儿卧向患侧，吸痰吸氧，并预防肺部感染。如症状不重，反常呼吸不明显，6 个月左右大部分能恢复。

（六）锁骨骨折

【诊断要点】

难产史

（1）常有巨大儿、肩周径大及臀位分娩的产史。

（2）完全性骨折时，患侧肩部活动和上肢活动受限，或完全失去运动能力，呈现"假性麻痹"。移动患侧上肢则哭闹，痛肢紧贴胸部，骨折处局部软组织肿胀，可闻及骨摩擦音。患侧拥抱反射消失。

（3）不完全性骨折多无症状，易于漏诊。

（4）X 线检查可明确诊断。

【处理方案】

（1）不完全性骨折不需处理，预后良好。

（2）完全性骨折：一般也不需要外固定，但勿压迫伤处或牵动患侧上肢；或可在患侧腋下置棉垫，用绷带固定患侧上肢于胸侧，2 周后可痊愈。

（七）肱骨骨折

【诊断要点】

（1）有难产史，尤其是臂牵引术的产史。

（2）患臂不能动，肿胀并挛缩变形上段呈外层位，下段上移。

（3）X 线检查可明确诊断。

【处理方案】

骨折端经按捺整复，矫正移位后，可采用肢体自身固定法。于患侧腋下置一棉垫，使患肢保持轻度外展位，肘关节屈曲呈直角，用绷带固定在胸侧，2～3 周后骨折愈合良好。

五、新生儿呕吐

【诊断要点】

1. 了解有无出生时窒息、产伤及产母在产前或产时感染等病史。详细询问喂养情况，呕吐出现的时间、严重程度（频繁度、呕吐性状及呕吐量），呕吐物的性质（有无胆汁、胎粪），与饮食的关系以及有无胎粪排出（排胎粪时间、量及性质）等，从中初步判断呕吐的原因。

2. 检查有无感染病灶，有无脱水酸中毒存在。注意有无腹胀、肠型、肿物及肠鸣音的情况，对疑有肛门狭窄或闭锁以及胎粪性便秘者应作肛门检查。

3. 辅助检查

（1）X线检查：应早期拍摄直立位腹部平片，必要时做钡剂或碘油造影。下消化道畸形者可作钡剂灌肠造影。

（2）特殊检查：对有关病因进行专项检查，如先天性代谢病时做有关生化检查；神经系统感染时做腰椎穿刺等。

【处理方案】

1. 尽快查明病因，针对病因治疗，应首先排除外科情况，以免贻误手术时机。

2. 在未明确诊断前，原则上应禁食观察。

3. 内科性呕吐可采用体位治疗，如抬高上半身或头高右侧卧位等，可减轻症状。

4. 因咽入羊水引起呕吐者可用生理盐水或1%碳酸氢钠洗胃。便秘患儿可用生理盐水灌肠。

5. 疑有幽门痉挛者可用1：2000阿托品1~5滴在授乳前20分钟滴入口内。

6. 功能性呕吐可试用10%糖水加硫酸钡20g调匀喂服。

7. 对症处理：纠正脱水、酸中毒，腹胀时予胃肠减压等。

六、新生儿惊厥

【诊断要点】

1. 病史　应询问分娩史，产母用药史及家族史。注意有无窒息、产伤、羊膜早破及感染史等。

2. 症状与体征　全面体格检查时要注意有无囟门膨隆、瞳孔异常、面神经麻痹及偏瘫等。密切观察一般情况、哭声、皮肤、呼吸等。惊厥发作可表现为以下类型：

（1）细微发作：面肌抽动，眼球偏斜，震颤、眨眼，吸吮及咀嚼动作，呼吸暂停等，是新生儿惊厥的主要表现。

（2）多灶性阵挛性惊厥：可发生于多个肢体，为移行性发作，可由一个肢体开始波及其他肢体。

（3）局限性阵挛性发作：可发生于身体任何部位，呈阵挛性抽动。

强直发作：可出现角弓反张或局限性发作。发作性肌张力低下，伴面色苍白，眼球上翻。

3. 辅助检查　除常规检查外，根据病情有重点地检查以下项目：

（1）血红蛋白和红细胞比容：红细胞增多症时血红蛋白 > 220g/L。纤细胞比容 > 0.65。

（2）脑脊液：注意脑脊液外观有无混浊，是否为血性。脑脊液细胞计数、蛋白及糖定量有重要意义。

（3）血生化：测定血糖、钙、磷、镁、钠、钾、氯等，作先天性氨基酸代谢异常过筛试验。

（4）其他：眼底检查、脑电图、颅骨 X 线摄片、颅脑超声波及 CT 检查等。

4. 综合分析

（1）日龄：生后 4 日内发病者主要为产伤、缺氧、颅内出血、低血糖等；生后 5~8 日发病者多见于代谢紊乱、低血钙等；生后 8 天以后发病者则以感染或中毒性脑病引起。

（2）惊厥类型：脑器质性损伤时，常出现全身强直性发作、呼吸暂停和头面部肌肉抽搐；低血糖、低血钙时，多出现上肢体局限性抽搐或阵挛性抽搐。

（3）神经系统症状：颅内压增高，脑脊液血性或黄染、白细胞增多及脑膜刺激征阳性，多因颅内出血、中枢神经系统感染等；如肌张力低下、延髓功能障碍（咳嗽、吸吮反射消失等），都是脑内器质性损伤的表现。

【处理方案】

1. 控制惊厥　苯巴比妥、安定为常用止惊药物。苯巴比妥每次 10~15mg/kg，静脉缓慢注射或肌注，维持量为每日 5~7mg/kg 口服。惊厥持续不止者可用安定每次 0.1~0.3mg/kg，15~20 分钟后可重复应用，必要时一日内可重复 3~4 次，用 10% 葡萄糖稀释后，缓慢静脉推注，每分钟 0.1~0.2mg，过快可引起呼吸抑制、心率和血压下降、心跳骤停等。黄疸明显时不用安定。

2. 病因治疗。

3. 对症处理　及时吸痰，保持呼吸道通畅；给氧；应用减轻脑水肿以及营养脑细胞药物等。

七、新生儿感染

新生儿 TORCH 感染包括一组围产期慢性非细菌性感染，是对围产期危害较重的一组感染，所谓 TORCH 感染是指弓形虫、风疹病毒、巨细胞病毒、疱疹病毒感染。

【诊断要点】

1. 病史　母孕期感染，如孕早期有呼吸道感染、风疹或生殖道感染史；有猫狗接触史；母孕期筛查先天性感染阳性。

2. 一般表现

（1）宫内发育迟缓　低出生体重儿、早产儿、畸形儿。

（2）出生后一般反应差，哭声弱，喂养困难。有生后早期发热等全身感染症状，如黄疸、肝脾大、贫血、血小板减少等。

（3）中枢神经系统症状有脑膜脑炎、小头、脑积水、脑钙化、智力低下、耳聋等。

（4）其他症状如眼部表现（小眼球、白内障、视网膜脉络膜炎）、瘀斑、皮疹、疱疹、小下颌、先天性心脏病、肺炎等。

【处理方案】

1. 一般治疗　隔离患儿，给予支持疗法。重症者可用大剂量丙种球蛋白。

2. 药物治疗　病毒感染可用无环鸟苷、丙氧鸟苷、干扰素等。弓形虫感染可用乙胺嘧啶、螺旋霉素、阿奇霉素等。梅毒治疗用青霉素。

八、胎盘功能不全综合征

胎盘功能不全综合症是指因胎盘功能减退，致婴儿营养受阻，从而产生一系列症状。

【诊断要点】

1. 临床表现　显著特点是明显体重轻、营养不足、皮下脂肪少、身体细长、皮肤松弛且多皱纹，状如老人。此外，因宫内缺氧，出生时多有窒息。

2. 分期　根据出生后病情轻重，大致可分为三期。

（1）第一期：胎盘功能不全程度较轻，供氧仍充足，仅影响胎儿营养，呈现营养不良。四肢瘦长，皮肤松弛，干燥脱皮，无黄疸，胎脂消失，皮下脂肪少，体重落后于身长，神态"老练"。

（2）第二期：胎盘功能衰退显著，但胎儿无窘迫和缺氧。除第一期体征外，胎心跳动增速后变慢，最后呈不规则。因胎粪污染羊水、胎儿、胎膜及脐带染绿或染黄。

（3）第三期：除上两期体征外，胎儿出生时均呈窘迫，有呼吸道和中枢神经系统症状，因在污染羊水中浸泡过久，指甲、皮肤均染成深黄色，预后严重。

【处理方案】

1. 补充能量，多数无需处理，若有饥饿表现的，宜在出生后4

小时喂饲糖水，继以喂奶，情况较差者须静脉输入 10% 的葡萄糖液，以防低血糖。

2. 窒息者规范复苏：娩出后及时吸尽口鼻、咽内黏液，保持呼吸道畅通，并给氧，纠正酸中毒。呼吸衰竭者可辅以机械呼吸。

3. 积极治疗并发症。（吸入性肺炎、颅内出血等）

九、新生儿呼吸暂停

新生儿呼吸暂停指呼吸停止时间超过 20 秒，多伴有心率减慢（<100 次/分）、发绀。

【诊断要点】

1. 临床表现

（1）病因分类

①早产儿原发性呼吸暂停：早产儿发生呼吸暂停，不伴有其他疾病者称原发性呼吸暂停。一般发生在生后 2～10 天，主要由于呼吸中枢发育不成熟以及对 CO_2 升高的反应性较差所致。

②继发性呼吸暂停：多见于足月儿，可继发于下述情况：A. 低氧血症：如肺炎、窒息、呼吸窘迫综合症、先天性心脏病、动脉导管未闭、持续胎儿循环、血容量不足等；B. 呼吸功能受损或功能紊乱：如颅内感染、颅内出血、胆红素脑病、败血症、低血糖、低血钙、电解质紊乱、酸中毒、分娩前用过镇静药等；C. 反射性：导管吸氧、插胃管、胃食管反流等，均可刺激咽喉部，反射性引起呼吸暂停；D. 其他：环境温度过高或过低、体位不正、被动的颈部弯曲或面罩给氧时颏下受压等。

（2）一般表现：主要表现为呼吸停止、青紫、心率减慢和肌张力低下。

（3）诊断标准：凡呼吸停止≥20 秒，或呼吸停止 <20 秒，但同时伴有心率减慢（<100 次/分）及/或青紫（苍白）及/或肌张力低下者，每日发作 3 次以上或 6 小时内连续发作 2 次者可确定诊断。

2. 辅助检查

（1）血常规、血小板。

（2）血气分析。

（3）血糖、血钙。

【处理方案】

1. 监护　对可能发生呼吸暂停的新生儿应加强观察，注意呼吸状况，有条件者可使用监护仪。

2. 物理刺激　如采用托背、刺激皮肤（如弹足底）等，使小儿啼哭或清醒后呼吸暂停可消失。

3. 药物兴奋呼吸中枢　氨茶碱首次剂量 4～6mg/kg，12 小时后给维持量每次 2～3mg/kg，每 12h 一次。用法：将氨茶碱加入 10% 葡萄糖液 10～20ml 中，缓慢静点。

4. 辅助呼吸疗法　在应用药物治疗无效，呼吸暂停仍频繁发作者，应采用鼻塞持续正压呼吸（CPAP）或机械辅助呼吸。

5. 积极治疗原发病　如纠正低血糖，酸中毒，低氧血症等。

十、新生儿溶血症

【诊断要点】

（1）黄疸：生后 24 小时内出现，进行性加重，发展愈迅速症状愈重。

（2）贫血：严重的溶血造成红血球大量破坏而有贫血。

（3）全身情况：轻的无改变，重的嗜睡、拒食、拥抱反射减退。

（4）核黄疸：嗜睡、肌张力低、抽搐、角弓反张、严重呼衰死亡，存活者留有后遗症。

【实验室检查】

（1）红细胞、血色素降低，网织红细胞有核红细胞增高；

（2）胆红素增高，以间胆为主；

（3）母子血型不合，血清中有血型抗体；

（4）Coombs 试验直接（＋）说明胎儿红细胞被致敏。间接（＋）说明有抗体存在。

【确诊依据】

（1）既往分娩过不明原因高胆、贫血、死胎者应高度怀疑。

（2）ABO 溶血症和接受过输血的 RH（－）妇女可发生在第一胎。

（3）RH 血型不合性溶血一般在第二胎以后。

（4）母子交叉免疫确诊。

【处理方案】

第一天防止贫血心衰，第 2～7 天防高胆合并核黄疸；生后 2 个月内的贫血。

1. 兰光　任何原因的黄疸，只要以间胆增高为主，即可照光。

2. 酶诱导剂，鲁米那 5～8mg/次，日 3 次。

3. 尼可刹米 100mg/kg/日分 2～3 次口服。

4. 白蛋白 lg/kg/次 ＋10% GSl0mliv 或血浆 25～30ml/次。

5. 激素目前不主张用。

6. 换血①Hb ＜12g% 水肿，肝脾肿大，充血性心衰者。

②血清胆红素 ＞20mg%。

③早期核黄疸症状者。

④早产儿及前一胎病情严重者，适当放宽。

7. 中药治疗以三黄汤加减。

8. 一般治疗护理　给氧供给足够热卡，维持水电介质、酸、碱平衡、抗感染等。

十一、新生儿硬肿症

新生儿硬肿症主要表现为皮下脂肪硬化和水肿，主要由寒冷和感染引起。单纯由于寒冷所致者亦称新生儿寒冷综合症。

【诊断要点】

1. 多见于低体重儿或未成熟儿，日龄越小，体重越低发病率越高。

2. 冬春季节发病率高。

3. 小儿表现不吃不哭，体温不升，在35℃以下，呼吸微弱。

4. 皮肤表面有不同程度的硬肿（包括水肿）。硬肿顺序为：小腿、大腿外侧至整个下肢，进而上蔓延臀部、面颊、上肢及全身。

5. 皮肤暗红、重者青紫苍白、四肢全身冰凉、脉搏细弱。

6. 胸腹硬肿者，呼吸困难、先快后慢、尿少代谢性酸中毒、有感染窒息、热量不足等。

7. 易合并肺出血，全身出血等。

【处理方案】

1. 复温　轻度硬肿：可用热水袋复温。

重度硬肿：逐渐复温，室内复温2小时后，可放入暖箱中，从室温开始，1小时提高1℃。直肠温度 <32℃预后不好。

2. 活血化瘀疗法　丹参注射液：1～2ml/次加入10%葡萄糖中，一日两次，静点。

3. 预防肺出血及弥漫性血管内凝血　重度硬肿：可试用肝素1mg/kgQ6h与1mg/kg分开些，已有出血时不宜用肝素，可用肝素化新鲜血25ml/次。

4. 保证热量

（1）10%～12.5%葡萄糖静点为宜，葡萄糖每日应给30g左右。

（2）输液：按每日需要量减少20ml/kg。

（3）能吃奶时，应及早喂奶。

5. 纠正酸中毒，改善微循环　用低分子右旋糖苷10毫升/kg。可给5%碳酸氢钠3～5ml/kg/次或低分子右旋糖酐7～10ml/kg/次静点。

6. 控制感染　用青霉素，头孢类等。

7. 其他治疗

（1）Vitk：5mg/次一日一次。

（2）vite：5mg/日2～3次/日。

（3）激素：目前对肝素的使用有争论，有人主张重度硬肿或合并感染性休克可用：地塞米松 0.3 ~ 0.5mg/kg/日氢化考的松 5 ~ 10mg/kg/日连用 3 ~ 5 天。

十二、新生儿低血糖与高血糖症

（一）新生儿低血糖症

【诊断要点】

（1）低血糖症多见于糖元贮存不足（早产儿、小于胎龄儿）、胎儿高胰岛素血症（糖尿病母亲婴儿、Rh 溶血病、Beckwith 综合征、胰岛细胞增生症等）以及窒息、感染、低体温、饥饿的新生儿。

（2）新生儿低血糖时常为无症状型。出现症状的患儿早期多发生在生后 6 ~ 12h，晚期发生在生后 2 ~ 3d。症状表现为神萎、嗜睡、喂养困难，也可表现为烦燥、震颤、惊厥、呼吸暂停和阵发性紫绀。

（3）对所有有可能发生低血糖症的新生儿，出生后都应定期监测血糖水平，直至血糖稳定。纸片法血糖监测仅作筛查之用，确诊需通过实验室检测证实。

【处理方案】

（1）凡易发生低血糖的婴儿，应尽早开奶。不能口喂者可静脉滴注葡萄糖，剂量 4 ~ 6mg/kg/min，以预防低血糖的发生。

（2）不论有无症状凡在血糖低于 40mg/dl 均应治疗。无症状者滴注 10% 葡萄糖 6 ~ 8mg/kg/min，无效可增至 8 ~ 10mg/kg/min。有症状者可静脉推注 10% 葡萄糖液 2ml/kg，继之以 6 ~ 8mg/kg/min（3 ~ 5ml/kg/h）维持。若低血糖不能纠正，可增加葡萄糖滴注剂量，每次增加 2mg/kg/min，直至 12mg/kg/min（周围静脉滴注葡萄糖浓度不宜 > 13%，高浓度葡萄糖应从中心静脉供给）。若血糖仍不能维持正常水平，可加用肾上腺皮质激素，如氢化可的松 5 ~ 10mg/kg/d，分二次 iv gtt，或泼尼松 1 ~ 2mg/kg/d，po。顽固低血糖症亦可加用胰高糖素（glucagon），每次 0.1 ~ 0.3mg/kg，im 或 H，q6 ~ 12h。葡萄糖输注应在症状消失和血糖恢复正常后 24 ~ 48h 停用。

（3）顽固性的低血糖症需作进一步检查。高胰岛素血症患儿可试用二氮嗪（diazoxide），10 ~ 25mg/kg/d，分 3 次 po。胰岛细胞增生或胰岛腺瘤者须作胰腺次全切除或腺瘤摘除术。

（二）新生儿高血糖症

【诊断要点】

（1）高血糖症易发生于葡萄糖应用过多（特别是接受 TPN 的早产儿）、应用氨茶碱、皮质醇等药物或处于窒息、感染及寒冷窘迫的新生儿。罕见先天性糖尿病。

（2）当血糖 >11mmol/L（180mg/dl）时可引起渗透性利尿和电解质紊乱。若血浆渗透压 >300mmol/L 时可增加发生颅内出血的危险。

【处理方案】

（1）减慢葡萄糖输注速度至 4 ~ 6cm/kg/min。随访血糖。但葡萄糖输注浓度不宜低于 5%。

（2）若经上述处理血糖仍然 >14mmol/L（250mg/dl），可给正规胰岛素，剂量 0.01 ~ 0.1u/kg·h，持续静滴，同时监测血糖和血钾。也可皮下注射胰岛素 0.1 ~ 0.2μg/kg，q 6h，注射后 4h 应监测血糖及血钾。

（3）治疗基础疾病，停用易引起血糖升高的药物。

十三、新生儿脐炎

【诊断要点】

1. 轻者脐带根部或脱落的创口发红。有少量分泌物和脓性物质，但无全身症状。

2. 重者局部脓性分泌物较多，甚至有脐肿存在，有嗅味，腹部皮肤，也可有红肿，易并发败血症。

3. 如果局部创口经久不愈，应仔细检查局部有脐肉芽、窦口、窦道及粪样尿样分泌物。

4. 重症者全身发热。

【处理方案】

1. 轻症　局部涂 2% 龙胆紫，并保持干燥。

2. 重症　及时应用抗生素（青霉素）。局部清洁处理，有脓肿，切开排脓。

3. 肉芽肿可用 5%～10% 硝酸银溶液烧灼局部肉芽，数日后在烧灼，直至痊愈。卵黄管遗留症，需手术治疗。

十四、新生儿低钙血症和低镁血症

（一）低钙血症

【概要】

正常新生儿血清总钙 2.25～2.75mmol/L（9～11mg/dl），当血总钙 < 2.0mmol/L（8mg/dl）或血离子钙 < 0.9mmol/L（3.6mg/dl）称为低钙血症，新生儿易发生低钙血症。

【诊断要点】

（1）病史　早产儿、窒息缺氧、糖尿病母亲新生儿、碱中毒、酸中毒纠正后等情况易发生低钙血症。

（2）临床表现　主要为神经肌肉兴奋性增高，出现不安、震颤、惊跳、手足抽搐、惊厥，严重者出现喉痉挛和窒息。早产儿低钙血症一般无惊厥，常表现为摒气、呼吸暂停、青紫，严重者可发生猝死。

（3）辅助检查　心电图示 Q-T 间期延长，足月儿大于 0.19 秒，早产儿大于 0.20 秒。尿钙定性检查阴性。

【处理方案】

（1）发生低钙血症者即给 10% 葡萄糖酸钙，1～2ml/kg，加 5% 葡萄糖 1～2 倍稀释缓慢 ivgtt，有症状者 q8～12h，症状控制后 qd，维持 3d。钙剂静脉滴注过快可使心脏停搏致死，如心率 < 100

次/min 应暂停注射，钙剂外溢致血管外可造成组织坏死。有甲状旁腺功能不全时除补钙外，可口服维生素 D_3 1～2 万单位/d，疗程需数月。

（2）低钙血症伴低镁血症时，单纯补钙惊厥不易控制，甚至使血镁更低，应同时补镁。

（二）低镁血症

【概要】

正常血清镁 0.6～1.1mmol/L（2～4mg/dl），当血清镁 < 0.6mmol/L（1.5mg/dl）时称为低镁血症。

【诊断要点】

（1）病史：糖尿病母亲婴儿、宫内发育迟缓、甲状旁腺功能低下、肾小管疾病等易发生低镁血症。新生儿暂时性低镁血症为一过性，常伴低钙血症。先天性低镁血症为遗传病，发病率较低。

（2）临床表现：主要表现为神经肌肉兴奋性增高，出现烦躁不安、震颤、惊跳、手足抽搐、惊厥，两眼凝视，严重者出现喉痉挛、窒息、心律失常。

（3）辅助检查：血清镁 < 0.6mmol/L 即可诊断，但 24 小时尿镁比血镁更能反映实际情况，低镁血症时尿镁排出降低。低镁血症时心电图表现为 T 波平坦、倒置，ST 段下降，Q-T 间期正常，可与低钙血症鉴别。

【处理方案】

发生低镁血症时给 25% 硫酸镁 0.2～0.4ml/kg 深部肌肉注射，或 2.5% 硫酸镁 2～4ml/kg 缓慢 ivgtt（每分钟不超过 1ml），如症状未控制可重复给药，2～3 次/d，惊厥控制后改为口服，10% 硫酸镁每次 1～2ml/kg，2～3 次/d，用 5～7d。早产儿不能肌肉注射，肌注过浅可致局部坏死，给硫酸镁治疗时，如出现肌张力过低，呼吸抑制，立即给 10% 葡萄糖酸钙 2ml/kg，ivgtt。

十五、新生儿破伤风

新生儿破伤风是破伤风杆菌所致的急性传染病，以身体各部分的骨骼肌发生强直性痉挛，尤以牙关紧闭为主要特征。

【诊断要点】

1. 消毒不严的接生史或旧法接生。

2. 潜伏期 4~7 天（2~18 天）此期愈短、症状愈重。

3. 痉挛期发病缓慢，初为烦燥不安、哭声低、下颌强直、张口吸气困难，终至牙关紧闭。身体发生强直性痉挛，因面肌痉挛呈苦笑面容、头仰缩、身体呈角弓反张，神志清，痉挛初起时呈间歇性，以后发作频繁，间歇缩短，一触即发，可因呼吸肌、隔肌痉挛而窒息死亡。

4. 恢复期　上述症状逐渐恢复。但可引起继发感染，如：肺炎败血症等。

【处理方案】

1. 置安静环境中，避光、声，减少操作刺激。

2. 保证充分热卡和液体，注意水电平衡。热卡 100 卡/kg/日，液量 100~200ml/kg/日，必要时输血浆、全血，保持上呼吸道通畅湿化。

3. 抗毒素的使用　用来中和未梢神经终板相结合的游离毒素。一次 1~2 万ʺ肌注或加入 5%~10% 葡萄糖稀释后静注。先做皮试，过敏者用脱敏疗法肌注。破伤风免疫球蛋白 500~3000u 肌注更理想。如有不洁接生史，可做预防 1500u 抗毒素肌注，脐炎严重者 3000~5000u 局部封闭。

4. 抗生素　青霉素 20~40 万ʺ/日，7~10 天。脐部用 3% H_2O_2 水处理，涂碘酒，保持脐部清洁。

5. 止惊剂

（1）氯丙嗪 0.5~1mg/kg/次，肌注或静脉每日 1~2 次与他药配合。

（2）鲁米那 10~20mg/kg/次 im 或 iv。

（3）10%水合氯醛 50mg/kg/次。

（4）安定 0.3～0.5mg/kg/次，im 或 iv 注意呼吸抑制问题，或 5～10mg/次鼻饲给药。

（5）眠尔通 50～100mg/kg/次可 8～12 小时重复一次。

6. 脱水药　痉挛伴窒息者，有脑水肿可用 20%甘露醇 0.2～0.5g/kg/次（2.5ml/kg/次）。

7. 人工呼吸器　严重窒息需气管插管或切开者，可用硫苯妥钠。

8. 血清反应处理　用抗毒素后 7～14 天，出现发热、皮疹、喉痉挛者可用 10%葡萄糖酸钙 10ml/次，ivqd 连用 3 天；非那根 3.125mg/次，每日三次口服；氢化可的松 5～10mg/kg/日 iv；强的松 0.5～1mg/kg/日口服。

十六、新生儿湿肺

新生儿湿肺又称暂时性呼吸困难。由于肺内液体积聚引起，是一种自限性疾病。

【诊断要点】

常有宫内窘迫及窒息史。出生时呼吸大多正常，约 2～5 小时后出现呼吸急促。如出生时窒息，复苏后即出现呼吸急促，每分钟 60～80 次以上，有时可达 100 次以上，口周青紫，但反应正常，哭声响，进奶不受影响。症状较重者，青紫明显，反应弱，呻吟，不吃不哭，体温正常，肺部呼吸音减低或有湿啰音。

X 线表现：多样化、肺泡积液征、间质积液、叶间胸膜和胸腔少量积液，肺气肿征、肺门血管瘀血扩张。

【处理方案】

主要加强护理及对症治疗，呼吸急促和青紫时供氧，如不吃奶可静点 10%葡萄糖 60～80ml/kg/日，有代谢性酸中毒时可用 5%SB 每次 2～3ml/kg，静点或稀释后缓慢静注，必要时可重复。烦燥可用鲁米那 3～5mg/kg/次。两肺湿啰音多时可用速尿 1ml/kg，并注意纠正心衰。

十七、新生儿吸入综合征

吸入综合征是胎儿或新生儿吸入较大量羊水、胎粪或乳汁到肺部而致呼吸困难的一组疾病。

【诊断要点】

1. 羊水吸入综合征 有宫内窘迫或产时窒息,窒息复苏后出现呼吸急促,不规则、青紫。吸入量少时无症状或仅有轻度气急。吸入量多则呼吸困难明显,口吐白沫,肺部可闻粗湿啰音。

2. 胎粪吸入综合征 常见于足月儿或过期产儿,有宫内窘迫及生后窒息史,羊水被胎粪污染呈黄或绿色。患儿皮肤、指甲、外耳道、脐带均被粪染成黄色。气管内可吸出含粪便的羊水。生后不久出现呼吸困难、呻吟、青紫、三凹征甚至发生抽搐。胸部饱满,肺内满布啰音。还可发生气胸、纵隔气肿、肺动脉高压等合并症。

3. 乳汁吸入性肺炎 患儿有吞咽障碍,食管畸形或食管功能不全,严重腭裂等,喂奶后发生呛咳或窒息,表现为咳嗽、气促、喘息。1 次大量吸入可引起窒息,呼吸停止,待呼吸恢复后出现气促,肺部啰音多。

【处理方案】

1. 清理呼吸道 在患儿娩出后立即进行呼吸道内吸引,可用吸管直接吸引,对生后胎粪黏稠或胎粪不黏稠而呼吸抑制者可通过喉镜,气管插管吸引。

2. 氧疗 清理呼吸道后立即供氧,用鼻管、头(面)罩给高浓度氧,到青紫消失为止,维持 $PaCO_2$ 在 $60 \sim 80mmHg$。

3. 机械通气 重症病例吸入高浓度氧后仍有低氧血症及高碳酸血症者,血气分析 $pH < 7.2$. $PaO_2 > 50mmHg$、$PaCO_2 > 60 \sim 70mmHg$ 时需予呼吸器治疗。

4. 综合治疗与监护

(1)监护:体温、呼吸、心率、水电解质及代谢平衡,有条件时血气分析,以便及时发现由于缺氧而致中枢神经系统、心血管系统、消化道、肾脏等器官合并症的发生。

（2）保温：使皮肤温度维持在 36.5℃左右。

（3）维持营养及水电解质平衡：轻症可先喂少量糖水三次，观察无异常后改喂奶，量宜偏小以防呕吐腹胀。重症不能哺乳可静脉输入 10% 葡萄糖维持液（去钾）等，液量 60～80ml/（kg·d），纠正低血糖、低血钠、低血钙等，有代谢性酸中毒者可用碳酸氢钠纠正。

（4）合并气胸、纵隔气肿等气漏者，轻症可自然吸收，重症应立即穿刺抽气或行插管闭式引流。烦躁不安可用镇静剂。

（5）有感染时选用敏感的抗生素（剂量详见感染性肺炎部分）。

十八、新生儿肺炎

【诊断要点】

1. 吸入性肺炎　由于吸入羊水胎粪乳汁和分泌物的病史。

2. 复出后出现不规则呼吸气促，呼吸困难鼻唇青紫。

3. 宫内、产时、产后感染、出生后 3 天，体温异常，反应低下，拒乳等症状。

4. 产后出现呼吸急促，口吐白沫、呛奶等症状。

5. 患儿口唇青紫、呼吸增快、胸廓有吸气性凹陷，两肺呼吸音粗可闻啰音，严重病例可合并呼衰和心衰。

【处理方案】

1. 保暖　体温不升者可放置在远红外线辐射保温床上进行处理。使新生儿温度达 36.5℃。环境湿度在 50% 左右为宜。

2. 给氧气　吸入湿化氧保持氧分压在 8～10.6kPa。

3. 雾化吸入　用于分泌物黏稠，阻塞呼吸道的患儿。雾化吸入提高湿度后，有利于分泌物的排出。

4. 抗生素　治疗细菌性肺炎以早用抗生素为宜，静脉给药疗效较佳，原则上选用敏感药物。多选用氨苄青霉素及丁胺卡那，耐药者可选用其他抗生素，如：头孢呋肟及甲硝唑。生后感染性肺炎致病菌一时不易确定，因此多选用广谱或两种抗生素联合应用，如：青霉素和氨苄青霉素或丁胺卡那。病毒性肺炎目前应用喜炎平、病毒灵、清开灵等药，并加强支持疗法。

5. 供给足够的营养和液体　喂奶以少量多次为宜，以免发生呕吐和误吸。不能进食者静脉补液，静脉滴入 10% 葡萄糖维持液，总量 60～100ml/（kg·d），输液速度不宜过快过多，以防心力衰竭、肺水肿。有代谢性酸中毒时应参照血气结果用碳酸氢钠纠正。

6. 对症治疗　合并心衰时按新生儿心力衰竭处理。合并气胸、脓胸时行胸腔穿刺或闭式引流排气抽脓。

十九、新生儿肺透明膜病（HMD）

新生儿肺透明膜病原称新生儿呼吸窘迫综合征，是因缺乏肺表面活性物质而引起，主要发生在早产儿，临床以进行性呼吸困难为主要表现。

【诊断要点】

1. 本病主要发生于早产儿　发病率与胎龄成反比。也可发生于糖尿病母亲婴儿及剖宫产儿。生后 1～3 小时出现呼吸困难。

2. 出生 4～6 小时进行性加重并伴有呼气性呻吟，吸气性三凹，青紫，严重者呼吸减慢，节律不整，呼吸暂停。由于严重缺氧和酸中毒，患儿可出现反应迟钝，肌张力低下，体温不升，心功能衰竭，休克等，病情于 24～28 小时达顶峰，死亡多发于生后 3 天内，3 天后病情可逐渐恢复。

3. 心动过速，每分钟 140～150 次，胸骨左缘和心前区可闻及 II～III 级收缩期杂音。

4. 神经肌张力低下。

5. 胸片　双肺透光度降低，有均匀的颗粒型网状阴影，支气管透光，阴影明显。

6. 化验　血 PH 值降低，PaO_2 降低 $PaCO_2$ 动脉二氧化碳分压增高，BE 增加，血钠降低，血氯稍高，严重可有 DIC 表现，胃抽出液泡膜稳定试验阴性，羊水与磷脂之比 2：1。

【处理方案】

1. 支持治疗及护理　应按早产儿加强护理。

（1）保温：最好将患儿置于辐射式抢救台上，可监测体温，又便于抢救和护理，维持患儿体温在 36 ~ 37℃ 之间。气管滴入，表面活性物质，加强护理，保持呼吸道通畅。

（2）营养及水电平衡：因患儿有缺氧，复苏抢救的过程中为防止发生坏死性小肠结肠炎（NEC），应适当延迟经口喂养。如患儿已排胎便，肠鸣音正常，一般情况稳定，可给鼻饲喂奶，每次 2 ~ 3 小时 1 次。然后根据患儿耐受情况每天增加奶量，按每次增加 2 ~ 5ml 为宜。不足部分经静脉补充。

生后 3 天内液量应控制在 60 ~ 80ml/（kg·d）；3 天后可逐渐增至 100 ~ 120ml/（kg·d），此外根据病情补充钙、丙种球蛋白、白蛋白、碱性液等。在生后 2 ~ 3 天就可用氨基酸液和脂肪乳剂，以保证足够的热量。

（3）维持血压和血容量：应连续监测血压，在发生肺出血、颅内出血、NEC、败血症等严重并发症时，血压可下降，可输血浆，新鲜全血等扩容，同时可给多巴胺多巴酚丁胺静脉输入，使收缩压维持在 50mmHg 以上。

（4）抗生素：因宫内肺炎易与 HMD 混淆，且机械通气又增加了感染的机会，因此应给抗生素治疗，以后应定期做痰培养，根据细菌培养和药敏选择适当的抗生素。

2. 氧疗和机械通气　氧疗的目的是维持 PaO_2 在 50 ~ 80mmHg。出生体重 > 1500g，X 线表现为 Ⅰ ~ Ⅱ 级病变的患儿，可用鼻塞 CPAP 治疗。治疗成功的关键是早期应用和保持正压的持续性。CPAP 的压力 5 ~ 8cmH_2O，FiO_2 以维持 PaO_2 在 50 ~ 80mmHg 即可。

3. 纠正酸中毒，首次给 5% 碳酸氢钠 3 ~ 5 毫升/kg，用 10% 葡萄糖稀释后静滴，半小时重复一次。

4. 降低血钾，用碳酸氢钠仍不能纠正者，可按每 3 克葡萄糖用 1 个单位的胰岛素计算，加入葡萄糖中静滴。

5. 控制心脏衰竭，用速效洋地黄制剂，疗效不理想加用血管扩张剂，如酚妥拉明 0.1～0.2mg/kg 加入葡萄糖 20 毫升中静滴，必要时 4～6 小时重复 1 次。

二十、新生儿败血症

新生儿败血症是指新生儿期细菌侵入血液循环，并在其中繁殖和产生毒素所造成的全身性感染，常见的致病菌为表皮葡萄球菌、金黄色葡萄球菌及大肠杆菌。

【诊断要点】

1. 临床表现　一般表现如精神差、纳奶差，哭声减弱，体温不稳定等症状常出现较早，且发展快，较重，不需很长时间即可进入不吃、不动、面色不好、精神萎靡、嗜睡，体壮儿常发热，早产儿体温不升，如出现以下特殊的表现，常提示败血症的可能。

2. 黄疸　为败血症的唯一表现，生理性黄疸消退延迟，黄疸迅速加重或退而复现与无法解释的黄疸均应怀疑本症。肝脾肿大，电解质紊乱伴脱水，呼吸浅、心率快、心音低、奔马率、心脏扩大，心肌炎等表现。

3. 出血倾向　可有瘀点，瘀斑甚至 DIC。

4. 休克表现　面色苍白，皮肤出现大理石样花纹，脉细弱，毛细血管再充盈时间延长，肌张力低下，尿少，血压下降。

5. 其他　可出现中毒性肠麻痹、脓尿、骨髓炎、脑膜炎等，此外可有呼吸增快、青紫，也可有呕吐、腹泻、便秘、腹胀、水肿、硬肿等。

6. 化验室检查　血象、白细胞总数升高及分类、中性杆状核粒细胞增多左移、血小板常降低、微量血沉降低及 C-反应蛋白阳性。血培养可协助诊断。

【处理方案】

1. 抗生素治疗　致病菌未明者选用两种抗生素，一般选用青霉素、氨苄青霉素。

G-杆菌：可选用头孢三嗪，头孢噻肟。

葡萄球菌：可选用新青Ⅱ。根据药敏可选用万古霉素。

绿脓杆菌：可选用复达欣。

链球菌、肺炎球菌：可选用青霉素。

2. 支持疗法　纠正缺氧、水电解质紊乱或休克，重症病儿可输血及静脉用丙种球蛋白等。

二十一、新生儿腹泻

【诊断要点】

1. 发热或体温不升、恶心呕吐、腹胀腹泻，每日大便数次至数十次，性状为黄色水样便或绿色黏液样，水分较多。

2. 进展迅速，很快出现脱水酸中毒，严重休克。

3. 便培养有致病性大肠杆菌或电镜下找到病毒颗粒，恢复期血清抗体滴度升高 4 倍以上。

4. 有的合并坏死性小肠结肠炎。

【处理方案】

1. 严格消毒隔离制度。

2. 纠正水电紊乱。

（1）估计脱水程度：

脱水轻、中、重分别为体重下降 5%、5～10%、>10%。

（2）判断脱水性质：

血 Na < 130meq/L 为低渗；血 Na130～150meq/L 为等渗；血 Na > 150meq/L 为高渗。

（3）补液量：

	轻度	中度	重度
总液量（ml）	120～150	150～200	200～250
含 Na^+ meq/kg.d	5～10	10～15	15～20
张　力	1/3	1/2	2/3

体重 < 1500g，每天增加 10ml/kg，体重 < 1250g，每天增加 20ml/kg；光疗或远红外线辐射保暖者，每天多增加 20ml/kg；体

重 < 1500g 补 Na 量应适当增加。

钾的补充：见尿补钾 0.15 ~ 0.3 浓度，2 ~ 3meq/d，3 天内不补钾。可根据 K^+、Na^+、Cl^-，情况纠正，中度脱水纠正后给 10% GS10ml + 10% Ca – G2ml/kg 静点。

3. 纠酸

5% $NaHCO_3$：

（1）BE 负值 × 体重 × 0.3 = $NaHCO_3$ mmol 数。

（2）（22 ~ 24 ~ CO_2 cpmmol/L）× 体重 × 0.5 = $NaHCO_3$ mmol 数。先给一半，一次早产儿 < 4mmol，足月儿 < 6mmol。

（3）3 ~ 5ml/kg/d。

4. 抗生素根据药敏

（1）沙门氏菌：SMECO，氯霉素，先锋 V，氨苄青霉素等。

（2）大肠杆菌：选丁胺卡那 5 ~ 8mg/kg/d，第三代头孢霉素。

（3）轮状病毒：用中药不用抗菌素。

5. 饮食

（1）禁食 8 ~ 24 小时，然后吃 2 : 1 奶或 1 : 1 奶逐渐增量后改变一周内恢复正常。

（2）如果脱水不重，又无呕吐的病人可考虑给口服补液盐。

二十二、新生儿化脓性脑膜炎

【诊断要点】

1. 缺乏典型神经系统表现，常无脑膜刺激征。不表现呕吐及前囟饱满，但中毒症状重，表现吃奶少、哭声弱、体温异常、体重不增、青紫或苍白、呼吸暂停、嗜睡甚至昏迷。如找不到其他原因要考虑化脑。

2. 因新生儿前后囟及颅缝未闭，因此呕吐时前囟隆起或饱满颅压增高表现不明显，而表现为烦燥、易激惹，有高亢尖声哭叫，颈强直不明显，被动弯颈时有痛苦表现，剧哭、布氏征（ + ）。

3. 惊厥为常见症状，表现多样，双眼凝视、斜视、上翻、眼皮跳动、面肌痉挛、吸吮动作等。单侧或双侧肢体强直或阵挛、呼吸暂停、屏气，严重时出现面瘫。

4. 及早作腰穿，送常规生化、培养、涂片找细菌便可确诊。

【处理方案】

1. 抗菌治疗　尽早采用最大剂量进入脑脊液的杀菌药，首次剂量加倍从静脉推入或快速滴入。

药物应采用联合用药：氨苄青霉素 50mg/kg

Vigu1 ~ 2 次／日

头孢噻肟 50mg/kg

2. 其他治疗

（1）支持疗法：多次输新鲜血或血浆。

（2）免疫疗法：静脉注射丙种球蛋白。

（3）对症治疗。

二十三、新生儿颅内出血及缺氧缺血性脑病

【诊断要点】

1. 有宫内缺氧和产时窒息或异常分娩、产伤的历史，发病在三天内，绝大部分在生后 24 小时之内发病。

2. 有神经系统症状

（1）哭声尖直或不会哭。

（2）眼神发直、斜视，凝视或上翻。

（3）惊厥。

（4）有神志改变，如激惹、嗜睡、半昏迷、昏迷。

（5）中枢性呼吸衰竭，如双吸气、下颌呼吸、呼吸节律不整和暂停等。

3. 有神经系统体征

（1）前囟凸或张力增加。

（2）肌张力增强或减弱。

（3）原始反射的减弱或消失。

4. 辅助检查证明有颅内出血或脑水肿

（1）头颅 B 超，可见出血灶或脑室扩大等。

（2）CT 扫描。

（3）腰椎穿刺，脑脊液呈均匀一致的血性或黄色液体，可见到陈旧皱缩的红细胞，静置后不凝，此项检查宜在病情稍稳定后再做。

（4）硬膜下穿刺流出血性液体超过 1ml。

【处理方案】

1. 一般治疗　（1）保持安静，各项操作尽量集中进行，动作轻柔，避免过分搬动；（2）保暖；（3）吸氧，保持呼吸道通畅；（4）保证入量及热卡，可用鼻饲或输液。（热卡按 50 卡/kg/d 总入量按常规入量减少 20ml/kg/d）

2. 镇静止痉　必须控制任何形式的惊厥。可用苯巴比妥 8 ~ 10mg/kg/次肌注，10% 水合氯醛口服或灌肠，安定 0.3 ~ 0.5mg/kg/次，缓慢静注。（安定快注可致突然呼吸停止）

3. 降低颅内压　（1）20% 甘露醇 0.25 ~ 0.5g/kg/次，每天3 ~ 4 次，连用 3 ~ 5 天。（高渗溶液有加重颅内出血之危险，不宜大量）（2）速尿 1 ~ 2mg/kg/次，可与甘露醇交替使用。（3）地塞米松：首次 1 ~ 2mg 静注，以后 0.3 ~ 0.5mg/kg/日，连用 2 ~ 3 天。

4. 控制出血　$Vitk_1$ 5mg 每日一次，连用 3 天。

5. 所有病人常规做颅骨透照，如阳性怀疑硬膜下出血或积液时，应做诊断性穿刺，证实后可缓慢穿刺放血或引流，积液多时，每天穿刺一次，每侧引流量一般不超过 10ml，如引流量 <5ml/时，可隔日穿刺，10 ~ 14 天仍不见好转，可考虑外科治疗。

6. 住院期间，每周量一次头围。急性期及恢复期均应做脑 B 超、ABR、EEG，有条件时可做 CT，以利比较，估计预后。

二十四、新生儿肺出血

【诊断要点】

1. 发生肺出血时，呼吸困难突然加重，出现三凹征、青紫、呼吸暂停、面色苍白，呼吸暂停恢复后呼吸仍不规则，血氧饱和度下降，肺部可闻广泛的中粗湿啰音，或湿啰音比原来增多，约半数病例从口鼻腔流出血性液体。

2. X 线检查　常见 X 线表现为：斑片状阴影，分布广泛，大小不一，密度较均匀；肺血管瘀血，两侧肺门血管影增宽，两肺可见较粗的网状影；心脏普遍增大，以左心室增大为主。

3. 鉴别诊断　肺出血易漏诊和误诊，临床上仅半数病例发生口鼻腔或气管插管内流出血性液体，而另外半数病例被漏诊。有 5% 临床诊断肺出血者，实为消化道出血，而有 7% 肺出血病例被误诊为消化道出血。因此，对口鼻腔流出血性液体应作具体分析。

【处理方案】

1. 正压通气　一旦发生肺出血，立即正压机械通气，PIP2.45kPa（25cmH$_2$O），PEEP0.49 ~ 0.69kPa（5 ~ 7cmH$_2$O），吸呼比 1：1，呼吸频率 30 ~ 40 次/min，然后根据血气分析调整。

2. 原发病治疗　（1）感染引起肺出血者，其感染非常严重，应加强抗生素治疗，同时辅以免疫治疗，输注丙种球蛋白、中性粒细胞，粒细胞集落刺激因子等。（2）对低体温者应逐渐复温，使体温保持在正常范围。（3）有酸中毒者及时纠正，控制液体量，每天 60 ~ 80ml/kg。（4）改善循环功能，给多巴胺和多巴酚丁胺治疗。（5）防治 DIC，用小剂量肝素，20 ~ 40 单位/kg，q8 ~ 12h，皮下注射。（6）有心力衰竭者给地高辛和速尿治疗。

二十五、新生儿贫血

【概要】

生后头 2 周静脉血血红蛋白（Hb）低于 130g/L（13g/dl），或毛细血管 Hb < 145g/L（14.5g/dl），可诊断为新生儿贫血。

【诊断要点】

1. 新生儿贫血可由于失血、溶血和红细胞〔RBC〕生成低下所致。

2. 贫血的临床表现　急性贫血通常由失血引起，常有苍白、气促、心率增快和低血压，红细胞压积（HCT）起初可正常，但由于血液稀释可在 6h 内下降。慢性贫血可有苍白，但因代偿而无临床窘迫症状，肝脾可肿大，部分患儿可发生充血性心力衰竭。

3. 早产儿生理性贫血　早产儿出生时脐血 Hb 与足月儿相似，但生理性贫血发生早（4～6 周）且重（Hb70～100g/L）。胎龄越小，贫血程度越重，持续时间也越长。这主要是由于早产儿促红细胞生成素（EPO）水平低所致，另外也与早产儿 RBC 寿命短和频繁诊断性抽血有关。

【处理方案】

1. 急性失血时的急诊处理　若患儿已休克，立即输注 15～20ml/kg 5% 白蛋白、生理盐水或全血，以恢复血容量至正常。由血型不合溶血病所致的慢性重度贫血需通过早期换血来纠正。

2. 非紧急情况下，贫血可通过输注浓缩 RBC 来纠正。

3. 重组人类促红细胞生成素（rHuEPO）可提高早产儿 Hb 水平和减少输血次数，但不能根除早产儿对输血的需要。剂量每次 200～250u/kg，每周 3 次皮下注射。应同时应补充铁剂 4～8mg/kg. d（至少 2mg/kg. d）。

4. 营养补充

（1）铁剂：早产儿生理性贫血的原因与铁无关，但在出生 2～3 月后早产儿铁储备降低，应在生后 4～6 周开始补铁，剂量每天 1～2mg/kg。

（2）VitE：母乳和现代的配方乳中都含有足够的 VitE 和低含量的多价不饱和脂肪酸，因此 VitE 缺乏已很少发生。

（3）叶酸：母乳和配方乳中都含有足够的叶酸，因此一般不须补充，除非特殊饮食（如苯丙酮尿症和枫糖尿病）的婴儿才处于叶酸缺乏的危险。

二十六、新生儿出血性疾病

【概要】

新生儿特别是早产儿止凝血功能不成熟，较易发生出血性疾病，最常见的原因是 DIC、VitK 缺乏所致的新生儿出血症和多种原因所致的血小板减少症，重者可危及生命，因此及时诊断和处理其为重要。

【诊断要点】

1. VitK 缺乏所致的新生儿出血症（HDN）　可有经典型、晚发型和早发型三种类型。经典型 HDN 多发生于出生时未用过 $VitK_1$ 预防的新生儿，于生后 2～7 天起病，表现为皮肤黏膜、脐部和消化道出血。本病预后良好，注射 $VitK_1$ 迅速见效。晚发型 HDN 发生于未用 $VitK_1$ 预防的纯母乳喂养儿，常于生后 4～12 周起病，表现为颅内出血和广泛的深部血肿，预后多不良。早发型 HDN 则主要见于孕母用过苯妥因钠、苯巴比妥、水杨酸盐、或华法林等药物的婴儿，出血发生在生后 24h 之内，脑部出血可以致死。

2. 新生儿 DIC　任何重症患儿都可发生 DIC，临床医生往往在患儿出现广泛出血倾向时才考虑 DIC，事实上，在抢救危重新生儿时，如果出现抽血困难或一抽就凝，就应警惕有早期 DIC 之可能。典型的 DIC 表现为穿刺部位渗血不止、皮肤广泛瘀点瘀斑，各器官系统出血，血管由广泛凝血可致微循环障碍和血栓形成。

3. 新生儿血小板减少症　血小板低于 $100 \times 10^9/L$ 时为血小板减少症。新生儿血小板减少的原因有母子血小板抗原性不合所致的同种免疫性血小板减少症；母患特发性血小板减少性紫癜（ITP）或系统性红斑狼疮（SLE）所致的先天性被动免疫性血小板减少症；和继发于其他疾病所致的血小板减少症。皮肤紫癜或瘀斑可是唯一的临床表现，重者可出现脐部渗血、黑粪、头颅血肿和颅内出血。

【处理方案】

1. HDN 的治疗比较简单，$VitK_1$ 1mg im 或 iv，一次即可奏效。为预防 HDN 的发生，不论是否足月，新生儿出生时都应常规肌注 $VitK_1$ 1mg。对纯母乳喂养的新生儿还应在生后 1 周和 4～6 周时各补充一次。

2. DIC 的治疗重点在于控制原发病，出血严重者可输新鲜血和冷冻血浆，顽固病例特别是败血症患儿可考虑换血治疗。肝素主要适用于 DIC 的早期高凝期，或有大血管血栓形成，组织器官坏死或暴发性紫癜的患儿。由于经典的肝素剂量有加重出血可能，临床较难监测，故目前多主张采用小剂量肝素持续静滴，剂量 10～15u/kg/h，用或不用负荷量（25～35u/kg）。用肝素时严密监测血小板和 PT，维持血小板 $>50 \times 10^9/L$ 和 PT 为同龄正常值的 1.5～2 倍。近年来还倡导微剂量肝素疗法，每次 20～40u/kg，q12h，皮下注射，既能维持较长作用时间，又无出血副作用，尤适用于 DIC 的早期高凝状态或预防 DIC。

3. 新生儿血小板减少症严重出血者（血小板 $<30 \times 10^9/L$）可输注新鲜血小板（10ml/kg），但是同种免疫性血小板减少症需输洗涤的母亲血小板。继发于母亲 ITP 的血小板减少症可用静脉用丙种球蛋白（IVIg）1g/kg，qd×2d，或泼尼松龙 1～2mg/kg/d，po，至血小板 $>50 \times 10^9/L$ 停药。

二十七、新生儿黄疸

【诊断要点】

1. 对新生儿黄疸应首先区别生理性或病理性黄疸。

（1）生理性黄疸：多在生后第 2～3d 出现，第 4～6d 达高峰，血清总胆红素（TSB）足月儿不超过 204μmol/L（12mg/dl），早产儿不超过 256μmol/L（15mg/dl），结合胆红素不超过 25umol/L（1.5mg/dl），足月儿在生后 2 周消退，早产儿在 3～4 周消退。患儿一般情况好，食欲好。生理性黄疸与新生儿胆红素代谢特点有密切关系。近年随着母乳喂养的普及，正常足月儿 TSB 峰值明显高于传统标准，可达 256～290μmol/L（15～17mg/dl）。对于早产儿，所谓"生理性黄疸"的概念已没有价值，因为早产儿尤其是极低出生体重儿，即使 TSB 在正常范围也有可能发生胆红素脑病。

（2）病理性黄疸：如黄疸在生后 24h 内出现，黄疸程度超过生理性黄疸范围，每天 TSB 上升值 >85 μmol/L（5mg/dl），黄疸消退时间延迟，结合胆红素增高等，应视为病理性黄疸，同时患儿有原发病的表现。

2. 如考虑病理性黄疸，则根据临床表现和辅助检查进行病因诊断。常见的有以下几方面：

（1）以未结合胆红素增高为主：①新生儿血型不合溶血病，见新生儿溶血病。②葡萄糖 – 6 – 磷酸脱氢酶（G – 6 – PD）缺陷症：在南方发病率较高，蚕豆、磺胺药、抗疟药、樟瑙丸等为诱发因素。③感染性黄疸：败血症、尿路感染、感染性肺炎等均可引起黄疸加深。④母乳性黄疸：可分为早发型和晚发型，早发型发生在生后第 1 周，与热卡摄入不足和肠肝循环增加有关。晚发型在生后第 5d 开始出现，第 2 周达高峰，与母乳中存在抑制因子和肠肝循环增加有关，患儿一般情况较好，暂停母乳 3 ~5d 黄疸减轻。⑤其他：头颅血肿、颅内出血、其他部位出血、窒息、药物（维生素 K3、磺胺药、新霉素等）、红细胞增多症、胎粪延迟排出、克 – 纳氏综合症等均可引起黄疸。

（2）以结合胆红素增高为主：①新生儿肝炎：如甲型肝炎、乙型肝炎、巨细胞病毒肝炎、弓形体病等。②胆汁瘀滞综合征：某些药物、静脉营养、败血症等可引起胆汁瘀滞。③胆道疾病：先天性胆道闭锁、胆总管囊肿等。④先天性代射疾病：如甲状腺功能低下、半乳糖血症、α – 抗胰蛋白酶缺乏症等。

【处理方案】

1. 病因治疗　生理性黄疸一般不需治疗，对早产儿尤其是极低出生体重儿，TSB 超过 171umol/L（10mg/dl）时应予治疗。病理性黄疸根据原发病不同采取相应治疗。

2. 光照疗法

（1）指征：（见表）TSB 足月儿超过 15mg/dl，早产儿超过 12mg/dl，出生体重越低，指征越宽。生后 24h 内出现黄疸者，尽早光疗。光疗不能代替换血，但可减少换血疗法的应用。结合胆红素超过 1.5mg/dl，慎用光疗。

生后时间（H）	血清中胆红素水平 μmol/L（mg/dl）			
	考虑光疗*	光疗	光疗失败后换血**	换血 + 光疗
≤24***	…	…	…	…
25～48	≥204（12）	≥256（15）	≥342（20）	≥427（25）
49～72	≥256（16）	≥308（18）	≥427（25）	≥513（30）
＞72	≥290（17）	≥342（20）	≥427（25）	≥513（30）

* 根据患儿的具体情况判断。

＊＊光疗 4～6 小时，血清胆红素不能降低 17～34μmol/L（1～2mg/dl）为光疗失败。

＊＊＊24 小时出现黄疸应考虑病理性黄疸，需进一步检查。

（2）光疗注意事项：①光疗时要保护眼睛，防止发生视网膜损害。②夏天注意光疗箱通风，防止发热，冬天注意保暖。③光疗散热多，常发生脱水，要适当增加补液量。④光疗分解产物经肠道排泻刺激肠壁，可引起腹泻。⑤光疗可至皮疹，原因不明，可见斑点样皮疹，停光疗后可消失。⑥光疗可使核黄素分解，在光疗前或后补充核黄素，不宜同时补充。⑦血清结合胆红素超过 3～4mg/dl 时进行光疗，可导致青铜症。

3. 药物治疗

（1）白蛋白：1g 白蛋白可与 8.5mg/dl 游离的未结合胆红素联结，减少核黄疸的发生，在换血前给白蛋白 1g 加葡萄糖 10～20ml，静脉滴注，以增加胆红素的换出。

（2）酶诱导剂：可用苯巴比妥 5mg/kg.d，po，3d 后起效。

（3）锡原卜啉：是一种血红素加氧酶抑制剂，能减少胆红素的生成，目前尚在研究中。

4. 换血疗法　主要用于血型不合溶血病所致的黄疸（见新生儿溶血病）。

二十八、新生儿持续性肺动脉高压

【概要】

新生儿持续性肺动脉高压（PPHN）是由于出生后肺血管阻力持续增高，不能过渡到正常的新生儿循环，大量血液经卵园孔及/或动脉导管右向左分流，导致严重的低氧血症和紫绀。该病常发生于足月儿或过期产儿，死亡率极高。

【诊断要点】

1. 临床表现　PPHN 常并发于围产期窒息、胎粪吸入、肺透明膜病、肺炎及败血症，但也可能由于肺血管床的解剖学异常所致。临床表现为与胸部 X 线表现不成比例的低氧血症，和吸高浓度氧也不能改善的紫绀，临床酷似青紫型先天性心脏病。体格检查可发现明显的心前区搏动，第二心音单一而响亮，胸骨右或左下缘可闻及三尖瓣返流性收缩期杂音。胸部 X 线除原发性肺实质病变外，可见心影增大，肺血正常或减少。

2. 确诊试验　超声心动图有助于确诊 PPHN，既可排除结构型先天性心脏病，又可证实肺动脉压力增高和直接看到血液通过开放的卵园孔及动脉导管右向左的分流。

【处理方案】

1. 药物治疗　可选用妥拉苏林，首剂 1～2mg/kg，10～30min 内从头皮静脉滴入，然后以 0.15～0.3mg/kg/h 维持。也可选用硝普钠 0.2～0.6 μg/kg/min，持续静滴；或硫酸镁负荷量 200mg/kg，稀释成8%浓度于 30min 内静滴，然后以 20～50mg/kg/h 维持。上述药物对体循环也有扩张作用。因此应严密监测血压，必要时可用多巴胺 5～7 μg/kg/min 及/或多巴酚丁胺 5～15 μg/kg/min，持续静滴，维持血压在 6.65Kpa（50mmHg）以上。

2. 过度通气和/或碱化疗法　可通过气管插管用较高的 PIP、较高的 FiO2 和较快的呼吸频率机械通气，使 $PaCO_2$ 降至 2.66～3.33Kpa（20～25mmHg）和 PH＞7.45，以扩张肺血管和降低肺动脉压力。碱化疗法也可通过应用碳酸氢钠来达到。

3. 若传统的机械通气模式失败，可改用高频通气模式。一氧化氮（NO）吸入疗法具有选择性扩张肺血管作用，近年来已成为国内外研究的热点，用以治疗 PPHN 疗效非常显著。

4. 体外膜肺（ECMO）是上述治疗均无效时的最终治疗手段，但价格昂贵，副作用大。

第四节　儿科传染病

一、麻疹

麻疹（measles）是麻疹病毒所致的小儿常见的急性呼吸道传染病。

【诊断要点】

1. 潜伏期　大多数为 6 ~ 18 天（平均 10 天左右）。潜伏期末，可有低热、全身不适。

2. 前驱期　也称发疹前期，一般为 3 ~ 4 天。主要表现如下：

（1）发热：多为中度以上，热型不一。

（2）上呼吸道炎表现：在发热同时出现咳嗽、流涕、喷嚏、咽部充血等卡他症状与上呼吸道感染不易区别，但结膜充血、流泪、畏光及眼睑水肿是本病特点。

（3）麻疹黏膜斑（Koplik 斑）：在发疹前 24 ~ 48 小时出现，开始仅在对着下臼齿相对应的颊黏膜上，可见直径约 1.0mm 灰白色小点，外有红色晕圈，常在 1 ~ 2 天内迅速增多，可累及整个颊黏膜并蔓延至唇部黏膜，于出疹后 1 ~ 2 天迅速消失，可留有暗红色小点。

3. 出疹期　多在发热后 3 ~ 4 天出皮疹，体温增高至 40℃ ~ 40.5℃，全身毒血症状加重，嗜睡或烦躁不安，甚至谵妄、抽搐、咳嗽加重。皮疹先出现于耳后、发际、颈部，逐渐蔓延至额面、躯干及四肢。疹形是玫瑰色斑丘疹，继而色加深呈暗红，可融合呈片，疹间可见正常皮肤，同一部位皮疹持续 2～3 天，不伴痒感。此期肺部有湿性啰音，X 线检查可见肺纹理增多或轻重不等弥漫性肺部浸润。

4. 恢复期　出疹 3～4 天后皮疹按出疹顺序开始消退。若无并发症发生，食欲、精神等其他症状也随之好转。疹退后，皮肤有糠麸状脱屑及棕色色素沉着，7～10 天痊愈。

5. 血象　白细胞数减少，恢复期淋巴细胞增多。

【处理方案】

无特殊治疗，治疗原则是：加强护理，对症治疗，预防感染。

1. 一般治疗　卧床休息，保持室内空气流通，注意温度和湿度。保持眼、鼻、口腔和耳的清洁，避免强光刺激。给予容易消化富有营养的食物，补充足量水分。

2. 对症治疗　前驱期、出疹期体温不超过 40℃ 者一般不退热。若体温 >40℃ 伴有惊厥或过去有热惊史者可适当降温，烦躁可适当给予镇静剂。频繁剧咳可用非麻醉镇咳剂或超声雾化吸入。继发细菌感染可给抗生素。补充维生素 A 治疗小儿麻疹，有利于疾病的恢复，可减少并发症的发生。有条件可加用中药治疗。

3. 中医治疗

（1）初期易辛凉透表，佐以解毒，如银翘散加减。

（2）出疹期易清毒，透疹，清解透表汤加减。

（3）恢复期养阴清热，调理脾胃，沙参麦苓汤加减。

4. 并发症的治疗　有并发症者给予相应治疗。

（1）合并肺炎、喉炎，选用青霉素、氨苄青霉素。

（2）合并心衰，按心衰治疗原则处理。

（3）合并脑炎，按乙脑治疗原则处理。

（4）合并肠炎，补充水分和电解质，纠正酸中毒。

二、水痘

水痘是一种传染性极强的儿童期出疹性疾病，通过接触或飞沫传染。

【诊断要点】

1. 典型水痘　潜伏期多为 2 周左右。前驱期仅 1 天左右，表现为发热、全身不适、食欲不振等。次日出现皮疹，初起于躯干部，继而扩展至面部及四肢，四肢末端稀少，呈向心性分布，系水痘皮疹的特征之一。开始为红色斑丘疹或斑疹，数小时后变成椭圆形水滴样小水泡，周围红晕。约 24 小时内水疱内容物变为混浊，且疱疹出现脐凹现象，水疱易破溃，2～3 天左右迅速结痂。病后 3～5 天内，皮疹陆续分批出现，瘙痒感较重。由于皮疹演变过程快慢不一，故同一时间内可见上述三种形态皮疹同时存在，这是水痘皮疹的又一重要特征。水痘多为自限性疾病，10 天左右自愈，一般患者全身症状和皮疹均较轻。

2. 重症水痘　多发生在白血病、淋巴瘤等恶性或免疫功能受损病儿。出现高热及全身中毒症状。出疹 1 周后体温仍可高达 40～41℃，患儿皮疹融合，形成大疱型疱疹或出血性皮疹，呈离心性分布，常伴血小板减少而发生暴发性紫癜。

3. 先天性水痘　母亲在妊娠期患水痘可累及胎儿。

4. 外周血白细胞计数　白细胞总数正常或稍低。

【处理方案】

1. 加强护理，供给足够水分和易消化的饮食；

2. 剪短患儿指甲、戴连指手套以防抓伤；

3. 勤换内衣，消毒水洗浴，减少继发感染；

4. 局部或全身使用止痒、镇静剂。

5. 无环鸟苷是首选的抗水痘病毒药物，治疗越早越好，一般应在皮疹出现后 48 小时以内开始。＜1 岁 10mg/kg/次，＞1 岁 500mg/kg/d，每 8 小时静脉滴注，疗程 7 天或至无新的皮疹出现后 48 小时。口服阿昔洛韦 80mg/kg/d 对免疫健全的儿童水痘病例有一定的益处而且无毒性，但只有在水痘发病后 24 小时内开始治疗才有效

6. 早期使用 α-干扰素能较快抑制皮疹发展，加速病情恢复。继发细菌感染时给抗生素治疗。因脑炎出现脑水肿颅内高压者应脱

水治疗；皮质激素对水痘病程有不利影响，可导致病毒播散，一般不宜用。水痘免疫球蛋白对已经发病的病人无价值。

三、幼儿急疹

幼儿急疹是由病毒引起的一种小儿急性传染病。临床上以突起发热，热退出疹为特点。

【诊断要点】

1. 骤起高热，而其他临床症状较轻，热退出疹。

2. 颈、枕、耳后淋巴结肿大压痛。

3. 周围血白细胞减少，淋巴细胞分类计数较高。

4. 发病年龄在 2 岁以内。

【处理方案】

1. 一般治疗　患儿卧床休息，注意隔离，避免交叉感染，要多饮水，给予易消化食物，适当补充维生素 B、C 等。

2. 对症治疗　高热时物理降温，适当应用含有"扑热息痛"或"布洛芬"成分的婴幼儿退烧药（例如：泰诺林、百服宁、美林等），一旦出现惊厥给予苯巴比妥钠或水合氯醛，可适当补液。

3. 中医治疗　早期治宜疏风解表，出疹期宜清热凉血。

四、风疹

风疹又称"风痧"，痧子等。是儿童常见的一种呼吸道传染病。由于风疹的疹子来得快，去得也快，如一阵风似的，"风疹"也因此得名。妊娠早期感染者，可致胎儿畸形，称为先天性风疹综合征。

【诊断要点】

风疹从接触感染到症状出现，要经过 14～21 天。病初 1～2 天症状很轻，可有低热或中度发热，轻微咳嗽、乏力、胃口不好、咽痛和眼发红等轻度上呼吸道症状。病人口腔黏膜光滑，无充血及黏膜斑，耳后、枕部淋巴结肿大，伴轻度压痛。通常于发热 1～2 天后出现皮疹，皮疹先从面颈部开始，在 24 小时蔓延到全身。皮疹初为稀疏的红色斑丘疹，以后面部及四肢皮疹可以融合，类似麻疹。出疹第二天开始，面部及四肢皮疹可变成针尖样红点，如猩红热样皮疹。皮疹一般在 3 天内迅速消退，留下较浅色素沉着。在出疹期体温不再上升，病儿常无疾病感觉，饮食嬉戏如常。风疹与麻疹不同，风疹全身症状轻，无麻疹黏膜斑，伴有耳后、颈部淋巴结肿大。

【处理方案】

1. 普通康复疗法　加强护理，室内空气保持新鲜，加强营养，隔离至出疹后 5 天。

2. 现代西医西药治疗方法　主要是支持疗法，对症治疗，可酌情给予退热剂，止咳剂及镇痛剂，喉痛用复方硼砂液漱口，皮肤瘙痒可用炉甘石洗剂或皮炎平涂拭，结膜炎用 0.25% 氯霉素滴眼液或 10% 醋酸磺胺液滴眼数日。

3. 合并感染　给予抗生素治疗。

五、流行性腮腺炎

流行性腮腺炎是病毒引起的小儿常见的急性呼吸道传染病。以腮腺肿大及疼痛为特征，各种唾液腺体及其他器官均可受累，系非化脓性炎症。

【诊断要点】

1. 发病前 2~3 周有与腮腺炎患儿接触史。

2. 本病潜伏期 14~25 天，前驱期很短、症状较轻。腮腺肿大常是疾病的首发体征。常先见一侧，然后另一侧也相继肿大，肿大以耳垂为中心，向前、后、下发展，边缘不清，表面发热不红，触之有弹性感，有疼痛及触痛，咀嚼食物时疼痛加重。腮腺管口可见红肿。腮腺肿大约 3~5 天达高峰，一般一周左右消退。

3. 颌下腺和舌下腺也可同时受累，或单独出现腮腺肿大。可有不同程度发热，持续时间不一，短者 1~2 天，多为 5~7 天，亦有体温始终正常者。可伴有头痛、乏力、减退等。

4. 腮腺肿胀可并发单纯睾丸炎或脑膜脑炎腮腺炎的症状出现。

【处理方案】

1. 完全是对症处理。急性期避免刺激性食物，多饮水，保持口腔卫生

2. 高热者给予退热剂或物理降温。严重头痛和并发睾丸炎者可给解热止痛药。

3. 中药是常用药，如板蓝根冲剂。可采用内服局部外敷，青黛散调醋局部涂敷腮肿处。方药常用普济消毒饮加减。

4. 临床已试用干扰素治疗似有加速消肿、缩短热程的效果。发病早期可试用利巴韦林 15mg/kg/d 静滴，疗程 5～7 天。

5. 对重症脑膜脑炎、睾丸炎或心肌炎患儿必要时可采用中等剂量的糖皮质激素进行 3～7 天的短期治疗。

6. 合并感染者，应用抗生素治疗。

六、脊髓灰质炎

脊髓灰质炎是由脊髓灰质炎病毒引起的小儿急性传染病，病毒主要损害脊髓前角运动神经细胞，临床表现为四肢弛缓性瘫痪，无感觉障碍，多发生在 <5 岁小儿，尤其是婴幼儿，故又称小儿麻痹症。

【诊断要点】

潜伏期一般为 5～14 天。临床表现因轻重程度不等而分为无症状型，占 90% 以上；顿挫型占 4%～8%。瘫痪型为本病之典型表现，可分为以下各期。

1. 有夏秋季发病的流行病特点。

2. 前驱期　主要表现为发热、纳差、乏力、多汗、咽痛、咳嗽及流涕上呼吸道感染症状。尚可见恶心、呕吐、腹泻、腹痛等消化道症状。持续 1～4 天，多数患者体温下降，症状消失，称顿挫型。

3. 瘫痪前期　可从前驱期直接发展至本期，也可在前驱期热退后 1～6 天再次发热至本期（双峰热）开始，也可无前驱期而从

本期开始。本期特点是：出现高热、头痛、颈强直、脑膜刺激征阳性等中枢神经系统感染的症状及体征，同时伴有颈、背、四肢肌肉疼痛及感觉过敏。

4. 瘫痪期 瘫痪大都于瘫痪前期的第3～4天出现，无法截然将这两期分开，特别是不出现双峰热时，前驱期直接进入瘫痪期。瘫痪随发热而加重，热退后瘫痪不再进展，无感觉障碍。可分为以下几型：

（1）脊髓型：最常见。瘫痪的特点是两侧不对称的弛缓性瘫痪，多见单侧下肢。

（2）延髓型：病毒侵犯延髓呼吸中枢、循环中枢及脑神经核，可见颅神经麻痹及呼吸、循环受损的表现。

（3）脑型：较少见。表现为高热、意识障碍、嗜睡或昏迷、上神经元瘫痪等。

（4）混合型：兼有以上几型的表现，常见脊髓型合并延髓型。

5. 恢复期 瘫痪肢体功能逐渐恢复，一般从肢体远端开始，继之近端大肌群，轻症1～3个月恢复，重症需6～18个月。

6. 后遗症期 如果神经细胞损伤严重，某些肌群的功能不能恢复，就会出现长期瘫痪。继而肌肉萎缩，肢体发生畸形，如脊柱弯曲、足内翻或外翻、足下垂等，而影响其功能使其不能站立、行走或跛行。

7. 脑脊液 瘫痪前期始出现异常，其变化与病毒性脑炎相似，细胞数通常在（50～500）×10^6/L之间，早期中性粒细胞增多，蛋白增加不明显，这种细胞蛋白分离现象对诊断有一定参考价值。至瘫痪第3周，细胞数多已恢复正常，而蛋白质仍继续增高，4～6周后方恢复正常。

【处理方案】

1. 前驱期和瘫痪前期 必须卧床休息至热退后1周，避免劳累过度和肌注或进行任何手术；全身肌肉痉挛不适和疼痛，局部可用温热敷或口服镇痛剂。静脉滴注高渗葡萄糖及维生素C，可减轻神经组织水肿。有条件可静脉输注丙种球蛋白400mg/kg/d连用

2～3 天，可中和病毒，有减轻病情作用。早期应用 α－干扰素可抑制病毒复制，还有重要免疫调节作用，100 万^U/d 肌注，14 天为一疗程。

2. 瘫痪期　睡平板床，瘫痪肢体置功能位置，防止下垂或其他畸形。地巴唑有兴奋脊髓扩张血管的作用，0.1～0.2mg/kg/d 顿服，10 天为一疗程。加兰他敏 0.05～0.1mg/kg/d 肌注，一般急性期后用，促进神经传导，20～40 天为一疗程。VitBl2 能促进神经细胞的代谢，0.1mg/d 肌注。其他对症治疗：如呼吸肌瘫痪者应给氧，并及早采用人工呼吸器；呼吸中枢麻痹者可用呼吸兴奋剂、吞咽困难者输液或用胃管保证营养。同时选用适宜的抗生素，防止肺部继发感染。

3. 恢复期及后遗症期　可通过按摩、针灸、理疗及功能锻炼等方法，促进肌肉功能恢复，防止发生肌萎缩。如有肢体畸形，可用手术矫正。

七、猩红热

猩红热是由 β（乙）型 A 群溶血性链球菌所引起的急性呼吸道传染病，也可引起扁桃体炎，丹毒，风湿热，心内膜炎及局部感染。

【诊断要点】

1. 潜伏期　一般 2～4 天，最短 1 天，最长 7 天。

2. 前驱期　一般不超过 24 小时，少数可达 2 天。起病急骤，发热，体温一般 38℃～39℃，重者可达 40℃以上，婴幼儿起病时可能产生惊厥或谵妄。患者全身不适，咽喉疼痛明显，会影响到食欲。咽喉及扁桃体显著充血，亦可见脓性分泌物。颈部及颌下淋巴结肿大，有触痛。

3. 出疹期　皮疹于 24 小时左右迅速出现，最初见于耳后，腋下、颈部与腹股沟，1 日内迅速蔓延至全身。典型皮疹为弥漫性针尖大小的猩红色小丘疹，触之如粗砂纸样，或人寒冷时的鸡皮样疹。疹间皮肤潮红，用手压可暂时转白，此种现象称为贫血性皮肤划痕征，为猩红热的特征之一。皮肤皱折处，如腋窝、肘、腹股沟等处，皮疹密集，色深红，其间有针尖大小之出血点，形成深红色"帕氏征"。为猩红热的特征之二。口腔黏膜亦可见黏膜疹，充血或出血点。舌头红，乳头红肿如草莓，称杨梅舌，为猩红热的特征之三。面颊部潮红无皮疹，而口周围皮肤苍白，称口周苍白圈。

4. 恢复期　病程第 1 周末开始脱屑，是猩红热特征性症状之一，首见于面部，次及躯干，然后到达肢体与手足掌。面部脱屑，躯干和手足大片脱皮，呈手套、袜套状。脱屑程度与皮疹轻重有关，一般 2 ~ 4 周脱净，不留色素沉着。

【处理方案】

1. 抗生素疗法　青霉素是治疗猩红热和一切链球菌感染的首选药物，早期应用可缩短病程、减少并发症。4 万 ~ 8 万^U/kg/d，分 2 次注射。病情严重者可增加剂量。为彻底消除病原菌、减少并发症，疗程至少 10 天。对青霉素 G 过敏者可用红霉素 20 ~ 40mg/kg/d，分 3 次口服，严重时也可静脉给药，疗程 7 ~ 10 日。

2. 一般护理　急性期患儿应卧床休息，较大儿童用温淡盐水含漱。饮食以流质、半流、中医治疗

3. 中药治疗　依据辨证施治，拟方治疗。

八、细菌性痢疾

细菌性痢疾是由痢疾杆菌引起的肠道传染病，好发于夏秋季。

【诊断要点】

1. 有不洁饮食和接触史。

2. 普通型（典型）

（1）毒血症状：畏寒发热，全身不适。

（2）肠道症状：

腹痛：便前加重、便后缓解，左下腹明显

腹泻：稀水便或黏液脓血便，10 ~ 20 次/d，有里急后重

体征：肠鸣音亢进，左下腹压痛

3. 中毒型　是急性细菌性痢疾的危重型。起病急、进展快、

迅速发生休克及昏迷，2~7岁儿童多见。全身症状重、肠道症状轻，病死率高，必须积极抢救。

按其临床表现之不同分2型：

（1）休克型（周围循环衰竭型）：主要表现为感染性休克。

（2）脑型（脑微循环障碍型）：此型较严重，病死率高，以严重脑症状为主，由于脑血管痉挛引起脑缺血、缺氧、脑水肿及颅内压升高，严重者可发生脑疝。

4. 实验室检查

（1）粪便检查：常规检查：粪便外观多为黏液脓血便，无粪质。镜检有大量脓细胞或白细胞及分散的红细胞

（2）血常规：急性期血白细胞总数增高，多在（10~20）×10^9/L，中性粒细胞亦增高。慢性期病人可有贫血。

【处理方案】

1. 急性菌痢药物治疗

（1）一般治疗：对毒血症状严重者，采用适宜的对症治疗和抗菌治疗的同时，可酌情小剂量应用肾上腺皮质激素。保证每日足够的水分、电解质及维持酸碱平衡，如严重吐泻引起脱水、酸中毒及电解质紊乱者，则静脉或口服补充液体给予纠正。

（2）病原治疗：根据药物敏感情况选择用药，疗程通常5~7天。①氟喹诺酮类：有较强的杀菌作用，口服完全吸收，是目前治疗菌痢的较理想的药物。首选环丙沙星。②复方磺胺甲恶唑：成人每次2片，一日2次，首剂加倍。儿童剂量酌减。对有过敏者、严重肾病及血白细胞明显减少者忌用。③其他：阿奇霉素对耐药的痢疾杆菌有强抑菌作用，阿奇霉素500mg口服1次后，250mg，一日1次，疗程4日。

2. 慢性菌痢　病程拖延2个月以上者，症状反复持续发作。

（1）病原治疗：对慢性菌痢宜联合应用两种抗菌药物治疗，7~10日为一疗程。

（2）灌肠疗法：肠黏膜病变经久不愈者可采用药物保留灌肠。用0.5%卡那霉素或0.3%黄连素或5%大蒜素液，每次100~

200ml，每晚 1 次，10～14 日为一疗程。灌肠液内加用小剂量肾上腺皮质激素，以增加其渗透作用而提高疗效。如有效可重复应用。

（3）除一般的对症治疗外，可给予微生物制剂，如乳酸杆菌或双歧杆菌等制剂进行纠正。

3. 中毒型菌痢　中毒型菌痢病情凶险，除有效的抗菌治疗外，宜针对危象及时采用综合措施抢救治疗。

（1）一般治疗：由于病情变化快，应密切观察意识状态、血压、脉搏、呼吸及瞳孔等变化，并作好护理工作，减少并发症的发生。

（2）病原治疗：应用有效的抗菌药物静脉滴注，如环丙沙星 0.2～0.4g，静脉滴注，一日 2 次，或左氧氟沙星，每日 250mg～500mg，静脉滴注。

（3）对症治疗：对病情中出现的危象及时抢救：①降温止惊：争取短时间内将体温降至 36℃～37℃，为此可将病人放置在 20℃以下的空调房间，辅以亚冬眠疗法，氯丙嗪及异丙嗪各 1mg～2mg/kg，肌肉注射或静脉注射，q2h 每 4 小时 1 次，一般 3～4 次。②扩容纠酸，维持水及电解质平衡。③血管活性药物应用，疾病早期可用阿托品，儿童 0.03mg～0.05mg/kg，静脉注射。面色转红，四肢温暖时说明血管痉挛解除，可予停药。如血压仍不回升则用升压药物，如多巴胺、阿拉明、酚妥拉明等治疗。④防治脑水肿和 ARDS，应及时给予甘露醇脱水，降低颅内压以及采用吸氧和人工呼吸机治疗等。

九、结核病

（一）原发型肺结核

原发型肺结核是原发性结核病中最常见者，为结核杆菌。是小儿肺结核的主要类型，占儿童各型肺结核总数的 85.3%。原发型肺结核包括原发综合征和支气管淋巴结结核前者由肺原发病灶、局部淋巴结病变和两者相连的淋巴管炎组成；后者以胸腔内肿大淋巴结为主。

【诊断要点】

早期诊断很重要。应结合病史、临床表现及其有关检查进行综合分析。

（1）病史：症状轻重不一。轻者可无症状，一般起病缓慢，可有低热、纳差、疲乏、盗汗等结核中毒症状，多见于年龄较大儿童。婴幼儿及症状较重者可急性起病，高热可达 39℃ ~ 40℃，但一般情况尚好，与发热不相称，持续 2 ~ 3 周后转为低热，并伴结核中毒症状，干咳和轻度呼吸困难是最常见的症状。婴儿可表现为体重不增或生长发育障碍。部分高度过敏状态小儿可出现眼疱疹性结膜炎，皮肤结节性红斑及（或）多发性一过性关节炎。

（2）体格检查：应注意检查双上臂有无卡介苗接种后疤痕；若发现眼疱疹性结膜炎、皮肤结节性红斑者，活动性结核病的可能性较大。

（3）结核菌素试验：为简便实用的诊断方法。结核菌素试验呈强阳性或由阴性转为阳性者，应作进一步检查。

（4）X 线检查：对确定肺结核病灶的性质、部位、范围及其发展情况和决定治疗方案等具有重要作用，是诊断小儿肺结核的重要方法之一。最好同时作正、侧位胸片检查，对发现肿大淋巴结或靠近肺门部位的原发病灶，侧位片有不可忽视的作用。

①原发综合征：肺内原发灶大小不一。局部炎性淋巴结相对较大而肺部的初染灶相对较小是原发性肺结核的特征。小儿原发型肺结核在 X 线胸片上呈现典型哑铃状双极影者已少见。

②支气管淋巴结结核：是小儿原发型肺结核 X 线胸片最为常见者。分三种类型：A 炎症型：淋巴结周围肺组织的渗出性炎性浸润，呈现从肺门向外扩展的密度增高阴影，边缘模糊，此为肺门部肿大淋巴结阴影；B 结节型：表现为肺门区域圆形或卵圆形致密阴影，边缘清楚，突向肺野；C 微小型：其特点是肺纹理紊乱，肺门形态异常，肺门周围呈小结节状及小点片状模糊阴影，此型应紧密结合病史、临床表现及其它有关检查等分析，以免漏诊。

CT 扫描可显示纵隔和肺门淋巴结肿大。对疑诊肺结核但胸部平片正常病例有助于诊断。

5. 纤维支气管镜检查　结核病变蔓延至支气管内造成支气管结核，纤维支气管镜检查可见到以下病变：（1）肿大淋巴结压迫支气管致管腔狭窄，或与支气管壁粘连固定，以致活动受限；（2）黏膜充血、水肿、炎性浸润、溃疡或肉芽肿；（3）在淋巴结穿孔前期，可见突入支气管腔的肿块；（4）淋巴结穿孔形成淋巴结支气管瘘，穿孔口呈火山样突起，色泽红而有干酪样物质排出。

【处理方案】

（1）无明显症状的原发型肺结核：选用标准疗法，每日服用 INH、RFP 和（或）EMB，疗程 9～12 个月。

（2）活动性原发型肺结核：宜采用直接督导下短程化疗（DOTS）。强化治疗阶段宜用 3～4 种杀菌药：INH、RFP、PZA 或 SM，2～3 个月后以 INH，RFP 或 EMB 巩固维持治疗。常用方案为 2HRZ/4HR。请参考西药篇。

（二）急性粟粒性肺结核

急性粟粒性肺结核或称急性血行播散性肺结核，是结核杆菌经血行播散而引起的肺结核，常是原发综合征发展的后果，主要见于小儿时期，尤其是婴幼儿。多在原发感染后 3～6 个月以内发生。

【诊断要点】

（1）起病多急骤，婴幼儿多突然高热（39℃～40℃），呈稽留热或弛张热，部分病例体温可不太高，呈规则或不规则发热，常持续数周或数月，多伴有寒战，盗汗，食欲不振，咳嗽，面色苍白，气促和发绀等。肺部可听到细湿啰音而被误诊为肺炎。约 50% 以上的病儿在起病时就出现脑膜炎征象。部分患儿伴有肝脾大，以及浅表淋巴结大等，临床上易与伤寒、败血症等混淆，少数婴幼儿主要表现为一般中毒症状如发热、食欲不振、消瘦和倦意等而被误诊为营养不良。

（2）6 个月以下婴儿粟粒性结核的特点为发病急，症状重而不典型，累及器官多，特别是伴发结核性脑膜炎者居多，病程进展快，病死率高。

（3）全身性粟粒性结核患者的眼底检查可发现脉络膜结核结节，后者分布于视网膜中心动脉分支周围。

【处理方案】

一般支持疗法见原发型肺结核。早期抗结核治疗甚为重要。

（1）抗结核药物：目前主张将化疗的全疗程分为两个阶段进行；即强化治疗阶段及维持治疗阶段，此方案可提高疗效。前者于治疗开始时即给予强有力的四联杀菌药物如 INH、RFP、PgA 及 SM。不仅能迅速杀灭生长繁殖时期的结核菌，而且 RFP 对代谢低下的细菌亦能杀灭，并可防止或减少续发耐药菌株的产生。SM 能杀灭在碱性环境中生长、分裂、繁殖活跃的细胞外的结核菌，PZA 能杀灭在酸性环境中细胞内结核菌及干酪病灶内代谢缓慢的结核菌。开始治疗杀灭的效果越好，以后产生耐药菌的机会越小，此法对原发耐药病例亦有效。

（2）糖皮质激素：有严重中毒症状及呼吸困难者，在应用足量抗结核药物的同时，可用泼尼松 1～2mg/kg/d，疗程 1～2 个月。

（三）结核性脑膜炎

结核性脑膜炎简称结脑，是小儿结核病中最严重的类型。常在结核原发感染后 1 年以内发生，尤其在初染结核 3～6 个月最易发生结脑。多见于 3 岁以内婴幼儿，约占 60%。

【诊断要点】

早期诊断主要依靠详细的病史询问，周密的临床观察及对本病高度的警惕性，综合资料全面分析，最可靠的诊断依据是脑脊液中查见结核杆菌。

（1）病史：①结核接触史，大多数结脑患儿有结核接触史，特别是家庭内开放性肺结核患者接触史，对小婴儿的诊断尤有意义；②卡介苗接种史，约大多数患儿未接种过卡介苗；③既往结核病史，尤其是 1 年内发现结核病又未经治疗者，对诊断颇有帮助；

④近期急性传染病史，如麻疹、百日咳等常为结核病恶化的诱因。

（2）临床表现：凡有上述病史的患儿出现性格改变、头痛、不明原因的呕吐、嗜睡或烦躁不安相交替及顽固性便秘时，即应考虑本病的可能。眼底检查发现有脉络膜粟粒结节对诊断有帮助。

（3）脑脊液检查：对本病的诊断极为重要。

常规检查：脑脊液压力增高，外观无色透明或呈毛玻璃样，蛛网膜下腔阻塞时，可呈黄色，静置 12～24 小时后，脑脊液中可有蜘蛛网状薄膜形成，取之涂片作抗酸染色，结核杆菌检出率较高。白细胞数多为 $50 \times 10^6/L \sim 500 \times 10^6/L$，分类以淋巴细胞为主。糖和氯化物均降低为结脑的典型改变。蛋白量增高，一般多为 1.0～3.0g/L，椎管阻塞时可高达 40～50g/L。

【处理方案】

（1）一般治疗：早期病例即应住院治疗，卧床休息，供应营养丰富的含高维生素（A、D、C）和高蛋白食物，昏迷者鼻饲，如能吞咽，可试用喂食。病室要定时通风和消毒，保持室内空气新鲜，采光良好。要注意眼鼻、口腔护理、翻身、防止痔疮发生和肺部坠积瘀血。

（2）抗结核治疗：抗结核药物宜选择渗透力强、脑脊液浓度高的杀菌剂，治疗过程中要观察毒副反应，尽可能避免毒副作用相同的药物联用。目前常用的联用方案查①异烟肼、链霉素和乙胺丁醇或对氨基水杨酸；②异烟肼、利福平和链霉素；③异烟肼、利福平和乙胺丁醇。

（3）肾上腺皮质激素的应用：肾上腺皮质激素能抑制炎性反应，有抗纤维组织形成的作用；能减轻动脉内膜炎，从而迅速减轻中毒症状及脑膜刺激征；能降低脑压，减轻脑水肿、防止椎管的阻塞。为抗结核药物的有效辅助治疗。一般早期应用效果较好。可选用强的松每日 1～2mg/kg 口服，疗程 6～12 周，病情好转后 4～6 周开始逐渐减量停药。或用地塞米松每日 0.25～1mg/kg 分次静注。急性期可用氢化考地松每日 5～10mg/kg 静点 3～5 天后改为强的松口服。

（4）对症治疗

①脑压增高

A. 20%甘露醇 5～10ml/kg 快速静脉注射，必要时 4～6 小时一次，50% 葡萄糖 2～4ml/kg 静注，与甘露醇交替使用。

B. 乙酰唑胺每日 20～40mg/kg 分 2～3 次服用 3 天、停 4 天。

C. 必要时脑室穿刺引流，每日不超过 200ml，持续 2～3 周。

②高热、惊厥：体温高于 38 度时给予退热药口服或肌注；发生抽搐时首选苯二氮卓类多用地西泮 0.25～0.5mg/kg 静脉注射，必要时 20 分钟后可再；苯妥英钠：可先给负荷量 15～20mg/kg，分两次静脉注射，24 小时后给予维持量 5mg/kg.d；苯巴比妥：负荷量 20mg/kg，分次静注，24 小时改为维持量 3～5mg/kg。

③因呕吐、入量不足、脑性低钠血症时应补足所需的水分和钠盐。

（5）鞘内用药：对晚期严重病例，脑压高、脑积水严重、椎管有阻塞以及脑脊液糖持续降低或蛋白持续增高者，可考虑应用鞘内注射，注药前，宜放出与药液等量脑脊液。常用药物为地塞米松：2 岁以下 0.25～0.5mg/次，2 岁以上 0.5～5mg/次，用盐水稀释成 5ml。缓慢鞘内注射，隔日 1 次，病情好后每周一次，7～14 次为一疗程。不宜久用。异烟肼能较好的渗透到脑脊液中达到有效浓度，一般不必用作鞘内注射，对严重的晚期病例仍可采用，每次 25～50mg，隔日 1 次，疗程 7～14 次，好转后停用。

十、流行性脑脊髓膜炎

流行性脑脊髓膜炎简称为流脑，是由脑膜炎奈瑟菌引起的急性化脓性脑膜炎。其主要临床表现为突发高热、剧烈头痛、频繁呕吐、皮肤黏膜瘀点、瘀斑及脑膜刺激征，严重者可有败血症休克和脑实质损害，常可危及生命。

【诊断要点】

1. 前驱期（上呼吸道感染期）主要表现为上呼吸道感染症状，如低热、鼻塞、咽痛等，持续 1～2 天，此期易被忽视，多发春秋季。

2. 败血症期　多数起病后迅速出现高热、寒战、体温迅速高达40℃以上，伴明显的全身中毒症状，头痛及全身痛，精神极度萎靡。幼儿常表现哭闹、尖叫、拒食、烦躁不安、皮肤感觉过敏和惊厥。70%以上皮肤黏膜出现瘀点，初呈鲜红色，迅速增多，扩大，常见于四肢、软腭、眼结膜及臀等部位。本期持续1~2天后进入脑膜炎期。

3. 脑膜脑炎期　除败血症期高热及中毒症状外，同时伴有剧烈头痛、喷射性呕吐、烦躁不安，以及颈项强直、凯尔尼格征和布鲁津斯基征阳性等脑膜刺激征，阳性，重者谵妄、抽搐及意识障碍。有些婴儿脑膜刺激征缺如，前囟未闭者可隆起。本期经治疗通常在2~5天内进入恢复期。

4. 恢复期　经治疗体温逐渐下降至正常，意识及精神状态改善，皮肤瘀点、瘀斑吸收或结痂愈合。神经系统检查均恢复正常。病程中约有10%的患者可出现口周疱疹。患者一般在1~3周内痊愈

5. 辅助检查

（1）血象：外周血白细胞总数明显增加，中性粒细胞升高。（2）脑脊液检查：压力增高，外观呈浑浊米汤样甚或脓样；白细胞数明显增高，以多核细胞为主，糖及氯化物明显减少，蛋白含量升高。

【处理方案】

1. 大剂量青霉素　目前青霉素对脑膜炎球菌仍为一种高度敏感的杀菌药物，虽然青霉素不易透过血脑屏障，但加大剂量能在脑脊液中达到治疗有效浓度。成人剂量20万~30万^U/kg、儿童20万~40万^U/kg，每8小时1次，加入5%葡萄糖液中静脉滴注。

2. 头孢菌素　第三代头孢菌素对脑膜炎球菌抗菌活性强，易透过血脑屏障，且毒性低。头孢噻肟剂量，儿童50mg/kg，每6小时静脉滴注1次；头孢曲松，儿童50~100mg/kg，每12小时静脉滴注1次。

3. 磺胺药　曾是治疗流脑的首选药物。复方磺胺甲恶唑，3 片口服，每日 2 次，用药期间给予足量液体，并加用等量的碳酸氢钠碱化尿液。

4. 氯霉素　脑脊液浓度为血浓度的 30% ~ 50%，对骨髓造血功能有抑制作用，故用于不能使用青霉素或病原不明的患者。剂量成人 2 ~ 3g，儿童 50mg/kg，分次加入葡萄糖液内静脉滴注。

5. 对症治疗　早期诊断，就地住院隔离治疗，密切监护，做好护理，预防并发症。保证足够液体量、热量及电解质平衡。高热时可用物理降温和药物降温；颅内高压时给予 20% 甘露醇脱水降颅压。

6. 休克型治疗

（1）早期联合应用抗菌药物。

（2）纠酸抗休克：①扩充血容量及纠正酸中毒治疗：最初 1 小时内成人 1000ml 液体，儿童 10 ~ 20ml/kg，快速静脉滴注。输注液体为 5% 碳酸氢钠液 5ml/kg（兼有纠酸和扩容作用）和低分子右旋糖酐液。此后酌情使用晶体液和胶体液，24 小时输入液量在 2000 ~ 3000ml 之间，儿童 50 ~ 80ml/kg，其中含钠液体应占 1/2 左右。原则为"先盐后糖、先快后慢"；②在扩容和纠正酸的基础上，使用血管活性药物。常用药物为山莨菪碱，每次 0.3 ~ 0.5mg/kg，重者可用 1mg/kg，每 10 ~ 15 分钟静脉注射 1 次，见面色转红，四肢温暖，血压上升后，减少剂量，延长给药时间而逐渐停药。

（3）防治 DIC：对有皮肤瘀点、瘀斑的流脑病人宜尽早应用肝素，剂量为 0.5 ~ 1.0mg/kg，以后可 4 ~ 6 小时重复 1 次。应用肝素时，用试管法凝血时间监测，要求凝血时间维持在正常值的 2.5 ~ 3 倍为宜。

（4）肾上腺皮质激素：适应证为毒血症症状明显的病人。地塞米松，成人每日 10 ~ 20mg，儿童 0.2 ~ 0.5mg/kg，分 1 ~ 2 次静脉滴注。疗程一般不超过 3 天。

（5）保护重要脏器功能：注意脑、心、肝、肾、肺功能，根据情况，必要时作对症治疗。

7. 混合型的治疗　此型病人病情复杂严重，应积极治疗休克，又要顾及脑水肿的治疗。因此应在积极抗感染治疗的同时，针对具体病情，有所侧重，二者兼顾。

十一、流行性乙型脑炎

流行性乙型脑炎简称乙脑是由乙脑病毒引起、由蚊虫传播的一种急性传染病。夏秋季为发病高峰季节。

【诊断要点】

1. 夏秋蚊虫叮咬季节在乙脑流行地区居住或于发病前 25 天内曾到过乙脑流行地区，急性起病，发热、头痛、呕吐、嗜睡，有不同程度的意识障碍症状和体征的病例。

2. 高烧 39℃ ~ 40℃ 以上，甚至昏迷，中枢性呼吸衰竭，常有脑疝、年长儿脑膜炎刺激征，肤壁反射及提罩反射消失，出现巴彬氏征阳性，重者发生循环衰竭。

3. 脑脊液检测呈非化脓性炎症改变，颅内压增高，脑脊液外观清亮，白细胞增高，多在（50 ~ 500）× 10^6/L，早期以多核细胞增高为主，后期以单核细胞增高为主，蛋白轻度增高，糖与氯化物正常。

4. 血象　白细胞总数常在 1 万 ~ 2 万/mm^3，中性粒细胞在 80% 以上；在流行后期的少数轻型患者中，血象可在正常范围内。

5. CT 和核磁共振成像（MRI）检查　据报道 CT 检查异常发生率占 56%，呈现丘脑及基底神经节低密度影。基底神经节有时也可见出血。而 MRI 较 CT 更为敏感，几乎所有病例均有异常发现。病变部位（按发生频度顺序）包括丘脑、基底神经节、黑质、小脑、脑桥、大脑皮质及脊髓。在乙脑流行区域，临床符合脑炎诊断病例者，如 MRI 检查呈现双侧丘脑异常改变（通常 T1 加权低信号，T2 加权及 FLAIR 高信号），高度提示乙脑。

6. 恢复期　体温下降，各种神经症状好转，大多在 2 周左右完成恢复。严重病儿留有迟钝、失语、痴呆、吞咽困难、四肢强直性瘫痪。

【处理方案】

1. 抗病毒治疗　　在疾病早期可试用广谱抗病毒药物（病毒唑或干扰素）治疗，但疗效尚缺乏循证医学支持。

2. 肾上腺皮质激素及其他治疗　　肾上腺皮质激素有抗炎、退热、降低毛细血管通透性、保护血脑屏障、减轻脑水肿、抑制免疫复合物的形成、保护细胞溶酶体膜等作用，对重症和早期确诊的病人即可应用。

3. 高热的处理　　高温病人可采用物理降温或药物降温。一般可肌注赖氨匹林，20～25mg/kg/d，或口服布洛芬避免用过量的退热药，以免因大量出汗而引起虚脱。

4. 惊厥的处理　　可使用镇静止痉剂，如地西泮、水合氯醛、苯妥英钠、苯巴比妥钠等，应对发生惊厥的原因采取相应的措施：（1）因脑水肿所致者，应以脱水药物治疗为主，可用20%甘露醇（1～1.5g/kg），在20～30分钟内静脉滴完，必要时4～6小时重复使用。（2）因呼吸道分泌物堵塞、换气困难致脑细胞缺氧者，则应给氧、保持呼吸道通畅，必要时行气管切开，加压呼吸。（3）因高温所致者，应以降温为主。

5. 呼吸障碍和呼吸衰竭的处理　　深昏迷病人喉部痰鸣音增多而影响呼吸时，可经口腔或鼻腔吸引分泌物、采用体位引流、雾化吸入等，以保持呼吸道通畅。因脑水肿、脑疝而致呼吸衰竭者，可给予脱水剂、肾上腺皮质激素等。因惊厥发生的屏气，可按惊厥处理。如因假性延髓麻痹或延脑麻痹而自主呼吸停止者，应立即作气管切开或插管，使用加压人工呼吸器。如自主呼吸存在，但呼吸浅弱者，可使用呼吸兴奋剂如山梗菜碱、尼可刹米、利他林、回苏林等（可交替使用）。

6. 循环衰竭的处理　　因脑水肿、脑疝等脑部病变而引起的循环衰竭，表现为面色苍白、四肢冰凉、脉压小，往往同时有中枢性呼吸衰竭，宜用脱水剂降低颅内压。如为心源性心力衰竭，则应加用强心药物，如西地兰等。如因高热、昏迷、失水过多、造成血容量不足，致循环衰竭，则应以扩容为主。

7. 后遗症和康复治疗　康复治疗的重点在于智力、吞咽、语言和肢体功能等的锻炼，可采用理疗、体疗、中药、针灸、按摩、推拿等治疗，以促进恢复。

十二、单纯性疱疹

单纯疱疹：人是单纯疱疹病毒的唯一自然宿主。

【诊断要点】

1. 原发型单纯疱疹就是初次感染 Hsv 病毒，约90%的人无不适感，仅少数人可发生倦怠、发热等全身症状和皮肤、黏膜上发生单处或多处水疱，表现有以下几型：

（1）疱疹性齿龈口腔炎：是最常见的原发型单纯疱疹。但以 1～5 岁儿童多发。特征是在口唇、颊黏膜、上腭等处发生水疱，同时齿龈潮红肿胀，易出血，局部炎症明显。

（2）生殖器疱疹：多由性交感染，属性传播性疾病，男性在阴茎、龟头，小水疱迅速变为糜烂面。女性于外阴阴道发生同样损害，在生殖器附近的皮肤可有散在性水疱。腹股沟淋巴结肿大压痛。

（3）单纯疱疹病毒性脑膜炎：属重型单纯疱疹。临床上常见有发热、头痛、精神紊乱、昏迷等。感染部位常见于脑干和颞叶，死亡率高。

2. 临床多见者为限局性单纯疱疹。局部开始有灼痒紧张感，随即出现红斑，在红斑或正常皮肤上出现簇集性小水疱群，疱液清澈透明，后来变混浊，擦破后出现糜烂、渗液、结痂，也可继发化脓感染，此时附近淋巴结可肿大。

【处理方案】

本病有自限性，约 2 周即可自愈。一般给予对症治疗，无需特殊处理。对严重泛发性的除给予支持疗法外，也可口服无环鸟苷，每次 200mg，每日 5 次，连服 5～7 天。也可静脉滴注，每次 5mg/kg 体重，每 8 小时 1 次，共 5 天（浓度 1～6mg/kg，1 小时注射完毕）。左旋咪唑，每次 50mg，每日 3 次，每周连续口服 3 天。聚肌胞 2mg qd iM10 天为一疗程。可减轻症状，抑制病毒扩散，但不能控制。

十三、百日咳

百日咳是由百日咳杆菌引起的急性呼吸道传染病。其临床特征为阵发性痉挛性咳嗽伴有深长的"鸡鸣"样吸气性吼声。

【诊断要点】

1. 流行病学资料　本病早期缺乏特征性症状和体征，故对有咳嗽的儿童要注意询问当地百日咳流行情况，病前 1～3 周，百日咳接触史，预防接种史等，有助于百日咳的诊断。

2. 临床表现典型的痉咳及回声，若体温下降后咳嗽反而加剧，尤以夜间为甚，又无明显肺部体征者应考虑百日咳诊断，此期 7～10 天。

3. 实验室检查　此时若有外周血白细胞计数及分类淋巴细胞明显增高，细菌检查或免疫学检查阳性，则可作出诊断。

4. 恢复期　如不发生合并症，自第 5 周痉咳渐止，咳嗽减轻，情况良好。

【处理方案】

1. 一般治疗　按呼吸道传染病隔离，进食营养丰富，易于消化的食物，注意补充各种维生素和钙剂。镇静剂能保证睡眠，可服用异丙嗪（非那根）每次 1m/kg、苯巴比妥等。咳嗽剧烈可用镇咳药，若痰液黏稠可用雾化吸入。如惊厥时用安定、复方氯丙嗪或苯巴比妥等药物止惊。

2. 抗菌治疗　卡他期应用抗生素可以减轻甚至不发生痉咳，进入痉咳期后首选红霉素，百日咳杆菌对红霉素敏感，能渗进呼吸道分泌物中达到有效浓度，剂量：每日 30～50mg/kg，口服或静脉滴注。7～14 天为一疗程。近年一些新的大环内酯抗生素如罗红霉素每日 5～10mg/kg，分 2 次口服，7～10 天为一疗程。阿奇霉素每日 10mg/kg，一次顿服，3 天为一疗程。后两者具有抗菌作用强，胃肠道反应较少等优点，可酌情选用。

3. 并发症治疗　合并支气管炎或肺炎时给予抗生素治疗，单纯肺不张可采取体位引流、吸痰、肺部理疗等，必要时用支气管镜排除局部堵塞的分泌物。

4. 合并脑病时可用复方氯丙嗪或苯巴比妥钠抗惊厥治疗。出现脑水肿可用20%甘露醇，每次1g/kg静脉注射，必要时尚可用地塞米松静脉滴注。免疫球蛋白可用于脑病患儿，亦可使痉咳减轻，内含高价抗毒素及特异免疫球蛋白，用量15ml/kg，静脉注射，72小时内见效。

5. 中医治疗　中医称百日咳为"顿咳"、"鹭鸶咳"、"疫咳"。应参考辨证施治法则，选择中药方剂，对症治疗。

6. 急救措施　惊厥时用安定、复方氯丙嗪或苯巴比妥等药物止惊，痉咳、痰液黏稠发生痰阻窒息时立即吸痰或人工辅助呼吸。

十四、伤寒

是由伤寒杆菌引起的急性消化道传染病。典型病例以持续发热、相对缓脉、神情淡漠、脾大、玫瑰疹和血白细胞减少等为特征。

【诊断要点】

潜伏期7~23天，多数10~14天，整个病程4~5周。典型伤寒的临床表现分为下述四期。

1. 初期　病程第一周。多数起病缓慢，发热，体温呈现阶梯样上升，5~7日高达39~40℃，发热前可有畏寒，少有寒战，出汗不多。常伴有全身不适、乏力、食欲不振、腹部不适等，病情逐渐加重。

2. 极期　病程第2~3周。出现伤寒特有的症状和体征。（1）持续高热，热型主要为稽留热，少数呈弛张热或不规则热，持续时间10~14天；（2）消化系统症状：食欲不振明显，舌苔厚腻，腹部不适，腹胀，可有便秘或腹泻，下腹有轻压痛；（3）心血管系统症状：相对缓脉和重脉；（4）神经系统症状：可出现表情淡漠，反应迟钝，听力减退，重症患者可有谵妄，昏迷或脑膜刺激征（虚性脑膜炎）；（5）肝脾大：多数患者有脾大，质软有压痛。部分有肝大，并发中毒性肝炎时，可出现肝功异常或黄疸；（6）玫瑰疹：于病程第6天胸腹部皮肤可见压之退色的淡红色斑丘疹，直径2～4mm，一般在10个以下，分批出现，2～4日内消退。

3. 缓解期　病程第3～4周，体温逐渐下降，症状逐渐减轻，食欲好转，腹胀消失，肝脾回缩。本期可出现肠穿孔、肠出血等并发症。

4. 恢复期　病程第5周，体温正常，症状消失，食欲恢复，一般在一个月左右完全康复，但在体弱或原有慢性疾患者，其病程往往延长。

5. 辅助检查

（1）血常规：白细胞偏低或正常，粒细胞减少，嗜酸性粒细胞减少或消失对诊断及观察病情都有价值，其消失与病情相一致。血小板也可减少。

（2）尿常规：极期可出现尿蛋白及管型。

（3）粪便常规：在肠出血时有血便或潜血试验阳性。少数患者当病变侵及结肠时可有黏液便甚至脓血便。

（4）肥达反应（伤寒血清凝集反应）：肥达反应所用的抗原有伤寒杆菌的O抗原、H抗原、副伤寒甲、乙、丙的鞭毛抗原5种。测定患者血清中相应抗体的凝集效价，对伤寒有辅助诊断价值。常在病程第1周末出现阳性，其效价随病程的演变而递增，第4～5周达高峰，至恢复期应有4倍以上升高。

【处理方案】

1. 氟喹诺酮类　抗菌谱广，杀菌作用强，口服吸收完全，体内分布广，胆汁浓度高，副作用少，不易产生耐药，用作首选。氧氟沙星300mg，每日2～3次口服，或200mg，每8～12小时1次静脉滴注；也可选用环丙沙星等。疗程为2周。儿童及孕妇慎用或忌用。

2. 头孢菌素类　以第二、三代头孢菌素效果较好，胆汁浓度高，复发者少，常用于耐药菌株的治疗及老年伤寒和儿童伤寒的治疗。

3. 氯霉素　氯霉素可用于非耐药菌株伤寒的治疗。在疗程中应每周查血象 2 次，白细胞 $< 2.5 \times 10^9/L$ 应停药，更换为其他抗菌药物。

4. 氨苄西林　其适应证为：①对氯霉素等有耐药的患者；②不能应用氯霉素的患者；③妊娠合并伤寒；④慢性带菌者。疗程不短于 2 周。本药优点是胆汁浓度高。

5. 其他　对耐药菌株引起的伤寒尚可选用阿米卡星及利福平等药物，但应注意其对肝、肾的毒副作用。

十五、病毒性肝炎

是由几种不同的嗜肝病毒（肝炎病毒）引起的。

【诊断要点】

虽然五型病毒性肝炎的病原不同，但临床上有很大的相似性。但病程有所不同，病程在 6 月之内的为急性肝炎，病程超过 6 月者为慢性肝炎。

1. 急性肝炎　患者在近期内出现、持续几天以上但无其他原因可解释的症状，如乏力、食欲减退、恶心等。肝肿大并有压痛、肝区叩击痛，部分患者可有轻度脾肿大。化验发现血清 ALT 升高，血清病原学检测阳性。若不伴有胆红素的升高，为急性无黄疸型肝炎；若伴有胆红素升高则为急性黄疸型肝炎。

2. 慢性肝炎　急性肝炎病程超过半年，体征及肝功能异常者可以诊断为慢性肝炎。

3. 重型肝炎

（1）急性黄疸型肝炎起病，2 周内出现极度乏力，消化道症状明显，肝浊音界进行性缩小，黄疸急剧加深。

（2）亚急性重型肝炎：以急性黄疸型肝炎起病，15 天至 24 周出现极度乏力，消化道症状明显，同时凝血酶原时间明显延长，凝血酶原活动度低于 40% 并排除其他原因者，黄疸迅速加深，每天上升≥17.1μmol/L 或血清总胆红素大于正常 10 倍，首先出现Ⅱ度以上肝性脑病者，称脑病型（包括脑水肿、脑疝等）；首先出现腹水及其相关症候（包括胸水等）者，称为腹水型。

【处理方案】

1. 三高一低饮食，高维生素、高糖、高蛋白、低脂肪。

2. 在急性活动期，要卧床休息，在恢复期，要逐渐增加活动量。

3. 忌用损害肝脏的药物，如安眠药。

4. 可试用免疫抑制剂疗法。

5. 慢性肝炎可用较多因子，免疫核糖、核酸、左旋咪唑等。

6. 重症肝炎的治疗

（1）10%～25%，葡萄糖溶液 250～500ml 内加入 ATP 辅酶 A，细胞色素 C，肝太乐，维生素 B_1，维生素 B_6，静滴，每日 1～2 次。

（2）20% 甘露醇，减轻脑水肿。

（3）氢化可的松和氟美松静滴。

（4）左旋多巴，每日 1～2 次，多次使用，禁止同时应用维生素 B_6。

（5）氨茶碱，每次 3～5mg/kg 静注。

（6）有出血者，可用维生素 K_1 和其他止血药。

（7）支持疗法，小量多次输新鲜血液，密切观察 D1C 的发生。

（8）有腹水者：控制水分和食盐，用氨苯蝶啶和安体舒通，注乙补钾，不易利尿的以防肝昏迷。

十六、急性感染性多发性神经根炎

又称格林巴利综合征，目前认为该病是感染后的自身变态反应性疾病，该病是进展迅速而又大多可恢复的以运动神经受累为主周围神经病，多见于儿童，夏秋季好发。

【诊断要点】

1. 运动障碍　进行性肌无力是该病的突出表现，一般先从下肢开始，逐渐向上，基本对称，患儿肌力恢复是自上而下，与进展顺序相反，最后是下肢。

2. 脑神经麻痹 表现为语音低微，吞咽困难、进食呛咳、易发生误吸，有一部分可发生周围性面瘫。

3. 呼吸机能麻痹 约半数以上的患儿可出现呼吸机能麻痹，可使呼吸表浅、咳嗽无力、声音微弱。需要呼吸机辅助呼吸。

4. 感觉障碍 患儿可诉痛、麻、痒、或其他不适，持续时间短，常为一过性。

5. 自主神经功能障碍 常有出汗多、肢体发凉、皮肤潮红、心率增快、血压不稳等症状，少数有一过性尿失禁。

6. 有感染接触病史 夏秋季多见，患儿不发热，进行性对称性弛缓性麻痹。

7. 脑脊液检查 脑脊液呈现蛋白细胞分离现象，即蛋白含量增高而细胞数正常。糖含量正常，细菌培养阴性。

【处理方案】

1. 一般治疗及护理 因该患儿进展快，24小时内可出现呼吸机能麻痹，因此应严密观察病情变化和呼吸情况。及时清理口腔分泌物，保持呼吸道通畅。吞咽困难者可鼻饲喂养，保证营养、水分供应及大小便通畅。

2. 呼吸机能麻痹的处理 有明显呼吸困难者，咳嗽无力，吸氧后无缓解应行气管切开，术后按时拍背吸痰，防止肺不张及肺炎的发生，必要时呼吸机辅助呼吸

3. 血浆交换疗法 疗效确切，能减轻病情，缩短瘫痪时间，减少并发证改善预后。但价格贵，临床使用受限。

4. 静脉注射免疫球蛋白 每日 0.3～0.5g/kg，连用 3～5 天，可迅速见效。

5. 激素疗法 危重患儿甲基强的松龙冲击疗法亦有效。

6. 其他对症治疗 出现并发症及时对症处理。

第五节　儿内科七大系统常见病

一、呼吸系统疾病

（一）急性上呼吸道感染

急性上呼吸道包括：鼻、咽、喉、扁桃体的黏膜炎症。四季散发，冬春多见。

【诊断要点】

1. 起病急　一般表现鼻塞、流涕、喷嚏、干咳、咽部不适和咽痛。

2. 婴幼儿　起病急，多有发烧，体温高达 39℃ 至 40℃。伴有惊厥、或有呕吐、腹泻、腹痛等消化道症状。

3. 年长儿　以局部症状为主，全身症状较轻，常伴头痛、低烧。可分为：

（1）鼻炎型：鼻塞、喷嚏、鼻痒、流鼻涕等。

（2）咽炎型：咽红、咽干、咽痛。

（3）喉炎型：声音嘶哑、犬吠样干咳。

（4）急性咽喉炎：多发婴儿，伴高烧、流涎、食钠差，咽后壁可有小溃疡和小疱疹。

（5）扁桃体炎症：扁桃体红肿、咽痛，有渗出物；呈白色，吞咽困难。

4. 病毒感染症状明显　咽部滤泡肿大，眼结合膜充血，白细胞不高。

5. 细菌性感染　咽部充血，咽痛明显，可有渗出物，白细胞多增多，中性细胞也增多。

6. 鉴别诊断　应与麻疹、猩红热、流脑、风疹等病鉴别。

【处理方案】

1. 卧床休息，多饮水，进食易消化，注意要隔离。

2. 细菌性感染，可用青霉素、头孢类，口服复方新诺明。

3. 抗病毒药物

（1）中药：大青叶、板蓝根、金银花、生石膏各 6 克等水煎服，每日 1 剂，分两次服。还可口服感冒清颗粒等中成药。

（2）病毒唑：每日每公斤 10～15mg，口服或静脉点滴，3～5 日为一个疗程。潘生丁每日每公斤 5mg，可口服。

4. 对症处理

（1）高热：口服布洛芬。酒精擦浴颈部、前胸、后背。也可冷敷。

（2）惊厥：可用冬非针每日每公斤各 1mg 注入，针刺人中等。也可用水合氯醛灌肠。

（3）鼻塞：可用 0.5% 麻黄素滴鼻，每日 1～2 次。

（4）咽部：可用双料喉风散或锡类散吹入口腔。

（二）急性感染性喉炎

急性喉炎是喉部黏膜弥漫性炎症。多发春秋季，婴幼儿多发。

【诊断要点】

1. 有急性传染病史。夜间入睡时易发病。

2. 起病急，症状重，可伴有发烧、声音嘶哑，犬吠样咳嗽及其吸气性喉鸣和三凹征。

3. 严重者可面色苍白，口唇青紫，烦躁不安，心率加快，鼻煽，双肺可闻及广泛哮鸣音，呼吸音减弱等。

4. 后期衰竭时，患儿渐趋昏迷，呼吸无力，三凹征反应不明显，面色死灰，心音钝，心率快而不规律，濒临死亡需立即抢救。

5. 鉴别诊断　应与呼吸道异物和白喉鉴别。

【处理方案】

1. 保持安静，呼吸道通畅，雾化吸入氟美松，室内要高温、高湿度。必须氧气吸入，并给充足的液体。

2. 大剂量应用激素　如地塞米松 2.5～5mg，氢化可的松每公斤 5～10mg 静脉点滴。皮质激素要足量，早期应用。有抗炎抑制变态反应的作用。

3. 抗生素　也要早期，足量应用，可 1～2 种药联合应用。常用药如：青霉素、头孢类药物。

4. 烦躁不安　用镇静药如：异丙嗪 0.5～1mg/kg，每日 3～4次，口服或肌注，另可选用水合氯醛、苯巴比妥、安定等药。

5. 直接吸痰　用复方安息香酸酊直接喷喉部，可去除黏稠的痰液。

6. 气管切开手术　保守疗法无效时，或喉梗塞 III 度以上者方可应用。

7. 支持疗法　输白蛋白，血浆或全血。

（三）支气管肺炎

多发婴幼儿，冬春季节，叫小叶肺炎。

【诊断要点】

1. 发病急，多见上呼吸道感染后期，属弛张热。

2. 咳嗽　热型不定，早期刺激性干咳，精神不振，食欲差，烦躁不安，常伴呕吐，腹泻，有时肤痛。

3. 体征　鼻翼煽动，三凹征明显，呼吸增快，每分钟 40～80次，呼吸粗糙。肺部可闻及干湿性啰音，语颤音增强，叩呈浊音。

4. 重症肺炎　面色苍白，心音低顿，心率加快，呼吸困难，烦躁不安，肝脾肿大，合并心衰。

5. X 线　两肺纹理增强，散在点状或融合片状阴影，可有肺段、肺叶不张。

6. 化验　白细胞计数增加，中性粒细胞增高。

【处理方案】

1. 抗生素治疗　首选青霉素及头孢类，病情严重可联合 2 种以上药物治疗。

2. 抗病毒治疗　病毒唑，可滴鼻、雾化，也可肌注或静脉点滴。

3. 支原体肺炎　可用红霉素静点。

4. 中毒症状明显者　用氢化可的松 5～10mg/kg/日静点。

5. 降温，镇惊　可选安定、鲁米那钠、布洛芬等药。

6. 吸氧、雾化、止咳、去痰、平喘。

7. 纠正心衰　毒毛k，西地兰。

8. 速尿　治肺水肿，纠正呼吸性酸中毒。

9. 支持疗法　输血、白蛋白、血浆等。

10. 中医治疗　麻杏石甘汤，加减口服。主方：麻黄、杏仁、石膏、甘草等克数。加减，二花、连召、葶苈子、车前子等药数克。

（四）毛细支气管炎（喘憋性肺炎）

是一种以呼吸困难为主的下呼吸道炎症，以咳喘缺氧为特征的毛细支气管炎，也叫喘憋性肺炎。

【诊断要点】

1. 本病多发 2 岁以下，6 个月以内最多见。

2. 起病急　有喘憋和肺部哮喘音为主的突出表现，但以呼气性呼吸困难，呼气延长伴哮喘。

3. 严重者面色苍白，烦躁不安，口周和口唇发干。

4. 体征　呼吸浅而快，每分钟 60～80 次，有时达 100 次，鼻翼煽动和三凹征，可闻及哮鸣音，叩呈鼓音，两肺均闻细湿啰音，肝脾肿大，心率加快，每分钟可达 150～200 次。

5. 化验　白细胞正常或增高。血气 PH 值降低，$PaCO_2$（二氧化碳分压）升高。SaO_2（动脉血氧饱和度下降，出现呼吸衰竭）。其正常值参考生化篇。

6. X 线　可见明显梗阻性肺气肿，两肺透明度增加，肋间隙增宽，两肺阴影增重。

【处理方案】

1. 吸入低浓度氧气。

2. 保持安静，多翻身拍背，有利排痰。

3. 重症者合并细菌感染　可选用抗生素，以静脉给药为主，同时补充液体，静脉输 1/4 张或 1/5 张液，每日每公斤 60～80 毫升。

4. 喘憋严重，烦躁不安者，可给异丙嗪、鲁米那、安定等。

5. 气管解痉药　氨茶碱、静滴或灌肠，或用沙丁胺醇雾化吸入。

6. 严重喘憋应用氢化可的松 5～10mg/kg/日，地塞米松 0.5mg/kg/日静滴。

7. 纠正心衰　毒毛 k0.007～0.01mg/kg/日，西地兰 0.2～0.4/kg/日，静点或静注。

8. 纠正呼吸性酸中毒　5% 碳酸氢钠每日每公斤 15～20 毫升静滴。

9. 肺水肿　利尿剂，速尿 0.5～1mg/kg 静滴。

10. 支持疗法　静脉注射，免疫球蛋白 400mg/kg/日。

11. 中医疗法"自拟"中药合剂"主方"麻黄、桑叶、桔梗、鱼腥草、菊花、薄荷、连召、杏仁、甘草等克数。加减"芦根、玄参、生石膏、天花粉、黄芩、枇杷叶、前胡、浙贝、瓜蒌、车前子、竹茹、人参、麦冬、五味子等克数。

（五）急性支气管炎

常发生于上呼吸道感染，多发生婴幼儿，年龄越小中毒的症状越重。

【诊断要点】

1. 早期上呼吸道感染，咳嗽，伴吸气困难，喉间痰鸣。有时发热。

2. 婴幼儿腹泻，呕吐，有时放射腹痛，年长儿有头痛、胸痛、疲乏等症状。

3. 体征　两肺可闻及干湿性啰音。

4. 化验白细胞正常或减低、升高者提示有感染。

【处理方案】

1. 注意休息，给予易消化的食物。

2. 中医治疗　金银花、连翘、生地、黄芪、花粉、半夏、神曲、焦查各 3 克，每日 1 剂，日二次服。

3. 中医辨证

（1）风寒咳嗽，杏苏散加减。

（2）风热咳嗽，银翘散加减。

（3）实热喘，麻杏石甘汤加减。

（4）咳黄痰：属细菌感染，用青霉素，复方新诺明等药。

（5）咳白痰：用杏苏散。

（六）先天性喉喘鸣

最常见的原因是婴儿喉软骨软化及发育不良，引起吸气时发生喉鸣。

【诊断要点】

1. 患儿母亲在孕期有抽筋史，并未得到治疗。

2. 本病一般持续 12～18 个月，有的到 2 岁左右才自行恢复。

3. 患儿生病 1 周就可发病，也有数月后出现喉鸣，严重者因气道梗阻出现青紫，吸气性呼吸困难及锁骨上凹陷。当睡眠时症状减轻，并加重呼吸道感染。哭时加重症状。

4. 鉴别诊断　可用喉镜检查，排除喉头畸形。要测血清钙和碱性磷酸酶，排除缺钙性喉痉挛（可有佝偻病，手足搐搦症）。

【处理方案】

1. 积极治疗呼吸道感染和肺炎是重中之重。

2. 精心喂养，保证必要的热量和营养素。

3. 补充钙剂和维生素，对患儿恢复也非常重要。

（七）大叶性肺炎

多发生在 3 岁以上，病原体为肺炎球菌。

【诊断要点】

1. 起病急，突然发烧、寒战、谵语，气急胸痛，早期无咳，晚期明显。

2. 年长儿可有铁锈色痰及口角泡疹。

3. 体征　呼吸困难、鼻煽发绀，出现中毒症状，早期闻及支气管呼吸音，晚期可闻湿啰音。

4. 化验白细胞计数和中性粒细胞明显增高，尿有蛋白和白细胞。

5. X 线整个肺大叶密度增高，均匀一致。

6. 鉴别诊断　右下叶肺炎常放射右下腹痛，应与阑尾炎相区别。

【处理方案】

1. 抗菌消炎　首选青霉素或先锋霉素，红霉素等药。以静脉滴入为主为先。

2. 大剂量应用氢化可的松和氟美松，可消炎抗病毒。

3. 对症处理

（1）退热：布洛芬或中药，中成药，如：紫雪丹，抗热牛黄散等药。

（2）雾化祛痰，氧气吸入。

（3）纠正心衰，呼吸性酸中毒等。

（八）支气管哮喘

是多种异物细胞引起和气道慢性炎症和变态反应，可导致气道逆行阻塞性疾病。

【诊断要点】

1. 咳嗽和喘息呈阵发性，以夜间和清晨发作为重。

2. 严重病儿端坐呼吸，吸气性常伴哮喘，面色青灰，恐惧不安，伴有胸闷。

3. 患儿可有过敏和家族史。

4. 体征　患儿呈桶状胸，三凹征明显。由于气道阻塞，有时哮鸣音消失。偶尔听到啰音，可能是气管内分泌物所造成。

5. 儿童哮喘，仅表现反复慢性咳嗽为咳嗽变异性哮喘，常发生在夜间和清晨，最后发展成典型哮喘。

6. X 线　胸部正常，或间质性改变，可有肺气肿和肺不张的改变。

7. 婴幼儿哮喘多在 3 岁以下，儿童哮喘在 3 岁以上。喘息呈反复发作者。

8. 鉴别诊断　胸部可排除肺炎、肺结核、气管异物、先天性畸形等病。

9. 化验　白细胞计数中性粒细胞正常，嗜酸性细胞升高。

【处理方案】

1. 糖皮质激素是治疗哮喘的首选药　吸入或静滴。

2. 支气管扩张药　如：羟甲异丁肾上腺素，沙丁胺醇，酚丙瑞宁等。茶碱类：有氨茶碱，舒氟美、优喘平等。

3. 免疫抑制剂　如氨甲喋呤等药。

4. 哮喘持续性状态的治疗

（1）吸氧 40% 浓度氧气吸入。

（2）水合氯醛灌肠，镇静作用。

（3）静滴，甲基泼尼松消除气道炎症。

（4）补液纠正酸中毒。

（九）哮喘性支气管炎

是一种有过敏性质，常与呼吸道感染有关的疾病。病程长，易反复发作。

【诊断要点】

1. 病史　多发三岁内幼婴、肥胖多见、常发作在过敏、家族中有变态反应性疾病。

2. 上呼吸道感染，热不高、刺激性干咳、伴痰鸣。

3. 夜间或清晨，患儿哭吵时哮喘加重，用异丙嗪可有效。

4. 体征　听诊、呼气延长、有哮鸣音、吸气时可有湿啰音。

5. 鉴别　可于单纯性、支气管炎和毛细支气管炎区别。

【处理方案】

1. 控制感染　首选大环内酯类药如：红霉素、麦迪霉素。头孢类：头孢氨卡、头孢克肟等药。

2. 控制哮喘　用氨茶碱、异丙嗪、苯巴比妥等药。

3. 祛痰、镇咳、抗过敏药　如：中西药、小儿清肺颗粒、异丙嗪、中药：麻杏石甘汤加减（请参考支气管肺炎篇）。

4. 增强体质、加强户外护理补充维生素 A、D 及钙剂、注射哮喘菌苗等防治措施。

（十）肺不张

是一种病理过程，而非一独立疾病，由于小儿支气管柔软，又因呼吸道反复感染，淋巴结易肿大，常引气管阻塞或管外压迫挤压造成肺不张。

【诊断要点】

1. 有原发性慢性咳嗽的疾病，如百日咳、慢性支气管、支气管淋巴结核的病史，或有慢性肌病可引起膈肌瘫痪，咳嗽无力等原因造成的肺不张。

2. 急性肺不张或全肺不张时，常因阵发性咳嗽、面部浮肿，结膜出血、烦躁呼吸困难伴青紫。

3. 肺部体征　望诊呼吸运动减弱，肋间隙变窄，胸廓内陷，触诊气管向病侧移位，语颤减弱或消失，叩诊呈浊音，心界移位，听诊呼吸音减弱或消失，健则增强。

4. 肺中叶综合征　由于右肺中叶支气管短、管径小，与右总支气管呈锐角关系，以及其周围有一组引流上叶，下叶之淋巴结，因此容易引起管腔狭窄或阻塞，因此容易产生肺不张，叫肺中叶综合征。

5. X 线检查　主要取侧位片，病变在左侧，取左侧位。

【处理方案】

1. 祛除病因，选择抗感染和抗结核的药物。有异物取出异物。应用广谱抗菌素。

2. 分泌物引流，用祛痰药、少用镇静药，鼓励患儿咳嗽，常变换体位，以利引流或下管吸痰。

3. α-糜蛋白酶或胰蛋白酶，每次每公斤 0.05～0.1 毫克每日 1 次肌注。或同量行气管雾化，有利排痰。

4. 肺不张持续 12～18 月以上，经碘油造影明确诊断后，行肺叶切除。

（十一）支气管扩张症

支气管扩张的主要病变是第三、四级支气管及其周围组织的慢性炎症性破坏为慢性化脓性病变。

【诊断要点】

1. 根据病史　常有百日咳等病经久不愈史或有异物吸入史，或鼻炎鼻腔炎史。

2. 症状　病情迁延缓解与复发交替。发作期咳嗽多痰，晨起或睡前变换体位时。痰为黏液脓性痰，可有血痰或大量咳血。纳差、盗汗消瘦、活动时气急乏力、肺感染时发烧伴脓痰。

3. 体征　叩呈浊音，常有固定湿啰音，呼吸音低或管状呼吸音，有杵状指。

4. X 线胸部平片蜂窝状阴影。

（1）局部肺纹理粗糙紊乱。

（2）肺不张以二下叶或中叶为多。

（3）胸膜增厚或纵隔，横隔牵拉而移位。

（4）肺实质炎症。

【处理方案】

1. 抗生素控制感染，多因混合感染，可用广谱抗生素　如：青霉素、链霉素、或头孢类、多联合用药、静滴或雾化。

2. 体位引流　根据病变部位而定，1 日 3～4 次，每次 15～20 分钟，饭前及睡前进行，鼓励咳嗽。

（1）左右上叶病变，取坐位，向前、向后或向侧位倾斜。

（2）右下中叶左侧位，背平面或床面成 45℃ 床角抬高 1 尺。

（3）左右下叶，床角抬高 1 尺，背段或肺底端俯卧前底段仰卧、侧底端侧卧，患侧向上，腰部垫枕。

3. 中草药治疗

（1）千金苇茎汤加减：苇茎 30 克，苡仁、冬瓜子各 15 克，桃仁 6 克，加鱼腥草，蒲公英、金银花各 15 克，清热解毒。

（2）鲜茅根、冬瓜子、生米仁、鱼腥草各 15 克，咳痰不畅加桔梗 6 克。

（3）山海螺、鱼腥草各 15 克，桔梗 6 克。

（4）大量咳血　垂体后叶素每公斤 0.3 单位，肌肉注射。

（5）鱼精蛋白、每日每公斤 8 毫克分 2 次肌注。

（6）外科手术治疗　凡一侧肺丧失功能者，均宜手术治疗，小儿年龄 6～10 岁合适。

（十二）化脓性胸膜炎

急性胸膜炎可引起胸腔积液，故称脓胸，多继发肺部感染和败血症。

【诊断要点】

1. 肺炎持久不愈而引起脓胸表现咳嗽，呼吸困难气急发绀等。

2. 败血症多出现中毒症状，表现为胸痛气急，肺底叩浊，呼吸音减弱，肋间隙饱满，呼吸运动减弱，叩诊浊音，可听到管状呼吸音及湿啰音。

3. 化验血象　白细胞总数升高（$15 \times 10^9/L$）嗜中性达 80%

4. X 线肺下部有均匀的密度增高阴影，且能随体位改变，严重时纵隔和心脏向健侧移位。如果形成包裹性脓胸，则可见圆形和卵圆形阴影。

5. 胸腔穿刺可抽出脓液，根据脓液的性状分析病源菌　脓液极度黏稠，为黄色或黄绿色者多系金黄色葡萄球菌感染，较黏稠且呈黄色者，为肺炎球菌感染，脓液稀薄如米汤样者为链球菌感染。

【处理方案】

1. 控制感染　当病原菌不明时，一般青、链霉素联合用药或用红霉素、卡那霉素、头孢类抗生素、两种药要联合用药。

2. 胸腔穿刺抽脓应及早进行，每天或隔天直至脓液消失为止，如果脓液过于黏稠，可注入生理盐水冲洗再抽。

3. 采取闭式引流的方法，持续控制负压吸引。

4. 支持疗法　如血浆、全血，1 周 2 次。

（十三）腺病毒性肺炎

多见 6 个月至 2 岁的小儿，冬春季发病，可散发或流行。

【诊断要点】

1. 发病急、稽留热、抗生素治疗无效。

2. 咳嗽重、呼吸困难、有明显青紫，有的可见暴喘，3 ~ 5 天出现啰音，管状呼吸音叩浊等。

3. 中毒症状明显，面色苍白发灰，神萎，持续高烧，嗜睡与烦躁不安交替表现。多合并中毒性脑病，心功能不全，有时合并肝炎等。

4. X 线　早期无改变，一周左右可见小片大片状阴影以左下或双侧多见，2 周后可见少量胸腔浆液性积液。

5. 1 ~ 2 周后，临床症状好转，体温下降，但肺部啰音消失慢，X 线阴影长达 1 ~ 3 个月才完全消失。少数可遗留肺不张或支气管扩张。

6. 病毒免疫荧光抗体检查阳性，病毒分离及双份血清学检查阳性。

7. 病后高烧 10 ~ 14 天以上，治疗不见好转，或热已下降复而上升者应考虑继发细菌感染。

【处理方案】

1. 病毒唑超声雾化吸入，每日每公斤 5mg，分 2 ~ 3 次加蒸馏水 10 毫升稀释后喷雾，每次 15 ~ 20 分钟，4 ~ 5 天为一个疗程。

2. 静脉注射免疫球蛋白（ITIG）每日每公斤 400mg，连用 3 ~ 5 天。试用干扰素。也可应用静脉注射合胞病毒免疫球蛋白（RSV – 1V1G）的疗效理想。

3. 中医辨证治疗正在探讨。

（十四）金黄色葡萄球菌肺炎

【诊断要点】

1. 感染中毒症状重，发病急，多有发烧。但体弱儿和早产儿无发热，有的出现中毒性休克症状。

2. 较大儿童咯黄黏痰，呼吸困难发绀，并发脓胸，肺脓肿、肺大胞。

3. 麻疹样皮疹和猩红热皮疹，常有葡萄球菌感染灶，如疖肿、骨髓炎、败血症、脑膜炎。

4. 体征　肺部叩浊，呼吸音减低，有中小水泡者或湿啰音。

5. 化验　白细胞计数及中性粒细胞均增高，核左移，可见中毒颗粒。

6. X线　病变多浸及 1～2 肺段，很少发病 1 个肺叶，易形成溃疡、空洞、肺大胞、并合并脓气胸。

【处理方案】

1. 首选青霉素，先锋霉素、头孢类抗生素，两种药物要联合应用。

2. 处理并发症　心衰、胸腔积脓。

3. 退热镇静吸氧。

4. 止咳、化痰、平喘应用小儿止咳糖浆，枇杷露止咳口服液，应用氨茶碱每次每公斤 2～4mg 静滴。

5. 中医治疗　实热喘，可用麻杏石甘汤加减（请参考支气管肺炎篇）。

6. 支持疗法　中毒症状严重者输全血或血浆。

二、消化系统疾病

（一）鹅口疮

是口腔黏膜被白色念珠菌感染所致，也叫霉菌性口腔炎。

【诊断要点】

1. 覆盖在口腔内黏膜上点状或片状白色样物，很像奶块但不易擦掉，在颊黏膜上多见，也可蔓延齿龈，舌面上颚，悬雍垂，咽颊、扁桃体都会感染上白色样物。

2. 本病黏膜干燥，不流涎。

3. 严重者可并发念珠菌肠炎、肺炎、败血症等念珠菌感染。

4. 取样镜检　可查到霉菌和芽孢。

5. 口腔取样培养 1～4 天，可见到菌线，菌体形成的孢子菌落、菌落在 50% 以上有诊断意义。

【处理方案】

1. 治疗原发病，口服维生素 B。

2. 1% 的碳酸氢钠溶液，清洁口腔，涂 1% 的龙胆紫，每日 1～2 次。

3. 制霉菌素 10 万单位将粉末涂洒在口腔内，每日 3～4 次。

4. 也可用双料喉风散、冰硼散、锡类散、珠黄散涂口腔。

（二）疱疹性口腔炎

由单纯疱疹病毒引起，四季均有发生，以春冬多见。

【诊断要点】

1. 疱疹性口腔炎，多见于 1～3 岁婴幼儿、突然发热、拒食、流涎、烦躁不安。

2. 患儿疱疹分布于齿龈、唇内、舌面、两颊黏膜出现单个或成簇的小疱疹，直径为 2 毫米，周围有红晕，迅速转为黄白色浅溃疡，多个小溃疡可融合成大溃疡。

3. 病程为 1～2 周，局部淋巴结肿大，压痛、3～5 天体温恢复正常。

【处理方案】

1. 保持口腔清洁，多饮水，禁用刺激性药物和食物。

2. 口腔亦可喷撒　锡类散、西瓜霜、双料喉风散等。

3. 为预防继发感染可涂 2.5%～5% 金霉素甘油或疱疹净。

4. 疼痛严重者，可涂 2% 的利多卡因。

5. 口服维生素 B_1、维生素 B_2、B_{12} 治疗。

（三）坏疽性口腔炎

本病发生于营养不良，抵抗力差的小儿，也称溃疡性口腔炎。

【诊断要点】

1. 其病原菌为梭形杆菌和奋森螺旋体等厌氧菌，病变为组织坏死。

2. 多发生在传染病后期，如麻疹、百日咳、支气管肺炎等。

3. 开始时常在牙合线水平附近颊膜呈紫红斑，并形成溃疡，向深部迅速发展，溃疡边缘肿胀高起底部覆盖灰白色膜，4～6天后坏死组织成块状脱落，坏死迅速扩大，此时面部皮肤发亮变硬，出现紫斑，逐渐溃烂而使颊部穿孔。同样情况亦可发生唇部、牙龈等处，使牙齿脱落牙槽骨外露或发生唇溃烂、腮腺瘘。

4. 坏死期，小儿口腔有腐臭味，流涎多，全身中毒症状明显。

5. 遗留疤痕，可影响颌骨发育，面部外形及张口功能。

【处理方案】

1. 青霉素每天每公斤80000单位及链霉素每天每公斤20～30毫克，肌肉注射，头孢类广谱抗生素，静滴为妥。（青链霉素作皮试）

2. 大量维生素C及B，输白蛋白、全血或血浆支持疗法。

3. 局部用双氧水冲洗，每1～2小时1次，考虑切除浸润的坏死组织。

（四）小儿肠炎（婴幼儿腹泻）

是婴幼儿常见多发以腹泻为主要病变的综合征（婴幼儿腹泻）主要由肠道内细菌或病毒感染引起的，也可由肠道外感染、喂养不当或于气候因素有关。

【诊断要点】

1. 按病程长短　（1）2周内为急性腹泻。（2）2周至2个月为迁延性腹泻。（3）2个月以上为慢性腹泻。

2. 按感染病源分　（1）为感染性腹泻。（2）非感染性腹泻。

一律称小儿肠炎。

3. 按发病程度分 （1）轻型：每日腹泻 5~10 次水样便，水分不多，黄绿色、有奶瓣。（2）重型：每日腹泻 10 次以上，呈水样便，蛋白汤样便，可有黏液、血丝、伴呕吐、发热等。

4. 严重腹泻患儿可合并高烧、烦躁、手足发凉、神萎、末稍循环障碍，水电解质紊乱。

5. 脱水程度如下表

脱水程度	轻	中	重
失水体重%	<5	6~10	10~15
精神	正常	萎靡	意误模糊或昏迷
口腔黏膜	稍干	明显干	干
眼窝凹陷	不明显	较明显	明显
前囟凹陷	稍凹	凹陷	凹陷
眼泪	有	少	无
尿量	有	少	极少或无
皮肤弹性	正常	稍差	差
末稍循环	好	稍差	差或休克

6. 脱水性质如下表

性质	血清钠浓度（mmol/L）	发生频率（%）	主要症状
等渗性脱水	130~150	40~80	重症有循环障碍
低渗性脱水	<130	20~50	口渴不明显，循环障碍更突出
高渗性脱水	>150	1~12	烦渴，可有高热，神经症状突出。

7. 电解质紊乱

（1）低钾：肌张力低，心音低顿、腹胀、肠鸣音弱、膝反射迟钝或消失，可有心电图改变。

（2）低血钙：低血镁、腹泻较久或有营养不良，佝偻病，在输液纠正后，而容易出现低钙，低镁的症状。

（3）纠正酸中毒，轻者症状不明显。重者：精神萎靡，呼吸深长、面色发灰、口唇呈樱桃红色、但6个月以内小儿呼吸改变不明显。

【处理方案】

1. 禁食疗法　禁食6小时症状缓解后恢复到原来食欲。

2. 控制感染　根据不同病原应用抗生素，注意肠道外感染的疾病：如肺炎、其他炎症等。

3. 对症治疗　止呕吐、止泻，减轻腹胀、烦躁不安等。

4. 液体疗法

（1）口服补液盐 ORS 液：配方：氯化钠 3.5g，碳酸氢钠 2.5g，氯化钾 1.5g，葡萄糖 20g，加水至 1000 毫升，应用于轻、中度脱水，每次口服 10~30 毫升，3~5 分钟喂一次，4~6 小时喂完。继续损失量，随丢随补。

（2）静脉补液原则：先快后慢，先浓后淡，见尿补钾。日液体总量由累计损失，继续损失，生理需要量3部分组成，一般按等渗脱水补液。

①累积损失：是指按补液开始前水和电解质丢失的总量。具体如下表：

累计损失量（静脉补液量）

脱水程度	累积损失（ml/kg）（6~10 小时）	24 小时总量（ml/kg）
轻度脱水	30~60	120~150
中度脱水	60~100	150~180
重度脱水	100~120	180~200

其中：对中、重度脱水，为了迅速补充血容量，开始可给等渗含钠液：2∶1 液（2 份生理盐水，1 份碳酸氢钠液）按每公斤15 ~ 20 毫升计算，于 30 ~ 60 分钟内快速静滴。以后等渗脱水可用 1/2 张 ~ 2/3 张液如 4∶3∶2 液生理盐水 4 份、糖 3 份，碳酸氢钠 2 份，低渗性脱水可用 2/3 张等渗液或部分等渗含钠液如 3∶2∶1 液（糖三份、盐 2 份、碳酸氢钠 1 份）高渗性脱水用 1/3 张 ~ 1/5 张液用 3∶1 液或 4∶1 液（糖 4 份、盐水 1 份）。累计损失需在 6 ~ 10 小时内补完。

②继续损失量的补给：在补液过程中由于吐泻继续损失的液量须相应补充，液量根据吐泻情况加以估计。此部分多用半渗液：如 3∶2∶1 液（糖 3 份、盐 2 份、碳酸氢钠 1 份）或葡萄糖与盐水各半。同时有尿、注意补钾。

③生理需要量的补充：每日生理需要量根据年龄的情况而定，一般婴儿每公斤 70 ~ 90 毫升，不能口服或口服不足时静脉补充，此部分可用 1/4 张或 1/5 张液体并与继续丢失量一起于 24 小时内补给。

5. 纠正酸中毒　一般经合理补液后，酸中毒也随之矫正，必要选用碳酸氢钠等碱性药物纠正。

（1）未知 CO_2PC（二氧碳结合率）时，可按 5% 碳酸氢钠 3 ~ 5 毫升（kg/次）或 11.2% 乳酸钠 2 ~ 3 毫升（kg/次）计算给予，必要时 2 ~ 4 小时重复应用。

（2）已知 CO_2PC 时按下列公式计算：

①（40 ~ 2.226X）×0.5×体重（kg）= 需补 5% 碳酸氢钠量（ml）毫升。

②（40 ~ 2.226X）×0.3×体重（kg）= 需补 11.2% 乳酸钠量（ml）毫升。

其中以上：X 为 $CO_2CPnmol/L$，计算所得总量分批补给，首次用半量，余量斟情应用，以免过量，补液可将碱性液稀释为等渗溶液。

6. 钾的补充　见尿补钾。按每日每公斤 10% 的氯化钾 1.5 ~ 3

毫升计算，100 毫升液体中不超过 10% 氯化钾 3 毫升，补钾速度要慢：不少于 6～8 小时滴完。轻者口服氯化钾。

7. 钙和镁的补充　脱水纠正后，出现惊厥者，或明显低钙的患儿，静脉滴注 10% 葡萄糖酸钙 10 毫升，或口服氯化钙 5～10 毫升，每日 3～4 次。久泄低镁者，可肌注，25% 硫酸镁每公斤 0.2～0.4 毫升，每日 2～3 次。

8. 中医疗法　自拟"中药合剂"，主方：白头翁、黄连、人参、花粉、神曲、麦芽、焦查、半夏、车前子等克数加减，人参、五味子等克数。水煎服；日三次。

（五）肠痉挛

是由肠壁平滑肌阵发性强烈收缩而引起机能性腹痛。

【诊断要点】

1. 患儿突发或间歇性阵发性腹痛，持续数分钟或十几分钟，时痛，时止，反复发作，也可自行缓解。

2. 患儿腹痛轻重不等，重者哭闹、翻滚、出汗、面色苍白、手足发凉、发作者腹壁紧张拒按，不胀，无固定压痛或腹肌紧张。

3. 肠痉挛性，疼痛多发生在脐周，是小肠部位，多伴呕吐。

4. 3 个月以内小婴儿，主要为阵发性哭闹，有的哭叫数个小时，面潮红，口周苍白，腹痛、胀而紧张，双腿向上翘起，呈卷曲状，两手紧握，拼气，排便后缓解。

5. 鉴别诊断　要与婴儿肠套叠鉴别。

【处理方案】

1. 解痉止痛　镇静：颠茄酊每岁每次 0.03～0.06 毫升。阿托品针每次每公斤 0.01mg，冬非一针镇静，每日每公斤各 1mg，肌注。

2. 腹部放暖水袋或按摩腹部

3. 疼痛严重者，杜冷丁每次每公斤 0.5～1mg。阿托品每次每公斤 0.01mg，654～2 每次每公斤 0.1mg，以上均肌注。

4. 排出诱因，选择合适的饮食。

（六）急性坏死性肠炎

是小肠急性出血性坏死性炎症。

【诊断要点】

1. 患儿突发起病，有剧烈的腹痛、腹胀、呕吐、血便、中毒症状明显或伴有休克。

2. 患儿大便稀而呈水样，每天数次至 10 几次，渐渐出现血便，呈果酱样。血水样大便特殊臭味。

3. 体征　肠鸣亢进，触之尚软，压痛明显，严重时肠鸣减弱或消失。

4. 水电解质紊乱，酸碱中毒或休克。

5. X 线　小肠弥漫性充气，有大小不等的液平面，病变部肠管外型僵硬，肠壁增厚。

6. 化验血　白细胞升高，出现核左移，中毒性颗粒。大便潜血阳性。镜检有大量红细胞和脓细胞。

7. 鉴别诊断　与肠套叠和肠穿孔鉴别。

【处理方案】

1. 禁食和胃肠减压是治疗的重要措施，待呕吐、便血止后，再逐渐进流汁。

2. 控制感染　同时应用氢化可的松和地塞米松。

3. 抗休克　补充血溶量，补血及血浆。

4. 在维持电解质平衡的情况下同时应用止血剂。

（七）消化性溃疡

胃溃疡常发生小婴儿，十二指肠溃疡多发生年长儿。

【诊断要点】

1. 有长期服用激素史

2. 新生儿及婴儿发病急、易出现出血和穿孔。

3. 患儿呕吐。反复肚脐周围痛，时间不定，食钠差、发育差。

4. 痛的性质多表现年长儿，胃溃疡常在饭后痛，十二指肠溃疡易在饭前或夜间痛，进食后缓解。

5. 消化道钡餐，很难看到龛影，只是十二指肠球部畸形或梗阻。

【处理方案】

1. 禁食酸性有刺激性食物

2. 制酸剂常用氢氧化铝凝膠 5～10 毫升 1 日 3 次。

3. 年长儿可加抗胆硷药如：普鲁本辛、颠茄片，也可用甲氰咪胍等药。

4. 并发穿孔，大出血、幽门梗阻等适于手术。

（八）先天性肥厚性幽门狭窄与幽门痉挛症

【诊断要点】

1. 患儿呕吐为突出的症状，多发生于生后二、三周开始逐渐加剧。呈持续性，呕吐物为奶块，无胆汁、吐后即饥饿思食。

2. 大便次数和量减少。

3. 腹部可鉴别胃蠕动波从左上腹向右前进，似滚球状。扪诊多能触及橄榄形肿块，在右腹直肌外侧近肋缘与脐连线的中点处。

4. 鉴别诊断与幽门痉挛相区别。

先天性幽门狭窄与幽门痉挛的鉴别表如下：

症状与体征	先天性肥厚性幽门狭窄	幽门痉挛
呕吐发生时间	多于生后 2～3 周后起病	生后即有
呕吐程度	逐渐加重、呈持续性、多为喷射状	时吐时好呈间歇性
腹部体征	可见胃蠕动波，右上腹可触及橄榄形肿块	很少见到胃蠕动，腹无肿块
全身情况	消瘦、常脱水	一般尚好
用镇静剂或解痉剂后	多无效	呕吐好转

5. X 线　根据症状与体征尚不能确诊者做钡餐检查。可见钡剂通过狭窄的幽门部位时成线状阴影，而胃囊扩大，3 小时后钡剂仍大部分在胃内潴留。

【处理方案】

1. 诊断未明者先按幽门痉挛处理

（1）喂养：奶中掺加奶糕成薄糊稠度。少量多次用大孔奶头喂给，每次喂奶后拍背，待呃气后取上半身抬高右侧卧位。

（2）苯巴比妥及阿托品：1∶10000 阿托品溶液，每次喂奶前15～20 分钟滴服，开始每次 5～10 滴，逐渐加量至呕吐控制，若服后面红，宜稍减量，或用苯巴比妥，每天 3 次，每次 3～5 毫克。在喂奶前半小时服用。

2. 明确诊断为先天性肥厚幽门狭窄者，进行手术治疗。

3. 已有脱水和营养不良者，宜先补液。因呕吐物含氯高，故补液以氯化钠加氯化钾为主。

（九）急性胰腺炎

急性胰腺炎婴幼儿时期少见以年长儿多见。

【诊断要点】

1. 腹痛、恶心呕吐是主要症状。腹痛多为持续性局限于上腹部，常有阵发性加剧。个别严重者，可发生休克。呕吐频繁可导致脱水和电解质紊乱，部分患儿有发烧。

2. 体征　全腹压痛，剑突下更明显，若在剑突下偏左明显压痛则更为典型，肌卫常不明显。

3. 化验　白细胞计数可增高。淀粉酶测定，胰腺发病后 6～12 小时后，血清淀粉酶即可升高，三天后渐降至正常，大于 500 苏氏单位即可确诊（正常少于 200 单位）。尿淀粉酶于发病后 12～24 小时开始升高，下降较慢，大于 500 单位有诊断价值，宜根据病程选择血清或尿标本作淀粉酶测定，尿淀粉酶测定比较方便，但准确性不如血清淀粉酶。

4. 鉴别　与胆道蛔虫症，急性阑尾炎相鉴别。

【处理方案】

1. 禁食　有利于减轻腹痛和呕吐。严重者可胃肠减压。

2. 控制感染　可用红霉素，头孢类广谱抗生素。

3. 抑制胰腺分泌　可用阿托品针 0.1mg/kg/次。

普鲁木辛每日每公斤 0.1~0.2mg，分三次口服。

4. 止痛　杜冷丁、654~2 针等。

5. 中医　新针：中脘、足三里、阳陵泉等穴。

（十）肝脓肿

肝脓肿可由溶组织阿米巴原虫及细菌引起

【诊断要点】

1. 不规则发热，细菌性肝脓肿热度较高，有寒战。

2. 肝区持续疼痛，肝脏肿大，有压痛伴有黄疸。

3. 体征　扪诊可触及坚硬或有波动感肿块。

4. 化验

（1）血白细胞和嗜中性粒细胞升高。

（2）粪便：阿米巴可找到滋养体和包裹。

5. X 线　肝尖部脓肿可见右侧横隔抬高或运动受限。

6. 肝区超声　对诊断要确定脓肿部位有助。

7. 肝穿刺　大脓肿可作穿刺。借以鉴别脓肿性质，阿米巴脓液为棕褐色能找到阿米巴原虫。

【处理方案】

1. 抗阿米巴肝病药物，可选用吐根碱和氯喹，灭滴灵，重者可用两种以上药。

2. 中草药

（1）鸦胆子每天每公斤体重一粒，将鸦胆子仁装入胶囊分 3 次吞服，疗程 7 天。

（2）白头翁每天 30 克，水煎服 7~10 天为一个疗程，或煎 100 毫升，保留灌肠。

（3）大蒜每天服 6 克，10 天为一个疗程。大蒜 6 克捣烂以热水 100 毫升浸 1 小时，滤过保留灌肠每晚一次，10 天为 1 个疗程。

3. 阿米巴包裹携带者的治疗，可用喹碘方与卡巴坤交替治疗，或口服灭滴灵 10 天。

4. 抗生素的应用。头孢类广谱抗生素。

5. 引流排脓，一般可作穿刺引流。尤其宜于单个脓肿，穿刺点可取肋间隙饱满，肝压痛最明显的部位，可根据超声检查来确定。

三、循环系统疾病

（一）房间隔缺损（继发孔）

房间隔缺损是小儿时期常见的先天性心脏病，占先心病的 5～10%。

【诊断要点】

1. 房间隔缺损大者，导致体循环血流量不足，影响生长发育，体形瘦长，面色苍白、乏力、多汗、活动后气促。

2. 体征　患儿 2～3 岁后心脏增大，前胸隆起，扪诊少数可有震颤。听诊胸骨左缘 2～3 肋间，可闻及收缩期杂音，导致宽而不呼吸影响的第二心音固定且分裂，但可听到肺动脉瓣和三尖瓣关闭不全的杂音。

3. X 线　心脏外形增大以右心房右心室扩大为主，心胸比大于 0.5，肺动脉瓣突出，肺叶充血，主动脉影缩小，可见主动脉瓣随心脏搏动一明一暗的"肺门舞蹈"征。心影呈梨形。

4. 心电图　电轴右偏，右心房扩大、右心室肥大、P－R 间期延长，V_1 及 V_3R 导联 rsr 或 rsR 等不完全性右束枝传导阻滞的图形。

5. 磁共振清晰显示缺损的位置，大小及其肺动脉回流情况。

6. 心导管检查，一般不做，当肺动脉高压。肺动脉瓣狭窄或肺静脉异位引流时，可行心导管检查。

【处理方案】

1. 手术治疗

2. 当肺动脉高压、紫绀严重者、不宜手术治疗。

（二）室间隔缺损

室间隔缺损是患儿由胚胎期室间隔发育不全所致，是常见的先心病，约占先心病的 50%，常合并法洛氏四联症，心内膜垫缺损等。

【诊断要点】

1. 患儿缺损较大，左向右分流量多，体循环流量相应减少，多生长迟缓，体重不增，消瘦、喂养困难、活动后乏力、气短多汗，易反复患呼吸道感染，易导致充血性心力衰竭，因扩张的肺动脉压迫喉返神经，引起声音嘶哑等。

2. 体征　胸骨左缘 3~4 肋间可闻及响亮的收缩期杂音，向四周广泛传导，叩诊心界扩大，扪诊收缩期震颤。

3. X 线　肺动脉延长或轻微突出，肺野轻度充血。中型缺损心影从轻到中度增大，左右心室增大，以左室增大为主，主动脉弓影较小，肺动脉段扩张，肺野充血，大型缺损心影中度以上增大，呈二尖瓣型，左右心室增大，多以右室增大为主，肺动脉段明显突出，肺野明显充血。

4. 心电图　主要左心室舒张期负荷加重 RV_5、V_6 增高，伴深 Q 波，T 波直立高尖对称，以左室肥厚为主，大型缺损为双心室肥厚或右室肥厚 RV_1、V_2 增高。

5. 超声心动图　当前以四维超声确诊率最高。

6. 心导管检查　右心室血氧含量高于右心房 1 容积%。是评价肺动脉高压程度和计算肺血管阻力及肺分流量等。

【处理方案】

1. 患儿无症状的轻型缺损，部分患儿 7 岁前可自发闭合。

2. 有临床症状反复呼吸道感染和充血性心力衰竭时进行抗感染，强心，利尿，扩血管等内科治疗。

3. 有心脏扩大，室间隔缺损治疗，需开胸进行体外循环下，直视手术修复。

4. 目前随着介入医学的发展，应用可自动张开和自动置入的装置，经心血管堵塞是非开胸治疗的新技术，初步应用表明经导管关闭肌部、膜部室缺安全有效。

（三）动脉导管未闭

患儿胎儿时期肺动脉的大部分血液经开放的动脉导管流至主动脉。是常见先天性心脏病类型之一，占先天性心脏病的15%。

【诊断要点】

1. 动脉导管未闭临床症状不明显者　　无特殊症状，当未闭导管粗大者，可有咳嗽、气急、心悸、易疲劳、喂养困难等，生长发育落后。

2. 体征　胸骨左缘第2～3肋间有一连续性吹风样收缩期杂音，或收缩期至舒张期连续性机器滚鸣样杂音，向颈背部传导，可触及收缩期震颤。触诊：肝脏增大，并发呼吸衰竭。

3. 脉压大于5.3KPa，收缩压正常，舒张压低。并可出现周围血管体征如：水冲脉，指甲床毛细血管搏动，股动脉枪击声。

4. X线　左房左室增大，肺血增多，肺动脉段突出，左心室和主动脉搏动增强，主动脉高压时，肺门"舞蹈"征。

5. 心电图　左室肥大，电轴左偏，右心室肥大或双心室增大。

6. 超声心动图　左侧心房心室肥大。

7. 心导管检查　可发现肺动脉血氧含量较右心室高。

8. 心血管造影　可见主动脉，肺动脉及未闭动脉导管都能造影，对复杂病儿诊断有价值。

【处理方案】

1. 并发细菌性动脉内膜炎或心力衰竭时，可使用抗生素药或强心药。

2. 手术结扎或切断动脉导管。

（四）法洛氏四联征

法洛氏四联征包括：肺动脉狭窄，室间隔缺损，主动脉畸跨，右室肥厚，是常见的青紫型先心病，约占先心病的10%。

【诊断要点】

1. 青紫　为主要临床表现，与肺动脉狭窄程度有关，多发于生后3~4个月，常表现在：唇、指甲床、球结膜炎、耳垂、口腔黏膜等毛细血管丰富的部位。严重者可有杵状指。因血氧含量下降，哭闹，活动，寒冷等情况出现气急加重青紫。

2. 蹲踞体位　年长儿活动后喜取蹲下姿势，两膝紧贴胸部。

3. 杵状指　患儿长期缺氧，可使指（趾）毛细血管扩张增生，局部软组织和骨组织也增生肥大，如鼓槌状。

4. 阵发性缺氧发作　多见婴儿，主要表现呼吸困难，有时突然发作，气急、烦躁、哭闹、情绪激动、贫血、感染等。严重者昏迷、抽搐、甚至猝死，年长儿常诉、头痛、头昏等。

5. 化验　红细胞计数及血红蛋白明显升高：红细胞可达$5.0 \sim 8.0 \times 10^{12}/L$，血红蛋白$170 \sim 200g/L$，红细胞压积也增高$53 \sim 80.01\%$，血小板降低，凝血酶原时间延长。

6. X线　心脏较小呈"靴状心"，肺纹理明显减少，肺野网状阴影。

7. 心电图　电轴右偏右室肥大。

8. 心导管　可能通过畸形达左心室和主动脉。

9. 心血管造影　典型表现是造影剂注入右心室后，可见到主动脉和肺动脉同时显影。

【处理方案】

1. 呼吸困难的防治

（1）轻者：取胸膝体位，口服心得安。

（2）重者：吗啡$0.05 \sim 1mg/kg$，皮下注射。心得安$0.1 \sim 0.2/kg$，加10%葡萄糖10毫升静注。

（3）症状不缓解、持续昏厥者，可用新福林$0.2mg/kg$静注。

2. 预防脑血管栓塞　出汗过多和腹泻者，宜多喝水及静脉补液，以防血液浓缩造成血栓。

3. 吸氧　纠正酸中毒，控制感染。

4. 外科治疗　近年来外科手术不断进展，应考虑外科手术修补，本病根治术的死亡率在不断下降。

（五）小儿心律失常

小儿时期如果心脏的心肌细胞兴奋性，传导性和自律性等电生理发生改变，都可构成心律失常。

1. 过早搏动　是心脏异位兴奋灶发放的冲动所引起，为小儿时期最常见的心律失常。

【诊断要点】

（1）婴幼儿较成人轻，常缺乏主诉。

（2）年长儿心悸、胸闷、不适。

（3）患儿运动心率增快，早搏减少，但也有反而增多。

（4）心电图：有无 P 波存在。P 波的形态，P－R 间期长短，以 QRS 波的形态来诊断早搏。

①房性早搏的心电图：A. P 波提前，可与前一心动的 T 波重叠；B. P－R 间期在正常范围；C. 早搏后代偿间隙不全；D. 有变性的 QRS 波则为心室内差异传导所致。

②交界性早搏的心电图：A. QRS 波提前，形态、时限与正常窦性基本相同。B. 早搏所产生的 QRS 波前或后有逆行 P 波，P－R 间期 <0.10 秒（S）有时 P 波可与 QRS 波重叠，而辩认不清。C. 代偿间歇往往不完全。

③室性早搏的心电图：A. QRS 波提前，其前无异位 P 波。B. QRS 波宽大畸形，T 波与主波方向相反。C. 早搏后多伴有完全代偿间歇。

【处理方案】

（1）心电图呈多源性者，则应给予抗心律紊乱的药物，对无症状不必治疗。

（2）抗心律紊乱的药物：

①β 受体阻滞剂：心律平和心得安。

②房性早搏可选用洋地黄类。

③室性早搏选用利多卡因、慢心律选乙吗噻嗪等药。

2. 阵发室上性心动过速　是指小儿最常见的异位快速心律失常。

【诊断要点】

（1）任何年龄均可发病，但婴儿多见，询问有无慢性心力衰竭史。

（2）指异位激动在希氏束以上的心动过速。

（3）主要由折返机制造成，少数为自律性增高或平行心律，若不及时处理，可致心力衰竭。

（4）患儿烦躁不安，面色发灰，皮肤湿冷，呼吸增快，脉搏细弱，干咳、呕吐、年长儿可自诉，心悸、头晕等。

（5）体征：听诊：心律 160～300 次/min（分）之间，第一心音强度完全一致，发作时心律较固定而规则为本病特征。

（6）发作超过 24 小时可伴心力衰竭。

（7）心电图：P 波形态异常，较正常时小，可有暂时 ST 段及 T 波的改变。

（8）鉴别诊断：与窦性和室性心动过速相鉴别。

【处理方案】

（1）抑制迷走神经（除外器质性病变的心力衰竭），可用手指刺激咽部，产生恶心、呕吐，使患儿深吸气后屏气。

（2）药物治疗：①洋地黄类：有心力衰竭者②β 受体阻滞剂：如心得安静注。③选择性钙离子拮抗剂，如：异搏定。

（3）电学治疗：用直流电同步电击转律。

（4）射频消融术。

3. 室性心动过速

是指起源于希氏束分叉处以下 3～5 个以上宽大畸形 QRS 波组成的心动过速。

【诊断要点】

（1）小儿烦躁不安、苍白、呼吸急促。年长儿心悸、心前区疼痛，可有昏厥、休克、充血性心力衰竭等。

（2）体征：心率增快：150 次/min 之上，节律整齐心音强弱不等。

（3）心电图：①心室率常在 150～200 次/min 之间，QRS 波宽大畸形，时限增宽。②T 波方向与 QRS 波主波相反，P 波 QRS 波之间无固定关系。③可伴 Q－T 间期延长，多见多形性室速。④心房率较心室率缓慢，有时可见室性融合波或心室夺获。

【处理方案】

（1）及时诊断，予以适当处理。心房心室颤动或猝死。

（2）药物：利多卡因 0.5～1mg/kg，静滴或静注，必要时10～30min 后重复一次。总量不超 5mg/kg，易复发，预防复发可口服，慢心律、心律平、乙吗噻嗪。

（3）可选择同步直流电击复律 1～2/（S、kg）转复后用利多卡因维持。

4. 房室传导阻滞

【诊断要点】

（1）心室率过缓，胸闷、心悸、眩晕、昏厥，活动气短，表现为阿－斯综合征发作，知觉丧失甚至发生死亡。

（2）体征　听诊心律不整，脱漏搏动，Ⅲ度房室传导阻滞，脉率缓慢而规则，第一心音强弱不一，有时可同及第三心音或第四心音。绝大多数患儿心底部可听到Ⅰ～Ⅱ级喷射性杂音，为心脏每次搏出量增加引起的半月瓣相对狭窄所致，还可听到舒张中期杂音。

（3）心电图：

①Ⅰ度房室传导阻滞：P－R 间期超过正常范围。

②Ⅱ度房室传导阻滞：A. 莫氏型称文氏现象，P－R 间期逐步延长，最终 P 波后不出现 QRS 波，在 P－R 间期延长的同时，P－

R 间期逐渐缩短，且脱漏的前后两个 R 波的距离小于最短的 P－R 间期的两倍。B. 莫氏Ⅱ型为 P－R 间期固定不变，心房搏动部分不能下达到心、心房与心室各自独立活动，彼此无关，心室率较心房率慢。

【处理要点】

（1）Ⅰ度：病因治疗

（2）Ⅱ度：当心室率过缓，心脏搏出量减少时，用阿托品、异丙嗪、肾上腺素治疗。

（3）Ⅲ度：纠正缺氧和酸中毒可改善传导功能，肾上腺皮质激素，可消除局部水肿，可口服阿托品、麻黄素、异丙肾上腺素舌下含服。重症者：阿托品皮下或静注，异丙肾上腺素 1mg，溶于 5%～10% 葡萄糖溶液 250 毫升中，持续静脉滴注，速度 0.05～2mg/kg/min 然后根据心率调整速度。

（4）安装起搏器指征：反复发生阿－斯综合征，药物治疗无效或伴心力衰竭者（先安临时、未发作后、再安永久性起搏器）。

（六）病毒性心肌炎

由病毒（柯萨基 B 组最多）感染，引起心肌纤维退行性改变或坏死，少数可发展为心肌病。

【诊断要点】

1. 临床诊断　凡具有主要指标 2 项，或主要指标 1 项及次要指标 2 项者可做诊断。

（1）主要指标：

①急慢性心功能不全或心脑综合征。

②有奔马率或心包摩擦音。

③心脏扩大心电图 ST－T 段改变或运动试验阳性。

（2）次要指标

①发病前有病毒感染病史。

②患儿乏力、苍白、多汗、心悸、气短、胸闷、头晕、心前区疼痛，手足凉，肌痛等症状至少二种。婴儿拒食，发绀、四肢凉、

双眼凝视。

③心尖部第一心音明显低顿，安静时心动过速。

④心电图异常：包括：各种期前收缩，室上性和室性心动过速，房颤和室颤，Ⅱ至Ⅲ度房室传导阻滞，心肌受累，可见 T 波降低，ST－T 段的改变。

⑤心肌酶：磷酸肌酶（CPK）早期增高，心肌同工酶（CK－MB），乳酸脱氢酶（LDH），肌酸激酶（CK）增高。

2. 病源学诊断依据

（1）确诊指标：心内膜、心肌、心包穿刺液分离病毒。

（2）参考依据：从粪、咽试子、血液中分离病毒。

（3）患儿死后自取心包、心肌、心内膜分离出病毒。

凡具以上 3 项之一者，便可确诊病毒性心肌炎。

【处理方案】

1. 注意休息，减轻心脏负担，恢复后仍限制活动。

2. 治疗方案

（1）抗病毒治疗

（2）改善心肌营养：1.6－磷酸果糖有益改善心肌能量代谢。选用大量维生素 C200mg/kg，加入 10％ 葡萄糖 20 毫升缓慢静滴，也可用维生素 E、B 等。

（3）大剂量丙种球蛋白 2g/kg，2～3 天内静脉滴入。

（4）能量合剂，辅酶 A100 单位。三磷酸腺苷 20mg，细胞色素 C30mg 静滴。

（5）严重心律失常或心衰者，可用地塞米松、氢化可的松静滴。

（6）对症治疗

①纠正心律失常。②纠正心力衰竭。③抢救心源性休克。④扩张冠脉药物：潘生丁、丹参片。

（7）中药：生脉饮、黄芪口服液等药。生脉饮主方：人参 9 克，麦冬 9 克，五味子 3 克，水煎服，日分三次口服。

（七）感染性心内膜炎

是指细菌、霉菌、立克次氏体及病毒引起的心脏及大动脉内膜的炎性病变。

【临床诊断】

1. 急性感染心内膜炎（毒力强的化脓菌）

（1）有急性感染，作过外科手术和器械检查等。

（2）高热寒战多汗等败血症表现。

（3）心脏杂音，心力衰竭、栓塞的体征。

2. 亚急性感染心内膜炎。

（1）原有心脏病症状，如气促、青紫等突然加重。

（2）先天性心脏病和风湿性心脏病，有持续不规则发烧，厌食乏力，体重不升。呈进行性贫血。

（3）心脏有新的杂音，心脏扩大，心率、心律有改变能发生心衰，并可出现栓塞。

3. 化验

（1）白细胞数增高，核左移贫血。

（2）血沉增快。

（3）血培养有致病菌生长。

【处理方案】

1. 卧床休息。

2. 支持疗法。

3. 对症治疗。

4. 抗生素治疗。

（八）原发性心肌病

是一种原因不明的心脏病。

【诊断要点】

1. 充血性心肌病

（1）常见于学龄前及学龄期儿童，起病缓慢，心脏扩大，心律失常，心力衰竭，易合并肺、脑、肾栓塞。

（2）X线：心影扩大如球型，心脏搏动呈弥漫性或局限性减弱，肺动脉与静脉扩张。

（3）心电图：左室肥厚，常合并心肌劳损，左右心房扩大，可出现早搏，传导阻滞及复合性心律失常。

（4）超声心动图：左室内径增大，流出道增宽，心排出量降低。

2. 肥厚性心肌病

（1）部分病例有家族史，起病缓慢。

（2）表现为非梗阻型症状，以活动后气喘为主。梗阻型乏力、头晕、胸前区疼痛、晕厥、多发生在运动后，有的发生猝死。

（3）体征：心脏向左扩大，胸左缘第3～4肋间可闻及喷射性收缩期杂音，向心尖传导。

（4）脉搏有双重搏动感。

（5）X线：心影增大，以左心为主，肺瘀血及肺间质水肿。

（6）心电图：示左心室肥厚及劳损，蹲踞体位。

（7）超声心动图：室间隔显著肥厚，与左室后壁厚度比大于1.3，左心流出道明显缩小，且常伴左心室内径缩小。

【处理方案】

1. 纠正心衰，注意休息，控制感染。

2. 纠正心律失常。

3. 肥厚性梗阻型，可用β受体阻滞剂。如心得安静滴。或用洋地黄、异丙肾上腺素等，也可手术。

4. 能量合剂及丹参注射液。

5. 并发栓塞可用潘生丁、肝素和尿激酶等。

6. 肾上腺皮质激素：强的松2mg/（Kg.d）口服，2周后减量，6～8周停药。

（九）窦性心律失常

本病包括窦性心动过速，窦性心动过缓，窦性心律失常，游走心律及窦性静止。

1. 窦性心动过速：可分生理性和病理性。

【诊断要点】

（1）心律加快：婴儿 >140 次/分，1~6 岁 >120 次/分，6 岁以上 >100 次/分。

（2）听诊：心律快而整齐。

（3）心电图：①窦性 P 波；②P 波频率大于上述各年龄组规定；③P – R 间期大于 0.12 秒。

【处理方案】

（1）祛除病因，有的加用心得安。

（2）洋地黄对心衰时心动过速效果好。

（3）联合应用镇静剂。

2. 窦性心动过缓：

【诊断要点】

（1）心率减慢：婴儿 <100 次/分，1~6 岁 <80 次/分，6 岁以上 <60 次/分。

（2）面色苍白，精神萎靡，年长儿自诉乏力、头晕、胸闷等。

（3）心电图：①窦性 P 波；②P 波频率小于上述各年龄组规定；③P – R 间期大于 0.12 秒。

【处理方案】

（1）祛除病因：治疗原发病。

（2）年长儿心率 <50 次/分，可服阿托品和异丙肾上腺素。

（3）定期随访：排除病态窦房结综合征。

3. 窦性心律不齐

指窦房结发出冲动不均匀，以至心脏节律快慢不等者。

【诊断要点】

（1）临床系统症状，听诊心率快慢不齐。

（2）心电图：①窦性 P 波②P – P 间期相差 >0.16 秒。

【处理方案】

（1）生理性者不需治疗。

（2）病理性需治疗原发病。

（十）急性心包炎

常为全身疾病的并发症。在新生儿期原发病为败血症，在婴幼儿期为肺炎，脓胸，败血症，4～5岁以上儿童为风湿热、结核病、化脓感染。

【诊断要点】

1. 临床表现

（1）干性心包炎：以发热、气急，心前区痛及心包摩擦音为主要表现。听诊：患儿取坐位，身体向前倾，可在胸骨左缘第二、三肋间听到最清晰的摩擦音。

（2）湿性心包炎：因心包渗液直接影响心脏充盈扩张以心动过速，休克表现为主。

（3）心包填塞征：端坐呼吸，呼吸极度困难，颈静脉怒张，肝脏肿大，肝颈反流性征阳性，下肢浮肿，脉压缩小，奇脉及心动过速，心界向两侧扩大，随体位变化，心尖搏动弱或消失。听诊心音遥远，左侧肩胛骨下叩诊浊音。

2. X线检查　心包积液时，立位心脏扩张呈烧瓶样，搏动减弱，卧位心底增宽。

3. 心电图　低电压，ST－T段改变，窦性心动过速。

4. 超声心动图　可观察积液量的变化及积液部位。

【处理方案】

1. 一般治疗：取半卧位，给予氧气吸入，缓解呼吸困难。烦躁及心前区疼痛者，给予镇静剂和镇痛药及退热药。心包填塞严重者，可行心包穿刺术。

2. 病因治疗

（1）化脓性心包炎，选两种以上足量的抗生素静脉给药。病毒性抗病毒治疗。

（2）结核性心包炎应尽早给予抗痨药。

（3）风湿性心脏病，可给强的松和阿司匹林治疗。

（4）心包填塞的治疗：紧急施行心包穿刺或心包切开排液减压。

3. 支持疗法：如营养摄入，输血及胎盘球蛋白等。

（十一）缩窄性心包炎

指由结核性心包炎引起的，部分由化脓性心包炎后遗症，少数原因不明。

【诊断要点】

1. 本病多见于年长儿，以心脏不大，静脉压增高及腹水为特征。

2. 起病缓慢，以气急、咳嗽及腹胀为主。

3. 体征　颈静脉怒张，肝肿大，腹水、浮肿，血压降低，脉压小，可有奇脉。听诊：心音低顿，搏动弱，于胸骨左缘第三、四肋间及心尖区可闻及舒张早期杂音，叩诊心浊音区正常或扩大。

4. X线　心影正常或扩大，搏动弱或消失。心脏边缘偶可见钙化阴影，可伴胸膜积液。

5. 心电图　QRS波低电压，下波平坦或倒置，P波双峰。

6. 鉴别诊断　与肝硬化腹水鉴别。

【处理方案】

做心包剥离术。

（十二）心内膜弹力纤维增生症

心内膜弹力纤维增生症是主要累及左心房室内膜，引起弹力纤维和膠原纤维增生的疾病。

【诊断要点】

1. 体征　主要为充血性心力衰竭的表现，烦躁、面色苍白，呼吸急促，咳嗽，痰鸣，喂养困难，心动过速。听诊：二尖瓣可闻及关闭不全，则心尖区有收缩期杂音，肺部可闻及干湿啰音。触诊：肝脏肿大。叩诊：心界扩大。

2. 按临床病程可分　暴发型、急性型、慢性型三型。急性型多发生 4～10 个月以内的婴儿，起病稍缓。慢性型多发年长儿，症状较轻。

3. X 线检查　心影明显扩大，以左心室为主，左下弓延伸，在心力衰竭时，心影可呈球状。

4. 心电图　左心室肥厚伴收缩期负荷过重为特点。$QV_{5～6}$ 波深，$RV_{5～6}$ 高耸，SV_1 深，左心前导联 T 波平坦，倒置。偶有右心室肥厚。可见心律紊乱。慢性者全身浮肿及心脏萎缩，可见低电压。

5. 鉴别诊断　病毒性心肌炎：一般发生在新生儿或 6～8 个月后。第二冠状动脉畸形少见。第三糖原累积病，由于糖原代谢障碍，糖原沉淀于心，肌肉、肝、肾。第四是维生素 B_1 缺乏及三尖瓣，下移畸形。

【处理方案】

1. 洋地黄治疗　早期，足量，长期应用，先用饱和量，以后用维持量。

2. 对症　控制感染，心力衰竭时用利尿剂，氧气吸入，激素治疗，低盐饮食。

四、泌尿系统疾病

（一）急性肾小球炎症

是指乙型溶血性链球菌感染后免疫反应引起的弥漫性肾小球炎性病变，少数为细菌和病毒引起。

【诊断要点】

1. 常发生于 3～8 岁儿童，2 岁内很少发病。

2. 小儿发病前 1～3 周有上呼吸道感染的病史，如：扁桃腺炎、猩红热、皮肤炎症患病史。

3. 有浮肿（面、眼睑）也可波及全身持续 1～2 周。

4. 有血尿、蛋白尿、高血压及管型尿，为急性肾炎的主要特点。

5. 并发症

（1）急性充血性心力衰竭。

（2）高血压脑病：血压大于 18.62/11.97kpa（140/90mmHg）。伴有：头痛、恶心、呕吐、暂时失明、惊厥、昏迷等。

（3）急性肾功能衰竭：少尿、无尿、氮质血症、高血钾症、代谢性酸中毒。

6. 化验

（1）尿常规：尿蛋白 + ~ + + + + ，镜检大量红细胞，透明的红细胞管型。

（2）血沉增快。

（3）血液抗链球菌素"O"滴定度明显增高，可持续 3 ~ 6 个月不变。

（4）血清补体及 C_3 下降。

7. X 线　心脏扩大。

8. 心电图与肾图　有 T 波改变。肾图，示肾功能损害。

【处理方案】

1. 急性期，卧床休息，最低 2 ~ 3 周，直到血尿消失。水肿，消退，血压正常，血沉正常，方可下床作轻微活动，学生方能上学。

2. 饮食　低盐、低蛋白、高糖饮食。

3. 抗感染　有感染灶时，用青霉素 7 ~ 14 天。

4. 利尿剂　选用速尿，每日每公斤 1mg，肌注或静点。用氢氯噻唑 1 ~ 2mg/kg/次，分 2 ~ 3 次口服，同时限制食盐入量。

5. 对症处理

（1）急性心衰时，控制水、盐，应用毒毛 K 0.007 ~ 0.01mg/kg/次，西地兰 0.03 ~ 0.04g/kg/次，静注或静滴。

（2）高血压性脑病：控制水、盐，卧床休息，利血平首剂：0.07mg/kg/次肌注或静点。如果效果不佳可改用：25% 硫酸镁每公斤 0.2ml～0.4ml 肌注，也可试用：肼苯达嗪、甲基多巴等酌情使用。在降压的同时如有惊厥等精神症状者可用安定 0.3mg/kg 静脉点滴或注射。

（3）急性肾功能衰竭：限制水、盐入量，利尿，纠正酸中毒及高血钾，必要时血液透析。

（二）原发性肾病综合症（N.S）

由于肾小球通透性增高，导致血浆蛋白由尿中大量丢失而出现的综合征。

【诊断要点】

1. 临床四大特点

（1）大量蛋白尿。（2）低蛋白血症。（3）高脂血症。（4）明显水肿。

2. 临床分型：分单纯型肾病和肾炎性肾病。

（1）凡是有临床四大特征的为单纯型肾病。

（2）除四大特征外，又有高血压、血尿或肾功能不全者，为肾炎性肾病。

3. 化验检查

（1）尿液：尿蛋白＋＋～＋＋＋，24 小时尿蛋白定量＞399，可有持续性镜下或肉眼：血尿。

（2）血液：血清总蛋白降低，白蛋白减少，A/e 倒置，血胆固醇＞7.8mmol/L，尿素氮正常或降低，持续性氮质血症，血总补体或 C_3 可反复下降。

【处理方案】

1. 一般治疗

（1）饮食：高蛋白，以高生物价的动物蛋白，如：乳、鱼、蛋、禽、牛肉等最合适。蛋白质摄入 1.5～2g/（kg.a）。对水肿、高血压要限水、限盐，病情好转用低盐饮食。

（2）注意休息：在严重高血压、水肿、并有感染的情况下要卧床休息，病情好转后要适当活动。

（3）控制感染：给予抗生素 1 周或更长时间的应用。

（4）利尿：适用于水肿或尿少的患儿，要密切观察出入量、体重变化和电介质紊乱。

（5）开展对患儿及家长的教育指导工作，教他们如何做护理工作，如：用试纸检验尿蛋白的方法等。

2. 采用肾上腺皮质激素疗法

（1）短程疗法：强的松 2mg/kg/a，每天不超过 80mg，分 3~4 次口服，4 周后尿蛋白转阴，则改为间歇治疗，每周服 3 天或隔日早餐后服 2mg/kg，总疗程 8 周，适用于单纯性肾炎。

（2）中程疗法：强的松 2mg/kg/a，分 3~4 次口服，用药 6 周。若尿蛋白转阴后继续服药 2 周，改为隔日早餐后顿服 2mg/kg，每 2~3 周减量 5~10mg/a，总疗程为 6 个月。

（3）长程疗法：强的松 2mg/kg/a，分 3~4 次口服，尿蛋白转阴后继续服药 2 周，改为隔日早餐后顿服 2mg/kg，每 2~3 周减量 2.5~5mg/a，总疗程为 9~12 个月。

3. 多发和糖皮质激素依赖性肾病的其他激素治疗

（1）调整糖皮质激素的剂量和疗程：糖皮质激素治疗后或在减量过程中复发者，原则再次恢复到初始疗效剂量或上一个疗效剂量，或改隔日疗法为每日疗法，或将激素减量速度放慢，延长疗程。同时注意查找患儿有无感染，有无糖皮质激素疗效的其他因素存在。

（2）更换糖皮质激素的制剂：对泼尼松疗效较差的病例，可换用其他糖皮质激素制剂，如：地塞米松，阿赛松，康宁克通 A 等。

（3）甲基泼尼松龙冲击治疗：慎用，宜在肾脏病理基础上，选择适应症。

4. 激素治疗的副作用，长期超生理剂量使用糖皮质激素的副作用如下：

（1）代谢紊乱，可出现明显柯兴貌，水钠潴留，高血压，尿失钾，高尿钙及骨质疏松。

（2）消化性溃疡和精神欣快感，失眠、兴奋、癫痫发作等。

（3）易发白内障，无菌性股骨头坏死。

（4）易发生感染或诱发结核灶。

（5）急性肾上腺皮质功能不全，戒断综合征。

5. 免疫抑制剂

（1）环磷酰胺，一般剂量 $0 \sim 2.5mg/kg/a$，分三次口服。疗程 $8 \sim 12$ 周，总量不超过 $200mg/kg$。或环磷酰胺冲击治疗，剂量 $10 \sim 12mg/kg/a$，加入 5% 葡萄盐水：$100 \sim 200ml$ 内静滴 $1 \sim 2$ 小时，连用 2 天，为一疗程用药，日嘱多饮水，每两周重复一疗程，累积量 $<150mg \sim 200mg/kg$。副作用有：白细胞减少，秃发，肝功能损害，出血性膀胱炎等。少数可发生肺纤维化。最令人明知的是远期性腺受损害，尽可能小剂量，短疗程，间断用药，尽量避免青春前期于青春期用药。

（2）其他免疫抑制药：如：苯丁酸氮芥，环孢素 A，硫唑嘌呤，霉酚酸酯及雷公藤多苷片。苯丁酸氮芥，$0.1 \sim 0.2mg/kg/a$，分三次口服。

每两周增加 $0.1mg/kg/a$，总疗程 $3 \sim 12$ 周，多与尿素针合用。

6. 抗凝及纤溶药物疗法

（1）肝素钠 $1mg/kg/a$，加入 10% 葡萄糖液 $50 \sim 100$ 毫升中静脉点滴，每日 1 次，$2 \sim 4$ 周为 1 个疗程，亦可选用低分子肝素，病情好转改口服抗凝药物维持治疗。

（2）尿激酶：有直接激活纤溶血栓的作用，一般剂量 3 万单位 ~ 6 万单位，加入 10% 葡萄糖 $100 \sim 200$ 毫升中，静脉滴入。$1 \sim 2$ 周为 1 个疗程。

（3）口服抗凝药：双嘧达莫 $5 \sim 10mg/kg/a$，分 3 次饭后服，6 个月为 1 个疗程。

7. 免疫调节剂　左旋咪唑 $2.5mg/kg$，隔日用药，疗程 6 个月。适用于常伴感染、频复发或糖皮质激素依赖者。

8. 中药疗法　NS 属中医"水肿""阴水""虚劳"的范畴，可根据辩证施治原则立方治疗（请参考中医儿科小儿水肿篇）。

9. 血管紧张素转换酶抑制剂（ACEI）　常用制剂有卡托普利，依那普利，福辛普利。能改肾小球血流，延缓肾小球硬化，减少尿蛋白起到良好的作用。

10. 辅助药物

（1）潘生丁 5～10mg/kg/a，分 3～4 次口服，疗程 2～6 个月。

（2）消炎痛：150mg/kg/a，分 3 次。

以上两种药：有较好的降蛋白，迅速减少尿蛋白的作用。

（三）泌尿系统感染

指泌尿道细菌感染，包括：尿道炎、膀胱炎、肾盂肾炎等。

【诊断要点】

1. 新生儿期，生长发育缓慢，食纳差，呕吐，腹泻，常伴有黄疸加重。反复查尿和细菌培养均能确诊。

2. 婴儿期，全身中毒症状严重，呕吐、腹泻、腹痛、精神萎靡、惊厥等。

3. 年长儿，发烧、寒战、肾区叩痛，腹痛，腰痛。膀胱刺激症状为主：尿急、尿频、尿痛或有遗尿。

4. 慢性感染患儿消瘦、苍白无力，发育落后时有发烧、脓尿、或细菌尿，久而久之，可引起肾功能衰竭。

5. 化验检查

（1）尿常规：取清晨中段尿，未离心尿中白细胞 >5 个/高倍镜，离心尿 >10/高倍镜，蛋白尿增高，红细胞少见。

（2）尿培养：菌落计数 ≥10 个/ml，若有明显症状，而数次培养出同一细菌，仍有诊断价值。

（3）尿液涂片，由镜下每视野 1 个或更多细菌。

6. 肾功能慢性者若后期肾功能受损，以浓缩功能受损最重。

【处理方案】

1. 处理的目的是寻找病因，根据病原体控制症状，祛除诱发因素，预防再发。

2. 一般治疗

（1）急性感染期：注意营养休息，多饮水，增加排尿，女孩应注意外阴部的清洁卫生。增强机体抵抗力。

（2）对症处理：对高热、头痛、腰痛，给予解热镇痛剂缓解症状。对尿路刺激症状明显者，可给予阿托品，莨菪碱等药，或口服碳酸氢钠碱化尿液，从而减轻尿路刺激症状。

3. 抗菌疗法　选用抗生素的原则：

（1）感染部位：对肾盂肾炎，选择血浓度高的药物，对膀胱炎，应选择尿浓度高的药物。

（2）感染途径：①对上行性感染，首选磺胺类药物，如发烧等全身症状明显，应属血源性感染，多选用青霉素，氨基糖苷类或头孢菌素类，单独或联合用药。②根据尿培养及药物试验结果，并结合临床疗效，选用抗生素。③选用药物抗菌力强，抗菌谱广，强杀菌，不产生抗药性、毒性小的药物如：吡哌酸，氧氟沙星等抗菌药。

4. 抗菌疗程　急性感染疗程 2～3 周。慢性者 2～6 个月期间每 3 个月复查尿培养，停药后，尿培养两次阴性为痊愈。

5. 中医疗法

八正散加减：

（1）组方：车前子、木通、瞿麦、扁蓄、滑石、灸甘草稍、栀子仁、大黄各等克。

（2）功效：清热泻火，利水通淋。

（3）用法：研药沫每次服 3～9 克。现代作饮片煎服。

（四）过敏性紫癜肾炎

过敏性紫癜患儿 5% 伴发肾炎，多为轻症，少数肾炎症状持续 2 年以上，晚期可由肾功衰竭而死亡。

【诊断要点】

1. 多发 3～4 岁的患儿

2. 过敏性紫癜发病后 2～4 周出现肾炎症状或在诊断之前先有肾炎症状。

3. 蛋白尿、血尿、高血压相继出现，轻重也相差较大。

4. 少数重症肾炎，可有持续性蛋白尿，反复血尿，肾功能减退，氮质血症表现。

【处理方案】

1. 轻症无需治疗

2. 有肾炎或肾病综合症时，按以上肾炎和肾病综合征治疗方法对症治疗。

3. 对持续性蛋白尿或进行性肾功能不全者，考虑选择激素和免疫抑制剂治疗。

4. 普鲁卡因疗法：8～15mg/kg/a 加 5%～10% 葡萄糖液静滴，7～10 天为一个疗程。

（五）肾盂肾炎

肾盂肾炎是指肾盂及肾实质的炎症。

【诊断要点】

1. 婴儿多发病急，常有高热、寒战、面色灰白等全身中毒症状。同时有胃肠功能紊乱，如恶心、呕吐等常见尿有明显混浊。

2. 年长儿除发烧寒战外，有膀胱刺激征。典型者有腰痛，1 侧或双侧有叩击痛。多数尿液混浊，少数有血尿。

3. 慢性反复性发作者，除具急性症状外，有面色苍白，消瘦、精神不振及生长发育迟缓。或少数因长期不愈者常伴肾功能不全或高血压。

4. 化验

（1）尿常规：中段尿为佳，离心新鲜尿（排尿 1 小时内）高倍视野常超过 5 个白细胞，偶尔成堆，蛋白微量并有管型。

（2）尿培养及菌落计数，每毫升尿液中如菌落计数大于 10 万有诊断价值。若在 1 万至 10 万之间可疑，少于 1 万属污染，药物敏感试验对选用抗生素有助。

5. 静脉肾盂造影　排除泌尿系畸形，在控制症状后方可作。

6. 鉴别诊断　尿急、尿频首先检查尿道口有无炎症，检查女孩有无蛲虫出现。

【处理方案】

1. 急性期、注意休息、多饮水，有利于排尿同时排出脓尿细菌。毒素等作用，高热对症处理。

2. 抗生素的临床应用　化验尿液的酸碱度为原则。

（1）酸性尿液选用：四环素、呋喃旦丁，多黏菌素等。

（2）碱性尿液选用：红霉素、链霉素、新霉素、卡那霉素、青霉素等作用较强。

3. 中草药治疗　以清热利湿为主。选用以下几种：

（1）生黄柏、蒲公英、冬葵子、海金沙、萹蓄草、生甘草各克。

（2）蒲公英、金钱草、凤尾草、萹蓄草、车前子各克。

（3）尿中白细胞多加：金银花、黄连等。

（4）尿有红细胞加：地榆碳、地锦草等。

（六）溶血性尿毒综合征

是一种少见的疾病，患者以小儿为主，一岁内多见。

【诊断要点】

1. 病史　发病前 2 周多有胃肠炎的前驱症状。

2. 症状　常见发烧、呕血、便血、棕色或鲜红色尿、面色苍白，尿少或尿闭，抽搐、昏迷等。

体征　皮肤有瘀斑或瘀点，高血压、浮肿、黄疸、肝大、严重者可有视网膜出血和颅内出血及心力衰竭。

3. 化验

（1）尿液：肉眼或镜下、血尿、蛋白尿、白细胞、管型。

（2）周围血象、白细胞增高、嗜中性粒细胞增多左移。血红蛋白及红细胞减少，网织红增多，血小板减少。

（3）血肌酐、尿素氮、非蛋白氮及钾增高，二氧碳结合率降低。

【处理方案】

1. 高热量、低蛋白饮食。

2. 控制感染、纠正水电紊乱，纠正酸中毒，纠正高血钾。透析疗法及控制肾功衰竭。

3. 肝素剂量为每次每公斤 100～150 单位。每 4 小时 1 次静脉滴注，最好每日作两次凝血时间。调整剂量到凝血时间维持在正常的 2～2.5 倍。肝素可连续应用 5～13 天到出现利尿或尿素氮开始正常时停用。

4. 输血　血红蛋白低于 7 克时宜输血，每次每公斤 2.5 至 5 毫升，速度宜慢，以免引起心力衰竭。输血后应测血钾和血压。

5. 高血压　口服利血平及肼苯哒嗪。

6. 强的松　可以控制溶血，能促进凝血，用时应注意。

（七）慢性肾小球炎

链球菌感染后的急性肾小球肾炎，在小儿可以转化为慢性肾炎，但很少见。

【诊断要点】

1. 平时无症状，在查体时发现，浮肿、高血压、贫血及蛋白尿肾功能衰退合并感染等。

2. 面色苍白、眼睑浮肿、食纳差、乏力、发育落后营养差。

3. 慢性肾炎进入肾病期，出现严重水肿及肾病的血液生化改变。

4. 部分肾病综合征患儿反复发作，可转为慢性肾炎、出现贫血、高血压，而水肿、蛋白尿可缓解。肾功能减低，夜间尿多比重低 1.010，可出现尿毒症的症状。如头痛、呕吐、昏迷、抽搐、出血倾向，心力衰竭。

5. 化验

（1）尿常规：蛋白微量致大量红细胞、急性期肉眼可见，尿比重低。

（2）血常规：白细胞及中性偏高。血尿素氮、肌酐升高。血、钙、钠、氯、二氧化碳结合率降低。尿少时血钾、血磷升高。

眼底可见炎性渗出、出血、小动脉痉挛，严重视乳头水肿。

6. 心电图　高血钾时 T 波高尖，QRS 波增宽，尿毒症有心包炎时 QRS 波示低电压，S－T 段抬高，T 波倒置。

【处理方案】

1. 肾功能代偿期，饮食活动不受限制，给予充分营养和各种维生素。浮肿、高血压、心衰时限制食盐。

2. 控制心力衰竭，毛地黄用量，可为正常剂量的 1/2 或 2/3，因肾功能差，排出障碍易中毒。凡经肾脏排泄的药物，如青霉素、红霉素、四环素等，用时必须减量。

3. 控制高血压，可给利血平或利尿剂。或用硫酸胍乙啶每天每公斤 0.2 毫克一次口服，每 7～10 天可加量，或甲基多巴每天每公斤 10 毫克分 2～3 次口服，每 2～3 天递增剂量最大每天每公斤 65 毫克，肝炎禁用。

4. 贫血严重者可输红细胞悬液。

5. 高磷可服氢氧化铝减磷的吸收，低钙服乳酸钙。

6. 肾功能衰竭，以人工肾体外透析，消除尿素，消除尿素氮，调节水电介质及酸碱平衡，为肾脏移植做准备。

7. 除去病灶，如：扁桃体、龋齿等，可选青霉素，红霉素等。

8. 中医中药　以补气补血健脾、温肾、利水为主，常用中药如下：

补气药：黄芪、党参各 9 克。

补血药：当归、熟地各 9 克。

健脾药：白术、山药各 9 克。

温肾药：仙茅、仙灵脾、巴戟天、山萸肉、附块各 9 克，肉桂 1 克。

利水药：茯苓、泽泻各 9 克，陈葫芦、玉米须各 30 克。

和胃止呕：姜半夏、旋复花各 9 克，陈皮 5 克，灯心灶 30 克。

降血压：夏枯草、杭菊花各 9 克。

（八）肾盂积水

任何原因使排尿长期受阻，均可引起肾盂、肾盏的扩大，而产生肾盂积水。

【诊断要点】

1. 从新生儿期到儿童期出现症状。病儿可有脓尿、菌尿、血尿伴不规则发烧、呕吐、贫血、乏力、营养不良以及肿块等。

2. 严重者可在数月至数年后出现酸中毒，手足搐搦等慢性肾功能减低的表现。

3. 化验

（1）尿内白细胞、红细胞增多，多见管型，蛋白阳性。肾功能不全尿比重固定，血非蛋白氮及血磷增多。血钙及二氧化碳结合力降低。

（2）X线、腹部平片巨大，积水时可见胸腔移位。肾盂静脉造影可见肾盂、肾盏扩大或不显影，膀胱查及逆行，肾盂造影可进一步明确、诊断及发病原因。

【处理方案】

1. 早期诊断，及时解除阻塞，可使肾功能恢复。

2. 继发感染时，应用抗生素，肾功能不全对症处理。

五、神经系统疾病

（一）脑积水

脑积水由于脑积液分泌与吸收失去平衡，以致脑积液量过多所引起。

【诊断要点】

1. 脑积液循环障碍的部位：将脑积水分为交通型和非交通型。

（1）交通型：为分泌物过多，回吸收不足，或蛛网膜下腔的病变。

（2）非交通型：为第四脑室与蛛网膜下腔之间阻塞。

2. 临床症状　出生数月内发病，头颅进行性增大骨缝分离，额大、面小，眼球向下呈落日眼，竖头困难。

3. 体征　头颅沉重，眼球震颤，内斜视，叩头颅呈破瓷音，肌张力增高，腱反射亢进。

4. 如果囟门闭合后，病情发展快，颅内压增高，反复呕吐、惊厥等。头颅透照有广泛的透明区。

5. 常伴有不同程度的智能落后。

6. 头颅摄片法，骨板变薄，骨缝分开，蝶鞍增宽，脑室扩大，脑实质变薄。

7. 少数病程发展缓慢，可在 2 ~ 3 岁时，因脑积液的分泌与吸收达到新的相对平衡，而头围停止增大（属静止性脑积水）。

8. 鉴别诊断 如何区别交通型和非交通型。可作酚红试验可鉴别，并与硬脑膜下血肿鉴别。

【处理方案】

1. 限制水分摄入。

2. 利尿剂 乙酰唑胺，双氢克尿噻，鞍苯碟啶等药。

3. 手术治疗指征

（1）脑室压力大于 300 毫米贡柱。

（2）脑组织厚度在 10 毫米以上。小于 15 ~ 20 毫米无手术价值。

（3）智能落后，无严重运动障碍。

（4）非手术 5 ~ 6 个月后，脑积液不见好转，并进行性加重。

（5）控制感染：观察装置的活瓣是否发生障碍，接头有无脱落等。

（二）慢性硬脑膜下血肿

因外伤引起的硬脑膜下血肿，根据病情发展的快慢可分为：急性、亚急性、慢性三种。

【诊断要点】

1. 根据难产、产程过长或生时生后受伤史。

2. 临床症状 低热、呕吐、抽搐、激惹、嗜睡或昏迷。

3. 体征 囟门隆起，头围增大，反射亢进、偏瘫、眼底检查可有视网膜出血。

4. 硬脑膜穿刺可抽出较多的液体。

5. 囟门已闭或不隆起而怀疑有血肿者，可作脑 CT 检查。

6. 鉴别 应与化脓性脑膜炎鉴别。

【处理方案】

1. 硬脑膜穿刺与抽液，隔日 1 次，每次不超过 10 ~ 15 毫升，双侧性，每隔日交替，不可大量抽液。

2. 经若干天治疗后，仍有积液并且病情已有好转，可作外科处理：钻孔或开颅切除包膜。

（三）蛛网膜下出血

蛛网膜下出血和蛛网膜下腔出血，都称蛛网膜出血是指非外伤性脑表浅血管破裂。血液流入蛛网膜下腔的病理情况，主要临床表现为突然剧烈头痛，脑膜刺激征与血性脑脊液。

【诊断要点】

1. 患儿有血液病史和血管畸形病史。

2. 症状　起病急，颅内压高，有剧烈头痛，呕吐，烦躁，意识障碍，重者昏迷，抽搐，体温升高。

3. 体征

（1）有脑膜刺激征。

（2）局部症状，由于血块压迫脑组织（颅神经）所致：面瘫，眼外肌瘫痪或引起偏瘫偏盲。

4. 眼底水肿，静脉瘀血少数视神经乳头水肿。

5. 化验及特殊检查

（1）腰椎穿刺。

（2）脑血管造影。

【处理方案】

1. 卧床休息，止痛，镇静，止痉等。

2. 出血性疾病，并发蛛网膜出血者可治疗原发出血病。

3. 头部降温，止血等

4. 脱水和低温疗法，降低颅内压。

5. 针刺或退热剂来控制高温。

6. 控制感染加强护理。

7. 脑血管畸形者考虑外科手术。

（四）脑脓肿

脑脓肿是化脓性细菌所致，局部脑组织坏死化脓，日久者，易形成包膜，多为单发或多发。

【诊断要点】

1. 有感染和脑膜炎病史，可出现颅内压增高和局限性症状和体征。

2. 全身感染症状　发烧、寒战。

3. 颅内压增高症状　头痛、呕吐、视神经乳头水肿、婴儿头围增大，前囟隆起，紧张。

4. 脑神经症状　精神淡漠、嗜睡、激惹、昏迷、抽搐。

5. 伴有脑膜刺激征

6. 定侧定位证

（1）定侧：一侧面神经麻痹及肢体轻瘫为多见，有的肢体抽痉或麻木无力。示病灶在对侧大脑半球。

（2）定位：眼球震颤，肌张力降低，共济失调为小脑病变。如果语言障碍及同侧偏盲，其病变在同侧大脑半球。

7. 化验

（1）白细胞及嗜中性粒细胞常增高，血沉增快，但慢性者不增高。

（2）脑脊液压力增高，白细胞少于100/毫米^3，以淋巴细胞为主。如果并发脑膜炎，脑积液可为脓性。

8. 脑 CT　可确定脓肿部位、大小、数量等。脑电图：大脑半球脓肿可有局限性慢波。

9. 鉴别诊断　青紫型先天性心脏病，伴发脑栓塞时，无脑脊液变化。

【处理方案】

1. 控制感染

（1）血液细菌培养及细菌药物试验。

（2）未检致病菌前：首选青霉素，头孢菌素类等。

2. 外科治疗　手术治疗包括：摘除、穿刺或引流。

3. 积极治疗原发病灶。

4. 在治疗中要注意突发性脑疝的发生。

（五）脑病内脏脂肪变性综合征

此病是一种很少见的急性严重脑病，其病理特点为脑水肿、肾小管等内脏脂肪变性，原因未明，也可能与病毒感染有关。数月至2岁婴儿发病最多，年长儿少见。

【诊断要点】

1. 临床症状　反复呕吐、继以激惹，谵妄，抽搐，昏迷等。

2. 体征　体温正常，肌张力增高，反射亢进，可有大脑强直，肝略增大。

3. 化验

（1）白细胞与中性粒细胞增高。

（2）血清转氨酶及血氨增高，凝血酶原时间延长。血糖降低，二氧化碳结合率降低。

（3）脑脊液：细胞正常，糖降低。

4. 脑电图　弥漫性异常

5. 1~3天内达极期，3~4天迅速好转，血氨和转氨酶转为正常。

【处理方案】

1. 矫治脑水肿，20%甘露醇，每次每公斤1~2g。

2. 纠正低血糖酸中毒，大量10%葡萄糖和5%碳酸氢钠静脉滴入，地塞米松0.5~1mg/kg/日。

3. 应用10%葡萄糖溶液加正规胰岛素　5g糖和1个单位胰岛素，以每小时60毫升的速度静脉滴入。

（六）颅内压增高症

在颅腔的有限空间内脑实质、血容量和脑积液三者相对恒定，保持正常的颅内压。任何原因使颅腔内空间减少或内容增高，均可引起颅内压增高。

【诊断要点】

1. 婴儿前囟隆起、头围增大，头皮静脉怒张。

2. 呕吐、头痛与视乳头水肿，为颅内压增高的三大症状。

3. 严重者意识障碍，呼吸及循环障碍。

【处理方案】

1. 积极治疗原发病，如有颅内高压症状存在时，降低颅内压，共同治疗。

2. 颅内压增高时，禁作腰穿，以防脑疝的并发。

3. 小心颅内压高时，保持安静，以防用力，控制输液量。

4. 降颅内压，选用脱水药如下：

（1）尿素：每次每公斤 1 克。

（2）20% 甘露醇，每次每公斤 1～2 克，作用时间长，回跳少。

（3）25% 山梨醇溶液：每次每公斤 1～2 克。在 30 分至 1 小时滴完。

（4）利尿酸钠（每支 25mg）每次每公斤 1mg，溶于 5% 葡萄糖液 50 毫升中，静脉缓注，婴儿少用。

（5）速尿：每支 20mg，每次每公斤 1mg，与利尿酸钠易致电解质紊乱。

（6）人体白蛋白：20～40 毫升，静脉注射。

（7）激素：常用地塞米松。

5. 头部降温，应用低温疗法。

6. 紧急时外科手术。

（七）脑疝

因某种原因引起颅内压增高，增高到一定程度，能使脑组织向较低的方向移位称脑疝。

【诊断要点】

1. 当患儿头痛加剧，烦躁，呼吸不规则，脉搏也有改变，如果颅内压增高，要注意随时有脑疝的发生。

2. 当患儿意识丧失，瞳孔扩大，光反射消失，呼吸不规则，应考虑　小脑幕切迹疝，（颞叶钩回疝）。大脑半球肿瘤，脓肿，出血等。

3. 血管运动中枢功能紊乱征　如：脉搏、体温、血压骤变或出汗等。

4. 枕骨大孔疝　颈项及头部剧痛，反复出现角弓反张，脉搏，呼吸减缓或不规则。多见后颅凹肿瘤及小脑天幕上肿瘤。

5. 感染或中毒产生脑水肿，可伴中脑，延脑压迫而引起两瞳孔扩大。

【处理方案】

同颅内高压症，请参照。

（八）肝豆状核变性

此病发病与隐性遗传铜代谢及肽代谢障碍有关。

【诊断要点】

1. 患儿男性多于女性，发病常在 6～12 岁之间。

2. 有家族史　可能有兄姐患病史，或有父母有亲缘关系。

3. 症状

（1）8 岁以下小儿可有以肝损害为主，有恶心，呕吐，黄疸，水肿，腹水等。

（2）神经系统多发病在 8 至 9 岁之后，起病缓慢，常以手震颤，行走不稳或口齿不清引起注意，也有流涎的特征。还可出现摇头、发音吞咽困难。偶有癫痫发作。

（3）少数可发溶血性贫血，多伴肝硬化。

4. 体征检查

（1）强直性肌张力增高，有肌挛缩。

（2）角膜铜色素环。

（3）肝脾肿大。

5. 化验

（1）用纯铜蓝蛋白比色，正常 16～33 毫克％，但低于 15 毫克％为异常发病。铜氧化酶低于 0.14～0.57 光密度单位。

（2）血铜降低，尿铜升高，氨基酸尿。

（3）6 个月以下乳儿肾病与严重不良者也降低。

【处理方案】

1. 促进铜的排泄，选用 1 种或多种交替应用。

（1）青霉胺：每天每公斤 15～30 毫克，分三次口服。

（2）二硫基丙醇（BAL）每天每公斤 5 毫克，分两次肌注，连用 5～7 天，停 7 天，间歇治疗。

（3）二流基丁二酸钠：每天 0.5～1.0 克，以注射用水稀释后静脉注射。

2. 减少铜的摄入　不吃硬壳果，菠菜，虾蟹类，可可碱等含铜较多的食物。

3. 口服硫化钾，每餐 10～20 毫克，以减少铜的吸收。易间歇服用，以防铁吸收障碍。

4. 震颤、肌强直用　安坦每天 1～2 毫克日 3 次口服。莨菪碱每次每公斤 0.006 毫克。

（九）小舞蹈症

此病与风湿病有关的弥漫性脑病变，累及大脑、小脑，延脑与脑膜，灰质甚于白质。

【诊断要点】

1. 多发于 5 岁以后，女多于男，可伴有或不伴发风湿病其他表现。

2. 临床特点　为快速的，不自主的，不协调的运动，紧张时加剧睡眠时消失，口齿不清，跌交，不能控制的鬼脸，坐立可困难。

3. 检查

（1）分开手指平伸两臂时，腕关节半屈，手指及掌关节过度伸展。

（2）握手，冲动性动作，不能久握。

（3）伸舌，不能持久，常突然缩回口内。

（4）举臂过头，前臂旋前，两手背，向内互相贴近。

（5）书写比病前明显退步，甚至极端潦草不能辨认。

（6）肌张力及肌力减低。

（7）可伴有心脏、关节及风湿病表现。

4. 化验　白细胞可增高，血沉加快，发病 1 个月后抗链"O"增高。

5. 脑电图　可见到较多慢波。

6. 鉴别诊断　与习惯性痉挛鉴别：只 1 个肌群发作，动作刻板重复，能自觉控制，肌力不减低。

【处理方案】

1. 宜在安静的环境中休息，注意保护不要受外伤。

2. 减少不自主运动　可用苯巴比妥，氯丙嗪，严重者可用利血平，每日每公斤 0.02 毫克。

3. 苯丙胺，每天 10 毫克。

4. 伴风湿性心脏病者，按该病治疗。

（十）先天性愚型（染色体 21 - 三体综合征）

此病症为智能落后，并伴有畸形，主要是染色体畸变引起。

【诊断要点】

1. 主要是 21 号染色体不分离，或为染色体易位，可有家族性。

2. 高危孕产妇发病率最高。

3. 智能落后。

4. 体格矮小，性发育迟缓。

5. 典型特殊面貌，两眼裂外侧上斜，内眼眦褶明显，鼻梁骨及上颌骨发育差，舌常伸出口外，耳廓较小。

6. 皮肤细嫩干燥，易发生皮肤感染，头发细软。

7. 枕部扁平，四肢较短。特别是手指、足趾短，通贯掌。肌张力低下，腹大。

8. 部分伴有多趾、畸形，或先天性心脏病。

9. 易位染色体者，多有白细胞增多。

10. 本病与克汀病、白血病鉴别诊断见下表：

病名 症状	21－三体综合征	克汀病	白血病
发现时间	出生时	生后 2～3 个月	生后数月
头	扁头	正常	舟状大头
眼	眼裂外侧上斜	眼睑浮肿	眼距宽，角膜混浊
鼻	小鼻梁发育差	正常	鼻梁塌，分泌物多
舌	伸出口外	厚而大，伸出口外	大
手	短，小指向内弯曲，通贯掌。	短，方	指关节伸展受限，手指半屈，呈抓物态，第 4.5 指内弯。
足	拇指及其他四指分离	短，方	四肢粗短
皮肤	较细嫩	粗糙而干	厚干
头发	细	粗干，稀疏	粗
肌张力	差，关节松弛	稍低	高
便秘	不常	常有	不常
肝脾	不大	不大（肌张力低而易触发）	常肿大
畸形	常有心、眼、十二指肠等先天畸形、脐疝	脐疝	脊柱后凸，心脏大，常有收缩期杂音，脐疝
骨化	多不延迟或稍延迟	显著延迟	肱骨长、厚、尺挠骨短而厚，全身骨骼过度骨化
其他	染色体异常	血清蛋白结合碘降低，胆固醇升高	尿黏，多糖类增高

【处理方案】

1. 加强教育与锻炼，最少能做到自理生活或参加简单的生产劳动及家务劳动。

2. 乳儿期试用谷氨酸，r–氨络酸及干甲状腺，能略有帮助。

（十一）　苯丙酸尿症

本病为隐性遗传性疾病，由于先天性酶的缺乏，使苯丙氨酸不能在肝内氧化成酪氨酸，在血内蓄积正常血清苯丙氨酸 0.7 ~ 4 毫克%。

【诊断要点】

1. 有家族史，父母近亲史。

2. 出生时正常，3 ~ 4 个月后逐渐出现不同程度的智能落后，缺乏表情，常易激惹，30%伴有抽搐发作。

3. 头发、色黄，软而无光泽。皮肤白嫩，巩膜红彩色泽。

4. 常有湿疹，尿有发霉臭味。

5. 化验　尿液三氯化铁试验阳性。

【处理方案】

1. 多食含苯丙氨酸含量极高的食物（蛋白类极高）。

2. 伴有癫痫者，用抗癫痫的药物。

3. 因治疗方案不理想，当产前检查确诊后，终止妊娠是最好的方法。

（十二）　头小畸形

头小畸形是胚胎时期，脑发育不全所引起的。

【诊断要点】

1. 出生时头围小于 30 厘米，最后增长也不超过 42 厘米。

2. 家族性隐性遗传病的规律　前额狭小，鼻大，鼻梁凹，耳大而异形，下颌后缩。

3. 智能落后，不能自理，可有抽痉，并且肌张力全身增高。

4. 生后颅内感染或外伤影响脑发育。

5. 因颅缝骨化过早，囟门早闭，都可能出现头小畸形。

【处理方案】

1. 对症处理　给予促进脑发育的药物，催生素类和能量合剂：氨基酸类药物。

2. 反复抽痉者，给予抗癫痫的药物。

（十三）脊髓性脑萎缩

本病为进行性脊髓脑瘫，为先天性肌弛缓症，以进行性肌无力、肌萎缩为特点，是隐性遗传性疾病。

【诊断要点】

1. 属隐性遗传性先天性肌弛缓症为家族性。

2. 进行性肌无力和肌萎缩，发展进度和年龄各不相同。

3. 按发病时间分

（1）新生儿型：出生时或生后数周，患儿肌张力减低，关节松弛，四肢呈松弛性疾病，近端严重仅指趾能活动。

（2）婴儿期：出生时正常，于数月或一岁后发病，症状同上。

（3）智能、感觉及括约肌功能正常。

4. 主要病变的病理为进行性脊髓前角运动神经元变性。而做肌活体组织检查为神经元性萎缩，脂肪浸润少。

5. 鉴别诊断　与新生儿重症肌无力，假性瘫痪及佝偻病相鉴别。

【处理方案】

1. 加强护理，控制感染。

2. 中医疗法　新针、水针等，理疗、电疗、推拿、按摩等。

（十四）感染性中毒脑病

是由急性感染毒素而引起的脑部中毒性反应，称中毒性脑病。

【诊断要点】

1. 多见于2~10岁的儿童，婴儿少见。

2. 患儿在急性感染后　患儿发烧、头痛、呕吐、烦躁、谵妄，直至昏迷。

3. 严重患儿　视力障碍，听力减退，颅神经麻痹，单瘫或多瘫，智能减退等后遗症。

4. 轻者恢复后，多遗留注意力不集中，学习能力差，行为异常，性格有改变等。

5. 化验

（1）血分析：白细胞及中性粒细胞偏离或正常，淋巴细胞升高。

（2）脑脊液：压力增高，而其他正常。

6. 脑电图　可有弥漫性慢波。

【处理方案】

1. 积极治疗原发病　首选抗生素、头孢类和青霉素等药，同时选用抗病毒的药物如：病毒唑、清开灵，干扰素等药物。

2. 退热降温　如：放置冰枕、冷毛巾、酒精擦浴，如持续高热不退，用退热药或用氢化可的松或地塞米松。

3. 有脑膜刺激征严重并有抽痉　可用镇静剂和降低脑压药，如甘露醇静脉滴注，降低脑水肿。

4. 保持水和电解质平衡，纠正酸中毒，纠正心功能不全，氧气吸入等治疗措施。

5. 中医治疗

（1）急性期：口服抗热牛黄散，安宫牛黄丸。

（2）新针疗法。

（十五）儿童急性偏瘫

指于生后由各种原因引起一侧肢体瘫痪综合征。

【诊断要点】

1. 患儿突然起病，有抽搐、发热、昏迷及偏瘫典型症状。

2. 可根据病因作如下检查　如出凝血时间、血小板计数，抗链球菌溶血素"O"，血沉，脑脊液化验等有助于鉴别出血性疾病，风湿病，中枢神经系统感染等的诊断。

3. 疑在颈部及颅内血管病变或肿瘤时可选择性的作头颅平片，气脑造影，脑超声图，脑电图，脑扫描，脑血管造影，脑血流图及计算机控制层面 X 线扫描：脑 CT、核磁共振等，以明确颅内病变的性质和部位。

【处理方案】

1. 病因治疗

2. 对症治疗

（1）急性期要积极控制抽搐、出血和脑水肿。

（2）瘫痪的肢体必须绝对休息，将患者肢体抬高，以减轻水肿，并用夹板或沙袋将患肢保持于功能位置。

（3）采用新针、头针、推拿、按摩及理疗帮助肢体功能的恢复。

（4）对留有不同程度智能落后的后遗症患者，于急性期后可试用谷氨酸或 r 一氨络酸。

（5）有动作过多的行为问题，患儿可选用苯丙胺和利他林，并加强个别教育。

（十六）重症肌无力

【诊断要点】

1. 发病年龄　大多发病婴幼儿期，2～3 岁发病最多。女性多见。

2. 重症肌无力主要表现

（1）眼肌型最多见。

（2）脑干：吞咽性和构音困难，声音嘶哑等。

（3）全身型：主要表现运动后四肢肌肉疲劳无力，严重者卧床难起，呼吸机能无力危及生命。

3. 药物诊断试验　用腾喜龙或新斯的明可确立诊断。

（1）腾喜龙是胆碱酯酶的短效抑制剂，儿童每次每公斤0.2毫克，静脉或肌注，用药后1分钟有明显改善，2～5分钟后作用消失。

（2）新斯的明，每次每公斤0.04毫克，皮下或肌肉注射。最大作用在用药15～40分钟，婴儿反应阴性者，4小时后可加量为每次每公斤0.08毫克，为避免不良反应，在注射前先注射阿托品，每次每公斤0.01毫克肌注。

4. 肌电图检查　可做神经重复刺激检查，表现为重复电刺激中反应电位波幅的快速降低。

5. 血清抗ARH－R抗体检查，阳性有诊断价值。

【处理方案】

1. 胆碱酯酶抑制剂　首选药为：澳化砒啶，新斯的明，口服量新生儿每次5毫克，婴幼儿每次10～15毫克，年长儿每次20～30毫克，每日3～4次。

2. 糖皮质激素　首选泼尼松，每日每公斤1～2毫克，症状完全缓解后在维持4～8周，然后逐渐减量，能达到控制症状的最小量，每日或隔日清晨顿服，总疗程2年。

3. 胸腺切除术　适用药物难于控制的病例。

4. 静脉注射丙种球蛋白（1v1G）和血浆互替疗法。

5. 禁用药物　氨基糖苷类抗生素，普鲁卡因胺，心得安喹宁等。

（十七）癫痫

是阵发性、暂时性脑功能失调。通常有意识障碍和肌肉抽搐，也可有感觉、情感、行为或植物神经功能的异常。

【诊断要点】

1. 病因诊断

（1）脑部疾病（2）各种缺氧性疾病引起脑损伤（3）代谢紊乱（4）中毒等。

2. 临床诊断

（1）全身性发作：①大发作（强直一阵挛性）；②小发作（失神）；③小运动型发作：A. 肌阵挛发作 B. 无动性发作；C. 不典型失神；D. 婴儿痉挛症。

（2）部分性发作症状局限，无意识丧失。①限局性运动性发作；②限局性感觉性发作；③神经运动性型癫痫；④植物神经发作；⑤部分性癫痫继发性扩展为全身发作。

3. 儿科常见的癫痫的症状诊断

（1）中央颞区棘波的儿童良性癫痫：属常染色体显性遗传，通常 2～14 岁间发作，9～11 岁为高峰期，男多于女，3/4 小儿在睡后不久或睡醒前。发作大多起始于面部，呈局限性发作，如唾液增多，喉头发音，不能主动发者或语言，以及面部抽搐，很快继发全身强直，伴意识丧失。

体检无异常，脑电图：在中央区及颞中区可见棘尖波或棘－慢复合波，一侧两侧交替出现。

本病预后良好，药物易于控制。生长发育不受影响，大多在 15～19 岁前停止发作，但不足 2% 的小儿持续癫痫发作。

（2）儿童失神癫痫：大多 3～13 岁间发作，6～7 岁为高峰期，女比男还多，有明显遗传情况表现为频繁的失神发作，日数次甚至上百次，每次发作数秒，不超过 30 秒，因而不跌倒，也无明显的体位改变。

体格检查无异常。脑电图：为特征性全部性棘－慢复合波暴发，过度换气可诱发脑电图形及临床症状。药物易控制，预后良好。

（3）婴儿痉挛症，本病为 1 岁内婴儿起病，生后 4～8 个月为高峰期，频繁的痉挛发作，婴儿呈点头哈腰伸腿状，伸展性发作时婴儿呈角弓反张样。痉挛多呈串的发作，每串连续数次数十次，动作急速，可伴婴儿哭叫，常于思睡或嗜睡时加重。

脑电图：高幅失律，不同步不对称，混有不规则的，多灶性棘、尖与多棘慢复合波暴发。睡眠时易获得典型的高幅失律图形。

其病因复杂，大致分为隐源性和症状性两大类，发病前多有宫内，围产期或生后脑损伤证据。治疗效果差，80%留有智力低下后遗症。

（4）LGS综合征：多在1～8岁发病，频繁而多样的发作形式，其中强直性最多见，次之肌阵挛或失张力发作，还可有强直—阵挛，不典型失神等。

脑电图：显示在异常慢波背景活动上重叠，慢－棘慢复合波。

药物治疗困难，是一种难治性癫痫，可有智力运动发育倒退为基本特征。

总之，根据病因诊断，临床诊断及小儿常见癫痫的症状诊断，确定诊断并不难。

4. 诊断要点的依据

（1）相关病史：①遗传和家族史；②个人有无脑损伤史；③发作的症状特征。

（2）体格检查，与脑部疾患相关的阳性体征，如头围、智力、癫痫、椎体束征及神经皮腹综合征。

（3）脑电图：是诊断癫痫最重要的实验室检查，不仅能对癫痫确认，而且对临床分型和转归均有重要价值。

【处理方案】

1. 早治　治疗越早，脑损伤越小，予后越好。

2. 病因治疗　对局限性脑部病灶如：脑肿瘤，脑脓肿，脑囊肿，血肿等，应考虑手术治疗。

3. 根据癫痫类型选用药物，癫痫药物有些是广谱的，对各类发作都有效，有些药物对某些类型有效，所以要合理用药，才能提高疗效。

癫痫类型与治疗如下表

发作类型	解剖部位	脑电图改变	伴随遗传	选择用药
全身大发作	皮层、脑中心系统	双侧性棘波或慢波	学习困难	巴比妥类、苯妥英钠、麦苏林（扑癫酮）等
小发作（失神）	脑中心系统、皮层	双侧性：3次/秒，棘慢波	少	乙琥胺、安定、巴比妥类、二丙基乙酸钠
肌阵挛发作无动性发作婴儿痉挛性	脑中心系统	多棘慢波、高幅节律紊乱	智力低下，不自主运动，强直	ACTH类固醇，氯硝基胺、安定、二丙基乙酸钠、硝基安定、巴比妥类、乙琥胺
限局性运动发作或感觉发作	额叶、顶叶、枕叶	限局性、棘波慢波或棘慢波	行为问题运动障碍	巴比妥类、苯妥英钠、麦苏林等
精神运动型发作	颞叶、边缘系统、杏仁核、海马	颞叶、棘波或慢波	精神运动障碍、学习困难、语言障碍。	卡巴米嗪、麦苏林、苯妥英钠、巴比妥类、硝基安定
腹型癫痫	间脑、颞叶	颞叶、棘波及慢波	行为障碍，学习困难	卡巴米嗪、麦苏林、苯妥英钠、巴比妥类

4. 先从一种药物开始，开始选用 1 种抗癫痫药物，经过几周的应用而仍未完全控制发作时，可加另 1 种药。

在儿科，主张先由苯巴比妥开始，必要时加用苯妥英钠，仍无效再加。去氧苯比妥（麦苏林），在临床中，苯巴比妥与苯妥英钠联合应用。对于常用抗癫痫药物难以控制的病例，改用卡巴咪嗪（痛可啶）或二丙基乙酸钠有时可提高疗效。

5. 调整药量，药量要足。要注意年龄差异，按公斤体重计算药量时，婴幼儿要比年长儿相对要大。也要注意个体差异，有效量常需摸索，先自小剂量开始。疗效不满意可以加量，若达到最大耐受程度仍有发作，则需加另1种药。鲁米那和苯妥英钠的半衰期较长，可以全日量分两次，早晚各一次规律服药。

6. 长期规律服药，应每日规律服药以保证必须的有效血浓度。疗程要长，以减少复发。小儿癫痫在发作完全停止以后，药量不减少，再服2~4年，然后逐渐停药。失神发作在发作停止1~2年以后，先减去抗小发作的药物（乙琥胺），但仍需常服用抗大发作的药物如苯巴比妥直到青春期后。精神运动型，在发作控制后至少在用4年，必要持续服药到成人。

7. 停药过程要慢，突然停用抗癫痫药物常常可诱发癫痫持续状态，所以必须慎重的逐渐地减药和停药。如乙琥胺服用1年后，可以在6~12个月内逐渐将药量减完。有的需要2~3年内逐渐减量，如无发作先减去毒性大的药物如苯妥英钠，再依次停用其他药物。如果停药后又有发作，应主张重新服用有效药物，此疗程为3~5年或更长。

8. 定期检查，开始服药2~3周，以后3~6个月复查1次，注意药物毒性反应，继续寻找病因。

9. 注意药物毒性作用，定期检查血象和肝、肾等功能。

10. 综合治疗，合理安排生活。抗癫痫药物与抗病因药物，同时应用疗效较好，注意不要单独游泳和登高，不要饮食过量，饮水过多，过劳，情绪激动，精神紧张，缺少睡眠，特殊理化刺激等。

11. 癫痫持续状态的治疗　要当做急症处理

（1）药物治疗首选安定，每次每公斤0.25~0.5毫克。5~10岁的小儿1次可用5~10毫克，婴儿1次不超过5毫克，静脉缓慢注射，必要30分钟重复1次。1日可重复2~4次。应注意观察呼吸、心率、血压。

（2）硝基安定静脉注射年长儿5~10毫克。

（3）氯安定一般用量1~4毫克，静脉或肌肉注射。

（4）静脉注射安定无效，可选安密妥纳每次每公斤5~8毫克，稀释后缓慢静脉注射。

（5）苯妥英钠：每次每公斤3~5毫克，稀释后静脉缓注。

（6）副醛：每公斤 0.2 毫升，或每岁 1 毫升，一次不超过 5 毫升，稀释成 0.2% 液缓慢静滴。

（7）惊厥控制后，要继续肌注苯巴比妥，每日每公斤 2～5 毫克，6～12 小时 1 次，清醒后口服持续量。

（8）纠正电解质紊乱，吸氧，保持呼吸道顺畅。

（9）寻找癫痫持续状态的病因，如中枢神经系统感染血管病，外伤，代谢性脑病及缺氧者，必须给予相应的治疗。

（十八）脑性瘫痪

脑性瘫痪简称脑瘫，指发育早期阶段，各种原因所致的非进行性脑损伤，主要表现中枢神经运动障碍和姿势异常。

【诊断要点】

1. 临床表现　运动发育落后，非进行性运动发育异常为特征。

（1）运动发育落后和瘫痪肢体主动运动减少，不能完成同年龄的正常发育进程如：竖颈、坐、站立、独走等运动及其手指的精细动作。

（2）肌张力异常，因不同临床类型而异，痉挛型肌张力增高；肌张力低下型表现为肌体松软，仍可引出肌反射，手足徐动型表现肌张力不全。

（3）姿势异常，受异常肌张力和原始反射消失不同情况影响，患儿可出现多种肢体异常姿势及非正常体位。

（4）反射异常，多种原反射消失或延迟。

2. 临床类型

（1）痉挛型最常见，占全脑瘫 50%～60%，主要因锥体系受累上肢：肘、腕关节屈曲，拇指内收，手紧握拳状。下肢内收交叉呈剪刀腿和尖足。

（2）手足徐动型，除手足徐动外，表现为扭转痉挛或肢体外系受累。

（3）肌张力低下型，锥体束和锥体外束同时受累导致肢体松软，膝反射存在。

（4）强直型，全身肌张力显著增高僵硬，锥体外系受损。

（5）共济失调型，小脑性共济失调。

（6）震颤型，多为锥体外系相关静止震颤。

（7）混合型。

3. 临床瘫痪累及的部位

（1）四肢瘫（四肢受累上肢比下肢严重）。

（2）偏瘫：一侧上，下肢瘫痪。

（3）截瘫：病受累中央前回两侧时，可引起两侧下肢瘫痪。

（4）单瘫：仅 1 个肢体瘫痪。

4. 临床诊断　根据临床表现分型及瘫痪累及部位，通过询问病史、体格检查、脑电图诊断，确立脑瘫并不困难。同时做脑 CT，磁共振检查，更有利于确认诊断。

【处理方案】

1. 治疗原则

（1）早发现、早诊断、早治疗、因为婴儿运动系统正处于发育阶段，能取得好的效果。

（2）促进正常发育，抑制异常运动和姿势。

（3）采取综合治疗手段，预防脑损伤加重，控制癫痫，同时对语言障碍，听力障碍，肢体运动等同时得到治疗。

（4）医生指导与家庭训练相结合，以保证患儿得到持之以恒的治疗。

2. 重要治疗措施

（1）功能训练：

①体能训练，针对各种运动障碍和姿势异常进行物理学手段治疗，目前采用上田法。

②技能训练：重点训练上肢和手的精细运动，提高患儿独立生活能力。

③语言训练：包括听力、发音、语音和咀嚼吞咽功能的协同矫正。

（2）矫形器的应用：在训练中配合使用一些支具或辅助器械，

可矫治异常姿势和异常反射的功效。

（3）手术治疗主要用于痉挛型，目的矫正畸形，恢复和改善肌力与肌张力的平衡。

（4）高压氧舱的治疗、水疗、电疗、药蒸、汽疗等。

（5）中医中药：

①六味地黄丸加减。

②调元散加减，人参、茯苓、茯神、白术、白芍、熟地、当归、黄芪、川芎、甘草、石菖蒲、山药等克数。水煎服。

（6）新针疗法：推拿、按摩疗法。头针疗法。

（十九）遗尿症

遗尿也叫夜尿，指没有器质性疾病的小儿在睡眠中不自主排尿。

【诊断要点】

1. 如果小儿在 3 岁内尿床（夜床）为生理性，3 岁后至 5 岁如果在睡眠中不自主排尿，应视为异常。

2. 因交感神经、副交感神经和脊髓神经失控造成的。

3. 排尿功能发育落后，有家族性倾向。

4. 有的入睡不久便遗尿，有的数夜 1 次或每夜 1 次，有的每夜多达 5~6 次，这类患儿不易唤醒。

5. 有患儿呈深睡状态，有时唤醒也是"糊里糊涂"的站在地上排尿，过后即睡，全然不知。

6. 有的小儿精神过度紧张，不能入睡，一旦入睡，膀胱已充盈，故尿床而不自觉。

7. 有的小儿因尿床感到羞愧、恐惧、精神压力大，因而产生尿床的恶性循环。

8. 要与器质性疾病相鉴别。

【处理方案】

1. 在无器质性病变的情况下，可疑是精神因素造成的，要求家长配合，共同关心患儿。

2. 如果有器质性病变，要教育患儿正确对待疾病，消除紧张、恐惧、不安定情绪，并鼓励帮助患儿树立信心，培养责任感。

3. 药物治疗，以中枢神经兴奋药为主

（1）盐酸丙咪嗪，12 岁以下者每次 10～25 毫克，12 岁以上者每次 25～50 毫克。开始时可用最小剂量。主要对于中枢神经系统有兴奋作用，并能调节睡眠深度（减少快相眼动期，增加非快相眼动期）。治疗效果可肯定，注意有睡眠不安、胃肠道不适的副作用。偶尔便秘与惊厥。

（2）氯脂醒：可在睡前给予 0.1～0.2 克口服，能调节睡眠深度。

（3）在睡前可口服：苯丙胺 2.5～5 毫克，苯甲酸咖啡因 0.1～0.2 或麻黄素 12.5～25 毫克，以上各药均可选用。

以上药物若有效，可连服数周或数月，帮助患儿建立大脑的警觉性，使之在有尿意时得以醒来自动排尿。

4. 中医中药　桑螵散加减治疗，补益肾气、兼顾小便，桑螵蛸、远志、菖蒲、龙骨、人参、茯苓、龟板等克数、水煎服。

5. 新针疗法　可取关元、气海、三阴交、阴陵泉、印堂等穴位，每次 2～3 穴，必配足三里。重者配耳针，也可应用水针，药物注射，当之见效。

6. 建立条件反射，设计叫醒器　例如：特制的床垫，以遇湿即通电引起钟响，以及叫醒患儿。

六、血液系统疾病

（一）缺铁性贫血

本病多见于 6 个月至 1 岁的婴儿。

【诊断要点】

1. 有早产、多胎、饮食缺铁等病史。

2. 发病缓慢，多数患儿有皮肤和黏膜苍白，而无自觉症状。年长儿易泛力，全身倦态，头晕、眼花、耳鸣、心悸、气促、心跳加速等贫血症状。少数有反甲和吞咽困难。伴有营养不良，食纳差。

3. 体征　肝脾轻度肿大，心率快，心脏扩大可闻及收缩期杂音。

4. 化验

（1）红细胞总数减少，血红蛋白减低（严重者低于 5 克），红细胞形态不规则，大小不均等。

（2）网织红细胞正常或偏低。

（3）血清铁含量减少，属于小细胞性贫血。

（4）骨髓象：增生活跃。细胞浆中血红蛋白出现晚，有小型晚幼红细胞。

【处理方案】

1. 改进育儿方法及时添加辅食，在 4～6 个月时添加含铁丰富的食物，如菠菜泥、蛋黄、动物血、瘦肉松，肝泥等。

2. 铁剂治疗

（1）乳幼儿可用硫酸亚铁口服液，每日每公斤 0.5～1 毫升。

（2）年长儿硫酸亚铁片每日 0.3～0.6 克饭后服，口服易刺激胃肠道，改用肌注或静注。注射药，如：山梨醇枸橼酸铁复合物专供肌注。右旋糖酐铁复合物，供肌注或静注。葡萄糖氧化铁，供静脉注射用。与维生素 C 同服。

（3）中草药：益气补血、健脾为原则，可用首乌 30 克，鸡血藤 30 克水煎服。精神不振乏力者可用四味汤加减。药剂：当归、地黄、川芎、芍药等克数。

（二）营养性巨幼红细胞性贫血

本病在小儿由于各种原因影响维生素 B_{12} 及叶酸的摄入。所造成两者是核酸代谢的辅酶，缺乏代谢发生障碍。

【诊断要点】

1. 本病多发 6～18 个月单纯母乳喂养的小儿或淀粉喂养的婴幼儿。

2. 患儿营养不良和慢性消化紊乱的存在是本病的致病因素。

3. 患儿皮肤呈蜡黄色，睑结合膜、唇、指甲等处明显苍白，精神倦怠，头发细黄而稀疏，多伴有虚胖。

4. 体征　肝脾轻度肿大，常有舌炎和舌下溃疡，表情痴呆四肢和头部震颤。

5. 化验

（1）红细胞数目减低比血红蛋白减低显著，血液指数属于高色素大细胞性贫血，成熟红细胞大小不一，形态异常，红细胞直径曲线右移。

（2）白细胞、血小板、网织红细胞均见减少中性粒细胞右移。

（3）骨髓象：原始和早幼红细胞增加，胞核发育落后于胞浆，粒细胞较正常大，晚幼及杆状核粒细胞增多，血小板减少，破碎细胞易见。

【处理方案】

1. 给予足量的维生素 C，有助叶酸转变为四氢叶酸、是合成核酸的必需物质。

2. 积极防治胃肠道及肝脏疾病，合理喂养，及时添加辅食，供给含蛋白及维生素 C 的饮食。

3. 维生素 B_{12} 及叶酸的临床应用　根据临床症状而定治疗方案：有神经症状者以维生素 B_{12} 治疗为主，每天注射 20～100 微克 1～3 周后，每 1～2 个月注射维生素 B_{12}，一次维持，口服叶酸每次 5～10 毫克每天 3 次，2～3 周后减为每天 5 毫克，一次口服。

一般治疗后，在 1 周左右，网织红细胞增高，1～2 周贫血可恢复。

4. 婴幼儿常于铁的缺乏同时存在，故常同时加服铁剂。

5. 中草药　以补血、健脾为原则，补血可配用，黄芪 15 克，当归 9 克；健脾以四君子汤加减，党参 12 克，白术 12 克，茯苓 12 克，山药 9 克，莲子肉 9 克，谷芽、麦芽各 12 克，木香 9 克，灵甘草 3 克。

（三）感染性贫血

【诊断要点】

1. 多继发慢性炎症　如：骨髓炎、脓胸、支气管扩张、结核、胃溃疡、结肠炎等。

2. 起病缓慢、贫血貌、一般表现面色苍黄、精神萎靡、食欲不振、发育缓慢。

3. 体征　肝脾肿大，以脾大为主，全身淋巴结肿大，有不规则的发热。

4. 化验

（1）血色素、红细胞减低、血小板正常或减少，白细胞升高，有核左移现象。

（2）骨髓增生活跃，粒红细胞系统均增生，血小板减少或正常。

【处理方案】

1. 控制感染祛除病因，特别是比较隐匿的病灶。

2. 贫血严重者可考虑输血。

3. 增加营养，供给多种维生素。

4. 防治佝偻病及营养不良。

（四）再生障碍性贫血

再生障碍贫血（AA 简称再障）是一组多种原因所致的骨髓功能障碍，以全细胞减少为主要表现的综合征。

【诊断要点】

1. 病史　曾长期接触和用过损害骨髓造血组织的药物，化学药物或其他有害物质，如氯霉素、合霉素、抗癌药、磺胺类药、杀虫剂、电离辐射及细菌感染、病毒感染等。

2. 进行性贫血　乏力、紫癜、鼻血，牙龈出血等出血倾向，常有感染发热、但肝、脾、淋巴结均无明显增大。

3. 临床分型

（1）急性型：发病急、病情重、发展迅速，病程短，贫血重，感染重，有明显出血倾向。

（2）慢性型：发病慢病情轻，进展慢，病程长，贫血及出血倾向轻，感染少见。

4. 化验血象　全血细胞减少，网织红细胞减少或缺如。

5. 骨髓象：

（1）急性型：呈急性骨髓造血功能衰竭状态。细胞极度降低，红系及粒系极度减低，巨核细胞缺如，淋巴细胞、浆细胞、组织嗜碱细胞及网状细胞相对增高。

（2）慢性型：骨髓损伤为渐进性，部分骨髓破坏，部分骨髓代偿性增生，呈灶性造血。再生不良部分呈全血细胞减少，增生活跃部位的粒、红细胞系统停滞于较晚期成熟阶段，巨核细胞减少或接近正常。局部骨髓标本反应骨髓的局部现象。不代表整个骨髓的功能状态，必要时应反复或多部位检查，才有助诊断。

6. 应排除引起全血细胞减少的其他疾病，如脾功能亢进、白血病、恶性肿瘤、慢性感染等。

【处理方案】

1. 寻找原因　停用致病药物或脱离不利环境，应避免应用抑制造血的药物。

2. 睾丸素及肾上腺皮质激素联合治疗　肾上腺皮质激素可减少出血倾向，有时可延长红细胞寿限，因而可减少输血的需要，但对骨髓功能无积极影响。长期应用可致脂肪骨髓，骨质疏松等。睾丸素可能对骨髓造血组织起到非特异的直接刺激作用，或促进骨髓利用某种特殊造血物质。同时又能对抗肾上腺皮质激素的部分副作用。

用法：强的松每日每公斤 1 毫克口服。丙酸睾丸素每次每公斤 1～2 毫克，肌肉注射每周 3 次，用药 2～3 个月后（少数 8～9 个月后），网织红细胞先上升，然后血红蛋白逐渐上升。应长期用药，但要 6 个月后无效可停用。

长期应用丙酸睾丸素，常易性早熟或男性第二性征，故现多用苯丙酸诺龙代替，每次 25 毫克，每周 1～2 次肌肉注射。本药长期应用可造成肚脐损坏，有黄疸及肝功能障碍者忌用。此药对发育也有一定影响。

3. 氯化钴　每日每公斤 2～4 毫克（0.3% 溶液 1 毫升）口服。疗程 3～12 个月，长期用药可有恶心、呕吐、甲状腺大。常在脾切除后配用。

4. 输血　维持血红蛋白 6～7 克% 用红细胞悬液可能更好，出血严重者输血小板。

5. 控制感染　多用青霉素，忌用抑制造血的药物，如氯霉素。

6. 有时用维生素 B_6、维生素 B_4、辅酶 A、细胞色素 C、复方磷酸脂酶片等。

7. 中医中药

此病辨证：属虚劳血证：小儿易于阴阳互损，故用阴阳互补法，以健脾温肾类药物较好，以温肾药最好。

（1）六君子汤（陈夏四味汤）：党参、白术、茯苓、炙甘草各 9 克，姜半夏 6 克，陈皮 3 克。

（2）十全大补汤：党参、白术、茯苓、全当归、熟地、白芍、黄芪、川芎、炙甘草各 9 克，肉桂 3 克。

（3）还妙丹：山茱肉、怀山药、茯苓、熟地、杜仲、牛膝。

8. 脾切除术　全血减少严重者考虑脾切除。

（五）特发性血小板减少性紫癜

血小板明显减少（<5 万/立方毫米）而骨髓中巨核细胞计数正常或增高，查无其他全身疾病者，称特发性血小板减少性紫癜。

【诊断要点】

1. 临床表现

（1）大多数发病较急，50% 有病毒感染史，如上呼吸道感染风疹、麻疹、水痘等。

（2）主要症状：皮肤及黏膜出血，皮肤出血见于四肢，多为出血点，瘀斑或皮下血肿。黏膜出血除瘀斑及出血点外，常表现鼻血，牙龈出血，偶有血尿和胃肠道出血。

（3）肝、脾、淋巴结不肿大，大量失血可有贫血。

2. 化验

（1）血小板数减少，常低于 5 万/立方毫米，出血时间延长血块收缩不良，凝血时间正常，毛细血管脆性试验阳性。

（2）骨髓象：巨核细胞计数增多或正常，分类以幼稚细胞较多，产血小板的成熟巨核细胞减少或缺如，少见成熟的血小板，粒细胞分类正常，可有失血后骨髓造血代偿旺盛的表现。

3. 本病应与继发性血小板减少性紫癜相鉴别。如再生障碍性贫血，药物性贫血，感染性贫血，红斑性狼疮等相鉴别。

【处理方案】

急性型多数在 1~2 个月自愈，很少超过 6 个月，急性期失血多者，采取补充血容量等综合措施。

1. 激素　仅对改善毛细血管脆性有助，长期、大量应用，有抑制血小板生成的作用。我们主张短程小量、以止血为目的。

强的松每日每公斤 1 毫克，从 3 周减量，第 4 周后停药。观察 2~3 个月后，根据病情可再用 1 个疗程（4 周）。出血严重时可用氢化可的松和地塞米松静脉推注。

2. 中医中药　慢性期以中药为主，用健脾益气、养血化瘀方剂，党参、白术、黄芪、龙眼肉、茯苓、赤芍生地各 9 克，全当归、生地榆各 15 克，川芎 5 克，红枣四只。加减：熟地、黄精、三七等克数。

3. 大剂量丙种球蛋白，可以大剂量静脉滴注，有迅速升血小板的效果，副作用少。

4. 血小板的输注问题，主张在大量出血的情况下应用，但必须和大量的肾上腺皮质激素合用。方能取得效果，因为患儿血中含有大量的抗血板抗体，输入后血小板很快被破坏，故不主张输血小板。

5. 抗 – D 免疫球蛋白，又称抗 Rh 球蛋白，其作用机制尚不清楚，升高血小板比激素和丙球蛋白慢，但持续时间长，其副作用存轻度溶血性输血反应。

6. 脾切除，有效率达 70%，适用于病程超过 1 年，血小板持续 $< 50 \times 10^9/L$ 尤其是 $< 20 \times 10^9/L$ 有较严重的出血症状，内科治疗效果不好者，手术宜在 6 岁后进行。

7. 部分性脾栓塞术。使脾脏皮质缺血、坏死、液化并逐渐吸收，达到切除脾脏的目的。血小板有明显升高，由于保留了脾脏的髓质即保留了脾脏的免疫功能，此手术适应儿童期激素治疗无效的 TTP。

8. 免疫抑制药，适用于以上治疗无效果时，并且副作用大，可以应用长春新碱，环磷酰胺和环孢素 A，硫唑嘌呤等药。

（六）血友病

任何一种因子缺乏所造成的出血倾向，统称血友病。

【诊断要点】

1. 临床表现

（1）家族史：血友病 A 及 B 为伴性隐性遗传性疾病。女性为基因携带者，而家族男性成员可患本病，血友病 C 不是伴性隐性遗传，故亦可发生女性。

（2）出血倾向，自发性出血或由于轻微创伤或手术引起严重出血。出血可发生皮下（瘀斑）。肌肉血肿，或关节腔内出血，出血过多可产生贫血。

2. 化验

（1）出血时间，血小板计数，凝血酶原时间正常，血块收缩时间正常或稍延长。

（2）凝血时间延长。

（3）凝血酶原消耗不佳者，可初步诊断血友病类，然后可进一步作凝血酶原消耗纠正试验，鉴别和确诊三种血友病。

（4）凝血酶原消耗正常而临床仍怀疑本病时可作凝血活酶生成试验进行确诊。

（5）毛细血管脆性试验正常。

【处理方案】

1. 输血　严重出血，宜输新鲜血液。如确定血友病 B 或 C，则可输库血。为了输给凝血因子，达到止血目的，输血浆为宜。为了纠正贫血，输全血。如果是轻度出血，输一次血就可以了。血友病 A 出血。则要多次输血，以维持血内抗血友病球蛋白的浓度。

2. 抗血友病球蛋白（AHG）　用于血友病 A，优点是容量比血浆少，病儿血浆 AHG 浓度提高到正常的 5% 时，出血倾向可大大减少，提高到正常的 20% 时，基本上可防止出血。（按新鲜血浆 1 毫升含 AHG1 单位计算）。

3. 抗血友病球蛋白（AHG）的应用　AHG 为干燥的白色结晶物，并含有 200 单位，使用前用 50~100 毫升注射用水稀释。常用量：每次每公斤 10 单位。

4. 辅助治疗

（1）抗纤维蛋白溶解药物：对血友病出血有效果，如：6~氨基乙酸，对羟基苄氨，凝血酸等。

（2）花生衣类：花生衣糖浆每天 2~3 次，每次 2 匙。花生衣注射液每次 20~40 毫升静脉注射。花生衣片每日三次，每次 1~4 片。

（3）诀诺酮，可使 XII、X 因子明显升高，间接起止血作用，每次 1.25 毫克，22 天为 1 个疗程。

（4）乙芪酚，可提高毛细血管张力及血小板计数，每天 1~2 次，每次 1 毫克诀诺酮可同服。

（5）中医中药：用温经养血汤加减，方剂：吴茱萸、当归、川芎、芍药、麦冬、阿胶，养血生新。加减：人参、甘草、丹皮、半夏、起到化瘀补正和中。

5. 局部治疗　关节出血可冷敷，齿龈出血，用止血药如：蚕豆花、绿瓜叶粉及凝血酶泡沫等。

（七）遗传性球形细胞增多症

【诊断要点】

1. 可有家族史（显性遗传）常在 10 岁前发病，有的出生后即发病，还有终身不出现症状者。

2. 临床表现

（1）婴儿时期发病有轻度或中度贫血。

（2）新生儿期发病的，可有严重的贫血和黄疸，极少数发生核黄疸。

（3）幼儿和年长儿主要症状为轻度黄疸及贫血，可出现疲乏、食纳差、腹痛、发热等症状。

严重危象：黄疸加重，极度贫血，伴发热、呕吐、心跳气促等，持续 1~2 周恢复骨髓造血功能。

（4）体征：脾大，也有的肝大，淋巴结肿大，肝脾压痛。

3. 化验

（1）水渗透脆性增加。

（2）染色深的红细胞。

（3）试验阳性。

（4）试验为间接阳性。

（5）溶血和再障危象，出现血象和骨髓无改变。

（6）CoombS 试验阳性。

【处理方案】

1. 贫血对症处理，包括输血，新生儿严重黄疸可作换血疗法。

2. 脾切除有一定效果，手术最适当年龄 4~6 岁，必要时可以提前，但以 2 岁后可以作手术，乳儿期不易进行。

（八）小儿急性白血病

白血病是造血系统的恶性疾病，是造血组织不受抑制的异常增生。

【诊断要点】

1. 按病程分　有急性白血病和慢性白血病两类。

2. 按病史和临床症状分

（1）不规则发热（伴感染）。

（2）进行性贫血（苍白乏力）。

（3）皮肤黏膜出血：紫癜、瘀斑、牙龈出血。

（4）晚期：消化和颅内出血。

3. 症状与体征

（1）皮肤苍白带黄，心脏扩大，心动过速，贫血性杂音。肝脾及全身淋巴结肿大，淋巴结触硬而无痛。

（2）可有胃痛、关节痛，胸骨压痛、（骨膜下出血，恶性组织浸润、骨质破坏）。

（3）粒性白血病可见皮肤结节状浸润，腮腺、睾丸浸润，可致各器官肿大。

4. 化验血象

（1）血细胞计数多在正常范围内，而30%的患儿白细胞可增高。有的反而减少（非白细胞增多行白血病）。白细胞分类：有较多的原始及幼稚白细胞。

（2）红细胞及血红蛋白，进行性下降呈正细胞和正细胞性贫血。

（3）网织红细胞减少，偶见有核细胞。周围血可见幼红细胞增多（考虑白血病可能）。

（4）血小板明显减少。

5. 骨髓象

（1）骨髓有核细胞增生活跃，受累的原始细胞和幼稚细胞共占30%以上。幼红细胞及巨核细胞减少。白红胞、粒细胞与幼红细胞的比例也增高。

（2）过氧化酶染色，早幼粒细胞为强阳性，颗粒小、分布均匀、清楚，原始单核细胞为弱阳性。颗粒大小分布不均匀，模糊不清，原始和幼稚淋巴细胞均为阴性。

（3）碱性磷酸染色，成熟粒细胞的积分在急性淋巴细胞性白血病时增高或正常。急性粒性白血病及急性单核细胞性白血病时则较低。

（4）糖原染色，急性淋巴细胞性白血病的原始淋巴细胞为阳性或强阳性。急性粒细胞性白血病的原始单核细胞为弱阳性或阴性。急性单核细胞的原始单核细胞为弱阳性。

【新生儿的诊断要点】

新生儿急性白血病以粒性白血病多见，周围血白细胞明显增高，皮肤可有结节样浸润，肝脾重度增大，对抗白血病的药物不明显，染色体 21 - 三体综合征的新生儿，有时伴有粒性白血病血象。

【处理方案】

1. 治疗原则

（1）早期治疗：早期恶性细胞对药物敏感。

（2）坚持长期治疗：如果停药易复发，所以要坚持。

（3）选择治白血病最敏感的药物，如强的松、长春新碱。

（4）循序轮换用药，可减少药物毒性作用。

（5）防感染出血及颅内浸润，消炎、防颅内出血，降颅压。

2. 注意休息，加强营养。

3. 输新鲜血和血小板等。

4. 化学药物治疗：按白血病分型，治疗用药，采用联合、足量、间歇、交替的方法。用药请参考小儿常用西药（五、儿科疑难病常见病药物及把治疗西药及方案）。

5. 中药

（1）蟾酥制剂：上海制剂每片含 0.2 克每天 3 次，每次 1 片。

（2）喜树碱，有喜树碱注射剂，浸膏片，喜树碱皮煎剂。对慢性粒细胞白血病疗效较好，对急性白血病有一定效果，但副作用大。

（3）复方川芎片：组方、川芎 12 克，板兰根 12 克，铁扁担 12 克，猪秧秧 48 克，罂粟壳 6 克，制成片剂，1 日服完。急性淋巴白血病，自觉有好转。

（4）以下中药抗白血病作用好：

①野百合碱、狗舌草、猪秧秧、蛇六谷、羊蹄、白花蛇舌草等。

②复方山豆根：山豆根、狗舌草、白芷、川芎四药组成。

③复方金丝桃：金丝桃、半边天、天胡荽、丹参四药组成。

④复方蛇舌草：白花蛇舌草、土大黄、半边连、千金子四药组成。

⑤急性白血病辨证施治主药：犀角、生地、元参、石膏、地骨皮、龟板、鳖甲、青黛、大青叶、丹皮、红花、黄芪、芦根、当归。

⑥中药八味方：生大黄9克，粉丹皮3克，黑元参9克，生地9克，大青叶9克，人中黄5克，天花粉6克，蝉衣5克。

⑦三才封髓丹：孩儿参30克，生熟地15克，天麦冬9克，砂仁9克，甘草9克，黑山栀9克，山茨菇30克，草河车9克。

⑧急白汤：夏枯草18克，蛇舌草12克，土茯苓24克，生熟地24克，茨菇9克，紫草18克，金银花24克，重樱9克，半边草4克，山豆根30克，加扶正。

6. 出血的处理

（1）皮肤出血：用激素及抗白血病的药物；黏膜出血：先输血、激素、抗白血病治疗。

（2）病程中出血：多因血小板减少，血管机能受损，或纤维蛋白溶解，及播散性血管内凝血（DIC）等引起。可用安络血、凝血酸、止血敏。

（3）中药鲜生地捣汁参三七粉20克，每天6克加白及9克吞服。

（4）中枢神经系统浸润、颅内出血的处理：

①先用高渗糖、脱水剂、降低颅内压。

②可用大剂量激素及止血药。

③输新鲜血液，保存血小板。

④颅内浸润：可用氨甲喋呤每次每公斤0.2～0.3毫克，鞘内

注射每 2～3 天 1 次，用亚硝酸脲氮芥每次每公斤 5 毫克每天 1 次，静脉注射。

7. 支持疗法预防感染：输血、中药培本，胎盘球蛋白、白蛋白、丙种球蛋白等。交叉感染的预防治疗，是非常重要的环节。

8. 针刺挑刺疗法

（1）针刺疗法

上星、曲池、合谷、阳陵泉、足三里、条口、脐周四穴（脐孔上下、左右、旁开 1 寸半）。胸前六穴（第二、三、四肋间、肋间骨中线左右旁开 1 寸半）。背部 6 穴（第二、四、五胸椎棘突左右旁开 1 寸半）。头三天每天 1 次，以后隔天 1 次，泻法浅刺。

（2）挑刺疗法

用三棱针挑刺出血斑点，从上到下见出血斑点就挑刺，任其流血。

9. 在治疗中注意事项

（1）急性期每周查血 1～2 次，缓解期每 1～2 周一次。

（2）治疗前白细胞减少，而骨髓增长，也可进行化疗。

（3）急性期治疗 1～2 周后即见白细胞下降，继之红细胞及血小板也回升，治疗中一般情况好，白细胞将至 2000 或 1000 以下，仍可继续用药，必须预防感染。

（4）缓解期药物剂量的调整，以维持白细胞计数在 2000 至 3500 为宜。

（5）治疗间歇时间不易过长，若造成系统严重抑制，则改用其他药物，缓解较慢者，也宜改用其他药物。

七、内分泌系统疾病

（一）垂体性侏儒症

垂体性侏儒症系因垂体前叶或视丘下部病变，致使生长激素缺乏所致。

【诊断要点】

1. 患儿一岁后开始表现生长落后，随年龄增长而与正常小儿的差别越来越大。

2. 身高比同年龄平均标准低 10% 以上，躯干与四肢比例正常，坐、立、行走、发育较迟、智能正常。

3. 性发育延迟或不发育，至青春期外生殖器官仍是幼儿状态，无第二性征。出牙、前囟闭合延迟，面骨、肢端发育较差，故前额显得突出。鼻小、鼻梁平、下颌小、手足细小，躯干较肥胖，声音高尖、毛发疏细、饥饿时易发生低血糖。

4. 继发颅内肿瘤者，可有头痛、恶心、呕吐、视力障碍、视野缺损、头围增大、颅压增高。

5. 化验

（1）促肾上腺皮质激素不足

（2）尿 17 羟醇减少

（3）尿 17 酮醇减少

（4）水负荷试验

（5）胰岛素试验（敏感）：注射胰岛素、每公斤 0.3 ~ 0.5 单位，血糖降低至空腹血糖的 50% 以下，90 ~ 120 分钟后仍不回升，（此试验可引起严重低血糖、应慎重）。

6. X 线检查　骨龄延迟、骨骺闭合延迟。

7. 鉴别诊断

（1）原发性侏儒，出生时体格细小，婴儿期有侏儒症，骨骼性器官发育正常。

（2）卵巢生成不良（XO）症，有蹼颈，肘外翻及其他畸形。

【处理方案】

1. 发现原始疾病，进行病因治疗。

2. 严重生长障碍者　使用促进蛋白质合成的药物，如：苯丙酸诺龙、甲基睾丸素、可能促进生长的速度。男性甲基睾丸素每日 30 毫克，女性每天 10 ~ 20 毫克加乙芪酚 1 ~ 2 毫克，可促进生殖系统及体格发育。

3. 婴儿期预防低血糖发作。

4. 如有甲状腺、肾上腺功能不全症状，应加用相应激素。

（二）尿崩症

尿崩症由中枢性和肾性两种：中枢性因抗利尿激素（ADH）缺乏所致，肾性尿崩症仍因肾小管对于抗利尿激素无效应所致。

【诊断要点】

1. 病史　有关家族史、遗传史、何时起病，有无颅脑损伤及脑炎等。

2. 多饮、多尿为本症的主要症状，常因饮水不足而发热、便秘、皮肤干燥、弹性差、常因脱水虚脱。

3. 继发者可伴有原发疾病的症状，如颅内压增高、视野缺损等。

4. 化验

（1）每天尿量可达4～10升或更多，尿色清比重多在1.001～1.005之间，尿浓度＜200mosm。

（2）鉴别精神性与真性尿崩症以及中枢性与肾性尿崩症，宜进行下列试验：

①禁水试验：一般用于年长儿，用以排除精神性多饮多尿症。

禁水20～24小时，若尿少，比重高，即为精神性。真性尿崩症尿比重不超过1.012出现明显脱水、口渴、头痛、体重减轻。应注意若6～8小时内，体重减轻超过5％即为阳性，宜终止试验。

②高渗盐水试验。

③加压素治疗试验，鉴别中枢性及肾性尿崩症，每4小时注射1次，首次剂量0.25毫升，逐渐增加至其他药理作用出现（如腹痛）。在注射前后每2～4小时测定尿量及比重。如尿量不减少，比重不低于1.020（尿浓度800mosm）则为肾性尿崩症。

5. X线易摄头颅正侧位片，排除颅内肿瘤。

6. 鉴别诊断　与小儿暑热症、低血钾症、肾小管疾病、糖尿病鉴别。

【处理方案】

1. 中枢性　婴儿每天或隔天用鞣酸加压素油剂，每次3～5单位，年长儿5～10单位肌肉注射，或用水剂每天肌注2～4次，每次5单位，也可用垂体后叶干粉吸入剂，年长儿3～4小时可鼻腔吸入15～25毫克。

2. 双氢克尿塞每日每公斤1～2毫克。分两次口服，服药时宜间歇给予钾盐、多用于肾性尿崩症。

3. 不论中枢性或肾性尿崩症，均每日夜供给足量饮水，否则影响生长发育。

4. 多尿未控制时，应适当限制盐的摄入。

5. 氯磺丙脲对尿崩症患者有类似加压素作用，其治疗效果还需进一步总结。

（三）克汀病

甲状腺功能不足，可因饮食中缺碘或先天原因引起。

【诊断要点】

1. 新生儿期可表现有黄疸持续不退，喂养困难，便秘或反应缓慢等。

2. 生长及智能发育落后，上部量与下部量保持婴儿比例，皮肤粗干、头发粗稀、肌张力低，腹大有脐疝，心律缓、血压低。

3. 2～3个月起出现特殊面貌，头大鼻梁塌，鼻翼宽、舌大、常伸口外，颈项粗短，安静异常，甲状腺素合成缺陷者可见甲状腺肿大。

4. 基础代谢低，血蛋白结合碘低（正常5～8微克%）。2岁后胆固醇增高，骨龄落后。

【处理方案】

1. 散发型早期、足量、终生服用甲状腺制剂。

（1）干甲状腺、乳儿每天40～60毫克，婴儿75～120毫克。年长儿150～180毫克，按1次服，3个月后骨发育加速。

（2）使用L－甲状腺素钠，婴儿开始量每天0.025毫克、每2周加倍量，至出现药效止，维持量约每天0.1～0.3毫克。

2. 在治疗过程中出现呕吐、腹泻、腹痛、心动过速、睡眠不安等，示药物剂量过量应减 1/5 量后观察，最好达到正常骨龄，维持蛋白结合碘 6～9 微克% 之间。

3. 铁剂治疗贫血。

（四）甲状腺功能亢进

甲状腺功能亢进在小儿发病较少，3 岁以下更少。

【诊断要点】

1. 激惹、多言、神经过敏等情绪改变。

2. 食欲亢进，但体重减轻、胃热、心悸有腹泻。

3. 突眼、面部潮红，手心热、多汗。

4. 体征　眼突、颈部可触到甲状腺肿大，质较软，吞咽时随气管上下移动，心率速、脉压宽，伸臂时手指震颤。

5. X 线骨龄超过正常，化验血蛋白结合碘增高（＞10 微克%）基础代谢率快。

6. 鉴别诊断　与单纯性甲状腺肿鉴别。单纯性甲状腺肿，主要是缺碘、血蛋白结合碘正常。

【处理方案】

1. 抗甲状腺亢进的药物　甲基硫氧嘧啶、丙基硫氧嘧啶及其他巴唑药物。

其作用：阻止碘盐游离，从而减少甲状腺素的合成。先用治疗量控制症状，用维持量服 2 年。

甲状腺功能亢进药物治疗

病期	药物（二、三种同用）	剂量及服法		注
急性期	1. 甲基硫氧嘧啶或丙基硫氧嘧啶	75 毫克	每 6～8 小时 1 次	单用硫氧嘧啶或他巴唑时每次量可加 50%
	2. 他巴唑	10 毫克	每 6～8 小时 1 次	
缓解期	1. 甲基硫氧嘧啶或丙基硫氧嘧啶	20～50 微克	每天 1 次	同上
	2. 他巴唑	2.5～15 毫克	每天 1 次	
	3. 甲状腺素片	15～30 毫克	每天 3 次	

说明：药物治疗期间，注意粒细胞减少，药疹、荨麻疹及红斑狼疮样综合征。

2. 药物未能控制症状，并反反复复发病，应考虑甲状腺部分切除。

（五）性早熟

性早熟是指过早出现第二性征及生殖功能早熟。

【诊断要点】

性早熟：临床上分三型如：真性、假性及不完全性假性早熟：

1. 真性性早熟　除过早出现第二性征外，生殖腺也过早发育，并具有排卵和排精功能，系同性性早熟。

真性性早熟可继发于某些颅内肿瘤，脑积水等颅内疾患，部分为原发性（体质性）首先宜排除颅内疾患。

2. 假性早熟　仅第二性征出现过早，女性可有月经，但无排卵。可因肾上腺皮质肿瘤，先天性肾上腺皮质增生及卵巢肿瘤等引起。

3. 不完全假性早熟　是指仅一项或二项性征早熟，女性乳房早发育多见。

（1）乳房早发育：有1～3岁早发育，主要是因乳房对雌激素过分敏感之故。

（2）阴毛早发育：女孩多见，可能是与肾上腺皮质过早分泌雄激素的原因。阴毛、腋毛也比同龄小儿长的快，骨龄也提前发育。

【处理方案】

1. 器质性病变　如：颅内肿瘤、脑积水等应及早手术或化疗。

2. 功能性（生理性）无需处理。

3. 药物治疗

（1）促性腺激素释放激素，如：天然的10个氨基酸多肽，用药后其作为可逆性，限制了骨龄生长。

（2）性腺激素其作用机制是：采用大剂量性激素反馈抑制下

丘脑，垂体促性腺激素分泌。

①如：早孕酮又称安宫黄体酮，为孕酮衍生物用于女孩性早熟，每日口服剂量为 10～30 毫克，出现疗效后减量。

②环丙孕酮为 17～羟孕酮衍生物，不仅出现阻断性激素受体，并可减少促性腺激素的释放，其剂量每日每平米 70～150 毫克。

（六）儿童糖尿病

糖尿病是由于胰岛素缺乏所造成的糖脂肪、蛋白质代谢紊乱症，是终身的内分泌代谢疾病。

【诊断要点】

1. 典型的症状，多饮、多尿、多食、体重下降，称"三多一少"。

2. 有糖尿病家族史。

3. 严重患儿有脱水、酸中毒。

4. 化验

（1）尿糖：尿糖定性阳性。

（2）尿酮体：糖尿病伴有酮症酸中毒时阳性。

（3）尿蛋白：检测尿微量白蛋白，及时了解肾脏变化情况。

（4）血糖、空腹全血或血浆血糖浓度≥11.1mmol/L（200mg/分升）即可诊断糖尿病。

（5）葡萄糖耐量试验。

【处理方案】

1. 综合性治疗　包括胰岛素治疗，饮食管理，运动及精神心理治疗。

2. 治疗目的　消除高血糖引起的临床症状。积极预防并及时纠正酮症酸中毒，纠正代谢紊乱，力求病情稳定，使患儿获得正常生长发育，保证正常生活活动并能早期诊断并发症。

3. 饮食方法

（1）以粗粮（糙米、玉米、豆面）为主，少吃白糖、面粉。

（2）多吃含动物蛋白类、瘦肉、鱼类、禽、蛋、是较为理想的蛋白质来源，可交替适量食用。

（3）脂肪应以含多假不饱和的脂肪酸的植物油为主。

（4）蔬菜选用含糖较少的蔬菜，如：油菜、白菜、生菜、空心菜、茄子、黄瓜、冬瓜、豆角、蒜苔等。

4. 运动治疗　运动时肌肉对胰岛素的敏感性较高，从而增强葡萄糖的利用，有利于血糖的控制。

5. 胰岛素制剂

（1）正规胰岛素（R1）

（2）中效珠蛋白胰岛素（NPH）

（3）长效鱼精蛋白锌胰岛素（PZII）

6. 胰岛素治疗方案

（1）胰岛素婴儿需要量偏小，年长儿需要量大，新诊断的患儿轻症者胰岛素一般用量为每日 $0.5 \sim 1$ 单位/kg。

（2）如果出现症状明显及酮症酸中毒恢复期开始治疗时，胰岛素需要量往往大于 1.0 单位/kg。

（3）当 NPH 和 R1 按 2∶1 或 3∶1 混合，R1 与 PZII 则按 3∶1 或 4∶1 混合使用。

（4）每日皮下注射两次，早餐前 30 分钟 2/3 总量，晚餐前 30 分钟 1/3 总量。

（5）混合胰岛素时应先抽取 R1 后抽取 NPH 或 PZII，每次尽量采用一型号的注射器。

（6）皮下注射部位选择大腿，上臂和腹壁等部位。按顺序轮换注射，1 个月内不要在同一部位注射两次，两针间距 2 厘米左右，以防日久局部皮肤萎缩影响疗效。

（7）胰岛素剂量的调整，早餐前注射的胰岛素提供早餐和午餐后的胰岛素，晚餐前注射的胰岛素提供晚餐后及次日晨的胰岛素。应根据用药日血糖或尿糖结果，调整次日胰岛素用量，每 2～3 日调整剂量 1 次，直致尿糖不超过。

（8）胰岛素注射笔的合理应用。

（9）胰岛素长期治疗过程中注意事项。

①胰岛素过量，即出现低血糖－高血糖反应。

②胰岛素不足，使小儿长期处于高血糖状态，症状不能完全消除，导致生长停滞，肝脾肿大，高血糖、高血脂并容易发生酮症酸中毒。

（10）酮症酸中毒是儿童糖尿病急症死亡的主要原因。对糖尿病酮症酸中毒必须针对高血糖脱水、酸中毒、电解质紊乱和可能并存的感染等情况制定综合治疗方案，要密切观察病情变化，血气分析和血尿中糖和酮体变化，随时采取措施，避免医源性损害。

①液体治疗：主要针对脱水、酸中毒和电解质紊乱。酮症酸中毒时液量约为每公斤 100 毫升，一般属等渗性脱水。

输液原则：开始第 1 小时每公斤按 20 毫升（最大量 1000 毫升）快速静注 0.85% 氯化钠溶液，以纠正血容量改善血循环和肾功能。第 2～3 小时按每公斤 10 毫升静滴 0.45% 氯化钠溶液。当血糖小于 17mmol/L（300mg/分升）后，改用含有 0.2% 氯化钠的 5% 葡萄糖液静滴。要求在开始的 12 小时内至少补足累积量的一半，在此后的 24 小时内可视情况按 60～80 毫升/公斤，静滴同样液体，以供给生理需要量和补充继续损失量。患儿在开始输液前由于酸中毒分解代谢和脱水的共同作用血清钾较高，但总体钾储备可能耗竭。随着液体的输入，特别是应用胰岛素后，血钾迅速降低，因此在患儿开始排尿后，应立即在输入液体中加 10% 氯化钾溶液，每日每公斤 2～3 毫升（150～225mg/kg）补给，输入浓度不得 40mmol/L（0.3g/分升），并应定时检测心电图，或血钾浓度。酮症酸中毒时的酸中毒主要是由于酮体和乳酸钠的堆积，补充水分和胰岛素可以矫正酸中毒。为了避免发生脑细胞酸中毒和高钠血症对酮体酸中毒不宜常规使用碳酸氢钠溶液，仅在 PH＜7.1，H＜03～＜12mmol/L 时可按 2retool/kg 给予 1.4% 碳酸氢钠溶液静滴，先用半量，当 PH≥7.2 时，2 时即停用，避免酸中毒纠正过快引起碱中毒而脑内仍有酸中毒，从而加重脑水肿。

需补充的 NaHCO$_3$（mmol/L）＝（12－所测 NsHCO$_3$mmol/L）在治疗过程中应仔细监测生命体征，电介质、血糖和酸碱平衡状态，以避免酮症酸中毒治疗过程产生合并症，如脑水肿等，其表现为：头痛、意识不清、嗜睡、痉挛、视神经乳头水肿或脑疝等。

②胰岛素治疗：糖尿病酮症酸中毒时多采用小剂量胰岛素静脉滴注治疗。首先静推正规胰岛素 0.1 单位/kg，然后将正规胰岛素 25 单位加入等渗盐水 250 毫升中，按每小时 0.1 单位/kg，自另一静脉通道缓慢匀速输入。输入 1~2 小时后，复查血糖以调整输入量，当血糖 <17mmol/L 时，应按输入液体换成含 0.2% 氯化钠的 5% 葡萄糖并停止静滴胰岛素，改为正规胰岛素皮下注射，每次 0.25~0.5 单位/kg，每 4~6 小时 1 次，直至患儿开始进食血糖稳定为止。

③控制感染：酮症酸中毒常并发感染，须在急救同时采用抗生素治疗。酮症酸中毒在处理不当时，可引起脑水肿，低血糖、低血钾、碱中毒、心功能和肾功能衰竭等情况，因此在整个治疗过程中必须严密观察，随时调整治疗计划，避免因处理不妥而加重病情。

第六节　儿内科七大常见疾病

一、营养缺乏性疾病

（一）营养不良

由于患儿摄入不足，喂养不当，消化吸收不良，或继发于各种慢性疾病，多发于 3 岁婴幼儿。

【诊断要点】

1. 有慢性疾病史，患儿往往营养不良，激发慢性疾病。

2. 家长对小婴儿喂养不当，并摄入不足。

3. 临床表现　苍白、乏力、厌食、食纳差、偏食等，常引起脂肪减少，肌肉消瘦，头发黄细而干枯，体重明显减轻，严重者身长、生长及智能发育迟缓落后。

4. 可伴有各种维生素缺乏，下肢有凹陷性水肿。呈虚胖状。

5. 营养不良的营养分度

临床表现 分度	低于正常体重之百分比	皮下脂肪	肌肉	皮肤	精神状态
第一度 （轻度）	15～25	腹部、躯干、大腿内侧脂肪变薄	不结实	苍白	正常或略差
第二度 （中度）	25～40	腹部、躯干、四肢无脂肪，面颊部脂肪轻度消失	松弛	苍白干燥	不活泼
第三度 （重度）	40 以上	面颊部脂肪亦消失	显著消瘦	干燥无光泽，有时浮肿发亮	不安、好哭，重者高度抑制，反应性低下。

【处理方案】

1. 针对病因及不良的饮食习惯，如偏食、厌食、喂养不合理。

2. 根据患儿具体情况，做好饮食指导，补充营养，调整饮食。乳儿要母乳喂养，6 个月后加辅食，易于吸收，适当摄入蛋、鱼及乳类。病情好转后每公斤体重供给热卡不超 180 卡，蛋白质不超 5～6 克，以免引起消化功能紊乱。

3. 严重营养不良患儿不能摄入饮食等，可输全血和血浆量不要多，速度不要快，以防患儿心力衰竭。

4. 调节消化功能

（1）中医中药：健脾补气、以四君子汤加减为主。

主方：人参、白术、茯苓、甘草。

方解：人参大补脾胃之气为君，白术健脾燥湿为臣，茯苓益脾渗湿，甘草和中为佐使。

加减：若血虚者，可加地黄、当归、滋阴补血、养血活血。若纳呆湿重，苔厚、白腻者。可加炒陈皮、姜半夏、苍术、焦三仙等健脾燥湿药物。若积滞、腹胀、大便不化、可加保和丸加减。

（2）新疗法

①捏脊疗法

②小儿推拿法

③割治疗法

④针刺疗法（足三里、合谷）

⑤水针疗法（用维生素 B_{12} 穴位注射）

⑥加强体格锻炼，增加体质

⑦药物治疗：胰酶、胃蛋白酶、及各种维生素等。

⑧对食欲丧失的患儿，应用小剂量有蛋白同化作用的苯丙酸诺龙等药。

（二）维生素 B_2 缺乏症

维生素 B_2 参与人体组织氧化还原代谢。

【诊断要点】

1. 有胃肠道病史，少食荤者。

2. 临床表现　最常见口角炎、口角湿白、发炎疼痛，张口易出血，呈深棕色素沉着，鼻唇交界处有皮脂溢出，结痂等。

3. 鉴别　畏光、应与维生素 A 缺乏鉴别。

【处理方案】

补充维生素 B_2 片、针。每天口服 2.5～5 毫克，肌注 5～10 毫克。

（三）维生素 D 缺乏性佝偻病

维生素 D 促进钙、磷的吸收，减少磷的排出，可提高钙磷的血浓度。

【诊断要点】

1. 由于母亲缺钙影响小儿，出生二个月内有明显佝偻病症状。患儿 3 岁后仍呈活动期，影响身高和行走。

2. 非特异症状有夜啼、多汗、食欲减退、激惹、全身肌张力低下，全身软弱。免疫力低，易感染和贫血。

3. 体征

（1）颅骨软化，按压顶骨和枕骨中央有乒乓球感，两侧额骨增厚隆起，枕后有发圈，前囟晚闭，呈大方颅。

（2）肋串珠：常在肋骨的骨与软骨连接处，可摸半球形隆起，晚期形成鸡胸，影响呼吸。

（3）郝氏沟：胸廓下部水平方向凹陷，形成漏斗胸。

（4）碗、踝关节处增厚隆起，腹部膨隆呈蛙腹。

（5）脊柱四肢：脊柱后凸，两下肢呈："O"或"X"形腿。

（6）牙齿：易出龋齿，生牙延迟，顺序颠倒。

4. 化验　血清磷降低，钙磷乘积＜40，碱性磷酸酶升高，钙化。

5. X线　双侧腕骨片：尺桡骨远端增宽，呈杯口状，钙化预备带消失，大龄儿童骨质增生。

【处理方案】

1. 特殊治疗，维生素 D 制剂的用法。

（1）口服法：应用于初期和轻度患儿，每日口服伊可欣 1～2 滴（1～2 万单位），1 个月后改为每日 400 单位的维生素 D，呈预防量。

（2）突击疗法：应用重度佝偻病。一次用维生素 D_2 40 万单位，或 D_3 60 万单位，肌注。2 周后可重复 1 次，2～3 个月后再服预防量，每月 400 单位的维生素 D，呈预防量。

（3）在给予维生素 D 前 3 天～4 天，应给予钙剂 3 天，以防低钙抽搐。

2. 人工紫外线疗法　指导在日光下适当活动。每日最好 2～3 小时不要多坐、多站、多走、减少负重，以免四肢和脊柱畸形。要合理喂养。

3. 畸形严重者，4 岁后可考虑矫治手术。

4. 中医疗法　牡蛎散加减，主方：牡蛎、麻黄、黄芪。加：

浮小麦、白术、防风。

（四）婴儿手足搐搦症

由于维生素 D 缺乏而引起血钙降低，肌肉神经兴奋性增高，引起手足搐搦。

【诊断要点】

1. 多见 1 岁内人工喂养及早产儿，冬春季发病多。

2. 婴儿为无热惊厥，突然两眼上翻，意识丧失，手足及全身抽动，面部为最早抽动，随后为全身抽动，有的喉头肌肉痉挛，出现喉鸣，呼吸困难与青紫。手足抽动，拇指向掌心、腕部弯曲、手指伸直、足趾强直如弓状、严重者窒息。

3. 年长儿抽搐　手足如鸡爪样。

4. 特殊体征

（1）佛斯特氏征阳性：用拇指或小锤，叩击耳前面神经处，可见瞬眼及口角抽动，为阳性。

（2）绑血压计袋，带在臂上、举起小儿手并向近心方向推压，使手缺血转白，随后打气使汞柱维持收缩压和舒张压之间，2～3 分钟后出现手痉挛。为陶瑟氏征阳性。

（3）路斯脱氏征（腓反射）阳性。

（4）6 个月内小儿伴有颅骨软化征。

5. 化验　血钙低于 1.9mmol/L 碱性磷酸酶升高，尿钙阳性。

6. 鉴别应与中枢神经疾病鉴别。

【处理方案】

1. 止惊　可用苯巴比妥钠、安定、水合氯醛，冬非针等。

2. 钙剂　10% 的葡萄糖酸钙 10 毫升加于 10% 葡萄糖液 20 毫升中缓慢静滴。轻者可口服 10% 的氯化钙 5～10 毫升每日 3 次，不易久服。

3. 补充维生素 D 治疗　轻者口服维生素 D2000～3000 单位，重者肌注维生素 D_3，1 个月后加强 1 次。

4. 因窒息缺氧　给予氧气吸入，清理气道分泌物，合并感染应控制感染。

二、胶原性疾病

（一）类风湿性关节炎

本病病因不明，有的认为是某种刺激所致自身免疫性反应。

【诊断要点】

1. 类风湿性关节炎分三种类型

（1）急性发热型：发热数月至1年。

（2）多发关节型：侵犯四个关节以上，常为：膝、肘、腕、踝及手指关节。受累关节局部，肿热痛，运动受限。

（3）单发关节型：常为1个关节单发。

2. 一般症状

（1）常为弛张热型的发烧，伴全身不适，纳呆等生长发育延迟。

（2）体征：有皮疹、结节性红斑、但分布不均匀。有50%肝脾及全身淋巴结肿大。关节僵直变形，关节周围肌肉无力，甚至萎缩。

3. X线 骨质疏松软组织肿胀。

4. 化验 α_2 及 γ 球蛋白升高，血沉快，贫血，抗链球菌溶血素 "O" 可不增高，少数狼疮细胞阳性。

（2）类风湿因子阳性。

【处理方案】

1. 药物治疗

乙酰水杨酸与激素同时应用1～2周控制发热，关节痛、肝脾肿大及全身淋巴结肿大。症状好转后，减量维持2～3个月，乙酰水杨酸可连服多年。

2. 注意卧床休息，活动要适量。

3. 中医中药治疗。四君子汤加减，主方：人参、白术、茯苓、甘草。加减：防风、桂枝、独活、羌活。

（二）全身性红斑狼疮

全身红斑狼疮是一种与自身免疫有关的疾病，累及多个系统。

【诊断要点】

1. 临床表现

（1）发热：长期不规则性低热或高热，有的呈持续性。

（2）关节痛：关节疼痛常与发热同时发生，关节不肿胀。

（3）皮疹：最常见面部蝶形红斑，但有的小儿可无典型皮疹。

（4）有出血倾向：如鼻衄。

（5）累及心脏：可有心脏炎，严重并发心力衰竭。

（6）肾脏：受累可出现浮肿、血尿、高血压。

2. 体征　全身淋巴结肿大，肝脾肿大。

3. 化验

（1）白细胞、红细胞、血红蛋白、血小板减少，血沉快。

（2）血液及骨髓中找到红斑性狼疮细胞。有诊断价值。

（3）血丙种球蛋白量增多。

（4）尿中有红细胞、蛋白质、管型。

【处理方案】

1. 肾上腺皮质激素　强的松及强的松龙。

2. 应用免疫抑制剂药物　硫唑嘌呤，环磷酰胺等。

3. 控制感染　避免阳光及紫外线照射。

4. 中医疗法　补中益气汤加减，主方：人参、黄芪、甘草、升麻、柴胡、白术、当归、陈皮、甘草。加：连翘、金银花、金钱草、萹蓄草、栀子仁。

（三）皮肌炎

本病与自身免疫有关，以皮肤及横纹肌的非化脓性炎症为特征。

【诊断要点】

1. 临床表现

（1）多数起病慢，少数较急。

（2）患儿常因发烧引起进行性肌肉无力和酸痛为主要特点，常伴关节炎、呼吸困难、气促等。

（3）皮疹　皮疹似红斑狼疮，唯色泽较暗。

（4）体征　少数肝脾肿大。

【处理方案】

1. 激素疗法　强的松每日每公斤 1~2 毫克疗程 45 天以上或用地塞米松，氢化可的松。必要时应用 $ACTH_2O~50mg$ 加 5% 葡萄糖溶液静注，疗程 7~10 天见效后再改用强的松口服。

2. 水杨酸盐　应用于关节严重者，乙酰水杨酸每日每公斤 0.1 克分 4~6 次，最好饭后服。

3. 支持疗法　维生素 C、维生素 B、必要时输血。

4. 注意休息　合理喂养，控制感染。

5. 中医疗法　独活寄生汤加减。主方：独活、知母、桑寄生，秦艽、防风、当归、赤芍、川芎、牛夕、人参、茯苓。加减：连翘、金银花。

（四）结节性多发性动脉炎

本病病变广泛侵犯小动脉，与过敏性紫癜仅侵犯毛细血管，无脉症（动脉炎）侵犯大动脉者不同。

【诊断要点】

1. 常以发热乏力，关节酸痛及心动过速起病。

2. 因侵犯的血管不同，常表现多发性神经炎，肌痛、肌无力及深反射消失等。

3. 有各种形状的皮疹，典型者有皮下结节，沿动脉排列。

4. 化验　血色素红细胞降低，白细胞增高，嗜酸性细胞增高。

5. 活检　肌肉或皮下结节。

6. 动脉造影　对诊断合并肾、心、肠动脉炎有价值。

【处理方案】

1. 激素治疗必要时试用免疫抑制剂。

2. 可试用自血疗法每日肌注 1 次，每次 10 毫升，14 天为一个疗程。

三、骨骼与肌肉疾病

(一) 先天性成骨不全

本病以骨骼易折，巩膜蓝色为主要特点是显性遗传的中胚层发育不良。

【诊断要点】

1. 先天性成骨不全在新生儿期即有症状，晚型其症状出现婴儿期以后。

2. 易反复出现多处骨折，常累及下肢。

3. 韧带松弛。

4. 巩膜蓝色。

5. X线　长骨细长，折断愈合后呈弯曲畸形。

6. 宜与软骨发育不良等鉴别。

【处理方案】

1. 平时做好自我保护，勿受外伤非常重要。

2. 当前尚无特殊疗法。

(二) 先天性软骨发育不良

本病系先天性软骨疾病，可能显性遗传，胎内起病，因长骨主要受累，具有不匀称侏儒症为特点。

【诊断要点】

1. 骨化过程失常，骨骼加厚而不增长，重者死胎或生后死亡，存活者享有正常寿命。

2. 头相对增大，四肢短，躯干相对地长，上部量大于下部量，手指短、粗、各指平齐。

3. 头围较大，前额突出，马鞍鼻梁，下颏前突，多有脑积水。

4. 腰椎明显前突，臀部后突，下肢常向内弯曲。

5. X线长骨短，弯曲度增加，二端膨大。

6. 与先天性成骨不全相鉴别，成骨不全长骨细长。

【处理方案】

无特殊治疗，合并脑积水不必治疗。

（三）进行性肌营养不良

本病为遗传性慢性肌病，主要病理是横纹肌变性，其发病基础可能是肌细胞膜通透性改变，引起细胞内物质漏出。

【诊断要点】

1. 全身性（假性肥大型）

（1）有家族史，学龄前发病，学走较迟。

（2）腰臂及下肢肌无力，行走不稳，呈鸭步态。

（3）以卧位站起困难。

（4）部分肌肉肥大，但按之坚硬称假肥大。

（5）远端肌肉萎缩。并可肌腱挛缩，丧失行走能力。

（6）心血管病变：心率速、心脏扩大及血管收缩紊乱引起皮肤花斑。

2. 局限性

（1）学龄期起病，无性别差异。有面肩肱型和肩肱型，受累肌肉萎缩无力。

（2）患儿面无表情，翘唇、垂肩、不能举手过头。

（3）病程长者，可有挛缩，心脏无改变，偶有心动过速和心电图改变。

3. 体检　肌力丧失，早期腱反射存在，无肌颤、智能感觉正常。

4. 辅助检查

（1）酶测定：①醛缩酶（每毫升大于 20 单位，正常 < 10 单位）

②肌酸磷酸肌酶（CPK 正常每毫升 < 20 单位）

③转氨酶（谷丙、谷草）增高。

（2）血肌酶略高，尿肌酸增高，肌酐减少。

（3）活检：肌细胞为结缔组织所代替。

【处理方案】

1. 积极活动　防废用性萎缩。

2. 新针治疗或试人参注射液穴位注射。

3. 此病 ATP（三磷酸腺苷）降低，可试用 ATP 治疗。

4. 毛地黄制剂能改变细胞膜通渗性，可长期试用。

5. 家庭其他小儿作酶测定，以期早诊断早治疗。

6. 中医疗法　六味地黄丸加减；主方：熟地黄、山药、山黄肉、茯苓、丹皮。加减：菊花、麦冬、五味子。

四、代谢性疾病

（一）半乳糖血症

本病为隐形遗传疾病，一家人中数人同患。

【诊断要点】

1. 临床表现

（1）出生时正常开始进奶后，4～8 天出现呕吐。体重不增腹泻，脱水等症状，可因低血糖而惊厥。智能落后。

（2）体征：肝、脾肿大，皮肤黄疸，眼有白内障（视力障碍）。

2. 化验

（1）尿还原糖试验阳性。

（2）黏液酸试验取尿 50 毫升加浓硝酸 12 毫升，在沸水浴中加热，冷却过夜，有细白色沉淀形成为阳性。

（3）肝功能异常。

（4）红细胞中上述酶测定，可帮助确定诊断。

【处理方案】

1. 停喂乳类以及含半乳糖的其他食物，改用豆浆、米粉等。

2. 在治疗中若仍有半乳糖尿说明饮食中有乳糖。

（二）先天性低丙种球蛋白血症

用超离心及免疫电泳法可将丙种球蛋白分为：IgG、IgA、IgM、IgD 和 IgE 五种。

【诊断要点】

1. 临床表现

（1）多在 1~2 岁后发病，因从母体获得的抗体已耗尽。

（2）反复有副鼻窦炎、中耳炎、支气管炎、肺炎、脑膜炎、慢性腹泻、脓肿病等。

2. 化验

（1）血白细胞减少。

（2）血清纸上蛋白电泳 r 部分率极低。

（3）淋巴结及其他淋巴组织缺乏发生中心及浆细胞。

（4）硫酸锌浓度浊度试验无反应。

（5）血清中同种凝集素缺乏（IgM）非 AB 型正常人，2 岁以上应大于 1∶8。

（6）皮下注射伤寒疫苗后无抗体产生。

【处理方案】

1. 定期注射丙种球蛋白，每次每公斤 0.25~0.5 毫克。每周 1 次，可减少感染。

2. 防治感染。

3. 尽量不种牛痘及结核菌苗，以防反应的发生。

4. 中医疗法　补中益气汤加减。以补气血、防感染，提高免疫力。

主方：人参、黄芪、升麻、柴胡、白术、当归、陈皮、甘草。

加减：金银花、黄芩、鱼腥草。

五、恶性肿瘤

（一）恶性淋巴瘤

本病多发生青壮年，年长儿 4~12 岁亦可见。

【诊断要点】

1. 按病变累积的细胞分型

（1）淋巴肉瘤：是以淋巴细胞为主。

（2）淋巴网状细胞肉瘤：病变同时累及淋巴细胞和网状细胞。

（3）巨滤泡型淋巴肉瘤。

2. 临床表现

（1）淋巴结肿大为本病最重要的症状。

①表浅淋巴结：多数患儿有 1 个或多个淋巴结肿大。好发于颈后、腋下及腹股沟处，触痛、质硬、可粘连成巨大的肿块。

②深部淋巴结：常累及纵隔，腹腔内，因肿大的淋巴结而引起不同的压迫症状。

（2）体征：肝脾肿大，脾大最明显，其他扁桃体鼻咽部淋巴均肿大。

（3）全身症状：常见贫血，乏力、食纳差出汗、消瘦，早期不发热，晚期发热，呈不规则周期性。

3. 化验

（1）淋巴结及受累组织活体病理检查（行骨髓及淋巴结穿刺）来确诊。

（2）对深层恶性淋巴瘤检查，作淋巴管造影或下腔静脉造影来确诊。

【处理方案】

1. 根据病程的不同阶段选择适宜的方法。

2. 将淋巴结和淋巴组织受损的广泛程度分为四期

（1）1 期至 11 期，病变局限，选择以下治疗方法

①手术切除术，术后再作 X 线照射。

②放射治疗：早期恶性淋巴肿瘤对深部 X 线照射较敏感，并能治愈。

③中草药：白花蛇舌草 20 克，蒲公英 12 克，夏枯草 30 克，牡蛎 30 克，猪秧秧 30 克，龙葵 12 克，水煎服。

（2）Ⅲ期至Ⅳ期，病变广泛，累及横隔上下多个解剖区及全

身器官。

①选择化学疗法为主，照射疗法。

②化学疗法：首选烷化剂，适用于播散性淋巴瘤，其他如：长春新碱，甲基苄肼对淋巴网状细胞瘤较好。

③肾上腺皮质激素对淋巴肉瘤效果较好。

④多数专家主张联合用药。

A. 强的松加甲基苄肼连续 2 周，同时环磷酰胺与长春新碱，每周静脉注射 1 次，连续 2 周，以后休息 2 周为 1 个疗程，重复 6 个疗程后，再以长春新碱与强的松间断维持。

B. 大剂量间歇用药，对身体免疫反应的抑制作用较轻，而其所引起的造血障碍现象是可回逆的。

（二）颅内肿瘤

小儿颅内肿瘤，是威胁小儿生命最严重的疾病。

【诊断要点】

1. 小儿颅内肿瘤的特点

（1）颅内肿瘤，小儿颅内肿瘤占多数。

（2）颅内肿瘤在后颅凹的较多。

（3）颅内肿瘤位于中线者多。

2. 发病史 发病缓慢，症状逐渐加重或加多是本病总的特点。

3. 临床表现

（1）颅内压增高（头痛、喷射呕吐、视乳头水肿三大症状）。

（2）婴儿头围增大，头皮静脉怒张，前囟隆起，颅缝增宽，叩诊瓮音。

4. 定位症状

（1）性格改变，多为额叶肿瘤。

（2）癫痫为大脑半球肿瘤。

（3）头痛如：枕部痛示颅凹肿瘤和小脑天幕上肿瘤，并发脑疝。裂开样头痛示视交叉肿瘤，一侧痛示在该侧大脑半球，翻身仰卧时痛示为脑室肿瘤。

（4）不同占位性病变引起症候如下：

颅内肿瘤的定位表

症状与体征	部位	可能肿瘤
颅内压增高，不能一腿站立，转弯时易跌倒，肌张力低。	小脑蚓部	成髓细胞瘤、星状细胞瘤
颅内压增高，水平性眼球震颤，指鼻及跟膝胫试验偏差，立走不稳，肌张力低。	同侧小脑半球	成髓细胞瘤、星状细胞瘤
共济失调，耳聋、眩晕、面瘫、咀嚼肌瘫、角膜反射消失。	小脑桥脑角	胶质细胞瘤
合聚性内斜、面瘫、角膜反射消失，耳聋眩晕、流涎、对侧痉挛性瘫（交叉性瘫痪）。	脑干	胶质细胞瘤
双侧颞骨偏盲，或一侧视力减退，生长障碍，嗜睡，代谢及体温调节障碍。	蝶鞍	颅咽管瘤、成胶质细胞瘤
性格改变，记忆减退，运动性失语，不能持久伸臂、癫痫。	额叶	胶质细胞瘤
记忆减退，认字障碍，颞叶癫痫。	颞叶	胶质细胞瘤
头痛、步态不稳，头围增大，稚体束及小脑体征。	脑室	脑室膜瘤

5. 辅助检查

（1）头颅摄片：了解有无颅内压增高征（颅缝分离及指压迹增多等）及有无异常钙化斑。

（2）脑电图：对天幕上肿瘤有助，肿瘤不放电，但可使其附近的皮质产生 G 波，顶颞区 G 波提示：基底肿瘤。

（3）诊断性腰穿：无明显颅内高压者可行腰穿。在脑脊液压 >200 毫米，水柱及蛋白增高，确无感染者，脊液又能查到肿瘤细胞，提示颅内肿瘤。

（4）头颅 CT：不仅可以精确定位，尚可了解肿瘤大小，囊实性，有无钙化，血运是否丰富及肿瘤周围水肿情况等。

（5）核磁共振成像：具有更鲜明的对比度和较好的解剖背景，对中线和后颅凹肿瘤显示尤为清晰，但对钙化和骨质显示不如 CT。

（6）脑血管造影

①颈动脉造影。提示天幕上肿瘤。

②椎动脉造影。提示后颅凹肿瘤。

（7）超声波：诊断中线是否移位。

【处理方案】

1. 减低颅内压，要严密观察患儿的意识、瞳孔、呼吸、血压、脉搏，同时要限制水的摄入，勿使小儿用力屏气，哭吵用力。

2. 手术摘除肿瘤。

3. 术后消除脑水肿，如：地塞米松和脱水剂的应用。

4. 小脑天幕上肿瘤手术后要行抗癫痫药 2～3 周。

5. X 线照射适用于深部：成髓细胞瘤和成胶质细胞瘤。

6. 中医中药配合治疗

主方：白花蛇舌草、蒲公英、夏枯草、牡蛎、苍耳草、七叶一枝花、白芷、细辛、半夏、代赭石、石决明、菊花等。

7. 成髓细胞瘤用 X 线治疗后，仍与长春新碱、环磷酰胺配合治疗、加长缓解期。

（三）肾胚胎瘤

为小儿常见的腹部肿瘤多见 3 岁以下。

【诊断要点】

1. 临床表现

（1）患儿 1 侧腰肋部，在腹内有 1 无痛肿块，表面光滑质硬、边缘清楚，有的向髂窝部伸延，但不超腹中线压之不痛，有的可有血尿，这时我们应当考虑本病。

（2）肿瘤 1～数月，可迅速增大。

（3）晚期多数转移到肺部。

2. X 线检查

（1）静脉肾盂造影。

（2）胸部摄片。

3. 鉴别与腹膜后畸胎瘤和神经母细胞瘤相鉴别。

【处理方案】

早期诊断非常重要，极早手术切除，配合放射治疗。

（四）神经母细胞瘤

本病是小儿时期较常见的肿瘤，多发五岁以下，肿瘤常在体内任何交感神经，多见于肾上腺皮质，骶前区及丛隔后的神经节。

【诊断要点】

1. 临床表现

（1）患儿常有纳差、贫血、消瘦等恶病质。

（2）本病肿瘤常继发于颅内压增高，双侧性肢体疼痛，腹内肿块等，多能引起转移本病。

（3）纵隔后原发肿瘤，常可引起咳嗽、呼吸困难，胸痛，如果侵蚀脊柱局部疼痛。

（4）肾上腺皮质肿瘤致腹部有肿块。骶前部肿瘤，可在下腹部触及肿块。

（5）淋巴结及肝脾增大。

2. 骨髓检查，查到转移的癌细胞。

3. X 线检 （1）腹部平片可见，肾上腺髓质部的肿瘤。（2）静脉肾盂造影提示肾脏向下向外移动。（3）胸及骶部的肿瘤，可在纵隔及下腹见圆形阴影及脊柱内阴影成哑铃状。（4）疑有转移，宜作颅骨、长骨、骨盆摄片。

4. 尿内香草基苦杏仁酸等儿茶酚胺代谢产物阳性。

【处理方案】

1. 外科手术，放射线，抗癌药物综合治疗。

2. 中医中药：略述。

六、小儿精神与习惯性疾病

（一）小儿精神性表现

吮拇癖

1. 多见 1 岁以内的小儿，常在饥饿时吮拇指，其他手指得以宽慰，若强行阻止则必然引起患儿情绪上的不满。

吮拇癖亦可见于 2~5 岁小儿。尤其有疲劳、厌倦、恐惧或受人指责时之后，出现吮拇指的幼稚动作。可造成口腔软组织增生，使上下牙齿对合不齐而造成畸形。

2. 发现后要消除上述诱因，逐步改正。日常发现此习惯应分散患儿注意力，如手上涂药或用夹板固定手指等强制办法。

有的同时存在坏习惯动作为拨头发

啃指甲癖

1. 啃指甲癖在三岁内小儿多见，多见学龄前期儿童，在学校，有相当数量的学生有啃指甲癖，也可持续终身，有家族习惯史。

2. 矫治原则　首先要消除紧张情绪，耐心教育养成良好的卫生习惯，平时勤剪指甲，家长带头改正此习惯。

屏气发作

1. 屏气发作为婴幼儿时期的一种呼吸方面的神经官能症。6 个月前，6 岁以后少见，多见 2~3 岁小儿。

屏气发作的诱因，如：当婴儿受到物理（痛）或情绪刺激后引起痛苦，恐惧、发怒或挫折之后，即几声哭叫，过度到屏气，呼吸暂停，口唇发紫，四肢强直，严重有昏厥。发作后立即入睡，可造成脑血管缺氧。随年龄增长，发作数次逐渐减少，5~6 岁后一般均停止。有 10%~20% 患儿到成人时，也会出现昏厥发作。

2. 矫治关键　正确的教养家庭成员对孩子态度和蔼可亲、温顺、使患儿自觉的严格要求自己。家长也不要无原则的满足孩子的欲望，造成不良影响。

习惯性擦腿动作

1. 小儿有时出现摩擦会阴部的习惯动作。发生在周岁以后的幼儿，小儿可在家长怀中或二腿骑跨于某种物体上进行摩擦动作，女孩子两腿内收交叉进行摩擦动作，患儿摩擦时羞愧感多发生在睡前醒后，常被误认为癫痫小发作，也可能有湿疹、蛲虫等因素。

2. 矫治　家长不要心情紧张焦虑，更不要责骂惩罚孩子。应寻找局部原因及时对因治疗。家长及时安排孩子睡觉，及时起床，牵引孩子的注意力，小儿衣服要宽松。

（二）精神习惯性不自主动作

在年长的儿童中，常可见到一些不自主的异常动作，如反复眨眼，作怪脸，摇头、耸肩、作咳嗽声等，称精神习惯性不自主动作。

【病因】

1. 精神因素，使患儿多有焦虑、紧张等因素。

2. 有的患儿在围产期有轻微损伤，平常过度兴奋、好动、也可能是脑部器质病变引起。

【诊断要点】

1. 发病年龄在 5～6 岁以上的儿童。

2. 单纯性小动作，反复眨眼、弄鼻、张嘴、怪脸、挤眉、舔舌、耸肩、发出特殊声音等有的表现手、足躯干突然"抖动"一下，动作转换，可轻可重。

3. 儿童秽语多动症，这是慢性多灶性的面、肩、躯体四肢的小动作（抽动）甚至无意义的反复骂声或发出难听话或奇特的叫声，少数伴有强的动作。

4. 与小舞蹈病，6 岁后与风湿热有关。肌阵挛是一块或一组肌肉的突然痉挛抽动。

【处理方案】

1. 减少焦虑为主。消除家长紧张情绪。

2. 努力分散患儿注意力，引导患儿参加各种有意活动，学习方面着重启发诱导。

3. 鼓励患儿多合群，参加有益的各种活动。

4. 单纯性小抽动大多预后较好。

5. 药物治疗

（1）谷维素片 10mg 每日三次。

（2）维生素 B_6 片 10mg 每日三次。

（3）安定片每日每公斤 0.2～0.4 毫克，分二次服。

6. 平时合理的教育　加强心理健康教育。

（三）小儿精神性不良习惯

因为儿童的心理比较简单，因此失调的临床病象，也是简单的，通常只有 1 个异常明显的精神表现。

1. 食欲缺乏　最常见的症状现象之一。此时可以暂停食 1～2 次，便可来就医，方可奏效。

决不可强迫喂养，仍在小儿进食时不宜玩玩具或其他物品，往往会转移他的注意力，拒绝喂养，所以过分对小儿关怀，是引起本病的主要原因。

2. 口吃　身体虚弱和精神创伤对本病的发生，有重要意义，惊恐也是引起的重要诱因。例如：小儿突然受惊，常引起极度恐惧，可立刻开始口吃，还有的小儿模仿其他口吃者，亦可发生本病。正确的治疗方法是设法转移患儿的注意力，最关键的办法是和他讲话时要缓慢，不慌不忙，使他由于模仿而学会这样说话的样子，采用直接形式的暗示或随时提醒患儿，或者用针刺足三里、合谷、天突等穴方可奏效。

3. 睡眠障碍　患儿有时入睡困难，有时易于醒觉。治疗和预防的主要方法是：应使小儿按时睡觉、及时入睡，一般情况下不改变患儿的睡眠时间，睡前应避免一切可以引起儿童过于兴奋和疲劳的因素。夜间睡后尽量不开灯，睡前要解好大小便，吃饱喝足后引导儿童快入睡习惯后，到时即睡，睡后也不易醒。

4. 夜间害怕作恶梦　儿童常在睡觉时，突然跃起，两眼直睁，面露惊慌之色、脸色发红、出汗、喊叫、像是看见什么可怕的人和物似的，紧紧的抱住他的亲人，经过安慰、按摸之后，很快又入睡。有的小儿一夜发生数次，醒后无记忆。

对有此现象的患儿，在平时的日子里，尤其在睡前对儿童不能加以恐吓，对儿童遇到惊异的现象能给予适当的解说，劝解学龄前儿童不要看惊险电影或电视，因为这些对儿童影响极大，极易作恶梦。

5. 排尿机能障碍（夜间或白天）　　正常小儿在 3 岁内属生理性的溺尿，如 3～5 岁以上溺尿为异常溺尿。有的小儿白天因玩耍或作游戏，以致耽误了排尿时间，突然不知不觉的溺尿于裤中。夜间遗尿的原因很多，有的是患儿母亲监护照管不周到，不能规律的唤醒小儿排尿，未能养成按时排尿的习惯。另一种是教育方式不当，亲人对尿床的小儿进行吵骂，促使患儿更加紧张，遗尿更甚。

正确的预防和治疗，首先家长要重视患儿养成排尿的习惯。

①如果一旦夜间遗尿应详细劝说儿童，你年龄已够大，可以照顾自己，一定可以避免溺床，或者亲人要在夜间一定的时间内叫醒小儿排尿。

②在下午 3 点钟以后，尽量限制小儿摄入液体食物，晚餐也应该是干燥而清淡一些。

③小儿睡床、足端要抬高，免于膀胱内尿液压迫膀胱括约肌，诱导尿意。

④对尿床的患儿切忌自责、宣扬、要维护小儿的自尊心。不易产生违拗、怕羞、自闭或忧郁等情绪。

⑤加强小儿营养提高小儿体质，有利于小儿养成排尿的良好习惯。

（四）癔病

多发青春期儿童，患者女多于男，常表现为运动障碍，或模似癫痫，以下不满情绪为诱因，患儿突发全身僵直伴抽搐。但无大小便失禁，不进入昏迷（眼球转动、对光反射存在）。

预防治疗：不要刺激患儿要温和对待。一旦发作癔病，要针刺人中。用语言暗示。

（五）假瘫痪

患儿突发肢体无力，不能站立或行走等。

检查时小儿腱反射存在，无病理反射。若叫小儿同时外展，两臂或两腿，发现瘫痪肢有肌肉收缩，或叫小儿仰卧抬健腿，则可发现"瘫痪"侧足跟向下用力。

预防治疗：了解发病因素以暗示治疗为主。

（六）综合治疗

1. 中医疗法　行气解郁为法，方用越鞠丸加减，主方：苍术、香附、神曲、炒栀子、茯神、远志、炒枣仁、朱砂等。

2. 口服西药　谷维素、维生素 B_6，安定片等。

七、特殊的儿内科疾病

（一）脱水热

【诊断要点】

1. 多发病在夏季，或温度过高的环境中。

2. 室温高，不通风、进水少、排泄多。

3. 神情良好，神色佳、神气充沛，无发热病灶，皮肤红，烦躁、囟门凹陷。

4. 常发生在出生后 3～4 天，体温突然升高。

【处理方案】

1. 开窗通风，多饮水，体温在数小时内会恢复正常。

2. 口服 5% 的葡萄糖生理盐水，每次服 40 毫升。

3. 静脉注射：高渗液。

（二）暑热症

本病属于气温升高，而汗腺分泌减少或缺乏，致使机体产热、散热平衡失调为主要原因。

【诊断要点】

1. 多发于 1～2 岁的婴幼儿。

2. 多发于盛暑高热的夏季。

3. 多饮多尿为本病的主要特点，多尿多发生在热退后 1～3 天开始。

4. 体格检查未发现阳性体征。实验检查无特殊。

5. 鉴别诊断　与中枢器质性病变相鉴别。

【处理方案】

1. 加强营养作好保护工作。

2. 尽量作好环境保护，要通风凉爽。

3. 用物理疗法　酒精擦浴等。

4. 中医治疗

（1）口服藿香正气水或丸

（2）中医辨证：原则为：清暑益气，养阴清热，用生石膏、知母、黄芩、麦冬、石斛等药。

（三）周期性呕吐

【诊断要点】

1. 多发青春前期，敏感性强，10 岁左右的小儿。

2. 有周期性呕吐发作史。

3. 呕吐物为胃内容物。胆汁或胃液。

4. 有时发热、面颊潮红，伴头痛及脐周痛。

5. 化验　尿酮体阳性。

【处理方案】

1. 口服葡萄糖生理盐水，每 15～30 分钟 1 次每次 50～100 毫升。

2. 脱水酸中毒可静脉补液 3：2：1 液，5% 碳酸氢钠 5～15 毫升/kg/次。

3. 苯巴比妥每天每公斤 3～5 毫克，分 3 次口服。

4. 加强营养，用多糖饮食。

5. 中医中药

（1）中药：半夏、代赭石、竹茹、沉香。

（2）针刺：足三里、内关、中脘等穴。

（四）过敏性紫癜

由某些致病因素，引起的一种毛细血管变态反应性疾病。

【诊断要点】

1. 多有致敏物的过敏史。

2. 年长儿多见。

3. 患儿发病前 1~3 周有上呼吸道感染。

4. 皮肤紫癜：多见于下肢和臀部，以近关节伸面处为多，两侧呈对称性。多高出皮肤的鲜红色或深红色斑丘疹，大小不等，按之不退色。有的伴血管神经性水肿。

5. 关节痛、多累及膝、踝等大关节，伴红肿。

6. 腹痛，常无定位，有压痛而无腹肌紧张，伴呕吐。

7. 化验

（1）血尿：尿常可见红细胞、蛋白管型等大便潜血阳性。

（2）血：血小板正常或降低，出凝血时间及血块收缩时间正常。

（3）血细胞计数及中性粒细胞均增加，嗜酸细胞升高。

（4）毛细血管脆性试验阳性。

（5）血沉快，C-反应蛋白测定和抗"O"呈阳性。血浆 1gA 球蛋白增高。

【处理方案】

1. 避免与过敏原接触。

2. 有链球菌感染者给足量的青霉素。

3. 严重或顽固病例给予肾上腺皮质激素。

4. 并发肾病或肾炎者使用激素疗效不显著者，可用免疫抑制剂。

5. 暴发皮肤坏死者，可用肝素：剂量每次每公斤 1 毫克。静脉滴注 4 小时，每 4~6 小时给药 1 次，每次滴注如 2~4 小时测凝血时间，使之控制在 25 分钟之内。凝血时间不超过 30 分钟。

一般情况恶化时停用肝素，用鱼精蛋白洁抗（1 毫克鱼精蛋白抵 1 毫克肝素并连续检查凝血时间 3~5 天）。

6. 中医疗法　犀角地黄汤加减；主方：芍药、丹皮、犀角、地黄、防风、蝉蜕、金银花、连翘、阿胶、女贞子。

第七节　儿外科常见病

一、急性肠套叠

本病是小儿最常见的急腹症，多发 2 岁以下，1 岁内发病最多，多发于小肠和结肠的任何部位，但以回盲处与回结处最易发病。

【诊断要点】

1. 临床表现

（1）患儿起病急、哭吵、呈阵发性肌痛，发作时面色苍白，手足凉，呈痛苦面容，痛止可安静，反复数次发作。

（2）呕吐　呕吐物为胃内容物，有时呕胆汁。

（3）在起病 6~12 小时后，排出果酱样稀薄带红色的黏液。

（4）体征　在右上腹肝缘下可触及腊肠样弹性肿块，能活动，无压痛。

（5）患儿有肠坏死时，当钡剂到达肠套叠的头部时，突然停止，同时在其前部，可看到杯状及蟹钳状阴影。

【处理方案】

1. 非手术复位：必须在起病后 24 小时内精神状况良好，无发热，休克等无中毒症状。在镇静止痛下，行复位手术。

（1）加压空气复位。较钡剂复位方便、安全。

（2）钡剂灌肠。

2. 手术疗法

（1）患儿超过 24 小时或 24 小时内，一般情况差，不易做加压灌肠而行手术治疗。

（2）经非手术复位及失败可行手术治疗。

（3）反复发生肠套叠非手术复位无效，可手术治疗。

（4）有的通过钡剂灌肠而肠穿孔者行手术治疗。

二、急性阑尾炎

多发生在 4～12 岁。非喷射性，吐出食物或胆汁。

【诊断要点】

1. 临床表现

（1）患儿始于恶心呕吐，非喷射性，吐出食物或胆汁。

（2）腹痛是最先症状，始于上腹部，也有的脐周痛，12 至 20 小时后，疼痛转入右下腹疼痛，呈持续性顿痛或剧烈性阵痛。

（3）发热：有的开始发热到 39℃，也有的到 6～12 小时后体温上升到 37.5℃ 至 38℃。

2. 腹部检查　年长儿右下腹有压痛反跳痛，压痛点（在脐与髂骨上脊连线的外 1/3 处）。乳幼儿症状不明显。

3. 肛指检查　直肠右侧疼痛。

4. 化验　白细胞、中性粒细胞增高，体弱无反应。

5. 婴幼儿临床表现不典型，必须严密观察，反复多次检查经综合分析才能确定检查。

6. 鉴别诊断　应与大叶性肺炎的放射性腹痛，及肠系膜淋巴结炎。前者胸透有助，后者局限压痛不明显。

【处理方案】

1. 非手术治疗

（1）大量抗生素的应用

（2）右下腹外敷炒盐、热水袋局部热敷。

（3）中药治疗：金银花、公英、黄连、白头翁、当归、生白芍、生地、玄参，水煎服，分 3 次服，1 日服完。

（4）针刺：足三里、阑尾穴、合谷、内关等穴位。

2. 手术治疗

（1）非手术治疗无改善、行手术治疗。

（2）化脓性、阑尾穿孔行手术治疗。

（3）小儿高热时不宜手术。

三、肛门闭锁

肛门闭锁，故名思意称肛门不通。

【诊断要点】

1. 肛门闭锁的分类

（1）肛膜未穿孔。

（2）直肠距肛门处盲闭。

（3）直肠在骶骨前盲闭（高位无肛）。

2. 多数患儿生后有完全性肠梗阻的现象，24小时内未见粪便、腹胀、喂奶后呕吐。

3. 肛门外观正常，而肛周皮肤色泽稍深，在肛门外口存一浅窝，但指诊不能插入。

4. X线检查让患儿倒位，摄腹部及骨盆平片，结肠气体上升的终点为直肠盲闭部分。

【处理方案】

外科手术治疗。

四、直肠及结肠息肉

消化道任何部位都可以发生息肉，但以结肠多见，而小儿主要在直肠。

【诊断要点】

1. 2~7岁的患儿发病最多。

2. 临床表现　便血、反复发作、多在排便终了时，量少、色鲜红，分散粪块表面，有时在粪便外边可看到沟状压迹。

3. 直肠指诊可触到一圆形滑动的肿物。

4. 乙状结肠镜检查　可诊断高位息肉。

5. X 线检查　用钡剂灌肠摄片。

【处理方案】

1. 手法摘除术。

2. 结扎切除术。

3. 圈套电灼切除术。

4. 剖腹探查，结肠切开术。

五、急性骨髓炎

此病多见于 1 岁以下的小儿 3 个月以下多见。

【诊断要点】

1. 临床症状

（1）重型：有白血病症状，有高热、抽搐、脱水、皮下出血、贫血、常伴脓疱和肺炎等，属全身中毒症状。

（2）轻型：体温不高，无全身中毒症状。

2. 婴幼儿因剧痛引起肢体假性瘫痪，较大儿童跛行。1～2 周后出现局部红肿。

3. 白细胞、中粒性白细胞升高。

4. X 线检查　起病 1 周后，可见骨髓腔内局限性密度减低，以及骨质疏松，2 周后即能见到骨质破坏，骨髓反应或死骨等。

5. 鉴别诊断

（1）急性化脓性关节炎，关节运动完全受限。

（2）脊髓灰质炎，真性松弛性瘫痪，局部无水肿及肿胀。

（3）骨折、无发热，有外伤史。

【处理方案】

1. 抗生素的应用　必须两种以上抗生素联合应用。对细菌敏感药物，应首先选择，急性期过后再继续用药 2 周。

2. 支持疗法和对症处理　输血浆和全血，及其补液。对症：

如镇静退热等。

3. 局部处理　夹板固定及皮肤牵引患肢。

4. 发现败血症，转移性病灶，化脓性关节炎等，要积极处理。

六、先天性髋骨关节脱位

由于髋关节发育缺陷，引起髋关节脱位，是一种比较常见的先天性畸形。

【诊断要点】

1. 常有家族史，女多于男，单侧多于双侧，左侧多于右侧。

2. 新生儿或 6 个月以下的婴儿将两髋，两膝、各屈 90℃，作外展，外旋位，患侧膝关节外缘不能触及合面。

3. 单侧脱位患儿，患侧臀部及大腿内侧皮褶偏深数目增多。

4. 两侧大腿间的距离增宽，双侧脱位者优甚。

5. 双侧脱位者，行走时可有腰椎前凸增加，臀部后突步态摇摆。单侧脱位者脊柱有侧突，跛行步态。

6. 套叠试验　患儿仰卧，髋关节屈曲 90℃，一只手置于小儿臀部，另一只手握住大腿，作上下移动，可感觉股骨大粗隆相应的远离和撞触置于髋部手掌，示股骨头不再髋臼内。

7. X 线检查

【处理方案】

1. 新生儿期　可在两肢间放置枕头，使两侧下肢维持 60^0 外展位。并多隔 2～3 个月 X 线拍片对照，直至正常为止。

2. 1～2 岁以下的患儿，可采用手法复位，蛙形石膏或支架固定，连续 9～12 个月，2 岁以上小儿需施行手术复位。

七、小儿常见骨折及脱臼

据有关资料统计。小儿骨折损伤约占儿外科急诊的 25%，儿童骨质韧性大骨膜厚血管丰富，为此损伤时以青枝骨拆及骨膜下骨折为多见。

【诊断要点】

1. 常有损伤史

2. 损伤肢体功能丧失

3. 局部检查常有异常畸形，压痛及异常活动。

4. X线正位摄片有明显损伤位置。

【处理方案】

1. 骨折的处理原则

（1）处理原则先解决急、危症等。后做一般处理。

（2）一般处理包括：复位、固定、功能恢复、外敷及内服药等方面。

①复位：当骨折移位时，应进行整复，使其恢复正常位置。

②固定：复位后用小夹板，石膏牵引等法固定。

③功能恢复，在固定期多用关节活动，以防肌肉废用性萎缩，固定解除后多数主动活动。

2. 外敷及口服中药以活血消瘀收敛散及镇痛为主。

（1）外敷药：消瘀散及碎骨丹。

（2）内服中药

①损伤后10天：归尾、当归、生白芍、红花、乳香、没药、田三七、栀子、甘草。

②伤后10~20天：红花、桃仁、当归、川断、桂枝、田三七、补骨脂、甘草。

③损伤后期：黄芪、党参、白术、何首乌、熟地、当归、生白芍、桂枝、甘草。每天1剂，连服5~10天。

3. 部分常见骨折及脱臼具体处理

（1）锁骨骨折

①局涂碎骨丹

②"8"字绷带包扎固定3周预后好

（2）肱骨踝上骨折。

①无移位用夹板或石膏托固定3周。

②有移位争取在6小时内做手法复位。石膏固定。骨折时间已

超过 6 小时，肢体肿胀明显。桡动脉搏动细弱或不能触及者，应施行牵引或动手术。

4. 肱骨外踝骨折

（1）骨裂无移位者，石膏固定 3 周。

（2）有移位者，多数要手术，整复加内固定或缝合骨片，随后石膏固定 3 周。

5. 尺桡骨骨折

（1）青枝骨折无移位者，用小夹板固定或石膏固定 3 周。

（2）移位者，正复后石膏固定。如系尺骨骨折，桡骨头脱位，则应先将桡骨头复位，在进行尺骨整复，石膏固定。

6. 股骨骨折

（1）新生儿患者可将患肢直伸固定与腹壁，2 周即愈。

（2）3 岁以下者，可采取悬吊皮肤牵引 3 周。

（3）3 岁以上者水平皮肤牵引 3 周，牵引重量为体重的 1/6 或 1/8。

7. 胫腓骨骨折

（1）无移位者，大腿用夹板或石膏固定 6~8 周。

（2）有移位者，麻醉下整复，然后石膏固定 6~8 周。

8. 桡骨头半脱位。前臂功能旋转受限。整复方法如下：稍牵拉患肢前臂，逐渐旋后，屈曲后伸直，如闻得弹响声，示桡骨头已复位。

9. 肘关节脱位，在全身吸入麻醉下复位，一手握住患儿前臂，另一手握住肘关节上方，以此钩牵引与反牵引力量。屈肘时即达到复位。

10. 髋关节脱位，在全身麻醉下进行复位。先将髋关节外旋屈髋，再内旋直伸，使股骨头从髋臼上缘滑入。复位后用石膏固定 3 周。

第八节　儿科五官常见病

一、麦粒肿与霰粒肿

麦粒肿是眼睑的一种化脓性炎症，分内外两种。霰粒肿是睑板腺的慢性炎症所引起的肉芽肿。

【诊断要点】

1. 麦粒肿

（1）外麦粒肿发生在近睑缘部，主要症状红、肿、痛、呈结节状硬肿块，数天后破溃出脓。

（2）内麦粒肿是因睑板腺发炎，在眼睑的深部疼痛较轻，结膜面出脓。

2. 霰粒肿发生在眼睑皮肤下，1 个或多个圆形不等的肿块，不粘连，不红、不痛、在眼睑结膜面可见到一处暗红色区。

【处理方案】

1. 麦粒肿

（1）未成熟期

①热敷：每次 10 ~ 15 分钟，日 3 次

②中药洗剂：用冰片，铜绿、菊花、金银花、石决明、黄连、黄柏各适量，凉开水浸泡 1 夜（用布包扎药）以浸泡液洗眼，日三至五次。

②抗生素：抗菌消炎、青霉素及头孢类等药。

③新针疗法：主穴晴明、太阳、瞳子髎。次穴：风池、合谷。

（2）脓肿成熟：切开排脓

2. 霰粒肿　小霰粒肿不影响功能，不必治疗。大霰粒肿在局麻下，行切开刮除术。

二、急性结膜炎

本病是由葡萄球菌或肺炎球菌等致病菌引起，也由病毒所致，

传染性强。此病也叫红眼病。

【诊断要点】

1. 球睑结合膜充血，有时结合膜深处有点状出血。

2. 分泌物　细菌感染是脓性，病毒感染呈水样，儿童因分泌物与泪水混合呈血水状。

3. 结合膜水肿多见病毒性，少数在睑结膜上有黄白色假膜。

4. 眼内流泪、疼痛。

5. 很少对角膜有影响，一般视力正常。

6. 鉴别诊断　与急性眼色素层炎鉴别。

【处理方案】

1. 勿用结膜炎病儿的毛巾、手帕及洗脸盆、要消毒，隔离。

2. 应用抗菌、抗病毒眼药水，眼药膏等滴眼。

3. 中药洗　用冰片、铜绿、二花、菊花、枯矾、黄连，用凉开水浸泡1夜，此药用布包扎，拿布球沾洗眼部。日3~6次，每日换1次。

4. 抗生素及抗病毒治疗。

5. 要开放性病眼勿包扎患眼。

三、眼外伤

常见以下几种

（一）角膜异物

多因异物如沙子、铁屑、谷粒、各类皮屑等吹入眼内的结膜囊和角膜表面。

【诊断要点】

（1）怕光、疼痛、流泪等刺激症状。

（2）结膜、睑结膜、角膜、均能见到异色异物。

【处理方案】

（1）用清水清洗和软布擦拭结膜表面异物。

（2）对角膜异物、先用1%邦妥卡因1~2滴，每2~3分钟1

次，共滴 3 次，浅的异物用棉花棒蘸生理盐水擦拭，较深者用消毒细针头剔去。

（3）除去异物，用消炎眼药水消毒杀菌控制再感染。

（4）勿免用粗硬，不洁的器物挑剔。

（二）眼球顿挫伤

常见于掷石头，掷泥块，打闹时拳头击伤等。

【诊断要点】

（1）眼睑水肿结膜充血，皮下瘀血或眼睑青紫肿胀。

（2）角膜损伤，则疼痛、流泪、畏光等症状。

（3）出血多时前房呈红色，出现液平面。

（4）瞳孔散大，强直或变形。

（5）晶体混浊或脱位。

（6）可致眼球深部损伤，影响视力。

【处理方案】

（1）角膜擦伤，可涂抗生素眼药水或眼药膏，控制感染。

（2）前房积血的处理

①包括双眼、卧床休息，减少眼球活动。

②可口服或肌注止血药物，如安络血、止血敏等。

③可口服醋唑磺胺，以预防继发青光眼。

④必要手术放出前房积血。

（三）眼球穿孔

用锐利器具如：针、剪刀、铁丝、竹签等所刺伤。

【诊断要点】

（1）由于穿孔部位和伤口大小有不同程度的视力减退。

（2）怕光流泪和疼痛等。

（3）角膜和巩膜损伤，虹膜脱出，房水流出，前房变浅或消失。

（4）晶体混浊。

【处理方案】

（1）详细询问病史，了解异物穿入眼球的病情。

（2）缝合伤口。

（3）控制感染。

（4）注射破伤风抗毒素。

四、增殖体炎

增值体位于鼻咽部的后上壁，由条状的淋巴组织排行而成。

（一）急性增殖体炎

【诊断要点】

（1）在初生几年增大，到 6 岁时最大，青春期萎缩。

（2）鼻塞、体温升高 39℃ ~40℃。

（3）因压迫咽鼓管口引起耳胀、耳鸣、听力减退。

（4）增殖体肿大，有黏液分泌物。

【处理方案】

（1）用滴鼻净滴鼻。

（2）全身抗菌治疗。

（二）慢性增殖体炎

【诊断要点】

（1）多见于急性传染病及经常发作性炎症。

（2）鼻塞，张口呼吸鼻腔内有大量分泌物。

（3）烦躁、睡眠不足。

（4）年长儿头痛、听力减退，可引起中耳炎。

（5）检查，张口呼吸，两眼无神，下颌骨及咽腭弓不发达，上门齿前突错位，上唇短，鼻梁宽平，为增生体面容。颌下淋巴结肿大。

【处理方案】

手术治疗：切除增殖体。

五、急性副鼻窦炎

患儿出生时上颌窦、筛窦和蝶窦已存在，额窦则出现较晚，但未满 6 个月婴儿副鼻窦未发育，故不患急性副鼻窦炎。

【诊断要点】

1. 多发于较大儿童，常累及上颌窦、筛窦，多为链球菌感染。

2. 临床表现　急性鼻炎，有发热、脉快，一侧或两侧有脓性分泌物，面部疼痛，面颊红肿，有压痛，上颌窦更明显。

3. 鼻腔内分泌物增多，并能做细菌培养。

【处理方案】

全身抗菌治疗，用滴鼻净滴鼻，局部热敷，蒸汽吸入疗法。

六、急性化脓性中耳炎

【诊断要点】

1. 发热、寒战、头痛等全身中毒症状。

2. 耳内持续性疼痛，甚者影响睡眠，婴儿哭吵。

3. 年长儿耳痛、耳鸣、听力减退。

4. 耳镜　鼓膜外突，急性充血，鼓膜穿孔，如：针眼大小，渗出物跳动而出，呈搏动的光点，渗出物为血水如：耳坏死型、鼓膜中央穿孔。

【处理方案】

1. 局部处理　局滴双氧水冲洗脓液，再用滴耳油或吹锡类散。

2. 全身抗生素应用，并要及时足量。

3. 穿孔小，排脓不畅，可切开鼓膜排脓。

七、急性咽后壁脓肿

【诊断要点】

1. 咽后壁脓肿，多发于 3 个月至 3 岁的小儿，1 岁的占 50%。

2. 临床表现

（1）起病急，发热、烦躁不安，饮食不佳，吞咽困难，呼吸困难，哭声低，较大儿童言语不清，呈鼻音。

（2）体征：颈部淋巴结肿大，无痛，喉镜看到咽后壁一侧有脓肿突出（脓肿在中央，多为结核性），如：在咽下部可见患侧披裂，会厌壁水肿。

3. X 线　颈部侧位片，显示咽后壁有肿起的软组织。

【处理方案】

早期，抗生素治疗。

先从咽后壁脓肿中抽脓，或在脓肿下部切垂直切口，有利于排脓。

八、鼻出血

小儿鼻出血的原因很多，鼻出血部位都在鼻中隔前下方的立氏区，因该区血管丰富，毛细血管呈网状。

【诊断要点】

1. 先止血然后寻找出血点及可能的异物。

2. 同时详细询问和观察是否伴有急性病史。

3. 有无全身性出血疾病，检查出血点及血压。

【处理方案】

1. 在两侧鼻翼处施加压力约十分钟，大多数鼻出血既能止血。

2. 如仍出血，须在鼻腔内用 1% 肾上腺溶液滴鼻止血。

3. 仍不止血，须在鼻腔内填塞凡士林纱布条，必要时做后鼻腔填塞。

4. 注意休息，全身治疗及镇静、输血。

5. 找寻和治疗根本原因。

九、耳鼻咽喉呼吸道及食道异物

异物是耳鼻喉科的常见急症，多见儿童。

（一）外耳道异物

【诊断要点】

（1）患儿有异物病史。

（2）临床症状

①体积小而无刺激的异物，无任何症状。

②体积大可影响听力，耳鸣、耳痛及反射症状。

③有的异物遇水膨胀后，除耳道阻塞，尚有感染症状。

④昆虫进耳道后可产生剧痛、耳鸣或损伤鼓膜。

【处理方案】

（1）昆虫等生物性异物，先用酒精和油类滴入耳道，将其淹死，再用耳镊取出并冲洗外耳道。

（2）体积小而又光滑的异物：先用耳钩钩出，再冲洗。异物圆而又滑，用耳镊取出，或冲洗法。

（3）植物性易于膨胀的异物：用耳镊钩出，应避免与水接触。

（4）钳取异物，应固定小儿头部，避免损伤外耳道和鼓膜，小儿不合作，在全麻情况下进行取物。

（二）鼻腔异物

【诊断要点】

（1）有异物塞入鼻腔史。

（2）有一侧鼻塞，从鼻腔流出恶嗅带血的脓液，首先考虑鼻腔有异物存在。

（3）鼻腔总道下部有阻塞，并有脓液流出，并可确定有异物存在。

【处理方案】

（1）取纸片、棉花等可用镊子取出。

（2）取圆形，表面光滑的异物，用鼻取异物匙或钩从鼻腔顶方伸入，越过异物，然后轻轻向前方拔出。

（3）小儿不合作取全麻，将异物取出。禁忌将异物推入鼻咽部，以免掉入呼吸道。

（三）咽部异物

【诊断要点】

（1）有异物病史。

（2）吞咽疼痛或有异物感。

（3）鱼刺嵌入扁桃体或附近。

【处理方案】

用镊子取出。

（四）喉部异物

【诊断要点】

（1）有异物史。

（2）吞咽动作引起异物梗塞声门或吞咽困难，可呼吸困难。

（3）小的异物可引起呛咳、哮喘、呼吸困难、紫绀和声嘶。

【处理方案】

（1）患儿呛入异物时，如果在场可将小儿抱起头低拍背，有时可将异物排出。

（2）喉镜下，用异物钳取出。

（五）气管、支气管异物

【诊断要点】

（1）有异物病史。

（2）临床表现

①当异物进入气管内，可出现呛咳和呼吸困难，阻塞气管可引起窒息。

②细小的异物掉入气管内，可随呼吸而上下滑动，刺激气管黏膜可引起阵发性咳嗽及呼吸困难。

③支气管异物右侧多于左侧。

（3）体征

①由于异物在气管内上下滑动，由于向上冲击声门，在张口咳嗽时可听到撞击声和哮喘音。

②还可在支气管异物处听到异物拍击声。

③用手触及气管处可感到撞击声门的轻微震动感。

（4）X线透视或拍片：如果是金属异物，可确定诊断。如果是植物异物，胸片可显肺不张或肺气肿病变，以确定异物部位。

【处理方案】

（1）用气管、支气管镜检查：看到异物后，用钳子经气管镜和支气管镜取出。

（2）先给与氧气和镇静剂，有助取出。

（六）食道异物

【诊断要点】

（1）有异物病史。

（2）临床表现

①吞咽困难，吞咽时疼痛加剧。

②大的异物，向前压迫气道，而出现咳嗽、哮喘和呼吸困难。

③食道异物常并发食道炎、纵隔炎，而引起发热，全身不适。

（3）通过喉镜检查，在一侧梨上窝可有唾液潴留。

（4）X线检查，金属异物，通过透视确诊。小的不透光的异物，做钡餐透视可作诊断。

（5）对疑似病儿可做食道镜检查，以确定诊断。

【处理方案】

（1）应用钩钳钩出异物，或手术取出。

（2）应用抗生素消炎治疗，控制感染。

第九节　儿科皮肤常见病

一、尿布皮炎

【诊断要点】

皮损位于湿尿布覆盖处，如臀部和阴部，两大腿内侧等。

皮肤发红，有渗出、斑疹、丘疹及小疱疹等皮损，可伴有糜烂。

皮损不累及皮肤褶缝，可与擦烂红斑鉴别。

【处理方案】

1. 尿布不易用塑料橡胶包扎以防积尿、积汗浸渍皮肤。

2. 勤换尿布，局部扑粉，保持干燥。

3. 在发病期，更换尿布时，用花生油或葵子油擦拭粪便和尿，切忌肥皂洗。

植物油涂擦后，用炉甘石洗涤涂擦，如合并霉菌感染局部涂制霉菌素。

尿布要勤洗勤换。

二、擦烂红斑

【诊断要点】

1. 局部皮肤，因湿热相贴的皮肤面摩擦，充血积汗积尿等褶缝中而引起。

2. 多发生在腋窝、腹股沟、关节曲面等褶缝中，肥胖儿的大腿内侧也可发病。

3. 皱襞皮肤充血、发红、擦烂，表皮剥脱有嗅味。

4. 发病限于褶缝、边缘清楚，不累及暴露部分，恰与尿布皮炎相反。

【处理方案】

1. 擦烂处，可涂扑粉、炉甘石洗剂，也可加涂新霉素和制霉菌素以防化脓和念珠菌感染。

2. 经常用软纱布吸干褶缝渗液，可涂滑石粉，拔干，保持干燥。

三、异位性皮炎

异位性皮炎是变态反应性疾病，往往由多种致敏物所共同引起。

【诊断要点】

1. 患儿 2 个月开始发病，6 个月前后达到高峰，冬重夏轻，2

岁时自愈，但不留疤痕。

2. 婴儿湿疹

（1）多见患儿两颊、额部、下颌、颈、肩、胸及两臂，偶见下肢或臀部。

（2）疗程长，炎症程度不一，急性和亚急性的炎症相继起伏。

（3）初时皮肤发红，生出密集丘疹或丘疱疹，疱破渗液，糜烂，液干结黄疤痂。

（4）阵发性剧痒，影响睡眠和饮食。

3. 儿童异位性皮炎

（1）好发于四肢伸侧、肘窝、腘窝、腕关节及颈部。

（2）以亚急性皮炎为主：棕红色扁平丘疹与鱼鳞屑，散发或密集成片。

（3）剧痒：有抓痕、血痂，常引起苔藓样变，局限性边缘不清楚的厚片，继发感染淋巴肿大。

【处理方案】

1. 忌用肥皂水清洗皮肤，婴儿湿疹用油擦拭，衣服卧具以棉织品为宜，少用塑料、毛织品。

2. 婴儿湿疹不易接种牛痘，勿接触单纯疱疹和带状疱疹，以免广泛扩散。

3. 婴儿湿疹不需要内服药，儿童药可给予抗组织胺的药物，如：苯海拉明，扑尔敏。

4. 化脓感染时，应用抗生素。

5. 外用药

（1）氢化可的松软膏，皮炎平，冷霜软膏。

（2）炉甘石洗剂。

（3）宝宝湿疹膏。

四、丘疹样荨麻疹

【诊断要点】

1. 夏季多发，因虫咬而过敏。

2. 皮疹为扁平的风团，中央有小丘疹，有时为水疱样丘疹，中间盖有小疱疹。

3. 好发于四肢伸部和腰部，面部和颈部少见。

4. 痒，夜间加重，经久可苔藓样变。

【处理方案】

1. 内服抗组织胺药后，如苯海拉明，扑尔敏。

2. 局部涂炉甘石洗剂。

3. 继发感染可口服抗生素药。局部红霉素软膏。

五、婴儿脂溢性皮炎

【诊断要点】

1. 新生儿期便可发病。

2. 头皮、眉区、额、鼻翼凹及耳后有轻重不同的脂性鳞屑，重者厚积成痂，擦去后又复生如前。

3. 痂与鳞屑为黄色或黄褐色，油腻污秽。有醒嗅。

4. 轻痒，有的不痒。

【处理方案】

1. 用棉球蘸麻油或花生油，局部涂渍润 6～12 小时，容易擦拭皮肤去痂。

2. 局涂氢化可的松软膏，硫酸锌铜软膏或白降汞软膏。

3. 口服维生素 B 或 B_2，效果明显。

第六章　中医儿科常见疑难病

第一节　感　　冒

【临床诊断】

1. 发热恶寒、鼻塞流涕、喷嚏等症为主，多兼咳嗽，可伴呕吐、腹泻，或发生高热惊厥。

2. 四时均有，多见于冬春，常因气候骤变而发病。

3. 血白细胞总数正常或减少，中性粒细胞减少，淋巴细胞相对增多，单核细胞增加。

【分证论治】

（一）主证

1. 风寒感冒

证候：恶寒发热，无汗，头痛，鼻塞流涕，喷嚏，咳嗽，喉痒，舌偏淡，苔薄白，脉浮紧。

治法：辛温解表。

方药：荆防败毒散、葱豉汤加减。常用药：葱白、苏叶、豆豉解表发汗，荆芥、防风疏风散寒，杏仁、前胡宣发肺气，桔梗开肺利咽，甘草调和诸药。

表寒重，恶寒发热加羌活、白芷祛风解肌；咳甚加白前、紫菀宣肺止咳；痰多加半夏、陈皮燥湿化痰。

2. 风热感冒

证候：发热重，恶风，有汗或无汗，头痛，鼻塞流脓涕，喷嚏，咳嗽，痰黄黏，咽红或肿，口干而渴，舌质红，苔薄白或黄，脉浮数。

治法：辛凉解表。

方药：银翘散或桑菊饮加减。常用药：金银花、菊花、连翘清热解表，薄荷、牛蒡子疏风散热、宣肺利咽，豆豉发表除烦，桔梗、前胡宣肺化痰。

表热证候明显者，选银翘散；咳嗽症状较重者，选桑菊饮。咳甚痰黄加黛蛤散、前胡清肺化痰；咽红肿甚加山豆根、土牛膝根清咽解毒；高热便秘加生大黄、全瓜蒌通腑泻热。

3. 暑邪感冒

证候：发热无汗，头痛鼻塞，身重困倦，咳嗽不剧，胸闷泛恶，食欲不振，或有呕吐泄泻，舌质红，苔黄腻，脉数。

治法：清暑解表。

方药：新加香薷饮加减。常用药：香薷发汗解表化湿，金银花、连翘解暑清热，藿香、佩兰祛暑利湿，厚朴、白豆蔻、扁豆花化湿和中。

热甚心烦加黄连、淡豆豉、栀子；泛恶呕吐加竹茹、半夏；身重困倦苔腻加鲜荷梗、荷叶、佩兰、西瓜翠衣。

4. 时邪感冒

证候：全身症状较重，壮热嗜睡，汗出热不解，目赤咽红，肌肉酸痛，或有恶心呕吐，或见疹点散布，舌红苔黄，脉数。

治法：疏风清热解毒。

方药：银翘散合普济消毒饮加减。常用药：银花、连翘清热解毒，荆芥、羌活辛温疏邪，山栀、黄芩清肺泄热，板蓝根、贯众、蚤休泄热解毒，薄荷辛凉发散。

如症见高热恶寒，脘痞恶心、头痛纳呆，苔如积粉，为时邪夹秽浊疫气，侵于募原。治宜透达募原，辟秽化浊。方选达原饮加味。常用药：槟榔、草果、厚朴、知母、白芍、甘草、黄芩、柴胡、板蓝根。

（二）兼证

1. 夹痰

证候：感冒兼见咳嗽较剧，咳声重浊，喉中痰鸣，苔滑腻，脉浮数而滑。

治法：偏于风寒者辛温解表，宣肺化痰；偏于风热者辛凉解表，清肺化痰。

方药：在疏风解表的基础上，偏风寒配用二陈汤加减，常用药：半夏、陈皮、白前、枳壳等燥湿化痰；偏于风热者配用青黛、海蛤壳、浙贝母、瓜蒌皮等清化痰热。

2. 夹滞

证候：感冒兼见脘腹胀满，不思饮食，呕吐酸腐，口气秽浊，大便酸臭，或腹痛泄泻，或大便秘结，舌苔垢腻，脉滑。

治法：解表合消食导滞。

方药：佐用保和丸。常用药：山楂、鸡内金、麦芽消食导滞，莱菔子、枳壳降气消积。

3. 夹惊

证候：兼见惊惕啼叫，夜卧不安、磨牙，甚则惊厥抽风，舌尖红，脉弦。

治法：解表清热，镇惊熄风。

方药：汤剂中可加用钩藤、蝉蜕、僵蚕平肝熄风，煅龙骨、茯苓宁心安神。另服小儿回春丹或小儿金丹片。

（三）复感证

1. 肺卫不固

证候：面色欠华，常自汗出，恶风怕冷，鼻塞流涕，发热不甚，反复感邪，舌质淡，苔薄白，脉缓弱。

治法：益气固表。

方药：玉屏风散加味。常用药：黄芪益气固表，白术健脾补气，防风祛风护卫，苏叶理气和中，生牡蛎敛汗护表。

汗出较甚者加生龙骨、糯稻根固表止汗；气虚明显者加党参、茯苓健脾益气；食欲不振者加陈皮、焦山楂运脾开胃。

2. 营卫不和

证候：平素汗多，汗出不温，面色㿠白，肌肉松弛，肢凉畏寒，舌淡红，苔薄白或花剥，脉无力。

治法：调和营卫。

　　方药：黄芪桂枝五物汤加味。常用药：黄芪益气固表，桂枝、白芍、炙甘草、生姜、大枣调和营卫，敛汗固卫。

　　低热绵延者加白薇、银柴胡清其虚热；出汗过多加浮小麦、酸枣仁固表止汗。

　　3. 肺阴不足

　　证候：面色潮红，形体消瘦，潮热盗汗，口渴咽干，手足心热，舌红少津，苔少或花剥，脉细。

　　治法：滋阴养肺。

　　方药：百合固金汤加减。常用药：百合、麦冬润肺生津，玄参、生地养阴清热，白芍、五味子敛肺止汗，桔梗、甘草利咽和中。

　　咽干干咳加天花粉、川贝母润肺止咳；潮热盗汗加地骨皮、五味子清热敛阴；寐少便干加酸枣仁、柏子仁安神润肠。

第二节　咳　　嗽

【临床诊断】

　　1. 咳嗽为主要症状，多继发于感冒之后，常因气候变化而发生。

　　2. 好发于冬春季节。

　　3. 肺部听诊两肺呼吸音粗糙，或可闻干啰音。

　　4. X 线摄片或透视检查，示肺纹理增粗。

【分证论治】

　　（一）外感咳嗽

　　1. 风寒咳嗽

　　证候：咳嗽频作，咽痒声重，痰白清稀，鼻塞流涕，恶寒少汗，或有发热头痛，全身酸痛，舌苔薄白，脉浮紧，指纹浮红。

　　治法：散寒宣肺。

　　方药：金沸草散加减。常用药：金沸草顺气止咳，前胡、荆芥解散风寒，细辛温经发散，半夏燥湿化痰，茯苓利水除痰。

寒邪较重，加炙麻黄辛温宣肺；咳甚加杏仁、桔梗、枇杷叶止咳下气；痰多加橘皮、茯苓化痰理气。

2. 风热犯肺

证候：咳嗽不爽，痰黄黏稠，不易咯出，口渴咽痛，鼻流浊涕，伴有发热头痛，恶风，微汗出，舌质红，苔薄黄，脉浮数，指纹红紫。

治法：疏风肃肺。

方药：桑菊饮。常用药：桑叶、菊花疏散风热，薄荷、连翘辛凉透邪、清热解表；杏仁、桔梗宣肺止咳，芦根清热生津，甘草和中。

气粗、口渴加生石膏、天花粉清热生津；肺热重加黄芩清肺；咽红肿痛加土牛膝根、玄参利咽消肿。咳重加枇杷叶、前胡清肺止咳；痰多加浙贝母、瓜蒌涤痰止咳。

（二）内伤咳嗽

1. 痰热咳嗽

证候：咳嗽痰黄，稠黏难咯，面赤唇红，口苦作渴，或有发热、烦躁不宁，尿少色黄，舌红苔黄腻，脉滑数，指纹色紫。

治法：清肺化痰。

方药：清宁散加减。常用药：桑白皮、前胡、瓜蒌皮、葶苈子肃肺降逆，茯苓、浙贝母、车前子祛痰镇咳，黄芩、鱼腥草清肺解热，甘草和中。

痰多色黄，稠黏咯吐不爽加竹沥、胆南星、海浮石清肺化痰；胸胁疼痛加郁金、川楝子理气通络；心烦口渴加栀子、黄连、竹叶清心除烦。

2. 痰湿咳嗽

证候：咳嗽重浊，痰多壅盛，色白而稀，胸闷纳呆，苔白腻，脉濡。

治法：化痰燥湿。

方药：二陈汤合三子养亲汤。常用药：陈皮、半夏利气化痰，茯苓、甘草调脾化湿，苏子、莱菔子、白芥子肃肺化痰。

湿盛加苍术、厚朴燥湿健脾，宽胸行气；咳甚加杏仁、百部、枇杷叶宣肺化痰止咳；胸闷呕吐加陈皮、枳壳理气宽胸。

3. 阴虚咳嗽

证候：干咳无痰，或痰少而黏，不易咯出，口渴咽干，喉痒声嘶，手足心热，或咳嗽带血，午后潮热，舌红少苔，脉细数。

治法：滋阴润肺，兼清余热。

方药：沙参麦冬汤加减。常用药：南沙参清肺火、养肺阴，麦门冬、玉竹清热润燥，天花粉、生扁豆清胃火、养胃阴，桑叶宣肺，生甘草清火和中。

咳嗽痰黏加川贝母、炙枇杷叶、海浮石豁痰止咳；咳甚痰中带血加茅根、藕节炭、蛤粉炒阿胶清肺止咳；阴虚发热加地骨皮、白薇、生地黄、石斛养阴清热。

4. 气虚咳嗽

证候：咳而无力，痰白清稀，面色苍白，气短懒言，语声低微，喜温畏寒，体虚多汗，舌质淡嫩，脉细少力。

治法：健脾补肺，益气化湿。

方药：六君子汤加味。党参补气益胃，白术、茯苓健脾化湿，甘草和中养胃，陈皮、半夏燥湿化痰。

气虚甚者加黄芪、黄精益气补虚；汗出形寒加生姜、大枣调和营卫；咳甚痰多加杏仁、川贝母、炙枇杷叶化痰止咳；纳呆加焦山楂、神曲和胃导滞。

第三节　肺炎喘嗽

【临床诊断】

1. 发病较急，轻证仅有发热咳嗽，喉间痰鸣，重证则呼吸急促，鼻翼煽动。

2. 病情严重时，痰壅气逆，喘促不安，烦躁不宁，面色苍白，唇口青紫发绀。

3. 初生儿患本病时，常见不乳、神萎、口吐白沫，可无上述典型证候。

4. 肺部听诊可闻细湿啰音，如病灶融合，可闻及管状呼吸音。

5. X线检查见肺纹理增多、紊乱，肺部透亮度降低或增强，可见小片状、斑片状阴影，也可出现不均匀的大片状阴影。

6. 实验室检查，细菌引起的肺炎，白细胞总数较高，中性粒细胞增多，若由病毒引起，白细胞总数减少，稍增或正常。

【分证论治】

（一）常证

1. 风寒闭肺

证候：恶寒发热，无汗不渴，咳嗽气急，痰稀色白，舌淡红，苔薄白，脉浮紧。

治法：辛温开肺，化痰止咳。

方药：三拗汤合葱豉汤。常用药：麻黄、杏仁、甘草散寒宣肺，荆芥、豆豉辛温解表，桔梗、防风解表宣肺。本证易于化热，可加金银花、连翘清热解毒。

痰多白黏，苔白腻者，加苏子、陈皮、半夏、莱菔子化痰止咳平喘；寒邪外束，肺有伏热，加桂枝、石膏表里双解。

2. 风热闭肺

证候：发热恶风，微有汗出，口渴欲饮，咳嗽，痰稠色黄，呼吸急促，咽红，舌尖红，苔薄黄，脉浮数。

治法：辛凉宣肺，清热化痰。

方药：银翘散合麻杏石甘汤加减。常用药：麻黄、杏仁、生石膏、生甘草清热宣肺，金银花、连翘清热解毒，薄荷辛凉解表，桔梗、牛蒡子清热利咽。

壮热烦渴，倍用石膏，加知母，清热宣肺；喘息痰鸣者加葶苈子、浙贝母泻肺化痰；咽喉红肿疼痛，加射干、蝉蜕利咽消肿；津伤口渴加天花粉生津清热。

3. 痰热闭肺

证候：壮热烦躁，喉间痰鸣，痰稠色黄，气促喘憋，鼻翼煽动，或口唇青紫，舌红，苔黄腻，脉滑数。

治法：清热宣肺，涤痰定喘。

方药：五虎汤合葶苈大枣泻肺汤。常用药：麻黄、杏仁、生石膏、生甘草清肺平喘，细茶升清降浊，桑白皮、葶苈子泻肺，苏子、前胡宣肺化痰，黄芩、虎杖清肺解毒。

痰重者加猴枣散豁痰；热甚腑实加生大黄、玄明粉通腑泄热；痰多加天竺黄、制胆南星化痰；唇紫加丹参、当归、赤芍活血化瘀。

4. 痰浊闭肺

证候：咳嗽气喘，喉间痰鸣，咯吐痰涎，胸闷气促，食欲不振，舌淡苔白腻，脉滑。

治法：温肺平喘，涤痰开闭。

方药：二陈汤合三子养亲汤。常用药：法半夏、陈皮、莱菔子、苏子、白芥子化痰除痹，枳壳、前胡行气宽胸，杏仁止咳化痰。

咳甚加百部、紫菀、款冬止咳化痰；便溏加茯苓、白术健脾。

5. 阴虚肺热

证候：低热不退，面色潮红，干咳无痰，舌质红而干，苔光剥，脉数。

治法：养阴清肺，润肺止咳。

方药：沙参麦冬汤加减。常用药：南沙参、麦门冬、玉竹、天花粉养阴生津，桑叶、款冬花止咳，生扁豆、甘草健脾。

低热缠绵加青蒿、知母清虚热；咳甚加泻白散泻肺；干咳不止加五味子、诃子敛肺止咳；盗汗加地骨皮、煅龙骨敛汗固涩。

6. 肺脾气虚

证候：病程迁延，低热起伏，气短多汗，咳嗽无力，纳差，便溏，面色苍白，神疲乏力，四肢欠温，舌质偏淡，苔薄白，脉细无力。

治法：健脾益气，肃肺化痰。

方药：人参五味子汤加减。常用药：人参、五味子、茯苓、白术健脾益气敛肺，百部、橘红止咳化痰，生甘草和中。

动则汗出加黄芪、煅龙骨、煅牡蛎固表敛汗；咳甚加紫菀、款冬花止咳化痰；纳谷不香加神曲、谷芽、麦芽；大便不实加怀山药、炒扁豆健脾益气。

（二）变证

1. 心阳虚衰

证候：突然面色苍白，紫绀，呼吸困难加剧，汗出不温，四肢厥冷，神萎淡漠或烦躁不宁，右胁下肝脏增大、质坚，舌淡紫，苔薄白，脉微弱虚数。

治法：温补心阳，救逆固脱。

方药：参附龙牡救逆汤加减。常用药：人参大补元气，附子回阳救逆，龙骨、牡蛎潜阳敛阴，白芍、甘草和营护阴。

面色口唇发绀，肝脏肿大者，加当归、红花、丹参活血化瘀。兼痰热实证，须扶正祛邪，标本同治。

2. 内陷厥阴

证候：壮热神昏，烦躁谵语，四肢抽搐，口噤项强，两目上视，咳嗽气促，痰声辘辘，舌质红绛，指纹青紫，达命关，或透关射甲，脉弦数。

治法：平肝息风，清心开窍。

方药：羚角钩藤汤合牛黄清心丸加减。常用药：羚羊角、钩藤平肝熄风，茯神安神定志，白芍、甘草、生地滋阴缓急。

昏迷痰多者加郁金、胆南星、天竺黄化痰开窍；高热神昏者，加安宫牛黄丸清心开窍。

第四节　哮　　喘

【临床诊断】

1. 常突然发病，发作之前，多有喷嚏、咳嗽等先兆症状。发作时不能平卧，烦躁不安，气急，气喘。

2. 有诱发因素，如气候转变、受凉受热或接触某些过敏物质。

3. 可有婴儿期湿疹史或家族哮喘史。

4. **肺部听诊**，两肺满布哮鸣音，呼气延长。哮喘如有继发感染或为哮喘性支气管炎，可闻及粗大湿啰音。

5. **血象检查** 支气管哮喘，白细胞总数正常，嗜酸性粒细胞可增高；伴肺部感染时，白细胞总数及中性粒细胞可增高。

【分证论治】

（一）发作期

1. 寒性哮喘

证候：咳嗽气喘，喉间有痰鸣音，痰多白沫，形寒肢冷，鼻流清涕，面色淡白，恶寒无汗，舌淡红，苔白滑，脉浮滑。

治法：温肺散寒，化痰定喘。

方药：小青龙汤合三子养亲汤加减。常用药：麻黄、桂枝宣肺散寒，细辛、干姜温肺化饮，白芥子、苏子、莱菔子行气化痰，白芍药、五味子敛肺平喘。

咳甚加紫菀、款冬花化痰止咳；哮吼甚加地龙、僵蚕化痰解痉；气逆者，加代赭石降气；便秘者，加全瓜蒌通腑涤痰。

2. 热性哮喘

证候：咳嗽哮喘，声高息涌，咯痰稠黄，喉间哮吼痰鸣，胸膈满闷，身热，面赤，口干，咽红，尿黄便秘，舌质红，苔黄腻，脉滑数。

治法：清肺化痰，止咳平喘。

方药：麻杏石甘汤加味。常用药：麻黄、生石膏宣肺清热，杏仁、葶苈子、桑白皮泻肺降逆，苏子化痰，生甘草调和诸药。

喘急者加地龙、胆南星涤痰平喘；痰多者，加天竺黄、竹沥豁痰降气；热重者加虎杖、栀子清热解毒；便秘者，加全瓜蒌、大黄降逆通腑。

3. 外寒内热

证候：恶寒发热，鼻塞喷嚏，流清涕，咯痰黏稠色黄，口渴引饮，大便干结，舌红，苔薄白，脉滑数。

治法：解表清里，定喘止咳。

方药：大青龙汤加减。常用药：麻黄、桂枝、生姜温肺平喘，生石膏清里热，生甘草和中，白芍、五味子敛肺。

热重者，加黄芩、鱼腥草清肺热；咳喘哮吼甚者，加射干、桑白皮泄肺热；痰热明显者，加地龙、僵蚕、黛蛤散、竹沥清化痰热。

4. 肺实肾虚

证候：病程较长，哮喘持续不已，动则喘甚，面色欠华，小便清长，常伴咳嗽、喉中痰吼，舌淡苔薄腻，脉细弱。

治法：泻肺补肾，标本兼顾。

方药：射干麻黄汤合都气丸加减。常用药：麻黄、射干平喘化痰，半夏、款冬、紫菀清肺化痰，细辛、五味子敛汗平喘，山茱萸、熟地益肾，怀山药、茯苓健脾化痰。

动则气短难续，加胡桃肉、紫石英、诃子摄纳补肾；畏寒肢冷，加补骨脂、附片行气散寒；痰多色白，屡吐不绝者，加白果、芡实补肾健脾化痰；发热咯痰黄稠，加黄芩、冬瓜子、金荞麦清泄肺热。

（二）缓解期

1. 肺脾气虚

证候：气短多汗，咳嗽无力，常见感冒，神疲乏力，形瘦纳差，面色苍白，便溏，舌淡，苔薄白，脉细软。

治法：健脾益气，补肺固表。

方药：人参五味子汤合玉屏风散加减。常用药：人参、五味子补气敛肺，茯苓、白术健脾补气，黄芪、防风益气固表，百部、橘红化痰止咳。

汗出甚加煅龙骨、煅牡蛎固涩止汗；痰多加半夏、天竺黄化痰；纳谷不香加神曲、谷芽消食助运；腹胀加木香、枳壳理气；便溏加山药、扁豆健脾。

2. 脾肾阳虚

证候：面色㿠白，形寒肢冷，脚软无力，动则气短心悸，腹胀纳差，大便溏泄，舌淡苔薄白，脉细弱。

治法：健脾温肾，固摄纳气。

方药：金匮肾气丸加减，常用药：附子、肉桂温肾补阳，山茱萸、熟地黄补益肝肾，怀山药、茯苓健脾，胡桃肉、五味子、白果敛气固摄。

虚喘明显加蛤蚧、冬虫夏草补肾敛气；咳甚加款冬花、紫菀止咳化痰；夜尿多者，加益智仁、菟丝子补肾固摄。

3. 肺肾阴虚

证候：面色潮红，咳嗽时作，甚而咯血，夜间盗汗，消瘦气短，手足心热，夜尿多，舌红苔花剥，脉细数。

治法：养阴清热，补益肺肾。

方药：麦味地黄丸加减。常用药：麦门冬、百合润养肺阴，五味子益肾敛肺，熟地黄、枸杞子、山药补益肾阴，丹皮清热。

盗汗甚加知母、黄柏、瘪桃干清热敛汗；夜间呛咳加百部、北沙参养阴止咳；咯痰带血加阿胶、白芍养阴止血；潮热加青蒿清虚热。

第五节　泄　泻

【临床诊断】

1. 大便次数增多，每日超过 3 ~ 5 次，多者达 10 次以上，呈淡黄色，如蛋花汤样，或黄绿稀溏，或色褐而臭，可有少量黏液。或伴有恶心，呕吐，腹痛，发热，口渴等症。

2. 有乳食不节，饮食不洁或感受时邪病史。

3. 重症腹泻及呕吐严重者，可见小便短少，体温升高，烦渴神疲，皮肤干瘪，囟门凹陷，目眶下陷，啼哭无泪等脱水征，以及口唇樱红，呼吸深长，腹胀等酸碱平衡失调和电解质紊乱的表现。

4. 大便镜检可有脂肪球或少量白细胞、红细胞。

5. 大便病原体检查可有致病性大肠杆菌或病毒检查阳性等。

【分证论治】

（一）常证

1. 伤食泻

证候：大便稀溏，夹有乳凝块或食物残渣，气味酸臭，或如败卵，脘腹胀满，便前腹痛，泻后痛减，腹痛拒按，嗳气酸馊，或有呕吐，不思乳食，夜卧不安，舌苔厚腻，或微黄。

治法：消食导滞。

方药：保和丸加减。常用药：山楂、神曲、莱菔子消食化积导滞，陈皮、半夏理气降逆，茯苓健脾渗湿，连翘清解郁热。腹胀腹痛加木香、厚朴、槟榔理气消胀止痛；呕吐加藿香、生姜和胃止呕。

2. 风寒泻

证候：大便清稀，中多泡沫，臭气不甚，肠鸣腹痛，或伴恶寒发热，鼻流清涕，咳嗽，舌淡，苔薄白。

治法：疏风散寒，化湿和中。

方药：藿香正气散加减。常用药：藿香、苏叶、白芷、生姜疏风散寒、理气化湿，大腹皮、厚朴、陈皮、半夏温燥寒湿、调理气机，苍术、茯苓、甘草、大枣健脾和胃。大便稀，色淡青，泡沫多，加防风炭以祛风止泻；腹痛甚，里寒重，加木香、干姜以理气温中散寒止痛；夹有食滞者，去甘草、大枣，加焦山楂、神曲消食导滞；小便短少加泽泻、猪苓渗湿利尿；表寒重加荆芥、防风以加强解表散寒之力。

3. 湿热泻

证候：大便水样，或如蛋花汤样，泻下急迫，量多次频，气味秽臭，或见少许黏液，腹痛时作，食欲不振，或伴呕恶，神疲乏力，或发热烦闹，口渴，小便短黄，舌红，苔黄腻，脉滑数。

治法：清热利湿。

方药：葛根黄芩黄连汤加减。常用药：葛根解表退热、生津升阳，黄芩、黄连清解胃肠之湿热，甘草调和诸药，共具解表清肠、表里双解之功。热重于湿，加连翘、马齿苋、马鞭草清热解毒；湿重于热，加滑石、车前子、茯苓、苍术燥湿利湿；腹痛加木香理气止痛；口渴加生石膏、芦根清热生津；夏季湿浊中阻加藿香、佩兰芳化湿浊；呕吐加竹茹、半夏降逆止呕。

4. 脾虚泻

证候：大便稀溏，色淡不臭，多于食后作泻，时轻时重，面色萎黄，形体消瘦，神疲倦怠，舌淡苔白，脉缓弱。

治法：健脾益气，助运止泻。

方药：参苓白术散加减。常用药：党参、白术、茯苓、甘草益气补脾，山药、莲肉、扁豆、薏仁健脾化湿，砂仁、桔梗理气和胃。胃纳不振，舌苔腻，加藿香、陈皮、焦山楂以芳香化湿，理气消食助运；腹胀不舒加木香、枳壳理气消胀；腹冷舌淡，大便夹不消化物，加干姜以温中散寒，暖脾助运；久泻不止，内无积滞者，加肉豆蔻、诃子、石榴皮以固涩止泻。

5. 脾肾阳虚泻

证候：久泻不止，大便清稀，完谷不化，或见脱肛，形寒肢冷，面色㿠白，精神萎靡，睡时露睛，舌淡苔白，脉细弱。

治法：补脾温肾，固涩止泻。

方药：附子理中汤合四神丸加减。常用药：党参、白术、甘草健脾益气，干姜、吴茱萸温中散寒，附子、补骨脂、肉豆蔻、五味子温肾暖脾、固涩止泻。脱肛加炙黄芪、升麻升提中气；久泻不止加诃子、石榴皮、赤石脂收敛固涩止泻。

（二）变证

1. 气阴两伤

证候：泻下无度，质稀如水，精神萎靡或心烦不安，目眶及前囟凹陷，皮肤干燥或枯瘪，啼哭无泪，口渴引饮，小便短少，甚至无尿，唇红而干，舌红少津，苔少或无苔，脉细数。

治法：益气养阴，酸甘敛阴。

方药：人参乌梅汤加减。常用药：人参、炙甘草补气扶脾，乌梅涩肠止泻，木瓜祛湿和胃，四药合用且能酸甘化阴，莲子、山药健脾止泻。久泻不止加山楂炭、诃子、赤石脂涩肠止泻；口渴引饮加石斛、玉竹、天花粉、芦根养阴生津止渴；大便热臭加黄连清解内蕴之湿热。

2. 阴竭阳脱

证候：泻下不止，次频量多，精神萎靡，表情淡漠，面色青灰或苍白，哭声微弱，啼哭无泪，尿少或无，四肢厥冷，舌淡无津，脉沉细欲绝。

治法：挽阴回阳，救逆固脱。

方药：生脉散合参附龙牡救逆汤加减。常用药：人参大补元气，麦冬、五味子、白芍、炙甘草益气养阴、酸甘化阴，附子回阳固脱，龙骨、牡蛎潜阳救逆。

第六节　紫　癜

【临床诊断】

本病发病多较急，出血为其主症。除皮肤、黏膜出现紫癜外，常伴鼻衄、齿衄、呕血、便血、尿血等。出血严重者，可见面色苍白等血虚症状，甚则发生虚脱。

【分证论治】

1. 风热伤络

证候：起病较急，全身皮肤紫癜散发，尤以下肢及臀部居多，呈对称分布，色泽鲜红，大小不一，或伴痒感，可有发热、腹痛、关节肿痛、尿血等，舌质红，苔薄黄，脉浮数。

治法：疏风散邪。

方药：连翘败毒散加减。常用药：薄荷、防风、牛蒡子疏风散邪，连翘、山栀、黄芩、升麻清热解毒，玄参、桔梗养阴清热，当归、赤芍、红花养血活血。

皮肤瘙痒加浮萍、蝉蜕、地肤子祛风止痒；腹痛加甘草缓急和中；关节肿痛加三七、牛膝活血祛瘀；尿血加小蓟、白茅根、藕节炭凉血止血。

2. 血热妄行

证候：起病较急，皮肤出现瘀点瘀斑，色泽鲜红，或伴鼻衄、齿衄、呕血、便血、尿血，血色鲜红或紫红。同时并见心烦、口渴、便秘，或伴腹痛，或有发热，舌红，脉数有力。

治法：清热解毒，凉血止血。

方药：犀角地黄汤加味。常用药：犀角（用水牛角代）清心凉血，生地凉血养阴，丹皮、赤芍活血散瘀，紫草、玄参凉血止血，黄芩、生甘草清热解毒。

伴有齿衄、鼻衄者加炒栀子、白茅根凉血解毒；尿血加大蓟、小蓟凉血止血；大便出血加地榆炭、槐花收敛止血；腹中作痛重用白芍、甘草缓急止痛。若出血过多，突然出现面色苍白，四肢厥冷，汗出脉微者，为气阳欲脱，急用独参汤或参附汤回阳固脱；若气阴两衰者，则用生脉散以救阴生津，益气复脉。

3. 气不摄血

证候：发病缓慢，病程迁延，紫癜反复出现，瘀斑、瘀点颜色淡紫，常有鼻衄、齿衄，面色苍黄，神疲乏力，食欲不振，头晕心慌，舌淡苔薄，脉细无力。

治法：健脾养心，益气摄血。

方药：归脾汤加减。常用药：党参、白术、茯苓、甘草健脾益气，合黄芪、当归补气生血，配远志、酸枣仁、龙眼肉养血宁心，佐木香醒脾理气补而不滞，生姜、大枣调和脾胃。

出血不止加云南白药、蒲黄炭、仙鹤草、阿胶（烊化冲服）以和血止血养血；神疲肢软，四肢欠温，畏寒恶风，腰膝酸软，面色苍白者为肾阳亏虚，加鹿茸、淡苁蓉、巴戟天以温肾补阳。

4. 阴虚火炎

证候：紫癜时发时止，鼻衄齿衄，血色鲜红，低热盗汗，心烦少寐，大便干燥，小便黄赤，舌光红，苔少，脉细数。

治法：滋阴降火，凉血止血。

方药：大补阴丸加减。常用药：熟地、龟板滋阴潜阳以制虚火，黄柏、知母清泻相火，猪脊髓、蜂蜜填精润燥。

鼻衄、齿衄者加丹皮、白茅根、焦栀子以凉血止血；低热者加银柴胡、地骨皮、青蒿以清虚热；盗汗加煅牡蛎、煅龙骨、浮小麦以敛汗止汗。

第七节　惊　风

一、急惊风

【临床诊断】

1. 突然发病，出现高热、神昏、惊厥、喉间痰鸣、两眼上翻、凝视，或斜视，可持续几秒至数分钟。严重者可反复发作甚至呈持续状态而危及生命。

2. 可有接触传染病人或饮食不洁的病史。

3. 中枢神经系统感染患儿，脑脊液检查有异常改变，神经系统检查出现病理性反射。

4. 细菌感染性疾病，血常规检查白细胞及中性粒细胞常增高。

5. 必要时可作大便常规及大便细菌培养、血培养、摄胸片、脑脊液等有关检查。

【分证论治】

1. 风热动风

证候：发热骤起，头痛身痛，咳嗽流涕，烦躁不宁，四肢拘急，目睛上视，牙关紧闭，舌红苔白，脉浮数或弦数。

治法：疏风清热，息风止痉。

方药：银翘散加减。常用药：金银花、连翘、薄荷疏风清热，防风、蝉蜕、菊花祛风解痉，僵蚕、钩藤息风定惊。另加服小儿回春丹以清热定惊。

喉间痰鸣者，加竹黄、瓜蒌皮清化痰热；高热，便秘、乳蛾红肿者，加大黄或凉膈散釜底抽薪。以往有高热惊厥史患儿，在感冒发热初起，宜加服紫雪散以防惊厥发作。

2. 气营两燔

证候：起病急骤，高热烦躁，口渴欲饮，神昏惊厥，舌苔黄糙，舌质深红或绛，脉数有力。

治法：清气凉营，息风开窍。

方药：清瘟败毒饮加减。常用药：连翘、石膏、黄连、黄芩、栀子、知母清气透热，生地、水牛角、赤芍、玄参、丹皮清营凉血，羚羊角、石决明、钩藤息风平肝。

神志昏迷加石菖蒲、郁金，或用至宝丹、紫雪丹息风开窍；大便秘结加生大黄、芒硝通腑泄热；呕吐加半夏、玉枢丹降逆止吐。

3. 邪陷心肝

证候：高热烦躁，手足躁动，反复抽搐，项背强直，四肢拘急，口眼相引，神识昏迷，舌质红绛，脉弦滑。

治法：清心开窍，平肝息风。

方药：羚角钩藤汤加减。常用药：羚羊角、钩藤、僵蚕、菊花平肝息风，石菖蒲、川贝母、广郁金、龙骨豁痰清心，竹茹、黄连清化痰热。同时，另服安宫牛黄丸清心开窍。

热盛加生石膏、知母清热泻火；便干加生大黄、玄明粉泻热通便；口干舌红加生地、玄参养阴生津。

4. 湿热疫毒

证候：起病急骤，突然壮热，烦躁谵妄，神志昏迷，反复惊厥，呕吐腹痛，大便腥臭，或夹脓血，舌质红，苔黄腻，脉滑数。

治法：清化湿热，解毒息风。

方药：黄连解毒汤加味。常用药：黄芩泻上焦之火，黄连泻中焦之火，黄柏泻下焦之火，山栀通泻三焦之火，导火下行，四药合用，苦寒直折，泻火解毒。白头翁、秦皮清肠化湿，钩藤、石决明平肝息风。

舌苔厚腻，大便不爽加生大黄、厚朴清肠导滞，泻热化湿；窍闭神昏加安宫牛黄丸清心开窍；频繁抽风加紫雪丹平肝息风；呕吐加玉枢丹辟秽解毒止吐。

5. 惊恐惊风

证候：暴受惊恐后突然抽搐，惊跳惊叫，神志不清，四肢欠温，舌苔薄白，脉乱不齐。

治法：镇惊安神，平肝息风。

方药：琥珀抱龙丸加减。常用药：琥珀、朱砂、金箔镇惊安神；胆南星、天竺黄清化痰热；人参、茯苓、淮山药、甘草益气扶正；菖蒲、钩藤、石决明平肝息风开窍。

抽搐频作加止痉散息风止痉；气虚血少者加黄芪、当归、白芍、酸枣仁益气养血安神。

二、慢惊风

【临床诊断】

1. 具有呕吐、腹泻、脑积水、佝偻病等病史。

2. 起病缓慢，病程较长。面色苍白，嗜睡无神，抽搐无力，时作时止，或两手颤动，筋惕肉瞤，脉细无力。

3. 根据患儿临床表现，结合血液生化、脑电图、脑脊液、头颅 CT 等检查，以明确诊断原发疾病。

【分证论治】

1. 土虚木亢

证候：形神疲惫，面色萎黄，嗜睡露睛，四肢不温，足趾及面部轻度浮肿，神志不清，阵阵抽搐，大便稀薄，色带青绿，时有肠鸣，舌淡苔白，脉细弱。

治法：温运脾阳，扶土抑木。

方药：缓肝理脾汤加减。常用药：党参、茯苓、白术、山药、扁豆、炙甘草健脾益气，煨姜、桂枝温运脾阳，白芍、钩藤平肝息风。

阳虚寒盛去桂枝，加附子、肉桂温补脾肾；腹泻不已加诃子、肉豆蔻、乌梅炭敛肠止泻；方颅发稀，夜寐哭闹不安，加生牡蛎、生龙骨平肝潜阳。

2. 脾肾阳虚

证候：面色苍白或灰滞，囟门低陷，精神极度萎顿，沉睡昏迷，口鼻气冷，额汗涔涔，四肢厥冷，手足蠕蠕震颤，大便澄澈清冷，舌质淡，苔薄白，脉沉细无力。

治法：温补脾肾，回阳救逆。

方药：固真汤合逐寒惊汤加减。常用药：党参、黄芪、白术、茯苓、炙甘草温补脾气，炮附子、肉桂、川椒、炮姜、灶心土温阳救逆。

抽搐频频加龙齿、钩藤平肝息风；阳气回复后改用理中地黄汤或可保立苏汤，以阳中求阴，使阴阳维系，阳生阴长而搐定。

3. 阴虚风动

证候：虚烦疲惫，面色潮红、低热消瘦、震颤瘛疭，或肢体拘挛，手足心热，大便干结，舌光无苔，质绛少津，脉细数。

治法：育阴潜阳，滋水涵木。

方药：大定风珠加减。常用药：鸡子黄、阿胶、地黄、石斛、麦冬滋阴养血，龟板、鳖甲、牡蛎潜阳息风。

阴虚潮热加银柴胡、青蒿、地骨皮以清虚热；搐搦不止者，吞服止痉散息风止痉；强直瘫痪者，加全蝎、蕲蛇、乌梢蛇、地龙、白僵蚕搜风剔邪，但风药多燥，故宜佐养血润燥之品。

第八节　五迟、五软

【临床诊断】

1. 小儿2～3岁还不能站立、行走为立迟、行迟；初生无发或少发，随年龄增长头发仍稀疏难长为发迟；牙齿届时未出或出之甚少为齿迟；1～2岁还不会说话为语迟。

2. 小儿周岁前后头项软弱下垂为头项软；咀嚼无力，常时流清涎为口软；手臂不能握举为手软；2～3岁还不能站立、行走为足软；皮宽肌肉松软无力为肌肉软。

3. 五迟、五软之症不一定悉具，但见一、二症者可分别做出诊断。还应根据小儿生长发育规律早期发现生长发育迟缓的变化。

4. 可有母亲孕期患病用药不当史；产伤、窒息、早产史；养育不当史；或有家族史，父母为近亲结婚者。

【分证论治】

1. 肝肾亏损

证候：筋骨萎弱，发育迟缓，坐起、站立、行走、生发、生齿等明显迟于正常同龄小儿，头项萎软，天柱骨倒，舌淡，苔少，脉沉细无力。

治法：补肾养肝。

方药：加味六味地黄丸加减。熟地、山茱萸滋养肝肾，鹿茸温肾益精，五加皮强筋壮骨，山药健脾益气，茯苓、泽泻健脾渗湿，丹皮凉血活血，麝香活血开窍。

齿迟者，加紫河车、何首乌、龙骨、牡蛎补肾生齿；立迟、行迟者，加牛膝、杜仲、桑寄生补肾强筋壮骨；头项软者，加枸杞子、菟丝子；巴戟天补养肝肾。

2. 心脾两虚

证候：语言迟钝，精神呆滞，智力低下，头发生长迟缓，发稀萎黄，四肢萎软，肌肉松弛，口角流涎，咀嚼吮吸无力，或见弄舌，纳食欠佳，大便多秘结，舌淡苔少，脉细。

治法：健脾养心，补益气血。

方药：调元散加减。常用药：人参、黄芪、白术、山药、茯苓、甘草益气健脾，当归、熟地、白芍、川芎补血养心，石菖蒲开窍益智。

语迟失聪加远志、郁金化痰解郁开窍；发迟难长加何首乌、肉苁蓉养血益肾生发；四肢萎软加桂枝温通经络；口角流涎加益智仁温脾益肾固摄；纳食不佳加砂仁、鸡内金醒脾助运。

第九节　麻疹［附］奶麻

【临床诊断】

1. 初起发热，流涕，咳嗽，两目畏光多泪，口腔两颊黏膜近臼齿处可见麻疹黏膜斑。

2. 典型皮疹自耳后发际及颈部开始，自上而下，蔓延全身，最后达于手足心。皮疹为玫瑰色斑丘疹，可散在分布，或不同程度融合。疹退后有糠麸样脱屑和棕褐色色素沉着。

3. 未接种过麻疹疫苗者，在流行季节，近期有麻疹患者接触史。

4. 实验室检查　血象可见白细胞总数减少。疾病早期患儿鼻、咽、眼分泌物涂片，可见多核巨细胞。应用荧光标记的特异抗体，检测患儿鼻咽分泌物或尿沉渣涂片的麻疹病毒抗原，有助于早期诊断。

【分证论治】

（一）顺证

1. 邪犯肺卫（初热期）

证候：发热，微恶风寒，鼻塞流涕，喷嚏，咳嗽，两眼红赤，泪水汪汪，倦怠思睡，小便短赤，大便稀溏。发热第 2～3 天，口腔两颊黏膜红赤，贴近白齿处见微小灰白色麻疹黏膜斑，周围红晕，由少渐多。舌苔薄白或微黄，脉浮数。

治法：辛凉透表，清宣肺卫。

方药：解毒发表汤加减。常用药：升麻解肌透疹而解毒，葛根解肌透疹并生津，荆芥、防风、薄荷疏风解表以助透疹，连翘清热解毒，前胡、牛蒡子、甘草、桔梗宣肺利咽止咳。

咽痛蛾肿者，加射干、马勃清利咽喉；壮热阴伤，加生地、玄参、石斛养阴清热；烦闹、尿黄赤短少者，加竹叶、木通清热利尿；风寒外束，腠理开合失司，影响透疹者，加麻黄、细辛辛温透表。

2. 邪入肺胃（见形期）

证候：发热持续，起伏如潮，阵阵微汗，谓之"潮热"，每潮一次，疹随外出。疹点先见于耳后发际，继而头面、颈部、胸腹、四肢，最后手心、足底、鼻准部都见疹点即为出齐。疹点初起细小而稀少，渐次加密，疹色先红后暗红，稍觉凸起，触之碍手。伴口渴引饮，目赤眵多，咳嗽加剧，烦躁或嗜睡，舌质红，舌苔黄，脉数。

治法：清凉解毒，佐以透发。

方药：清解透表汤加减。常用药：金银花、连翘、桑叶、菊花清凉解毒，西河柳、葛根、蝉蜕、牛蒡子发表透疹，升麻清胃解毒透疹。

若疹点红赤、紫暗，融合成片者，加丹皮、紫草清热凉血；热炽口干者，加生地、玄参生津清热；咳嗽盛者，加桔梗、桑白皮、杏仁清肺化痰；壮热、面赤、烦躁者，加山栀、黄连、石膏清热泻火；齿衄、鼻衄，加藕节炭、白茅根凉血止血。

3. 阴津耗伤（收没期）

证候：疹点出齐后，发热渐退，咳嗽渐减，声音稍哑，疹点依次渐回，皮肤呈糠麸状脱屑，并有色素沉着，胃纳增加，精神好转，舌质红少津，苔薄净，脉细软或细数。

治法：养阴益气，清解余邪。

方药：沙参麦冬汤加减。常用药：沙参、麦冬、天花粉、玉竹滋养肺胃津液为主，扁豆、甘草清养胃气，桑叶清透余热。

低热不清，加地骨皮、银柴胡，以清肺退虚热；纳谷不香，加谷芽、麦芽，以养胃健脾；大便干结，加全瓜蒌、火麻仁，以润肠通便。

（二）逆证

1. 邪毒闭肺

证候：高热烦躁，咳嗽气促，鼻翼煽动，喉间痰鸣，疹点紫暗或隐没，甚则面色青灰，口唇紫绀，舌质红，苔黄腻，脉数。

治法：宣肺开闭，清热解毒。

方药：麻杏石甘汤加减。常用药：麻黄宣肺平喘，石膏清泄肺胃之热以生津，二药相互为用，既能宣肺，又能泄热。杏仁协助麻黄以止咳平喘，甘草与化痰止咳药配伍有润肺止咳作用。

咳剧痰多者，加浙贝母、竹沥、天竺黄清肺化痰；咳嗽气促者，加苏子、葶苈子降气平喘；口唇紫绀者，加丹参、红花活血化瘀；痰黄热盛者，加黄芩、鱼腥草、虎杖清肺解毒；大便干结，苔黄舌红起刺者，可加黄连、大黄、山栀，苦寒直降里热，泻火通腑，急下存阴。

2. 邪毒攻喉

证候：咽喉肿痛，声音嘶哑，咳声重浊，声如犬吠，喉间痰鸣，甚则吸气困难，胸高胁陷，面唇紫绀，烦躁不安，舌质红，苔黄腻，脉滑数。

治法：清热解毒，利咽消肿。

方药：清咽下痰汤加减。常用药：玄参、射干、甘草、桔梗、牛蒡子清宣肺气而利咽喉，银花、板蓝根清热解毒，葶苈子泻痰行水、清利咽喉，全瓜蒌、浙贝母化痰散结，马兜铃清肺降气，荆芥疏邪透疹。

大便干结者，可加大黄、玄明粉泻火通腑；咽喉肿痛者，加六神丸清利咽喉。若出现吸气困难，面色发绀等喉梗阻征象时，应采取中西医结合治疗措施，必要时作气管切开。

3. 邪陷心肝

证候：高热不退，烦躁谵妄，皮肤疹点密集成片，色泽紫暗，甚则神昏、抽搐，舌质红绛起刺，苔黄糙，脉数。

方药：羚角钩藤汤加减。常用药：羚羊角粉（另调服）、钩藤、桑叶、菊花凉肝息风，茯神安神定志，竹茹、浙贝母化痰清心，鲜生地、白芍、甘草柔肝养筋。

痰涎壅盛者，加石菖蒲、陈胆星、矾水郁金、鲜竹沥清热化痰开窍；大便干结者，加大黄、芒硝清热通腑；高热、神昏、抽搐者，可选用紫雪丹、安宫牛黄丸以清心开窍，镇惊息风。

第十节　水　　痘

【临床诊断】

1. 起病 2~3 周前有水痘接触史。

2. 临床表现初起有发热、流涕、咳嗽、不思饮食等症，发热大多不高，发热 1~2 天内，头面、发际及全身其他部位出现红色斑丘疹，以躯干部位较多，四肢部位较少。疹点出现后，很快变为疱疹，呈椭圆形，大小不一，内含水液，周围红晕，疱壁薄易破，常伴瘙痒，继则结成痂盖脱落，不留疤痕。

3. 皮疹分批出现，此起彼落，在同一时期，丘疹、疱疹、干痂并见。

4. 实验室检查周围血白细胞总数正常或偏低。刮取新鲜疱疹基底物，用瑞氏或姬姆萨染色检查多核巨细胞，用酸性染色检查核内包涵体。

【分证论治】

1. 邪伤肺卫

证候：发热轻微，或无发热，鼻塞流涕，伴有喷嚏及咳嗽，1～2日皮肤出疹，疹色红润，疱浆清亮，根盘红晕不明显，点粒稀疏，此起彼伏，以躯干为多，舌苔薄白，脉浮数。

治法：疏风清热，利湿解毒。

方药：银翘散加减。常用药：金银花、连翘、竹叶清热解毒，薄荷辛凉解表，牛蒡子、桔梗、甘草宣肺解毒，利咽祛痰。也可佐以车前子、滑石化湿利水。

疹密色红者加当归、赤芍、紫草活血凉血；咳嗽有痰者，加杏仁、浙贝母宣肺化痰；咽喉疼痛者，加板蓝根、僵蚕清热解毒利咽；头痛者，加菊花、蔓荆子疏风清热止痛；皮疹瘙痒者，加蝉蜕、地肤子祛风止痒。

2. 毒炽气营

证候：壮热不退，烦躁不安，口渴欲饮，面红目赤，水痘分布较密，根盘红晕显著，疹色紫暗，疱浆混浊，大便干结，小便黄赤。舌红或舌绛，苔黄糙而干，脉洪数。

治法：清热凉营，解毒渗湿。

方药：清胃解毒汤加减。常用药：升麻清热透疹，石膏清气泄热，黄芩、黄连清热解毒，丹皮、生地凉血清热。佐以紫草、山栀、木通清热凉营渗湿。

唇燥口干，津液耗伤者，加麦冬、芦根养阴生津；口舌生疮，大便干结者，加生大黄、全瓜蒌泻火通腑。

水痘发病过程中，如出现高热、咳嗽、气喘、鼻煽、紫绀等症，此为邪毒闭肺之变证，治当清热解毒、开肺化痰，可予麻杏石甘汤加减；若见壮热不退，神志模糊，口渴烦躁，甚则昏迷、抽搐等症，此为邪毒内陷心肝之变证，治当凉血泻火，息风开窍，予清瘟败毒饮加减，并吞服紫雪丹或安宫牛黄丸。

第十一节　痄　　腮

【临床诊断】

1. 当地有腮腺炎流行，发病前 2～3 周有流行性腮腺炎接触史。

2. 临床表现初病时可有发热，1～2 天后，以耳垂为中心腮部漫肿，边缘不清，皮色不红，压之疼痛或有弹性，通常先发于一侧，继发于另一侧。口腔内颊黏膜腮腺管口可见红肿。

3. 腮腺肿胀约经 4～5 天开始消退，整个病程约 1～2 周。

4. 常见并发症有睾丸炎、卵巢炎、胰腺炎等，也有并发脑膜炎者。

5. 实验室检查周围血象白细胞总数正常或降低，淋巴细胞相对增多。尿、血淀粉酶增多。

【分证论治】

（一）常证

1. 邪犯少阳

证候：轻微发热恶寒，一侧或两侧耳下腮部漫肿疼痛，咀嚼不便，或伴头痛，咽痛，纳少，舌红，苔薄白或淡黄，脉浮数。

治法：疏风清热，散结消肿。

方药：银翘散加减。常用药：牛蒡子、荆芥、桔梗、甘草疏风利咽；连翘、金银花清热解毒；配伍板蓝根专解温毒，夏枯草、赤芍疏肝散结，僵蚕祛风通络散结。

若咽喉肿痛，加马勃、玄参清热利咽；纳少、呕吐，加竹茹、陈皮清热和胃。

2. 热毒壅盛

证候：高热不退，腮部肿胀疼痛，坚硬拒按，张口、咀嚼困难，烦躁不安，口渴引饮，或伴头痛、呕吐，咽部红肿，食欲不振，尿少黄赤，舌红苔黄，脉滑数。

治法：清热解毒，软坚散结。

方药：普济消毒饮加减。常用药：黄芩、黄连、连翘、板蓝根、升麻清热解毒；柴胡、牛蒡子、马勃、玄参、桔梗、薄荷、甘草清热利咽，消肿散结；陈皮理气，疏通壅滞；僵蚕解毒通络，化痰散结。

腮部肿胀疼痛甚者，加夏枯草、海藻软坚散结；热甚者，加生石膏、知母清热泻火；大便秘结者，加大黄、芒硝通腑泄热。

（二）变证

1. 邪陷心肝

证候：高热不退，神昏，嗜睡，项强，反复抽风，腮部肿胀疼痛，坚硬拒按，头痛，呕吐，舌红，苔黄，脉洪数。

治法：清热解毒，息风开窍。

方药：凉营清气汤加减。常用药：山栀、黄连、连翘、生甘草清热解毒；水牛角、生地、丹皮、赤芍清热凉营；竹叶、玄参、芦根清热生津；薄荷辛凉透表。

神志昏迷者，加紫雪丹、至宝丹清热镇惊，息风开窍；热甚者，加清开灵注射液或双黄连注射液静脉滴注，以清热解毒；抽风频繁者，加钩藤、僵蚕平肝息风。

2. 毒窜睾腹

证候：病至后期，腮部肿胀渐消，一侧或两侧睾丸肿胀疼痛，或伴少腹疼痛，痛甚者拒按，舌红，苔黄，脉数。

治法：清肝泻火，活血止痛。

方药：龙胆泻肝汤加减。常用药：龙胆草、山栀清泻肝胆之火；黄芩、黄连清热解毒；配以柴胡、川楝子疏肝利胆；延胡索、荔枝核理气散结止痛；桃仁活血消肿。

睾丸肿大明显者，加青皮、乌药、莪术理气消肿；少腹痛甚，伴腹胀、便秘者，加大黄、枳壳、木香理气通腑。

第十二节　汗　　证

【临床诊断】

1. 小儿在安静状态下，正常环境中，全身或局部出汗过多，甚则大汗淋漓。

2. 寐则汗出，醒时汗止者称盗汗；不分寤寐而出汗者称自汗。

3. 排除维生素 D 缺乏性佝偻病、结核感染、风湿热、传染病等引起的出汗。

【辨证论治】

1. 肺卫不固

证候：以自汗为主，或伴盗汗，以头部、肩背部汗出明显．，动则尤甚，神疲乏力，面色少华，平时易患感冒。舌淡，苔薄，脉细弱。

治法：益气固表。

方药：玉屏风散合牡蛎散加减。常用药：重用黄芪益气固表，白术健脾益气，防风走表御风调节开合，牡蛎敛阴止汗，浮小麦养心敛汗，麻黄根收涩止汗。

脾胃虚弱，纳呆便溏者加山药、炒扁豆、砂仁健脾助运；汗出不止者，每晚在睡前用龙骨、牡蛎粉外扑，以敛汗潜阳。

2. 营卫失调

证候：以自汗为主，或伴盗汗，汗出遍身而不温，微寒怕风，不发热，或伴有低热，精神疲倦，胃纳不振，舌质淡红，苔薄白，脉缓。

治法：调和营卫。

方药：黄芪桂枝五物汤加减。常用药：黄芪益气固表；桂枝温通卫阳，配芍药敛护营阴，共生姜、大枣调和营卫，助黄芪以固表；浮小麦、煅牡蛎收敛止汗。

精神倦怠、胃纳不振、面色少华加党参、怀山药健脾益气；口渴、尿黄、虚烦不眠者加酸枣仁、石斛、柏子仁养心安神；汗出恶风，表证未解者，用桂枝汤祛风解表。

3. 气阴亏糜

证候：以盗汗为主，也常伴自汗，形体消瘦，汗出较多，神萎不振，心烦少寐，寐后汗多，或伴低热，口干，手足心灼热，哭声无力，口唇淡红，舌质淡，苔少或见剥苔，脉细弱或细数。

治法：益气养阴。

方药：生脉散加减。常用药：人参或党参益气生津，麦冬养阴清热，五味子收敛止汗，生黄芪益气固表，碧桃干收敛止汗。

精神困顿，食少不眠，不时汗出，面色无华，为气阳偏虚，去麦冬，加白术、茯苓益气健脾固表；睡眠汗出，醒则汗止，口干心烦，容易惊醒，口唇淡红，为心脾不足，脾虚血少，心失所养，可用归脾汤合龙骨、牡蛎、浮小麦补养心脾，益气养血，敛汗止汗。

4. 湿热迫蒸

证候：自汗或盗汗，以头部或四肢为多，汗出肤热，汗渍色黄，口臭，口渴不欲饮，小便色黄，色质红，苔黄腻，脉滑数。

治法：清热泻脾。

方药：泻黄散加减。常用药：石膏、栀子清泄脾胃积热，防风疏散伏热，藿香化湿和中，甘草调和诸药，再加麻黄根、糯稻根敛汗止汗。

尿少、色黄加滑石、车前草清利湿热；汗渍色黄甚者加茵陈、佩兰清化湿热。

第十三节　羊角风（痫证）

癫痫又称痫证，是小儿常见的一种发作性神志异常的疾病。临床以突然仆倒，昏不知人，口吐涎沫，两目上视，四肢抽搐，发过即苏醒后一如常人为特征。任何年龄均可发生，但以 4~5 岁以上年长儿较为多见，发病率约为 0.3%~0.5%。患儿平时可无异常，但易反复发作。呈持续状态者预后不良，部分患儿可有智能落后。

本病西医学亦称癫痫，多数原因不明，称原发性癫痫；继发于外伤、感染、中毒、肿瘤、代谢紊乱和先天畸形者为症状性癫痫。

【临床诊断】

1. 突然发作的全身肌肉痉挛，意识丧失，两眼上翻，口吐白沫，喉头发出叫声，有时可有舌咬伤及二便失禁。发作持续 1 ~ 5 分钟或更长，发作停止后转入昏睡，醒后常诉头痛，全身乏力，精神恍惚。以往有类似发作史。

2. 呈小发作时，出现短暂的意识丧失，语言中断，活动停止，固定于某一体位，不跌倒，无抽搐。发作持续 2 ~ 10 秒，不超过 30 秒，很快恢复意识，继续正常活动，对发作情况不能回忆。

3. 呈精神性发作时，精神失常，激怒狂笑，妄哭，夜游或呈一时性痴呆状态。

4. 呈局限性发作时，常见身体局部阵发性痉挛。

5. 有家族史、产伤缺氧史、颅脑外伤史等。

6. 脑电图检查出现典型的癫痫波形。头颅 X 线平片和 Cr 扫描可发现某些原发疾病，如脑肿瘤、脑寄生虫病、脑发育畸形等。

7. 须与惊风相鉴别惊风常由高热、电解质紊乱、低血糖等引起，脑电图检查无典型的癫痫波形，发作时无吼叫声，无口吐白沫。但是"惊风三发便成痫"，惊风若反复发作，日久可发展为癫痫。

【分证论治】

1. 惊痫

证候：起病前多有受惊恐史，发作前心中惊恐，发作时吐舌惊叫大啼，恍惚失魂，惊惕不安，面色时红时白，原地转圈，舌苔薄白，脉弦滑。

治法：镇惊安神。

方药：镇惊丸加减。常用药：茯神、枣仁、珍珠、辰砂宁心安神，石菖蒲、远志芳香开窍，钩藤息风定痫，胆南星、天竺黄涤痰镇惊，水牛角、牛黄、麦冬、黄连清火解毒，甘草调和诸药。

发作严重者，加全蝎、蜈蚣、僵蚕息风止痉；心神不安者，加磁石、琥珀镇惊安神；痰多胸闷者，加川贝母、砂仁化痰宽胸；头痛明显者，加天麻、菊花、白芍平肝潜阳；口干舌红者，加生地、龟板养阴清热。

2. 痰壅

证候：发作时突然跌仆，神志模糊，痰涎壅盛，喉间痰鸣，口吐痰沫，抽搐不甚，或精神恍惚而无抽搐，瞪目直视，呆木无知，舌苔白腻，脉弦滑。

治法：涤痰开窍。

方药：涤痰汤加减。常用药：橘红、半夏、胆南星化痰利气，石菖蒲、远志涤痰开窍，枳实豁痰宽胸，竹茹清化痰热。

抽搐频繁者，加天麻、钩藤、全蝎息风止痉；精神恍惚者，加珍珠母、生铁落、灵磁石重镇安神；痰涎壅盛加白金丸祛痰解郁；纳呆、腹胀加神曲、莱菔子消食导滞；神疲乏力加党参、白术、茯苓健脾益气。

3. 风痫

证候：发作前头昏眩晕，发作时昏仆倒地，人事不知，四肢抽动明显，颈项强直扭转，两目上视或斜视，牙关紧闭，面色红赤，脉弦滑，苔白腻。

治法：息风定痫。

方药：定痫丸加减。常用药：羚羊角、天麻、全蝎、钩藤、蝉蜕息风止痉，石菖蒲、远志化痰开窍，川贝、胆南星、半夏、竹沥祛痰降逆，琥珀、辰砂、茯神镇痫宁神。

抽搐不止加蜈蚣、僵蚕息风定痉；心神不安加磁石、龙齿镇惊安神；痰鸣吐涎，苔厚白腻加陈皮、郁金行气化痰；烦躁不安加黄连、山栀、竹叶清心降火；头痛明显加龙胆草、菊花清肝泻火。

4. 瘀痫

证候：多有外伤及产伤史，发作时头晕眩仆，昏不知人，四肢抽搐，头部刺痛，痛处固定，面唇青紫，形体消瘦，肌肤枯燥色暗，大便干结，舌暗有瘀斑，脉细涩。

治法：化瘀通窍。

方药：通窍活血汤加减。常用药：桃仁、红花、川芎、赤芍活血化瘀，麝香、老葱通关宣窍，全蝎、地龙息风通络止痉，生姜、红枣调和营卫。

频频发作不止者，酌加失笑散行瘀散结；抽动乏力，发作后肢体软弱无力加党参、黄芪健脾益气；流涎苔腻加半夏、陈皮燥湿化痰。

癫痫缓解期，宜治其本。辨证属脾虚痰盛者，用六君子汤加减：太子参、白术、茯苓、半夏、陈皮、菖蒲、远志、山药等。心虚胆怯者，用养心汤加减：当归、黄芪、茯苓、川芎、柏子仁、酸枣仁、党参、茯神、龙齿、白芍、炙甘草等。肝火痰热者，用龙胆泻肝汤合涤痰汤加减：龙胆草、黄芩、山栀、半夏、竹黄、胆南星、橘红、石决明等。肝肾阴虚者，用大补元煎加减：熟地、山药、山茱萸、杜仲、枸杞子、当归、人参、龟板胶、鹿角胶、炙甘草等。

第十四节　小儿水肿

小儿水肿是指体内水液潴留，泛溢肌肤，引起面目、四肢甚至全身浮肿，小便短少的一种常见病证。根据其临床表现分为阳水和阴水。阳水多见于西医学急性肾小球肾炎，阴水多见于西医学肾病综合征。

古代医籍关于水肿的记载颇多。《内经》就有"肺水"、"脾水"、"肾水"、"风水"、"皮水"等记载。以后历代医家多有阐述，至元代朱丹溪将水肿分为"阳水"和"阴水"两类。《内经》提出的"开鬼门，洁净府"，即发汗、利小便，为治疗阳水确立了治疗大法。

【临床诊断】

（一）阳水

1. 病程短，病前 1～4 周常有乳蛾、脓疱疮、丹痧等病史。

2. 浮肿多由眼睑开始，逐渐遍及全身，皮肤光亮，按之随手而起，尿量减少，甚至尿闭。部分患儿出现肉眼血尿，常伴血压增高。

3. 严重病例可出现头痛、呕吐、恶心、抽风、昏迷，或面色青灰、烦躁、呼吸急促等变证。

4. 实验室检查，尿常规镜检有大量红细胞，可见颗粒管型和红细胞管型，尿蛋白增多。

（二）阴水

1. 病程较长，常反复发作，缠绵难愈。

2. 全身浮肿明显，呈凹陷性，腰以下肿甚，皮肤苍白，甚则出现腹水、胸水，脉沉无力。

3. 实验室检查，尿常规蛋白显著增多。

【分证论治】

（一）常证

1. 风水相搏

证候：水肿大都先从眼睑开始，继而四肢，甚则全身浮肿，来势迅速，颜面为甚，皮肤光亮，按之凹陷即起，尿少或有尿血，伴发热恶风、咳嗽、咽痛、肢体酸痛，苔薄白，脉浮。

治法：疏风利水。

方药：麻黄连翘赤小豆汤加减。常用药：麻黄发散风寒、宣肺利水，连翘清热解毒，赤小豆利水消肿，三者为主药。配杏仁、桑白皮、车前子宣肺降气、利水消肿，生姜、大枣调和营卫，甘草调和诸药。

表寒重加防风、荆芥、桂枝祛风散寒解表；表热重加金银花、浮萍辛凉清热解表；尿少、水肿甚者，加泽泻、茯苓、猪苓利水消肿；尿血加白茅根、大蓟、小蓟凉血止血；咽痛、咳嗽，加土牛膝根、牛蒡子、蝉蜕清热解毒，宣肺利咽止咳。若头痛目眩，去麻黄，加浮萍、钩藤、菊花、决明子平肝潜阳。

2. 湿热内侵

证候：面肢浮肿或轻或重，小便黄赤短少或见尿血，常患有脓疱疮、疖肿、丹毒等疮毒，烦热口渴，大便干结，舌红，苔黄腻，脉滑数。

治法：清热解毒，淡渗利湿。

方药：五味消毒饮合五皮饮加减。常用药：金银花、野菊花、蒲公英、紫花地丁、天葵子清热解毒，桑白皮、生姜皮、大腹皮、茯苓皮利水消肿，陈皮理气和中。

高热口渴加生石膏、知母清热生津；大便干结加大黄泄热通腑；皮肤疮毒加苦参、白鲜皮清热解毒；小便灼热短黄加黄柏、车前子清下焦湿热以利尿；尿血加大蓟、小蓟，并服琥珀粉，以清热凉血止血。

3. 肺脾气虚

证候：浮肿不著，或仅见面目浮肿，面色少华，倦怠乏力，纳少便溏，小便略少，易出汗，易感冒，舌质淡，苔薄白，脉缓弱。

治法：益气健脾，利水渗湿。

方药：参苓白术散合玉屏风散加减。常用药：党参、黄芪、白术、山药、莲子补气益肺以固表、健脾以利湿，薏仁、茯苓健脾利湿，砂仁醒脾开胃，防风配黄芪、白术益气祛风固表，甘草调和诸药。

食少便溏加苍术、焦山楂运脾消食以止泻；脘痞腹胀加陈皮、半夏理气宽中消胀。若小便清长，四肢欠温，加附子、桂枝温阳通经；镜下血尿加益母草、丹皮活血止血；水肿明显，去山药、莲子、砂仁，加桑白皮、泽泻、大腹皮、车前子利水消肿。

4. 脾肾阳虚

证候：全身浮肿，以腰腹下肢为甚，按之深陷难起，畏寒肢冷，面白无华，神倦乏力，小便少，大便溏，舌淡胖，苔白滑，脉沉细。

治法：温肾健脾，化气利水。

方药：真武汤加减。常用药：附子、补骨脂温肾壮阳以化气行水，白术、茯苓健脾利水，白芍、生姜和营温中。

偏于脾阳虚者，加苍术、党参、干姜温阳助运；偏于肾阳虚者，加仙灵脾、肉桂温肾壮阳；神疲气短乏力，加党参、黄芪补气益肾健脾；水肿较甚，尿少，加猪苓、泽泻、大腹皮、桂枝化气利水；久病夹瘀，加丹参；水蛭活血化瘀。

（二）变证

1. 水气上凌心肺

证候：肢体浮肿，尿少或尿闭，咳嗽，气急，心悸，胸闷，烦躁夜间尤甚，喘息不得平卧，口唇青紫，指甲发绀，苔白或白腻，脉细数无力。

治法：泻肺逐水，温阳扶正。

方药：己椒苈黄丸合参附汤加减。常用药：葶苈子、大黄泻肺逐水，椒目、防己利水，人参大补元气，附子温阳救逆。

水肿、喘息较甚，二便不利，体质尚好者，可短期应用峻下逐水药物，如商陆、牵牛子、桑白皮、车前子，以泻肺逐水。胸闷心悸，唇甲青紫，加桃仁、红花、丹参、赤芍活血祛瘀；痰浊内闭，神志不清者，加用苏合香丸以芳香开窍。

2. 邪陷心肝

证候：头痛，眩晕，视物模糊，烦躁，甚则抽搐、昏迷，舌红，苔黄糙，脉弦。

治法：平肝潜阳，泻火息风。

方药：龙胆泻肝汤合羚角钩藤汤加减。常用药：龙胆草泻肝经实火，山栀、黄芩苦寒泻火，泽泻、木通、车前子清热利湿，羚羊角、钩藤、菊花平肝息风，生地、当归、白芍滋阴养血柔肝，甘草调和诸药。

大便秘结加大黄泻火通腑；呕恶加半夏、胆星化痰降逆；神昏、抽搐者，选用牛黄清心丸或紫雪丹，以清心开窍，息风止痉。

3. 水毒内闭

证候：全身浮肿，尿少或尿闭，头晕，头痛，恶心呕吐，口中气秽，腹胀，甚或昏迷，苔腻，脉弦。

治法：辛开苦降，辟秽解毒。

方药：温胆汤合附子泻心汤加减。常用药：大黄、黄连、黄芩泻三焦之火，泄浊毒之邪，通壅阻之气。陈皮、半夏燥湿化浊，附子、生姜辛开温中扶阳，竹茹清化痰浊，枳实破气消滞，甘草调和诸药。

恶心呕吐频繁者，先服玉枢丹辟秽解毒；尿少尿闭，加车前子、泽泻、茯苓通利小便；抽搐者，加羚羊角粉、紫雪丹止痉开窍。

第十五节　遗　　尿

遗尿是指 3 岁以上的小儿不能自主控制排尿，经常睡中小便自遗，醒后方觉的一种病证。婴幼儿时期，由于形体发育未全，脏腑娇嫩，"肾常虚"，智力未全，排尿的自控能力尚未形成；学龄儿童也常因白天游戏玩耍过度，夜晚熟睡不醒，偶然发生遗尿者，均非病态。

年龄超过 3 岁，特别是 5 岁以上的儿童，睡中经常遗尿，轻者数日一次，重者可一夜数次，则为病态，方称遗尿症。

【临床诊断】

1. 发病年龄在 3 周岁以上。

2. 睡眠较深，不易唤醒，每夜或隔天发生尿床，甚则每夜遗尿数次者。

3. 尿常规及尿培养无异常发现。

4. X 线检查，部分患儿可发现隐性脊柱裂，或作泌尿道造影可见畸形。

【分证论治】

1. 肾气不固

证候：睡中经常遗尿，甚者一夜数次，尿清而长，醒后方觉，神疲乏力，面白肢冷，腰腿酸软，智力较差，舌质淡，苔薄白，脉沉细无力。

治法：温补肾阳，固涩小便。

方药：菟丝子散加减。常用药：菟丝子、肉苁蓉、附子温补肾阳，五味子、牡蛎益肾固涩缩小便，鸡内金消食助运以利发挥温肾固涩止遗之效。可合缩泉丸协同发挥其效。

神疲乏力，纳差便溏，加党参、白术、茯苓、山楂益气健脾和中助运；智力较差者，加人参、菖蒲、远志补心气，开心窍。

2. 脾肺气虚

证候：睡中遗尿，少气懒言，神倦乏力，面色少华，常自汗出，食欲不振，大便溏薄，舌淡，苔薄，脉细少力。

治法：益气健脾，培元固涩。

方药：补中益气汤合缩泉丸加减。常用药：黄芪、党参、白术、炙甘草益气健脾、培土生金，升麻、柴胡升举清阳之气，当归配黄芪调补气血，陈皮理气调中，益智仁、山药、乌药温肾健脾固涩。

常自汗出，加煅牡蛎、五味子潜阳敛阴止汗；食欲不振，便溏，加砂仁、焦神曲运脾开胃，消食止泻；痰盛身肥，加苍术、山楂、半夏燥湿化痰；困寐不醒，加石菖蒲、麻黄醒神开窍。

3. 肝经湿热

证候：睡中遗尿，尿黄量少，尿味臊臭，性情急躁易怒，或夜间梦语磨牙，舌红，苔黄或黄腻，脉弦数。

治法：泻肝清热利湿。

方药：龙胆泻肝汤加减。常用药：龙胆草、黄芩、栀子清泻肝火，泽泻、木通、车前子清利膀胱湿热。当归、生地养血滋阴，配柴胡疏调肝气以柔肝。甘草调和诸药。

夜寐不宁加黄连、竹叶、连翘清心除烦；尿味臊臭重，舌苔黄腻，加黄柏、滑石清利湿热。

若痰湿内蕴，困寐不醒者，加胆星、半夏、菖蒲、远志清化痰湿，开窍醒神。若久病不愈，身体消瘦，舌红苔少，脉细数，虽有郁热但肾阴已伤者，可用知柏地黄丸，滋肾阴，清虚火。

第十六节　丹　痧

丹痧是因感受痧毒疫疠之邪所引起的急性时行疾病。临床以发热，咽喉肿痛或伴腐烂，全身布发猩红色皮疹，疹后脱屑脱皮为特征。西医学则称为"猩红热"。

【临床诊断】

（一）有与丹痧病人接触史。

（二）临床表现　潜伏期1～12天，病程一般为2～5天。

1. 前驱期一般不超过24小时。起病急骤，高热，畏寒，咽痛，吞咽时加剧。伴头痛，呕吐，厌食，烦躁不安等症。咽及扁桃体有脓性分泌物。软腭充血，有细小红疹或出血点，称为黏膜内疹，每先于皮疹出现。颈前淋巴结肿大压痛。

2. 出疹期一般在起病12～24小时内出疹。皮疹从耳后、颈部、胸背迅速蔓延四肢，全身皮肤呈弥漫性红晕，压之退色，其上散布针尖大小猩红色皮疹，疏密不等，以颈部、肘前、腋窝、腹股沟等皮肤皱褶处皮疹密集，形成紫红色线条，称线状疹。皮肤表面呈鸡皮样，皮疹有瘙痒感。面颊充血潮红，唯口唇周围苍白，称环口苍白圈。病初舌苔厚，3～4天后舌苔剥脱，舌红起刺，称杨梅舌。

3. 恢复期皮疹于48小时达高峰，以后2～4天内依出疹次序消退。体温下降，全身症状好转。疹退1～2周后开始成片状脱屑、脱皮，约2周脱尽，无色素沉着。

（三）实验室检查周围血象白细胞总数及中性粒细胞增高。咽拭子细菌培养可分离出A组p型溶血性链球菌。

【分证论治】

1. 邪侵肺卫

证候：发热骤起，头痛畏寒，肌肤无汗，咽喉红肿疼痛，常影响吞咽，皮肤潮红，可见丹痧隐隐，舌质红，苔薄白或薄黄，脉浮数有力。

治法：辛凉宣透，清热利咽。

方药：解肌透痧汤加减。常用药：桔梗、甘草、射干、牛蒡子清热利咽；荆芥、蝉蜕、浮萍、豆豉、葛根疏风解肌透表；连翘、僵蚕清热解毒。

乳蛾红肿者，加土牛膝根、板蓝根清咽解毒；颈部淋巴结肿痛者，加夏枯草、紫花地丁清热软坚化痰；汗出不畅者，加防风、薄荷祛风发表。

2. 毒炽气营

证候：壮热不解，烦躁不宁，面赤口渴，咽喉肿痛，伴有糜烂白腐，皮疹密布，色红如丹，甚则色紫如瘀点。疹由颈、胸开始，继而弥漫全身，压之退色，见疹后的 1～2 天舌苔黄糙、舌质红刺，3～4 天后舌苔剥脱，舌面光红起刺，状如杨梅。脉数有力。

治法：清气凉营，泻火解毒。

方药：凉营清气汤加减。常用药：水牛角、赤芍、丹皮、生石膏、黄连清气凉营，泻火解毒；鲜生地、鲜石斛、鲜芦根、鲜竹叶、玄参、连翘甘寒清热，护阴生津。

丹痧布而不透，壮热无汗者，加淡豆豉、浮萍发表透邪；苔糙便秘，咽喉腐烂者，加生大黄、芒硝通腑泻火；若邪毒内陷心肝，出现神昏、抽搐等，可选紫雪丹、安宫牛黄丸清心开窍。

3. 疹后阴伤

证候：丹痧布齐后 1～2 天，身热渐退，咽部糜烂疼痛减轻，或见低热，唇干口燥，或伴有干咳，食欲不振，舌红少津，苔剥脱，脉细数。约一周后可见皮肤脱屑、脱皮。

治法：养阴生津，清热润喉。

方药：沙参麦冬汤加减。常用药：沙参、麦冬、玉竹清润燥热而滋养肺胃之阴液；天花粉生津止渴；甘草清火和中；扁豆健脾和胃；桑叶清疏肺中燥热。

若口干、舌红少津明显者，加玄参、桔梗、芦根以增强养阴生津，清热润喉作用；如大便秘结难解，可加知母、火麻仁清肠润燥；低热不清者，加地骨皮、银柴胡、鲜生地以清虚热。

发生心悸、痹证、水肿等证候者，参照有关病证辨证治疗。

第十七节　肺　痨

肺痨是一种由于正气虚弱，感染痨虫，侵蚀肺脏所致的，以咳嗽、咯血、潮热、盗汗及身体逐渐消瘦等症为主要临床表现、具有传染性的慢性消耗性疾病。

肺痨相当于西医学中的肺结核，是肺病中的常见病。

【临床诊断】

1. 初期仅感疲乏无力，干咳，食欲不振，形体逐渐消瘦。病重者可出现咯血，潮热，颧红，形体明显消瘦等症。

2. 有与肺痨患者密切接触史。

3. 病灶部位呼吸音减弱或闻及支气管呼吸音及湿啰音。

4. 痰涂片或培养结核菌多呈阳性。

5. X线摄片可见肺部结核病灶。

6. 血沉增快，结核菌素皮试呈强阳性有助于诊断。

【分证论治】

1. 肺阴亏虚

症状：干咳，咳声短促，或咯少量黏痰，或痰中带血丝或血点，血色鲜红，胸部隐隐闷痛，午后手足心热，皮肤干灼，口干咽燥，或有轻微盗汗，舌边尖红苔薄，脉细或细数。

治法：滋阴润肺，杀虫止咳。

方药：月华丸。

本方是治肺痨的基本方，具有补虚抗痨，滋阴镇咳，化痰止血之功。方中北沙参、麦冬、天冬、生地、熟地滋阴润肺；百部、獭肝、川贝润肺止嗽，兼能杀虫；桑叶、白菊花清肺止咳；阿胶、三七止血和营；茯苓、山药健脾补气，以资生化之源。

若咳嗽频繁而痰少质黏者，加百合、杏仁、炙枇杷叶以润肺化痰止咳。痰中带血丝较多者，加白及、仙鹤草、白茅根、蛤粉炒阿胶等和络止血。若潮热骨蒸甚者，酌加银柴胡、地骨皮、功劳叶、青蒿等以清虚热。

2. 阴虚火旺

症状：呛咳气急，痰少质黏，或吐稠黄痰，量多，时时咯血，血色鲜红，午后潮热，骨蒸，五心烦热，颧红，盗汗量多，口渴，心烦，失眠，性情急躁易怒，或胸胁掣痛，男子可见遗精，女子月经不调，形体日渐消瘦，舌红而干，苔薄黄或剥，脉细数。

治法：滋阴降火。

方药：百合固金汤。

方中用百合、麦冬、玄参、生地、熟地滋阴润肺生津；当归、芍药柔润养血；桔梗、贝母、甘草清热止咳。另可加鳖甲、知母滋阴清热；百部、白及补肺止血，抗痨杀虫；龟板、阿胶、五味子、冬虫夏草滋养肺肾之阴，培其本元。骨蒸劳热日久不退，可合用清骨散或秦艽鳖甲散。

若火旺较甚，热势明显升高，酌加胡黄连、黄芩、黄柏等苦寒泻火坚阴。痰热蕴肺，咳嗽痰黄稠浊，酌加桑白皮、知母、金荞麦根、鱼腥草等清化痰热。咯血较著者去当归之辛窜，加黑山栀、紫珠草、大黄炭、地榆炭等凉血止血；血出紫暗成块，伴胸胁掣痛者，可酌加三七、茜草炭、花蕊石、蒲黄、郁金等化瘀和络止血。盗汗甚者可选加乌梅、煅牡蛎、麻黄根、浮小麦等敛营止汗。声音嘶哑或失音可加诃子、木蝴蝶、凤凰衣、胡桃肉等润肺肾而通声音。

3. 气阴耗伤

症状：咳嗽无力，气短声低，咯痰清稀色白，偶或痰中夹血，或咯血，血色淡红，午后潮热，伴有畏风，怕冷，自汗与盗汗并见，面色㿠白，颧红，纳少神疲，便溏，舌质嫩红，或舌淡有齿印，苔薄，脉细弱而数。

治法：益气养阴。

方药：保真汤。

方中党参、黄芪、白术、茯苓、甘草补肺益脾，培土生金；天冬、麦冬、生地、熟地、当归、白芍以育阴养营，填补精血；地骨皮、黄柏、知母、柴胡、莲心以滋阴清热；厚朴、陈皮理气运脾。并可加白及、百部以补肺杀虫。咳嗽痰稀，可加紫菀、款冬花、苏子温润止嗽。夹有湿痰症状者，可加半夏、陈皮以燥湿化痰。咯血量多者可酌加花蕊石、蒲黄、仙鹤草、三七配合补气药以止血摄血。如纳少腹胀，大便溏薄等脾虚症状明显者，酌加扁豆、薏苡仁、莲子肉、山药等甘淡健脾。慎用地黄、阿胶、麦冬等滋腻之品，以免妨碍脾之健运，必要时可佐陈皮、麦芽等以助脾运。

4. 阴阳两虚

症状：咳逆喘息少气，咯痰色白，或夹血丝，血色暗淡，潮热，自汗，盗汗，声嘶或失音，面浮肢肿，心慌，唇紫，肢冷，形寒，或见五更泄泻，口舌生糜，大肉尽脱，男子滑精、阳痿，女子经少、经闭，舌质淡或光嫩少津，脉微细而数，或虚大无力。

治法：滋阴补阳。

方药：补天大造丸。

全方肺脾肾兼顾，阴阳双补。方中党参、黄芪、白术、山药、茯苓以补肺脾之气；白芍、地黄、当归、枸杞、龟板培补阴精以滋养阴血；鹿角胶、紫河车助真阳而填精髓；枣仁、远志敛阴止汗，宁心止悸。

若肾虚气逆喘息者，配胡桃仁、冬虫夏草、蛤蚧、五味子等摄纳肾气以定喘。阳虚血瘀水停者，可用真武汤合五苓散加泽兰、红花、北五加皮温阳化瘀行水。五更泄泻者配用煨肉豆蔻、补骨脂以补火暖土，此时忌投地黄、阿胶、当归等滋腻润肠之品。

第十八节　眩　晕

眩晕是由于情志、饮食内伤、体虚久病、失血劳倦及外伤、手术等病因，引起风、火、痰、瘀上扰清空或精亏血少，清窍失养为基本病机，以头晕、眼花为主要临床表现的一类病证。眩即眼花，晕是头晕，两者常同时并见，故统称为"眩晕"，其轻者闭目可止，重者如坐车船，旋转不定，不能站立，或伴有恶心、呕吐、汗出、面色苍白等症状。

本节主要讨论由内伤引起的眩晕，外感眩晕不在本节讨论范围。西医学中的高血压、低血压、低血糖、贫血、美尼尔氏综合征、脑动脉硬化、椎－基底动脉供血不足、神经衰弱等病，临床表现以眩晕为主要症者，可参照本节辨证论。

【诊断】

1. 头晕目眩，视物旋转，轻者闭目即止，重者如坐车船，甚则仆倒。

2. 可伴有恶心呕吐，眼球震颤，耳鸣耳聋，汗出，面色苍白等。

3. 多慢性起病，反复发作，逐渐加重。也可见急性起病者。

4. 查血红蛋白、红细胞计数、测血压、作心电图、颈椎 X 线摄片、头部 CT、MRI 等项检查，有助于明确诊断。

5. 应注意排除颅内肿瘤、血液病等。

【分证论治】

1. 肝阳上亢

症状：眩晕耳鸣，头痛且胀，遇劳、恼怒加重，肢麻震颤，失眠多梦，急躁易怒，舌红苔黄，脉弦。

治法：平肝潜阳，滋养肝肾。

方药：天麻钩藤饮。

方中天麻、钩藤、石决明平肝息风；黄芩、栀子清肝泻火；益母草活血利水；牛膝引血下行，配合杜仲、桑寄生补益肝肾；茯神、夜交藤养血安神定志。全方共奏平肝潜阳，滋补肝肾之功。若见阴虚较盛，舌红少苔，脉弦细数较为明显者，可选生地、麦冬、玄参、何首乌、生白芍等滋补肝肾之阴。若肝阳化火，肝火亢盛，表现为眩晕、头痛较甚，耳鸣、耳聋暴作，目赤，口苦，舌红苔黄燥，脉弦数，可选用龙胆草、丹皮、菊花、夏枯草等清肝泻火。便秘者可选加大黄、芒硝或当归龙荟丸以通腑泄热。眩晕剧烈，呕恶，手足麻木或肌肉眴动者，有肝阳化风之势，尤其对中年以上者要注意是否有引发中风病的可能，应及时治疗，可加珍珠母、生龙骨、生牡蛎等镇肝息风，必要时可加羚羊角以增强清热息风之力。

2. 肝火上炎

症状：头晕且痛，其势较剧，目赤口苦，胸胁胀痛，烦躁易怒，寐少多梦，小便黄，大便干结，舌红苔黄，脉弦数。

治法：清肝泻火，清利湿热。

方药：龙胆泻肝汤。

方用龙胆草、栀子、黄芩清肝泻火；柴胡、甘草疏肝清热调中；木通、泽泻、车前子清利湿热；生地、当归滋阴养血。全方清肝泻火利湿，清中有养，泻中有补。若肝火扰动心神，失眠、烦躁者，加磁石、龙齿、珍珠母、琥珀，清肝热且安神。肝火化风，肝风内动，肢体麻木、颤震，欲发中风病者，加全蝎、蜈蚣、地龙、僵蚕，平肝息风，清热止痉。

3. 痰浊上蒙

症状：眩晕，头重如蒙，视物旋转，胸闷作恶，呕吐痰涎，食少多寐，苔白腻，脉弦滑。

治法：燥湿祛痰，健脾和胃。

方药：半夏白术天麻汤。

方中二陈汤理气调中，燥湿祛痰；配白术补脾除湿，天麻养肝息风；甘草、生姜、大枣健脾和胃，调和诸药。头晕头胀，多寐，苔腻者，加藿香、佩兰、石菖蒲等醒脾化湿开窍；呕吐频繁，加代赭石、竹茹和胃降逆止呕；脘闷、纳呆、腹胀者，加厚朴、白蔻仁、砂仁等理气化湿健脾；耳鸣、重听者，加葱白、郁金、石菖蒲等通阳开窍。

痰浊郁而化热，痰火上犯清窍，表现为眩晕，头目胀痛，心烦口苦，渴不欲饮，苔黄腻，脉弦滑，用黄连温胆汤清化痰热。若素体阳虚，痰从寒化，痰饮内停，上犯清窍者，用苓桂术甘汤合泽泻汤温化痰饮。

4. 瘀血阻窍

症状：眩晕头痛，兼见健忘，失眠，心悸，精神不振，耳鸣耳聋，面唇紫暗，舌瘀点或瘀斑，脉弦涩或细涩。

治法：活血化瘀，通窍活络。

方药：通窍活血汤。

方中用赤芍、川芎、桃仁、红花活血化瘀通络；麝香芳香走窜，开窍散结止痛，老葱散结通阳，二者共呈开窍通阳之功；黄酒辛窜，以助血行；大枣甘温益气，缓和药性，配合活血化瘀、通阳散结开窍之品，以防耗伤气血。全方共呈活血化瘀、通窍活络之功。若见神疲乏力，少气自汗等气虚证者，重用黄芪，以补气固表，益气行血；若兼有畏寒肢冷，感寒加重者，加附子、桂枝温经活血；若天气变化加重，或当风而发，可重用川芎，加防风、白芷、荆芥穗、天麻等理气祛风之品。

5. 气血亏虚

症状：头晕目眩，动则加剧，遇劳则发，面色㿠白，爪甲不荣，神疲乏力，心悸少寐，纳差食少，便溏，舌淡苔薄白，脉细弱。

治法：补养气血，健运脾胃。

方药：归脾汤。

方中黄芪、人参、白术、当归健脾益气生血；龙眼肉、茯神、远志、酸枣仁养心安神；木香理气醒脾，使其补而不滞；甘草调和诸药。全方有补养气血，健运脾胃，养心安神之功效。若气虚卫阳不固，自汗时出，易于感冒，重用黄芪，加防风、浮小麦益气固表敛汗；脾虚湿盛，泄泻或便溏者，加薏苡仁、泽泻、炒扁豆，当归炒用健脾利水；气损及阳，兼见畏寒肢冷，腹中冷痛等阳虚症状，加桂枝、干姜温中散寒；血虚较甚，面色㿠白无华，加熟地、阿胶、紫河车粉（冲服）等养血补血，并重用参芪以补气生血。

若中气不足，清阳不升，表现时时眩晕，气短乏力，纳差神疲，便溏下坠，脉象无力者，用补中益气汤补中益气，升清降浊。

6. 肝肾阴虚

症状：眩晕久发不已，视力减退，两目干涩，少寐健忘，心烦口干，耳鸣，神疲乏力，腰酸膝软，遗精，舌红苔薄，脉弦细。

治法：滋养肝肾，养阴填精。

方药：左归丸。

方中熟地、山萸肉、山药滋阴补肾；枸杞子、菟丝子补益肝肾，鹿角霜助肾气，三者生精补髓，牛膝强肾益精，引药入肾；龟板胶滋阴降火，补肾壮骨。全方共呈滋补肝肾，养阴填精之功效。若阴虚生内热，表现咽干口燥，五心烦热，潮热盗汗，舌红，脉弦细数者，可加炙鳖甲、知母、青蒿等滋阴清热；心肾不交，失眠、多梦、健忘者，加阿胶、鸡子黄、酸枣仁、柏子仁等交通心肾，养心安神；若水不涵木，肝阳上亢者，可加清肝、平肝、镇肝之品，如龙胆草、柴胡、天麻等。

第十九节　血　　证

凡由多种原因引起火热熏灼或气虚不摄，致使血液不循常道，或上溢于口鼻诸窍，或下泄于前后二阴，或渗出于肌肤所形成的疾患，统称为血证。也就是说，非生理性的出血性疾患，称为血证。在古代医籍中，亦称为血病或失血。

血证的范围相当广泛，凡以出血为主要临床表现的内科病症，均属本证的范围。本节讨论内科常见的鼻衄、齿衄、咳血、吐血、便血、尿血、紫斑等血证。

西医学中多种急慢性疾病所引起的出血，包括呼吸、消化、泌尿系统疾病有出血症状者，以及造血系统病变所引起的出血性疾病，均可参考本节辨证论治。

【临床诊断】

（一）鼻衄

凡血自鼻道外溢而非因外伤、倒经所致者，均可诊断为鼻衄。

（二）齿衄

血自齿龈或齿缝外溢，且排除外伤所致者，即可诊断为齿衄。

（三）咳血

1. 多有慢性咳嗽、痰喘、肺痨等肺系病证。

2. 血由肺、气道而来，经咳嗽而出，或觉喉痒胸闷一咯即出，血色鲜红，或夹泡沫；或痰血相兼、痰中带血。

3. 实验室检查，如白细胞及分类、血沉、痰培养细菌、痰检查抗酸杆菌及脱落细胞，以及胸部 X 线检查、支气管镜检或造影、胸部 Cr 等，有助于进一步明确咳血的病因。

（四）吐血

1. 有胃痛、胁痛、黄疸、症积等宿疾。

2. 发病急骤，吐血前多有恶心、胃脘不适、头晕等症。

3. 血随呕吐而出，常会有食物残渣等胃内容物，血色多为咖啡色或紫暗色，也可为鲜红色，大便色黑如漆，或呈暗红色。

4. 实验室检查，呕吐物及大便潜血试验阳性。纤维胃镜、上消化道钡餐造影、B 超声波等检查可进一步明确引起吐血的病因。

（五）便血

1. 有胃肠道溃疡、炎症、息肉、憩室或肝硬化等病史。

2. 大便色鲜红、暗红或紫暗，或黑如柏油样，次数增多。

3. 实验室检查如大便潜血试验阳性。

（六）尿血

1. 小便中混有血液或夹有血丝，或如浓茶或呈洗肉水样，排尿时无疼痛。

2. 实验室检查，小便在显微镜下可见红细胞。

（七）紫斑

1. 肌肤出现青紫斑点，小如针尖，大者融合成片，压之不褪色。

2. 紫斑好发于四肢，尤以下肢为甚，常反复发作。

3. 重者可伴有鼻衄、齿衄、尿血、便血及崩漏。

4. 小儿及成人皆可患此病，但以女性为多见。

5. 辅助检查。血、尿常规，大便潜血试验，血小板计数，出凝血时间，血管收缩时间，凝血酶原时间，毛细血管脆性试验及骨髓穿刺，有助于明确出血的病因，帮助诊断。

【分证论治】

以下分别叙述鼻衄、齿衄、咳血、吐血、便血、尿血、紫斑等共七种类型的辨证论治。

（一）鼻衄

1. 热邪犯肺

症状：鼻燥衄血，口干咽燥，或兼有身热、咳嗽痰少等症，舌质红，苔薄，脉数。

治法：清泄肺热，凉血止血。

方药：桑菊饮。

方中以桑叶、菊花、薄荷、连翘辛凉轻透，宣散风热；桔梗、杏仁、甘草宣降肺气，利咽止咳；芦根清热生津。可加丹皮、茅根、旱莲草、侧柏叶凉血止血。肺热盛而无表证者，去薄荷、桔梗，加黄芩、栀子清泄肺热；阴伤较甚，口、鼻、咽干燥显著者，加玄参、麦冬、生地养阴润肺。

2. 胃热炽盛

症状：鼻衄，或兼齿衄，血色鲜红，口渴欲饮，鼻干，口干臭秽，烦躁，便秘，舌红，苔黄，脉数。

治法：清胃泻火，凉血止血。

方药：玉女煎。

方中以石膏、知母清胃泻火，地黄、麦冬养阴清热，牛膝引血下行，共奏泻火养阴，凉血止血的功效。

可加大蓟、小蓟、白茅根、藕节等凉血止血。热势甚者，加山栀、丹皮、黄芩清热泻火；大便秘结者，加生大黄通腑泻热；阴伤较甚，口渴、舌红苔少、脉细数者，加天花粉、石斛、玉竹养胃生津。

3. 肝火上炎

症状：鼻衄，头痛，目眩，耳鸣，烦躁易怒，面目红赤，口苦，舌红，脉弦数。

治法：清肝胃火，凉血止血。

方药：龙胆泻肝汤。

方中以龙胆草、柴胡、栀子、黄芩清肝泻火；木通、泽泻、车前子清利湿热；生地、当归、甘草滋阴养血，使泻中有补，清中有养。

可酌加白茅根、蒲黄、大蓟、小蓟、藕节等凉血止血。若阴液亏耗，口鼻干燥，舌红少津，脉细数者，可去车前子、泽泻、当归，酌加玄参、麦冬、女贞子、旱莲草养阴清热。

4. 气血亏虚

症状：鼻衄，或兼齿衄、肌衄，神疲乏力，面色苍白，头晕，耳鸣，心悸，夜寐不宁，舌质淡，脉细无力。

治法：补气摄血。

方药：归脾汤。

本方由四君子汤和当归补血汤加味而成。方中以四君子汤补气健脾；当归、黄芪益气生血；酸枣仁、远志、龙眼肉补心益脾，安神定志；木香理气醒脾，使之补而不滞。全方具有补养气血、健脾养心及益气摄血的作用。可加仙鹤草、阿胶、茜草等加强其止血作用。

对以上各种证候的鼻衄，除内服汤药治疗外，鼻衄当时，应结合局部用药治疗，以期及时止血。可选用：①局部用云南白药止血；②用棉球蘸青黛粉塞入鼻腔止血；③用湿棉条蘸塞鼻散（百草霜 15g，龙骨 15g，枯矾 60g，共研极细末）塞鼻等。

（二）齿衄

1. 胃火炽盛

症状：齿衄血色鲜，齿龈红肿疼痛，头痛，口臭，舌红，苔黄，脉洪数。

治法：清胃泻火，凉血止血。

方药：加味清胃散合泻心汤。

加味清胃散中，以生地、丹皮、水牛角清热凉血，黄连、连翘清热泻火，当归、甘草养血和中。合用泻心汤以增强其清热泻火的作用。

可酌加白茅根、大蓟、小蓟、藕节等凉血止血。烦热口渴者，加石膏、知母清热除烦。

2. 阴虚火旺

症状：齿衄，血色淡红，起病较缓，常因受热及烦劳而诱发，齿摇不坚，舌质红，苔少，脉细数。

治法：滋阴降火，凉血止血。

方药：六味地黄丸合茜根散。

六味地黄丸养阴补肾，滋阴降火；茜根散滋阴养血，凉血止血。二方合用，互为补充，适用于肾阴亏虚，虚火上炎之齿衄。

可酌加白茅根、仙鹤草、藕节以凉血止血。虚火较甚而见低热、手足心热者，加地骨皮、白薇、知母清退虚热。

（三）咳血

1. 燥热伤肺

症状：喉痒咳嗽，痰中带血，口干鼻燥，或有身热，舌质红，少津，苔薄黄，脉数。

治法：清热润肺，宁络止血。

方药：桑杏汤。

方中以桑叶、栀子、淡豆豉清宣肺热，沙参、梨皮养阴清热，贝母、杏仁肃肺止咳。

可加白茅根、茜草、藕节、侧柏叶凉血止血。出血较多者，可再加用云南白药或三七粉冲服。兼见发热，头痛，咳嗽，咽痛等症，为风热犯肺，加银花、连翘、牛蒡予以辛凉解表，清热利咽；津伤较甚，而见干咳无痰，或痰黏不易咯出，苔少舌红乏津者，可加麦冬、玄参、天冬、天花粉等养阴润燥。痰热壅肺，肺络受损，症见发热，面红，咳嗽，咳血，咯痰黄稠，舌红，苔黄，脉数者，可改用清金化痰汤去桔梗，加大蓟、小蓟、茜草等，以清肺化痰，凉血止血；热势较甚，咳血较多者，加金银花、连翘、黄芩、芦根，及冲服三七粉。

2. 肝火犯肺

症状：咳嗽阵作，痰中带血或纯血鲜红，胸胁胀痛，烦躁易怒，口苦，舌质红，苔薄黄，脉弦数。

治法：清肝泻火，凉血止血。

方药：泻白散合黛蛤散。

方中以桑白皮、地骨皮清泻肺热，海蛤壳、甘草清肺化痰，青黛清肝凉血。

可酌加生地、旱莲草、白茅根、大小蓟等凉血止血。肝火较甚，头晕目赤，心烦易怒者，加丹皮、栀子、黄芩清肝泻火；若咳血量较多，纯血鲜红，可用犀角地黄汤加三七粉冲服，以清热泻火，凉血止血。

3. 阴虚肺热

症状：咳嗽痰少，痰中带血或反复咳血，血色鲜红，口干咽燥，颧红，潮热盗汗，舌质红，脉细数。

治法：滋阴润肺，宁络止血。

方药：百合固金汤。

本方以百合、麦冬、玄参、生地、熟地滋阴清热，养阴生津；当归、白芍柔润养血；贝母、甘草肃肺化痰止咳。方中之桔梗其性升提，于咳血不利，在此宜去。

可加白及、藕节、白茅根、茜草等止血，或合十灰散凉血止血。反复咳血及咳血量多者，加阿胶、三七养血止血；潮热、颧红者，加青蒿、鳖甲、地骨皮、白薇等清退虚热；盗汗加糯稻根、浮小麦、五味子、牡蛎等收敛固涩。

（四）吐血

1. 胃热壅盛

症状：脘腹胀闷，甚则作痛，吐血色红或紫暗，常夹有食物残渣，口臭，便秘，大便色黑，舌质红，苔黄腻，脉滑数。

治法：清胃泻火，化瘀止血。

方药：泻心汤合十灰散。

泻心汤由黄芩、黄连、大黄组成，具有苦寒泻火的作用。《血证论·吐血》说："方名泻心，实则泻胃。"十灰散凉血止血，兼能化瘀。其中大蓟、小蓟、侧柏叶、茜草根、白茅根清热凉血止血，棕榈炭收敛止血，丹皮、栀子清热凉血，大黄通腑泻热，且大蓟、小蓟、茜草根、大黄、丹皮等药均兼有活血化瘀的作用，故全方具有止血而不留瘀的优点。胃气上逆而见恶心呕吐者，可加代赭石、竹茹、旋覆花和胃降逆；热伤胃阴而表现口渴、舌红而干、脉象细数者，加麦冬、石斛、天花粉养胃生津。

2. 肝火犯胃

症状：吐血色红或紫暗，口苦胁痛，心烦易怒，寐少梦多，舌质红绛，脉弦数。

治法：泻肝清胃，凉血止血。

方药：龙胆泻肝汤。

本方具有清肝泻火的功效，可加白茅根、藕节、旱莲草、茜草，或合用十灰散，以加强凉血止血的作用。胁痛甚者，加郁金、制香附理气活络定痛。

3. 气虚血溢

症状：吐血缠绵不止，时轻时重，血色暗淡，神疲乏力，心悸气短，面色苍白，舌质淡，脉细弱。

治法：健脾养心，益气摄血。

方药：归脾汤。

可酌加仙鹤草、白及、乌贼骨、炮姜炭等以温经固涩止血。

若气损及阳，脾胃虚寒，症见腹冷、畏寒、便溏者，治宜温经摄血，可改用柏叶汤。方中以侧柏叶凉血止血，艾叶、炮姜炭温经止血，童便化瘀止血，共奏温经止血之效。

上述三种证候的吐血，若出血过多，导致气随血脱，表现面色苍白、四肢厥冷、汗出、脉微等症者，亟当益气固脱，可用独参汤等积极救治。

（五）便血

1. 肠道湿热

症状：便血色红，大便不畅或稀溏，或有腹痛，口苦，舌质红，苔黄腻，脉濡数。

治法：清化湿热，凉血止血。

方药：地榆散合槐角丸。

地榆散以地榆、茜草凉血止血；栀子、黄芩、黄连清热燥湿，泻火解毒；茯苓淡渗利湿。槐角丸以槐角、地榆凉血止血，黄芩清热燥湿，防风、枳壳、当归疏风理气活血。上述两方均能清热化湿、凉血止血，但两方比较，地榆散清化湿热之力较强，而槐角丸则兼能理气活血，可根据临床需要酌情选用。

若便血日久，湿热未尽而营阴已亏，应清热除湿与补益阴血双管齐下，以虚实兼顾，扶正祛邪。可选用清脏汤或脏连丸。清脏汤中，以黄连、黄芩、栀子、黄柏清热燥湿，当归、川芎、地黄、芍药养血和血，地榆、槐角、阿胶、侧柏叶养血凉血止血。脏连丸中，以黄连、黄芩清热燥湿，当归、地黄、赤芍、猪大肠养血补脏，槐花、槐角、地榆凉血止血，荆芥、阿胶养血止血。两方比较，清脏汤的清热燥湿作用较强，而脏连丸的止血作用较强，可酌情选用。

2. 气虚不摄

症状：便血色红或紫暗，食少，体倦，面色萎黄，心悸，少寐，舌质淡，脉细。

治法：益气摄血。

方药：归脾汤。

可酌加槐花、地榆、白及、仙鹤草，以增强止血作用。

3. 脾胃虚寒

症状：便血紫暗，甚则黑色，腹部隐痛，喜热饮，面色不华，神倦懒言，便溏，舌质淡，脉细。

治法：健脾温中，养血止血。

方药：黄土汤。

方中以灶心土温中止血；白术、附子、甘草温中健脾；地黄、阿胶养血止血；黄芩苦寒坚阴，起反佐作用。

可加白及、乌贼骨收敛止血，三七、花蕊石活血止血。阳虚较甚，畏寒肢冷者，可加鹿角霜、炮姜、艾叶等温阳止血。

轻症便血应注意休息，重症者则应卧床。可根据病情进食流质、半流质或无渣饮食。应注意观察便血的颜色、性状及次数。若出现头昏、心慌、烦躁不安、面色苍白、脉细数等症状，常为大出血的征象，应积极救治。

（六）尿血

1. 下焦湿热

症状：小便黄赤灼热，尿血鲜红，心烦口渴，面赤口疮，夜寐不安，舌质红，脉数。

治法：清热泻火，凉血止血。

方药：小蓟饮子。

方中以小蓟、生地、藕节、蒲黄凉血止血；栀子、木通、竹叶清热泻火；滑石、甘草利水清热，导热下行；当归养血活血，共奏清热泻火，凉血止血之功。

热盛而心烦口渴者，加黄芩、天花粉清热生津；尿血较甚者，加槐花、白茅根凉血止血；尿中夹有血块者，加桃仁、红花、牛膝活血化瘀。

2. 肾虚火旺

症状：小便短赤带血，头晕耳鸣，神疲，颧红潮热，腰膝酸软，舌质红，脉细数。

治法：滋阴降火，凉血止血。

方药：知柏地黄丸。

方中以地黄丸滋补肾阴，"壮水之主，以制阳光"；知母、黄柏滋阴降火。

可酌加旱莲草、大蓟、小蓟、藕节、蒲黄等凉血止血。颧红潮热者，加地骨皮、白薇清退虚热。

3. 脾不统血

症状：久病尿血，甚或兼见齿衄、肌衄，食少，体倦乏力，气短声低，面色不华，舌质淡，脉细弱。

治法：补脾摄血。

方药：归脾汤。

可加熟地、阿胶、仙鹤草、槐花等养血止血，气虚下陷而且少腹坠胀者，可加升麻、柴胡，配合原方中的党参、黄芪、白术，以起到益气升阳的作用。

4. 肾气不固

症状：久病尿血，血色淡红，头晕耳鸣，精神困惫，腰脊酸痛，舌质淡，脉沉弱。

治法：补益肾气，固摄止血。

方药：无比山药丸。

方中以熟地、山药、山茱萸、怀牛膝补肾益精，肉苁蓉、菟丝子、杜仲、巴戟天温肾助阳，茯苓、泽泻健脾利水，五味子、赤石脂益气固涩。

可加仙鹤草、蒲黄、槐花、紫珠草等止血。必要时再酌加牡蛎、金樱子、补骨脂等固涩止血。腰脊酸痛、畏寒神怯者，加鹿角片、狗脊温补督脉。

（七）紫斑

1. 血热妄行

症状：皮肤出现青紫斑点或斑块，或伴有鼻衄、齿衄、便血、尿血，或有发热，口渴，便秘，舌红，苔黄，脉弦数。

治法：清热解毒，凉血止血。

方药：十灰散。

方中以大蓟、小蓟、侧柏叶、茜草根、白茅根清热凉血止血，棕榈皮收敛止血，丹皮、栀子清热凉血，大黄通腑泻热。且大蓟、小蓟、茜草根、大黄、丹皮等药均兼有活血化瘀的作用，故全方具有止血而不留瘀的优点。热毒炽盛，发热，出血广泛者，加生石膏、龙胆草、紫草，冲服紫雪丹；热壅胃肠，气血郁滞，症见腹痛、便血者，加白芍、甘草、地榆、槐花，缓急止痛，凉血止血；邪热阻滞经络，兼见关节肿痛者，酌加秦艽、木瓜、桑枝等舒筋通络。

2. 阴虚火旺

症状：皮肤出现青紫斑点或斑块，时发时止，常伴鼻衄、齿衄或月经过多，颧红，心烦，口渴，手足心热，或有潮热，盗汗，舌质红，苔少，脉细数。

治法：滋阴降火，宁络止血。

方药：茜根散。

该方具有滋阴降火、凉血止血的功效，适用于有阴虚火旺表现的血证。方中以茜草根、黄芩、侧柏叶清热凉血止血，生地、阿胶滋阴养血止血，甘草和中解毒，临床应用时尚可根据阴虚、火旺的不同情况而适当化裁。

　　阴虚较甚者，可加玄参、龟板、女贞子、旱莲草养阴清热止血。潮热可加地骨皮、白薇、秦艽清退虚热。

　　若表现肾阴亏虚而火热不甚，症见腰膝酸软、头晕乏力、手足心热、舌红少苔、脉细数者，可改用六味地黄丸滋阴补肾，酌加茜草根、大蓟、槐花、紫草等凉血止血，化瘀消斑。

　　3. 气不摄血

　　症状：反复发生肌衄，久病不愈，神疲乏力，头晕目眩，面色苍白或萎黄，食欲不振，舌质淡，脉细弱。

　　治法：补气摄血。

　　方药：归脾汤。

　　本方为益气养血、补气摄血的常用方，可酌情选加仙鹤草、棕榈炭、地榆、蒲黄、茜草根、紫草等，以增强止血及化斑消瘀的作用。若兼肾气不足而见腰膝酸软者，可加山茱萸、菟丝子、续断补益肾气。

　　上述各种证候的紫斑，兼有齿衄且较甚者，可合用漱口药：生石膏 30g，黄柏 15g，五倍子 15g，儿茶 6g，浓煎漱口，每次 5～10 分钟。

第二十节　消　　渴

　　消渴病是由于先天禀赋不足，复因情志失调、饮食不节等原因所导致的以阴虚燥热为基本病机，以多尿、多饮、多食、乏力、消瘦，或尿有甜味为典型临床表现的一种疾病。

　　本节之消渴病与西医学的糖尿病基本一致。西医学的尿崩症，因具有多尿、烦渴的临床特点，与消渴病有某些相似之处，可参考本节辨证论治。

　　【临床诊断】

　　1. 凡以口渴多饮、多食易饥、尿频量多、形体消瘦或尿有甜味为临床特征者，即可诊断为消渴病。本病多发于中年以后，以及嗜食膏粱厚味、醇酒炙博之人。若有青少年期即罹患本病者，一般病情较重。

2. 初起可"三多"症状不著，病久常并发眩晕、肺痨、胸痹心痛、中风、雀目、疮痈等。严重者可见烦渴、头痛、呕吐、腹痛、呼吸短促，甚或昏迷厥脱危象。由于本病的发生与禀赋不足有较为密切的关系，故消渴病的家族史可供诊断参考。

3. 查空腹、餐后 2 小时血糖和尿糖，尿比重，葡萄糖耐量试验等，有助于确定诊断。必要时查尿酮体，血尿素氮，肌酐，二氧化碳结合力及血钾、钠、钙、氯化物等。

【分证论治】

（一）上消

肺热津伤

症状：烦渴多饮，口干舌燥，尿频量多，舌边尖红，苔薄黄，脉洪数。

治法：清热润肺，生津止渴。

方药：消渴方。

方中重用天花粉以生津清热，佐黄连清热降火，生地黄、藕汁等养阴增液，尚可酌加葛根、麦冬以加强生津止渴的作用。若烦渴不止，小便频数，而脉数乏力者，为肺热津亏，气阴两伤，可选用玉泉丸或二冬汤。玉泉丸中，以人参、黄芪、茯苓益气，天花粉、葛根、麦冬、乌梅、甘草等清热生津止渴。二冬汤中，重用人参益气生津，天冬、麦冬、天花粉、黄芩、知母清热生津止渴。二方同中有异，前者益气作用较强，而后者清热作用较强，可根据临床需要加以选用。

（二）中消

胃热炽盛

症状：多食易饥，口渴，尿多，形体消瘦，大便干燥，苔黄，脉滑实有力。

治法：清胃泻火，养阴增液。

方药：玉女煎。

方中以生石膏、知母清肺胃之热，生地黄、麦冬滋肺胃之阴，川牛膝活血化瘀，引热下行。可加黄连、栀子清热泻火。大便秘结不行，可用增液承气汤润燥通腑"增水行舟"，待大便通后，再转上方治疗。本证亦可选用白虎加人参汤。方中以生石膏、知母清肺胃、除烦热，人参益气扶正，甘草、粳米益胃护津，共奏益气养胃、清热生津之效。

对于病程较久，以及过用寒凉而致脾胃气虚，表现口渴引饮，能食与便溏并见，或饮食减少，精神不振，四肢乏力，舌淡，苔白而干薄，脉弱者，治宜健脾益气、生津止渴，可用七味白术散。方中用四君子汤健脾益气，木香、藿香醒脾行气散津，葛根升清生津止渴。《医宗金鉴》等书将本方列为治消渴病的常用方之一。

（三）下消

1. 肾阴亏虚

症状：尿频量多，混浊如脂膏，或尿甜，腰膝酸软，乏力，头晕耳鸣，口干唇燥，皮肤干燥、瘙痒，舌红苔，脉细数。

治法：滋阴补肾，润燥止渴。

方药：六味地黄丸。

方中以熟地滋肾填精为主药；山萸肉固肾益精，山药滋补脾阴、固摄精微，该二药在治疗时用量可稍大；茯苓健脾渗湿，泽泻、丹皮清泄肝肾火热，共奏滋阴补肾，补而不腻之效。

阴虚火旺而烦躁，五心烦热，盗汗，失眠者，可加知母、黄柏滋阴泻火。尿量多而混浊者，加益智仁、桑螵蛸、五味子等益肾缩泉。气阴两虚而伴困倦，气短乏力，舌质淡红者，可加党参、黄芪、黄精补益正气。

2. 阴阳两虚

症状：小便频数，混浊如膏，甚至饮一溲一，面容憔悴，耳轮干枯，腰膝酸软，四肢欠温，畏寒肢冷，阳痿或月经不调，舌苔淡白而干，脉沉细无力。

治法：温阳滋阴，补肾固摄。

方药：金匮肾气丸。

方中以六味地黄丸滋阴补肾，并用附子、肉桂以温补肾阳。对消渴而症见阳虚畏寒的患者，可酌加鹿茸粉 0.5g，以启动元阳，助全身阳气之气化。本证见阴阳气血俱虚者，则可选用鹿茸丸以温肾滋阴，补益气血。上述两方均可酌加覆盆子、桑螵蛸、金樱子等以补肾固摄。

消渴多伴有瘀血的病变，故对于上述各种证型，尤其是对于舌质紫暗，或有瘀点瘀斑，脉涩或结或代，及兼见其他瘀血证候者，均可酌加活血化瘀的方药。如丹参、川芎、郁金、红花、山楂等，或配用降糖活血方。方中用丹参、川芎、益母草活血化瘀，当归、赤白芍养血活血，木香行气导滞，葛根生津止渴。

消渴容易发生多种并发症，应在治疗本病的同时，积极治疗并发症。白内障、雀盲、耳聋，主要病机为肝肾精血不足，不能上承耳目所致，宜滋补肝肾，益精补血，可用杞菊地黄丸或明目地黄丸。对于并发疮毒痈疽者，则治宜清热解毒，消散痈肿，用五味消毒饮。在痈疽的恢复阶段，则治疗上要重视托毒生肌。并发肺痨、水肿、中风者，则可参考有关章节辨证论治。

第二十一节　头　　痛

头痛病是指由于外感与内伤，致使脉络拘急或失养，清窍不利所引起的以头部疼痛为主要临床特征的疾病。

西医学中的偏头痛，还有国际上新分类的周期性偏头痛、紧张性头痛、丛集性头痛及慢性阵发性偏头痛等，凡符合头痛证候特征者均可参考本节辨证论治。

【临床诊断】

1. 以头痛为主症，表现为前额、额颞、巅顶、顶枕部甚至全头部疼痛，头痛性质或为跳痛、刺痛、胀痛、昏痛、隐痛、空痛。可以突然发作，可以反复发作。疼痛持续时间可以数分钟、数小时、数天或数周不等。

2. 有外感、内伤引起头痛的因素，或有反复发作的病史。

3. 检查血常规、测血压、必要时做脑脊液、脑血流图、脑电图检查，有条件时做经颅多普勒、颅脑 CT 和 MRI 检查，有助于排除器质性疾病，明确诊断。

【分证论治】

（一）外感头痛

1. 风寒证

症状：头痛起病较急，其痛如破，痛连项背，恶风畏寒，口不渴，苔薄白，脉多浮紧。

治法：疏风散寒。

方药：川芎茶调散。

方中川芎、羌活、白芷、细辛发散风寒，通络止痛，其中川芎可行血中之气，祛血中之风，上行头目，为外感头痛要药；薄荷、荆芥、防风上行升散，助芎、羌、芷辛疏风止痛；茶水调服，取其苦寒之性，协调诸风药温燥之性，共成疏风散寒，通络止痛之功。

若鼻塞流清涕，加苍耳、辛夷散寒通窍。项背强痛，加葛根疏风解肌。呕恶苔腻，加藿香、半夏和胃降逆。巅顶痛加藁本祛风止痛，若巅顶痛甚，干呕，吐涎，甚则四肢厥冷，苔白，脉弦，为寒犯厥阴，治当温散厥阴寒邪，方用吴茱萸汤加半夏、藁本、川芎之类，以吴茱萸暖肝温胃，人参、姜、枣助阳补土，使阴寒不得上干，全方协同以收温散降逆之功。

2. 风热证

症状：起病急，头呈胀痛，甚则头痛如裂，发热或恶风，口渴欲饮，面红目赤，便秘溲黄，舌红苔黄，脉浮数。

治法：疏风清热。

方药：芎芷石膏汤。

方中以川芎、白芷、菊花、石膏为主药，以疏风清热。川芎、白芷、羌活、藁本善止头痛，但偏于辛温，故伍以菊花、石膏校正其温性，变辛温为辛凉，疏风清热而止头痛。

应用时若风热较甚者，可去羌活、藁本，改用黄芩、山栀、薄荷辛凉清解。发热甚，加银花、连翘清热解毒。若热盛津伤，症见舌红少津，可加知母、石斛、花粉清热生津。若大便秘结，口鼻生疮，腑气不通者，可合用黄连上清丸，苦寒降火，通腑泄热。

3. 风湿证

症状：头痛如裹，肢体困重，胸闷纳呆，小便不利，大便或溏，苔白腻，脉濡。

治法：祛风胜湿。

方药：羌活胜湿汤。

该方治湿气在表，真头痛头重证。因湿邪在表，故以羌活、独活、防风、川芎、藁本、蔓荆子等祛风以胜湿，湿去表解，清阳之气得布，则头痛身困可解；甘草助诸药辛甘发散，并调和诸药。若湿浊中阻，症见胸闷纳呆、便溏，可加苍术、厚朴、陈皮等燥湿宽中。若恶心呕吐者，可加生姜、半夏、藿香等芳香化浊，降逆止呕。若见身热汗出不畅，胸闷口渴者，为暑湿所致，宜清暑化湿，用黄连香薷饮加藿香、佩兰等。

（二）内伤头痛

1. 肝阳证

症状：头胀痛而眩，心烦易怒，面赤口苦，或兼耳鸣胁痛，夜眠不宁，舌红苔薄黄，脉弦有力。

治法：平肝潜阳。

方药：天麻钩藤饮。

本方重在平肝潜阳息风，对肝阳上亢，甚至肝风内动所致的头痛证均可获效。方用天麻、钩藤、石决明以平肝潜阳；黄芩、山栀清肝火；牛膝、杜仲、桑寄生补肝肾；夜交藤、茯神养心安神。临床应用时可再加龙骨、牡蛎以增强重镇潜阳之力。若见肝肾阴虚，症见朝轻暮重，或遇劳加重，脉弦细，舌红苔薄少津者，酌加生地、何首乌、女贞子、枸杞子、旱莲草等滋养肝肾。若头痛甚，口苦、胁痛，肝火偏旺者，加郁金、龙胆草、夏枯草以清肝泻火，火热较甚，亦可用龙胆泻肝汤清降肝火。

2. 肾虚证

症状：头痛而空，每兼眩晕耳鸣，腰膝酸软，遗精，带下，少寐健忘，舌红少苔，脉沉细无力。

治法：滋阴补肾。

方药：大补元煎。

本方重在滋补肾阴，以熟地、山茱萸、山药、枸杞子滋补肝肾之阴；人参、当归气血双补；杜仲益肾强腰。腰膝酸软，可加续断、怀牛膝以壮腰膝。遗精、带下，加莲须、芡实、金樱子收敛固涩。待病情好转，可常服杞菊地黄丸或六味地黄丸补肾阴、潜肝阳以巩固疗效。

若头痛畏寒，面白，四肢不温，舌淡，脉沉细而缓，证属肾阳不足，可用右归丸温补肾阳，填精补髓。若兼见外感寒邪者，可投麻黄附子细辛汤散寒温里，表里兼治。

3. 气血虚证

症状：头痛而晕，遇劳加重，面色少华，心悸不宁，自汗，气短，畏风，神疲乏力，舌淡苔薄白，脉沉细而弱。

治法：气血双补。

方药：八珍汤。

方中以四君健脾补中而益气，又以四物补肾而养血。当加菊花、蔓荆子入肝经，清头明目以治标，标本俱治，可提高疗效。

4. 痰浊证

症状：头痛昏蒙，胸脘满闷，呕恶痰涎，苔白腻，或舌胖大有齿痕，脉滑或弦滑。

治法：健脾化痰，降逆止痛。

方药：半夏白术天麻汤。

本方具有健脾化痰，降逆止呕，平肝息风之功。以半夏、生白术、茯苓、陈皮、生姜健脾化痰、降逆止呕，令痰浊去则清阳升而头痛减；天麻平肝息风，为治头痛、眩晕之要药。

并可加厚朴、蔓荆子、白蒺藜运脾燥湿，祛风止痛。若痰郁化热显著者，可加竹茹、枳实、黄芩清热燥湿。

5. 瘀血证

症状：头痛经久不愈，其痛如刺，入夜尤甚，固定不移，或头部有外伤史，舌紫或有瘀斑、瘀点，苔薄白，脉沉细或细涩。

治法：活血通窍止痛。

方药：通窍活血汤。

方药麝香、生姜、葱白温通窍络；桃仁、红花、川芎、赤芍活血化瘀；大枣一味甘缓扶正，防化瘀伤正。可酌加郁金、菖蒲、细辛、白芷以理气宣窍，温经通络。头痛甚者，可加全蝎、蜈蚣、地鳖虫等虫类药以收逐风邪，活络止痛。久病气血不足，可加黄芪、当归以助活络化瘀之力。

治疗上述各证，均可根据经络循行在相应的方药中加入引经药，能显著地提高疗效。一般太阳头痛选加羌活、防风；阳明头痛选加白芷、葛根；少阳头痛选用川芎、柴胡；太阴头痛选用苍术；少阴头痛选用细辛；厥阴头痛选用吴茱萸、藁本等。

此外，临床可见头痛如雷鸣，头面起核或憎寒壮热，名曰"雷头风"，多为湿热毒邪上冲，扰乱清窍所致，可用清震汤加薄荷、黄芩、黄连、板蓝根、僵蚕等以清宣升散、除湿解毒治之。

还有偏头风，又称偏头痛，其病暴发，痛势甚剧，或左或右，或连及眼、齿，痛止如常人，不定期地反复发作，此多肝经风火所致，治宜平肝息风为主，可用天麻钩藤饮或羚角钩藤汤治之。

第二十二节　白血病

白血病又称血癌，是由于正气内虚、温热毒邪乘虚而入引起的，以热毒、血瘀、痰浊互结伤血为基本病机，以发热、出血、贫血及肝、脾、淋巴结肿大等为主要临床表现的一种造血系统的恶性肿瘤。其特征为造血系统白细胞系列在质和量方面有异常增生。

中医学中没有"白血病"这一病名，根据白血病证候特征，有关白血病的证候、治法、调护等内容散见于中医学的"虚劳"、"血证"、"温病"、"症积"、"恶核"等病证之中。

【临床诊断】

（一）起病及临床症状

1. 急性白血病起病急，病程短，以发热、出血、进行性贫血、骨关节疼痛、痰核为主要临床表现。

2. 慢性白血病起病较缓，早期常无显著症状。其典型的临床表现为肝脾肿大（尤其是脾肿大）、气血亏损症、出血、骨关节疼痛、痰核。

（二）实验室检查

周围血象和骨髓象对诊断具有决定性意义。白血病的细胞学分型诊断虽属西医学内容，但由于细胞学分型诊断与选择西医治疗方案和预后估计有密切关系，所以也应尽可能了解分型诊断的情况，以选择最佳的综合治疗方案，提高疗效。

【分型论治】

（一）急性白血病

1. 热邪炽盛

症状：急性发作，高热骤起而持续，发热不恶寒或微恶寒，汗出热不解，口渴喜冷饮，烦躁不安，鼻衄，齿衄，紫斑，骨关节疼痛，或颈、腋下触及痰核，或胁下症结，便秘，尿黄，舌红，苔黄，脉洪大。

治法：清热解毒，凉血救阴。

方药：清瘟败毒饮。

本方由白虎汤、犀角地黄汤、黄连解毒汤三方加减而成。石膏、知母、甘草、竹叶清肺、胃气分的邪热；犀角、地黄、丹皮、赤芍、玄参凉血救阴，清血分之热；黄连、黄芩、栀子、连翘清热解毒。骨节疼痛明显者可加羌活、独活，祛风除湿止痛；便秘加大黄、枳实通腑泻热。

2. 毒盛伤血

症状：壮热谵语，胸中烦闷，口干而渴，皮肤黏膜瘀点、瘀斑，色鲜红或紫红，全身各部均可出血，如鼻衄、齿衄、尿血、便血等，舌红绛，苔黄，脉弦数。

治法：清热解毒，凉血止血。

方药：神犀丹。

犀角、生地、玄参、板蓝根、紫草清营凉血，合银花、连翘、黄芩、天花粉清热解毒，佐淡豆豉宣达郁热，石菖蒲芳香开窍。出血严重者，可加大蓟、小蓟、仙鹤草凉血止血；神昏谵语者，可加服安宫牛黄丸、至宝丹，以清心开窍。

3. 气阴两虚

症状：体倦乏力，语音低微，自汗盗汗，口渴，手足心热，反复低热，头晕目眩，皮肤紫斑或衄血，眠差，纳差，舌红或淡，少苔或花剥苔，脉细弱。

治法：益气养阴。

方药：生脉散。

人参、麦冬、五味子益气生津。气虚症状突出者，可合四君子汤健脾益气；阴虚症状突出者，可合六味地黄丸滋阴补肾；出血症状突出者，可加仙鹤草、蒲黄、三七等止血；眠差者，加酸枣仁、夜交藤养心安神；纳差者，加神曲、麦芽、谷芽开胃健脾。

4. 脾肾阳虚

症状：面色苍白，唇甲不荣，气短乏力，畏寒肢冷，四肢浮肿，腰酸膝软，皮肤紫斑，衄血，尿血，便血，消瘦纳呆，自汗便溏，小便清长，阳痿遗精，舌质淡边有齿痕，苔白润，脉弱无力。

治法：温补脾肾。

方药：右归丸。

本方温补之力颇强，方中肉桂、附子、鹿角胶温补肾阳，填精补髓；熟地、山茱萸、山药、菟丝子、枸杞、杜仲滋阴益肾，养肝补脾；当归补血养肝。

（二）慢性白血病

1. 瘀血内阻

症状：形体消瘦，胸胁胀痛痞闷，腹中坚硬癥积，肝脾肿大明显，神疲乏力，面色黧黑，午后发热，手足心热，大便色黑，月经不调，舌红或紫，苔薄，脉涩。

治法：活血化瘀。

方药：膈下逐瘀汤。

红花、桃仁、五灵脂、玄胡、丹皮、赤芍、当归、川芎活血化瘀，消症止痛；香附、乌药、枳壳调气疏肝；甘草调和诸药。肝脾肿大者，可吞服鳖甲煎丸以加强消症化积之力。

贫血明显者，可合当归补血汤即黄芪、当归，以补气养血。

2. 血热毒盛

症状：低热不退，夜热早凉，咽喉肿痛，口腔糜烂，颈腋痰核肿大，头晕耳鸣，口渴咽干，盗汗，腰酸，全身骨节疼痛，鼻衄齿衄，或见吐血、便血、尿血，皮肤紫斑，舌质红，脉细数。

治法：养阴清热，凉血解毒。

方药：青蒿鳖甲汤。

青蒿清透邪热，引邪出表，鳖甲养血滋阴，两药合用共呈滋阴透热之效；知母、丹皮助青蒿凉血清热解表；生地助鳖甲滋阴。咽喉肿痛，口腔糜烂，加银花藤、鱼腥草、射干清热解毒利咽；颈腋痰核肿大质硬者，加三棱、莪术、胆南星破血逐瘀，化痰散结。

3. 肝肾阴虚

症状：头晕眼花，目涩，视物不清，口干舌燥，心烦失眠，耳鸣耳聋，腰膝酸软，五心烦热，遗精，月经不调，皮肤紫斑，舌红少苔，脉弦细。

治法：滋补肝肾。

方药：麦味地黄丸。

六味地黄丸滋补肝肾，麦冬、五味子养阴敛阴。出血者，加血余炭、侧柏叶炭止血。

4. 脾肾阳虚

症状、治法、方药与急性白血病之脾肾阳虚型相似，请参见上述内容。

5. 气血两亏

主症：面色㿠白，神疲倦怠，心悸气短，皮肤紫斑，或见其他部位出血，舌体胖边齿痕，舌质淡，苔薄白，脉弱。

治法：补益气血。

方药：八珍汤。

四君子汤补气健脾，四物汤补血调肝。出血较重者，加阿胶、何首乌、仙鹤草补血止血。常选用具有一定抗白血病的药物，如白花蛇舌草、半枝莲、拳参、紫草、牛耳大黄、青黛、重楼、野菊花、鬼箭羽、虎杖、丹参、海藻、两面针（人地金牛）等。靛玉红系从青黛中提取的治疗慢性粒细胞性白血病的有效成分，口服，150～300mg。

第七章　儿科常用中西药物

第一节　小儿常用西药

一、心血管系统常用药

药名	治疗目的	负荷量	维持量	用法
毒毛花苷 K	心力衰竭	0.007 ~ 0.01 mg/kg/次	口服洋地黄制剂	iv
西地兰	早产儿	0.025mg/kg	1/8 饱和量，q12h	iv
	足月儿	0.03 ~ 0.04mg/kg	1/8 饱和量，q12h	
地高辛	<1.5kg	0.015 ~ 0.02mg/kg	1/8 饱和量，q12h	
	1.5 ~ 2.5kg	0.025mg/kg		po
	>2.5kg	0.03mg/kg		
消炎痛	关闭 PDA	<48 小时	2 ~ 7 天	>7 天
	第 1 次	0.2mg/kg	0.2mg/kg	0.2mg/kg
	第 2 次 (24h 后)	0.1mg/kg	0.2mg/kg	0.25mg/kg
	第 3 次 (48h 后)	0.1mg/kg	0.2mg/kg	0.25mg/kg

药名	治疗目的	负荷量	维持量	用法
布洛芬	第 1 次	10mg/kg		po/iv
	24h 后	5mg/kg		
	48h 后	5mg/kg		
开搏通	降低心负荷	0.01 ~ 0.05mg/kg/q8h ~ q12h		po
心律平	抗心律失常	5 ~ 7mg/kg/dose PO q8h ~ q6h		po
		1mg/kg（20 毫升·10% 葡萄糖）		ivgtt
利多卡因	抗心律失常	1 ~ 2mg/kg max：< 5mg/kg	10 ~ 50ug/kg/min	ivgtt
阿托品	心动过缓	0.01 ~ 0.02mg/kg/q10 ~ 15min		ivgtt
异丙肾上腺素	心动过缓	0.1ug/kg/min 开始	最大为2ug/kg/min	ivgtt
肾上腺素（1/10000）	窒息复苏	0.1 ~ 0.3ml/kg		iv 或 im
多巴胺	改善循环	3 ~ 5ug/kg/min		ivgtt
	正性肌力	5 ~ 10ug/kg/min		
	升压抗休克	10 ~ 20ug/kg/min		
多巴酚丁胺	正性肌力	3 ~ 10ug/kg/min		ivgtt

药名	治疗目的	负荷量	维持量	用法
酚妥拉明	改善循环	0.2 ~ 0.3mg/kg/dose q6h ~ q4h		ivgtt
山莨宕碱 (654 ~ 2)	抗休克	0.02 ~ 0.05mg/kg/dose		iv
维拉帕米	抗心律失常	0.1 ~ 0.2mg/kg 次(慢)	10ug/kg/min	igtt
胺碘酮	抗心律失常	5mg/kg/dose	7 ~ 15ug/kg/min	ivgtt
		5mg/kg/q12h		po
心得安	抗心律失常	Start:0.01mg/kg/q6h	Max:0.15mg/kg/q6h	ivgtt > 10min

二、神经系统常用药

药名	治疗目的	负荷量	维持量	用法
氨茶碱	兴奋呼吸	2 ~ 4mg/kg/dose	2 ~ 3mg/kg/q12h	ivgtt
纳络酮	复苏	0.1mg/kg/dose		iv/im
	休克		0.15mg/kg/h	ivgtt
	HIE		0.05mg/kg/h	
鲁米那钠	镇静止痉	5 ~ 10mg/kg	5mg/kg/qd	im/iv
安定	镇静止痉	0.1 ~ 0.5mg/kg		iv
水合氯醛 (10%)	镇静止痉	0.25 ~ 0.5ml/kg/dose		po 或保留灌肠
帕夫龙	肌松剂	0.1 ~ 0.15mg/kg/q1 ~ 4h		iv

药名	治疗目的	负荷量	维持量	用法
万可松	肌松剂	0.1~0.15mg/kg/q1~4h		iv
苯妥英钠	抗惊厥	3~5mg/kg/dose		im
脑活素	改善脑代谢	2~4ml/d		ivgtt
胞二磷胆碱	改善脑代谢	62.5~125mg/d		ivgtt

三、其他常用药

药名	治疗目的	负荷量	维持量	用法
速尿	利尿	1~2mg/kg		iv
甘露醇(20%)	脱水	1.25~2.5ml/kg	q4~12h	iv
FDP 果糖	营养心肌	100~250mg/kg/d		ivgtt
TAT 破伤风抗毒素	抗破伤风	预防:1500U		im
		治疗:10000~20000U		ivgtt
沐舒坦	RDS	7.5mg/kg/q6h		ivgtt>10min
	化痰	7.5mg/kg/q12h		
固尔苏	补充 PS	100~200mg/kg/do		iT
PCC 冻干人凝血酶原复合物	止血	10~15u/kg		ivgtt
止血敏	≤1.5kg	12.5mg/kg/q6h		iv
	>1.5kg	30mg/kg/qd		ivgtt
立止血	止血	0.5~1U/dose		iv
氢化可的松	升血糖	5~10mg/kg/qd		ivgtt

药名	治疗目的	负荷量	维持量	用法
苯丙酸诺龙	促体重增长	2.5mg～5mg/dose	qw	im
EPO 促红细胞生成素	治疗贫血	200u/kg/dose	qod	im
地塞米松	升血糖等	0.5～1mg/kg/dose		iv
VitB$_6$	抗惊厥VitB$_6$ 缺乏	50～100mg/dose		iv

四、抗生素类常用药

药名	治疗目的	负荷量		
青霉素		≤7 天	>7 天	iv/im
	<29w	2.5 万 u/kg/q12h	2.5 万 u/kg/q12h	
	≤2kg	2.5～5 万 u/kg/q12h	2.5～5 万 u/kg/q8h	
	>2kg	2.5～5 万 u/kg/q8h	2.5～5 万 u/kg/q6h	
	脑膜炎	7.5～10 万 u/kg/q12h～q6h		
苄星青霉素		5 万 u/kg，一般一次		im
苯唑西林		≤7 天	>7 天	iv/im
	<1.2kg	25mg/kg/q12h	25mg/kg/q12h	
	≤2kg	25mg/kg/q12h	33mg/kg/q8h	
	>2kg	33mg/kg/q8h	37.5mg/kg/q6h	

药名	治疗目的	负荷量		
氨苄西林		≤7 天	>7 天	iv/im
	<1.2kg	25~50mg/kg/q12h	25~50mg/kg/q12h	
	≤2kg	25~50mg/kg/q8h	50mg/kg/q8h	
	>2kg	50mg/kg/q8h	50mg/kg/q6h	
哌啦西林		≤7 天	>7 天	iv/im
	<1.2kg	75~100mg/kg/q12h	75~100mg/kg/q12h	
	≤2kg	75~100mg/kg/q12h	75~100mg/kg/q8h	
	>2kg	75~100mg/kg/q8h	75~100mg/kg/q6h	
头孢唑啉		≤7 天	>7 天	iv/im
	<1.2kg	20mg/kg/q12h	25mg/kg/q12h	
	≥1.2kg	25mg/kg/q12h	25mg/kg/q12h	
头孢拉定		≤7 天	>7 天	iv/im
	≤2kg	25~50mg/kg/q12h	25~50mg/kg/q12h	
	>2kg	25~50mg/kg/q12h	25~50mg/kg/q8h	

药名	治疗目的	负荷量		
头孢孟多		≤7 天	>7 天	iv/im
	≤2kg	30mg/kg/q8h	30mg/kg/q8h	
	>2kg	30mg/kg/q8h	30mg/kg/q6h	
头孢呋辛		≤7 天	>7 天	iv/im
	<1.2kg	20mg/kg/q12h	20mg/kg/q12h	
	≤2kg	25mg/kg/q12h	37.5mg/kg/q12h	
	>2kg	37.5mg/kg/q12h	33mg/kg/q8h	
头孢噻肟		≤7 天	>7 天	iv/im
	<1.2kg	50mg/kg/q12h	50mg/kg/q12h	
	≤2kg	50mg/kg/q12h	50mg/kg/q8h	
	>2kg	50mg/kg/q12h	50mg/kg/q8h ~ q6h	
头孢哌酮		≤7 天	>7 天	iv/im
	<1.2kg	50mg/kg/q12h	50mg/kg/q12h	
	≤2kg	50mg/kg/q12h	50mg/kg/q8h	
	>2kg	50mg/kg/q12h	50mg/kg/q8h	

药名	治疗目的	负荷量		
头孢曲松		≤7 天	>7 天	iv/im
		50mg/kg/qd	50mg/kg/qd	
	脑膜炎	50mg/kg/q12h		
头孢他定		≤7 天	>7 天	iv/im
	<1.2kg	30~50mg/kg/q12h	30~50mg/kg/q12h	
	≤2kg	30~50mg/kg/q12h	30~50mg/kg/q8h	
	>2kg	30~50mg/kg/q8h	30~50mg/kg/q8h	
头孢吡肟		30~50mg/kg/次,q12h~q8h		ivgtt>30min
头孢匹罗		20mg/kg/次,q12h		ivgtt
头孢西丁		≤7 天	>7 天	iv/im
	≤2kg	25~35mg/kg/q12h	25~35mg/kg/q12h	
	>2kg	25~35mg/kg/q12h	25~35mg/kg/q8h~6h	
头孢美唑		25~50mg/kg/q12h		iv
拉氧头孢		20mg/kg/q12h~6h		iv
泰能		≤7 天	>7 天	ivgtt
	<1.2kg	20mg/kg/qd	20mg/kg/qd	

药名	治疗目的	负荷量		
	≤2kg	20mg/kg/q12h	20mg/kg/q12h	
	>2kg	20mg/kg/q12h	20mg/kg/q8h	
美平		10~20mg/kg/q12~8h		ivgtt
阿莫西林+克拉维酸	国外	10~15mg/kg/q12h~8h		iv
	国内	30mg/kg/q12h~8h		iv
替卡西林+克拉维酸		≤7天	>7天	iv
	≤2kg	75mg/kg/q8h	75mg/kg/q8h	
	>2kg	75mg/kg/q8h	75mg/kg/q6h	
哌啦西林+他唑巴坦		50~100mg/kg/q12h~q8h		iv
头孢哌酮+舒巴坦		20~40mg/kg/q12h		iv
红霉素		20~30mg/kg/d	q12h~qd	ivgtt
阿奇霉素		10mg/kg/d	qd	ivgtt
氟康唑	预防量	3mg/kg/d	qd	ivgtt>1h
	治疗量	6mg/kg/d	qd	
万古霉素	0~7天	20mg/kg/d	q12h	ivgtt
	8~28天	20~40mg/kg/d	q8h	
	<1.2kg	10~15mg/kg/d	q12	

药名	治疗目的	负荷量		
	脑膜炎	15mg/kg/q12h ~ q8h		
克林霉素		≤7 天	>7 天	ivgtt > 30min
		5. 0 ~ 7. 5mg/kg/q12h	15mg/kg/q12h	
甲硝唑		7. 5mg/kg/q12h		ivgtt
更昔洛韦	第一周	5mg/kg/q12h		ivgtt > 1h
	第二周	5mg/kg/qd		
氯霉素		<2w	>2w	ivgtt > 30min
	<2kg	25mg/kg/qd	25mg/kg/qd	
	>2kg	25mg/kg/qd	25mg/kg/q12h	
环丙沙星		7. 5mg/kg/q12h		ivgtt45 ~ 60min
乙酰螺旋霉素		0 ~ 7 天	>7 天	po
	≤1. 2kg	15mg/kg/q12h	15mg/kg/q12h	
	≤2kg	15mg/kg/q12h	20mg/kg/q12h	
	>2kg	15mg/kg/q12h	20mg/kg/q8h	

五、儿科疑难病常用药物及治疗方案

（一）小儿抗结核药物

药物名称	剂量（公斤/d）	给药途径	主要副作用
异烟肼 （INH 或 H）	10mg≤300mg/d	口服可肌注静滴	肝毒性，末梢神经炎，过敏和发热
利福平 （RFP 或 R）	10mg≤450mg/d	口服	肝毒性：恶心、呕吐和流感样症
链霉素 （SM 或 S）	20～30mg （≤0.75g/d）	肌注	颅神经损害，肾毒性，过敏疹和发热
吡臻酰胺 （PAS 或）	20～30mg （≤0.75g/d）	口服	发烧，高尿酸血症，关节痛，肝毒性
乙胺丁醇 （EMB）	15～25mg	口服	发热皮疹，视神经炎
乙硫异烟肼 （ETH） 丙硫异烟肼	10～15mg	口服	肝毒性，胃肠道反应，肝毒性，末梢神经过敏，皮疹，发热
卡那霉素	15～20mg	肌注	肾毒性Ⅷ，颅神经损害
对氨柳酸	150～200mg	口服	肝毒性，胃肠道反应，过敏和发热

（二）抗结核治疗方案

药物	剂量(毫克/公斤/天)	适用症	疗程
异烟肼 （INH）	10毫克	1. O.T原阴性转阳性的未种结核菌苗的婴幼儿 2. O.T及X线诊断为肺原发结核,有症状者 3. 婴幼儿未种结核菌苗,O.T阳性而无明显病灶,接受激素治疗时 4. 与第三种情况相同,而感染麻疹和百日咳时 5. 与第三种情况相同,而需要接种麻疹活疫苗时	1. 半年 2. 半年 3. 激素治疗期间半年 4. 1个月 5. 考虑用1个月
异烟肼 （INH） 对氨水杨酸 （钠） （PAS） 链霉素 （SM）	15～20毫克（最大量为0.5克/天） 200毫克(最大剂量为12克/天) 20～30毫克（最大剂量为1克/天）	1. 支气管淋巴结核 2. 活动性原发结核（有症状） 3. 结核性胸膜炎 4. 颈淋巴结结核 5. 骨及关节结核 6. 腹腔结核,结核性腹膜炎,结核性肠炎,结核性肠系膜淋巴结炎	1～6（二种联合） INH:12～18月 加 PAS:8～12个月 加 SM:只好转后2个月
异烟肼 （INH） 对氨水杨酸 （钠） （PAS） 链霉素 （SM）	20～30毫克（最大量0.5克/天） 200毫克（最大量12克/天） 20～30毫克（最大量1克/天）	1. 活动性原发结核（用两种药联合治疗无效者） 2. 粟粒型结核 3. 结核性脑膜炎 4. 支气管内膜炎 5. 肾结核	1～5（三种联合） INH:1$\frac{1}{2}$～2年 PAS:8～12个月 SM:至临床好转后2个月

（三）治疗白血病常用药物

药品	剂量（kg. a）	作用	副作用
强的松	口服：2 ~ 3 毫克	溶淋巴母细胞及淋巴细胞；抑制淋巴组织、血小板减少时有止血作用	柯兴征
长春新碱 VCR	静脉：0.05 ~ 0.075 毫克，每周 1 次	迅速破坏淋巴母细胞	周围性感觉、运动障碍、深反射消失、脱发。
环磷酰胺 CTX	口服：3 毫克。静脉：每次 15 毫克，每周 1 次或分 2 次	抑制 DNA 聚合酶	抑制骨髓、脱发、膀胱炎。
胞嘧啶阿拉伯糖苷 AYA – C	<6 岁 4 ~ 6.5 毫克 >6 岁 3.5 ~ 5.5 毫克 24 小时滴完每天 1 次	拮抗胞嘧啶核苷抑制 DNA 合成	抑制骨髓作用强
氨甲喋呤 MTX	口服：0.07 ~ 0.14 毫克 静脉：每次 0.7 ~ 1 毫克 每周 1 ~ 2 次	拮抗叶酸 阻碍 DNA 合成	抑制骨髓 刺激胃黏膜
6 – 硫基呤 6 – MP	口服：2.5 ~ 3.5 毫克	喋呤拮抗药 抑制核酸合成	抑制骨髓

（四）急性白血病治疗方案

	淋巴白血病	粒细胞白血病
急性期	1. 强的松 40 天，每 10 天递减 1/4 2. 长春新碱 4 周，每周 1 次 ARA－C 第 5 周起，每天 1 次 共 4～5 次，用药 40 天休息 7～10 天为一个疗程，共 3 个疗程	1. CTX 每公斤 15 毫克，分 1～2 天静脉滴注，2 小时内滴完。 2. CVR 静脉 1 次（CTX 下一天） 3. Ara－c 上药 12 小时后开始，每天量 24 小时滴完，连 4～5 天停药 10～14 天，重复 2～3 疗程。
缓解期	维持缓解：6～MP CTX MTX 强的松 VCR 轮换使用，每种药 4～6 周，间歇 1～2 周。但用 MTX 期间可加 CTX 1～2 次，根据临床可持续 21/2～5 年。 预防颅内浸润（用 a 或 b）： A. 在轮用 VCR 期间鞘内注射 MTX 3 次，每次每公斤 0.2～0.3 毫克，每 2～3 天 1 次。 B. 白血病细胞 <5% 时，开始颅内 X 线细胞，3 周内 15 次，共 2400r，照射开始后 3 天加药物。	维持缓解： 1. 6～MP CTX Ara－CVCR 轮换使用，疗程与持续时间同左。 2. 预防颅内浸润，同左。

（五）常用抗恶性肿瘤药物

药物	作用	剂量用法	适应症	副作用
氮芥	与脱氢核粉核酸起交叉联结作用,使元失去活性	每天每公斤0.1毫克1次或分次静脉注射。也可隔天使用。	对恶性淋巴瘤:(淋巴凶细胞肉瘤淋巴肉瘤)效果较好,解除发热,骨髓压迫症及呼吸困难较好。	恶心、呕吐、发热、皮疹、呼吸困难、白细胞及血小板减少。
环磷酰胺	同上	静脉法:每天每公斤3~8毫克1次或分次静脉注射,或每次每公斤15毫克,每周静脉注射1次 口服法:每天每公斤2毫克,分次口服	恶性淋巴瘤、急性白血病、神经母细胞瘤	脱发、恶心、呕吐、急性膀胱炎,白细胞减少
长春新碱	可能作用于染色质纺锤体的形成,使系有丝分裂停止	每次每公斤0.05~0.075毫克,最大量可达0.1毫克,每次静脉注射1次	急性淋巴性白血病,淋巴网状细胞瘤,神经母细胞瘤	纳差,恶心,呕吐,腹痛,腹泻,消化道出血栓塞性脉管炎,脱发,白细胞减少。
更生霉素	抑制核粉核酸的形成	每天每公斤5~8毫克溶于5%葡萄糖生理盐水中静注	淋巴网状细胞肉瘤肾胚胎瘤	口腔炎、白细降低、脱发
强的松	使淋巴细胞破坏,减轻水肿氮症	每天每公斤2~3毫克	对淋巴肉瘤效果好,对网状细胞肉瘤及淋巴网状细胞肉瘤效果较差,可试用病程晚期。	长期使用可引起浮肿满月脸,毛发增多,高血压。

第二节　小儿常用中草药

常用中草药物的性味、功效及临床应用

（一）解表药

凡以发散表邪、解除表证为主要作用的药物,称解表药,又谓发表药。

第一节　发散风寒药

药名	性味,归经	功效	临床应用
麻黄	辛、微苦,温;肺膀胱	发汗解表,宣肺平喘,利水消肿	1. 用于风寒表实证 2. 用于咳喘实证 3. 用于风水水肿
桂枝	辛、甘,温;肺心膀胱	发汗解肌,温经通脉,通阳化气	1. 用于外感风寒属表虚证 2. 用于寒凝血滞的痹证,脘腹冷痛,痛经,经闭等证 3. 用于胸痹,痰饮,水肿及心动悸,脉结代。
紫苏	辛,温;肺脾	发汗解表,行气宽中,解鱼蟹毒	1. 用于外感风寒证 2. 用于脾胃气滞证 3. 用于食鱼蟹中毒
生姜	辛,微温;肺脾	发汗解表,温中止呕,温肺止咳	1. 用于外感风寒表证 2. 用于多种呕吐证 3. 用于风寒咳嗽
香薷	辛,微温;肺胃脾	发汗解表,化湿和中,利水消肿	1. 用于阴暑证 2. 用于水肿
荆芥	辛,微温;肺肝	祛风解表,透疹止痒止血	1. 用于外感表证 2. 用于麻疹透发不畅,风疹瘙痒 3. 用于疮疡初起兼有表证 4. 用于吐衄下血

防风	辛甘微温;膀胱肝脾	祛风解表,胜湿止痛止痉	1. 用于外感表证 2. 用于风寒湿痹证 3. 用于破伤风
羌活	辛苦温;膀胱肾	发散风寒,胜湿止痛	1. 用于外感风寒表证 2. 用于风寒湿痹证
藁本	辛温;膀胱肝	祛风散寒,胜湿止痛	1. 用于外感风寒,巅顶头痛 2. 用于风寒湿痹
白芷	辛,温;肺胃	祛风散寒,通窍止痛,消肿排脓,燥湿止带	1. 用于风寒感冒,头痛,牙痛 2. 用于鼻塞,鼻渊 3. 用于疮疡肿毒 4. 用于寒湿带下
细辛	辛温;有小毒,肺肾心	祛风解表,散寒止痛,温肺化饮,通窍	1. 用于外感风寒及阳虚外感证 2. 用于头痛,痹痛,牙痛等痛证 3. 用于寒饮咳喘
苍耳子	辛苦温;有小毒,(肺)	祛风解表,宣通鼻窍,除湿止痛	1. 用于风寒表证及鼻渊 2. 用于痹证
*葱白	辛温;肺胃	发汗解表,散寒通阳	1. 用于外感风寒表证,2. 用于阴盛格阳证。
*胡荽	辛温;肺胃	解表透疹,健胃消食	1. 用于麻疹透发不畅,2. 用于胃寒食滞
*柽柳	辛平;肺胃心	解表透疹,祛风除湿	1. 用于麻疹透发不畅,2. 用于风寒湿痹
辛夷	辛温;肺胃	发散风寒,宣通鼻窍	1. 用于风寒头痛鼻塞 2. 用于鼻渊头痛
鹅不食草	辛,温;肺肝	祛风散寒,宣通鼻窍,化痰止咳	1. 用于风寒头痛及鼻渊鼻塞 2. 用于湿疮肿毒 3. 用于寒痰咳喘证

第二节　发散风热药

药名	性味,归经	功效	临床应用
薄荷	辛,凉;肺肝	发散风热,清利咽喉,透疹解毒,疏肝解郁	1. 用于外感风热及温病初起的发热、微恶风寒、头痛者 2. 用于风热上攻所致头痛目赤,咽喉肿痛 3. 用于麻疹初起透发不畅,或风疹搔痒 4. 用于肝气郁滞,症见胸闷、头痛等
牛蒡子	辛,苦,寒;肺胃	发散风热,宣肺透疹,利咽散结,解毒消肿	1. 用于外感风热,证见咳嗽、吐痰不利等 2. 用于麻疹初起,透发不畅及风热发疹等证 3. 用于风热或热毒上攻的咽喉肿痛 4. 用于热毒疮疡及痄腮
蝉蜕	甘,寒;肺肝	发散风热,透疹止痒,祛风止痉,退翳明目	1. 用于外感风热,咽痛喑哑 2. 用于麻疹初起,疹发不透及风疹瘙痒 3. 用于惊痫夜啼,破伤风证 4. 用于风热目赤,目翳,多泪
桑叶	甘苦,寒;肺肝	发散风热,润肺止咳,平肝明目	1. 用于外感风热,温病初起,症见发热头痛、咽喉肿痛等 2. 用于肺热或燥热伤肺,症见咳嗽痰少,鼻咽干燥等 3. 用于肝阳眩晕,目赤昏花
菊花	辛,甘,苦,微寒;肺肝	发散风热,清肝明目,平抑肝阳,清热解毒	1. 用于外感风热及温病初起,发热头痛 2. 用于目疾 3. 用于肝阳上亢,头痛眩晕 4. 用于疔疮中毒

蔓荆子	辛苦微寒;膀胱肝胃	发散风热,清利头目	1. 用于外感风热所致头晕、头痛及偏头痛等证 2. 用于目赤肿痛,目昏多泪
柴胡	苦辛,微寒;肝胆	疏散退热,疏肝解郁,升举阳气,清胆截疟	1. 用于少阳证,外感发热 2. 用于肝郁气滞,胸胁疼痛,月经不调 3. 用于气虚下陷,久泻脱肛,胃、子宫下垂 4. 用于疟疾
升麻	辛、微甘、微寒;肺脾胃大肠	发表透疹,清热解毒,升举阳气	1. 用于发热头痛,麻疹透发不畅 2. 用于热毒所致多种病证 3. 用于中气下陷所致脱肛,子宫脱垂,崩漏不止
葛根	甘辛凉;脾胃	解肌退热,透发麻疹生津止渴,升阳举陷	1. 用于外感发热,头痛项强 2. 用于麻疹透发不畅 3. 用于热病烦渴,内热消渴 4. 用于热泄热痢,脾虚久泻
*淡豆豉	甘辛凉;肺胃	解表,除烦	1. 用于外感表证,2. 胸中烦闷,虚烦不眠。3. 护胃和中。
*浮萍	辛寒;肺膀胱	发汗解表,透疹止痒,利水消肿	1. 外感风热,发热无汗证,2. 麻疹透发不畅,风疹瘙痒,3. 水肿,小便不利。
*木贼	甘苦平;肺肝	疏散风热,明目退翳,	1. 风热目赤,翳障多泪。2. 便血,痔血。

（二）清热药

凡以清解里热为主要作用,用治里热证的药物,称为清热药。

第一节　清热泻火药

药名	性味,归经	功效	临床应用
石膏	辛、甘,大寒;肺胃	清热泻火,除烦止渴收敛生肌	1. 用于气分实热证 2. 用于肺热咳喘 3. 用于胃火牙痛 4. 用于疮疡溃后不敛,湿疹,水火烫伤
知母	苦、甘,寒;肺胃肾	清热泻火,滋阴润燥	1. 用于气分实热证 2. 用于肺热咳嗽,阴虚燥咳 3. 用于阴虚消渴 4. 用于骨蒸潮热
*寒水石	咸寒;心胃肾	清热泻火	1. 用于热病烦渴,2. 用于丹毒,烫伤。
芦根	甘,寒;肺胃	清热生津,除烦止渴,利尿	1. 用于热病烦渴 2. 用于肺热呕吐 3. 用于肺热咳嗽,肺痈咳吐脓血 4. 用于热淋涩痛
天花粉	甘、微苦,微寒;肺胃	清热生津,消肿排脓	1. 用于热病口渴,内热消渴 2. 用于肺热咳嗽或燥咳 3. 用于痈肿疮疡
竹叶	甘、辛、淡,寒;心胃小肠	清热除烦,生津,利尿	1. 用于热病烦渴 2. 用于口舌生疮,尿赤涩痛
淡竹叶	甘淡寒;心胃小肠	清热除烦,利尿	1. 用于热病烦渴 2. 用于口舌生疮,尿赤淋浊
*莲子心	苦寒;心肾	清心安神,涩精止血	1. 用于热病高热神昏,2. 用于失眠,遗精。

*熊胆	苦寒;肝胆心	清热解毒,清肝明目,息风止痉	1. 用于惊痫抽搐 2. 用于肝热目赤 3. 疮痛,痔疮肿痛。
*鸭趾草	甘苦寒;肺胃膀胱	清热泻火,解毒利水	1. 热病 2. 咽痛,疮疡,毒蛇咬伤 3. 水肿,热淋
栀子	苦,寒;心肝肺胃三焦	泻火除烦,清热利湿,凉血解毒	1. 用于热病烦闷 2. 用于湿热黄疸 3. 用于血热出血 4. 用于热毒疮疡
夏枯草	辛苦寒;肝胆	清肝明目,消肿散结	1. 用于目赤肿痛、头痛眩晕,目珠疼痛 2. 用于瘰疬瘿瘤
决明子	甘苦咸,微寒;肝肾大肠	清肝明目,润肠通便	1. 用于目赤肿痛,目暗不明 2. 用于头痛眩晕 3. 用于肠燥便秘
*谷精草	辛肝凉;肝胃	疏散风热,明目退翳	1. 用于目赤翳障。2. 用于头痛齿痛。
*密蒙花	甘微寒;肝	清肝养肝,明目退翳。	目赤翳障
*青葙子	苦微寒;肝	清肝明目,退翳	目赤翳障(青光眼患者忌服)

第二节　清热燥湿药

药名	性味,归经	功效	临床应用
黄芩	苦寒;肺胃胆大肠	清热燥湿,泻火解毒,止血,安胎	1. 用于湿温暑湿,黄疸泻痢,热淋涩痛 2. 用于肺热咳嗽 3. 用于热病烦渴,寒热往来 4. 用于咽喉肿痛,痈肿疮毒 5. 用于血热出血证 6. 用于胎动不安

黄连	苦寒；心肝胃大肠	清热燥湿,泻火解毒	1. 用于湿热中阻、脘痞呕恶,泻痢腹痛 2. 用于热病高热 3. 用于心烦失眠,胃热呕吐 4. 用于痈肿疮毒 5. 用于血热出血证
黄柏	苦寒;肾膀胱大肠	清热燥湿,泻火解毒	1. 用于湿热带下,热淋,足膝肿痛,泻痢,黄疸 2. 用于疮疡肿毒,湿疹湿疮 3. 用于阴虚发热,遗精盗汗
龙胆	苦寒;肝胆膀胱	清热燥湿,泻肝火	1. 用于阴肿阴痒,带下,湿疹,黄疸 2. 用于肝火头痛,肝热目赤,高热抽搐
苦参	苦寒;心肝胃大肠膀胱	清热燥湿,杀虫,利尿	1. 用于湿热之泻痢、黄疸、带下 2. 用于皮肤瘙痒,疥癣,麻风 3. 用于小便涩痛
白鲜皮	苦寒;脾胃	清热燥湿,解毒,祛风	1. 用于湿热疮毒,湿疹,疥癣 2. 用于湿热黄疸 3. 用于湿热痹痛
*椿皮	苦涩寒;大肠肝	清热燥湿,涩肠止泻,止血止带	1. 用于湿热泻痢,久泻久痢。2. 赤白带下,3. 崩漏,便血,痔血。4. 杀虫。

第三节　清热解毒药

药名	性味,归经	功效	临床应用
金银花	甘寒;肺心胃	清热解毒,疏散风热	1. 疮痈疔肿 2. 外感风热,温病初起 3. 热毒血痢
连翘	苦,微寒;肺心胆	清热解毒,消痈散结,疏散风热	1. 疮痈肿毒,瘰疬结核 2. 外感风热,温病初起

大青叶	苦,大寒;心肺胃	清热解毒,凉血消斑	1. 疮痈丹毒,口疮,咽痛 2. 外感风热,温病初起 3. 热入营血,高热斑疹
板蓝根	苦,寒;心胃	清热解毒,凉血利咽	1. 温病发热,头痛,喉痛或身发斑疹 2. 大头瘟疫,丹毒痄腮
青黛	咸,寒;肝肺	清热解毒,凉血消斑,清肝泻火	1. 痄腮喉痹,疮痈丹毒 2. 热毒发斑,吐血衄血 3. 肝热惊痫 4. 咳嗽痰血
贯众	苦,微寒,有小毒;肝脾	清热解毒,凉血止血,杀虫	1. 风热感冒,热毒斑疹,痄腮 2. 吐血衄血,便血崩漏 3. 多种肠道寄生虫病
*三丫苦	苦寒;心	清热解毒,祛风除湿,散瘀止痛。	1. 疮痈肿痛,蛇虫咬伤 2. 外感气诸证 3. 风湿痹痛 4. 跌打损伤
蒲公英	苦甘寒;肝胃	清热解毒,利湿	1. 疮痈,乳痈,内痈 2. 热淋,黄疸
*蚤休	苦微寒有小毒;肝	清热解毒,消肿止痛,息风定惊	1. 痈肿疮毒,毒蛇咬伤 2. 跌打损伤 3. 小儿惊风
木芙蓉叶	辛平;心肝肺	清热解毒,凉血消肿	痈肿疮毒,丹毒,烫伤,跌打损伤。
紫花地丁	苦寒;心肝	清热解毒,消痈散结	1. 用于疮痈疔肿,乳痈肠痈 2. 用于毒蛇咬伤
野菊花	苦辛微寒;肺肝	清热解毒	1. 用于疮痈疔肿 2. 用于咽喉肿痛,风火赤眼
*千里光	苦寒;肝	清热解毒,清肝明目	1. 用于疮痈疖肿,水火烫伤 2. 用于目赤肿痛

*四季青	苦涩寒;肺心	清热解毒,凉血止血,敛疮	1. 用于水火烫伤,下肢溃疡,湿疹,疮痈 2. 用于肺热咳嗽,咽喉肿痛,热淋涩痛 3. 用于外伤出血
鱼腥草	辛,微寒;肺	清热解毒,消痈排脓,利尿通淋	1. 肺痈,肺热咳嗽 2. 热毒疮痈 3. 热淋
*金荞麦	苦微寒;肺脾胃	清热解毒,消痈利咽,祛风湿	1. 肺痈吐脓,痈肿疮疔 2. 肺热咳嗽,咽喉肿痛 3. 风湿痹痛
穿心莲	苦,寒;肺胃大肠,小肠	清热解毒,燥湿	1. 温病初起,肺热咳嗽,肺痈,咽喉肿痛 2. 痈肿疮毒,毒蛇咬伤 3. 湿热泻痢,湿疹瘙痒,热淋
*半边莲	甘淡寒;心小肠肺	清热解毒,利水消肿	1. 用于疮痈肿毒,毒蛇咬伤 2. 大腹水肿
*半枝莲	辛苦寒;肺肝肾	清热解毒,散瘀止血,利水消肿	1. 用于疮痈肿毒,毒蛇咬伤 2. 用于跌打损伤,吐衄,血淋 3. 用于大腹水肿。
*山慈菇	辛寒;有小毒,肝胃	清热解毒,消痈散结	用于痈疽疔毒,发背恶疮,瘰疬痰核。
*漏芦	苦寒;胃	清热解毒消痈,通乳	1. 用于疮痈,乳痈 2. 用于乳房胀痛,乳汁不下
白花蛇舌草	苦甘寒;胃大肠小肠	清热解毒消痈,利湿通淋	1. 用于疮疡肿毒,咽喉肿痛,毒蛇咬伤 2. 用于肠痈腹痛 3. 用于热淋
*红藤	苦平;大肠肝	清热解毒,活血止痛	用于肠痈,疮痈跌打损伤,经行腹痛,风湿痹痛

败酱草	辛、苦,微寒;肝胃大肠	清热解毒,消痈排脓,祛瘀止痛	1. 用于肠痈,肺痈,疮痈 2. 用于产后瘀阻腹痛
土茯苓	甘淡,平;肝胃	解毒利咽,通利关节	1. 用于梅毒 2. 用于热淋,带下,湿疹
白蔹	苦辛,微寒;心胃	清热解毒,消痈敛疮	1. 用于疮痈肿痛或溃久不敛 2. 用于水火烫伤
白头翁	苦,寒;大肠	清热解毒,凉血止痢	用于热毒血痢
*马齿苋	酸寒;肝大肠	清热解毒,凉血止痢,通淋	1. 热毒血痢 2. 疮痈肿毒 3. 崩漏便血 4. 热淋,血淋
*鸦胆子	苦寒;有小毒,大肠肝	清热解毒,止痢,截疟,腐蚀赘疣	1. 用于热毒血痢,休息痢 2. 疟疾 3. 鸡眼赘疣
秦皮	苦涩,寒;大肠肝胆	清热解毒,燥湿止痢,清肝明目	1. 用于热毒泻痢,湿热带下 2. 用于目赤肿痛,目生翳障
*铁苋	苦涩凉;大肠肝	清热解毒,凉血止血	1. 用于热毒泻痢 2. 用于血热出血,外伤出血
*地锦草	苦辛平;肝胃大肠	清热解毒,活血止血,利湿退黄	1. 用于热毒泻痢 2. 用于热毒疮痈,毒蛇咬伤 3. 用于多种出血证 4. 用于湿热黄疸
射干	苦,寒;肺	清热解毒,利咽祛痰	1. 用于咽喉肿痛 2. 用于痰痈咳喘
山豆根	苦,寒;肺胃	清热解毒,利咽消肿	1. 用于热毒雍结之咽喉肿痛 2. 用于牙龈肿痛
*马勃	辛平;肺	清热解毒,利咽,止血	1. 咽喉肿痛,咳嗽失音 2. 吐血衄血,外伤出血

＊橄榄	甘酸平;肺	清热解毒,利咽生津	1. 用于咽喉肿痛 2. 用于中酒毒和鱼蟹毒
＊余甘子	甘酸涩凉;肺脾胃	清热解毒,利咽生津,润肺化痰	用于咽痛,咳嗽。本品嚼食可治食积呕吐,腹痛;鲜果嚼食可治高血压病
＊金果榄	苦寒;肺大肠	清热解毒,利咽,止痛	1. 咽喉肿痛 2. 疮痈肿痛,泻痢腹痛,脘腹疼痛
＊朱砂根	苦辛凉;肺大肠	清热解毒,利咽,散瘀止痛	1. 用于咽喉肿痛 2. 用于风湿痹痛,跌打损伤
＊木蝴蝶（千层纸）	苦甘凉;肺肝胃	清热利咽,疏肝和胃	1. 用于咽痛肿痛 2. 用于肝胃气痛
土牛膝	苦酸,平;肺肝	清热解毒,活血散瘀,利水通淋	1. 用于痛经、经闭,风湿痹痛 2. 用于热淋
胖大海	甘,寒;肺大肠	清热利咽,润肺开音,清热通便	1. 用于咽喉肿痛,咳嗽失音 2. 用于燥热便秘
＊肿节风	辛苦平;有小毒,肝肺大肠	清热解毒,祛风除湿,活血止痛	1. 用于感冒发热,咽痛咳嗽,泻痢腹痛 2. 用于风湿痹痛 3. 用于跌打损伤
绿豆	甘,寒;心胃	清热解毒,消暑,利尿	1. 疮痈肿毒 2. 药食中毒 3. 用于暑热烦渴、小便短赤

第四节　清热凉血药

药名	性味,归经	功效	临床应用
生地黄	甘、苦,寒;心肝肾	清热凉血,养阴生津	1. 用于热入营血证 2. 用于吐血衄血,便血崩漏,热毒湿疹 3. 用于热病口渴,内伤消渴,肠燥便秘

玄参	甘、苦、咸,寒;肺胃肾	清热凉血,滋阴解毒	1. 用于热入营血证 2. 用于咽喉肿痛,瘰疬痰核,脱疽 3. 用于劳嗽咳血,阴虚发热,消渴便秘
牡丹皮	苦、辛,微寒;心肝肾	清热凉血,活血散瘀	1. 用于血热斑疹吐衄 2. 用于虚热证 3. 用于经闭痛经,癥瘕积聚,跌打损伤 4. 用于疮痈,肠痈
赤芍	苦,寒;肝	清热凉血,祛瘀止痛	1. 用于血热之斑疹、吐衄 2. 用于经闭痛经,癥瘕积聚,跌打损伤,疮痈肿痛 3. 用于目赤肿痛
紫草	甘咸寒;心肝	凉血活血,解表透疹	1. 斑疹紫黑,麻疹不透 2. 痈疽疮疡,湿疹瘙痒,水火烫伤
水牛角	苦咸寒;心肝胃	清热凉血,解毒消斑	1. 热入营血证 2. 血热吐衄 3. 疮痈,喉痹

第五节　清虚热药

药名	性味,归经	功效	临床应用
青蒿	苦、辛,寒;肝胆肾	清虚热,凉血,解暑,截疟	1. 用于热病伤阴,夜热早凉 2. 用于阴虚发热 3. 用于暑热外感 4. 用于疟疾
地骨皮	甘寒;胃肝肾	清虚热,清热凉血,清肺降火	1. 用于阴虚发热 2. 用于血热出血 3. 用于肺热咳嗽泄热而生津止烦渴泄热而泻肾经浮火

*白薇	苦咸寒;胃肝	清虚热,清热凉血,利尿通淋,解毒疗疮	1. 用于阴虚发热,产后虚热 2. 用于温病热入营血 3. 用于热淋,血淋 4. 用于疮痈咽痛,毒蛇咬伤
*银柴胡	甘微寒;肝胃	清虚热,除疳热	1. 用于阴虚发热 2. 用于疳积发热
*胡黄连	苦寒;心肝胃大肠	清虚热,除疳热,清湿热	1. 阴虚发热 2. 用于疳积发热 3. 用于湿热泻痢,痔疮肿痛

（三）泻下药

凡能引起腹泻,或滑润大肠,促进排便的药物,称为泻下药。

第一节　攻下药

药名	性味,归经	功效	临床应用
大黄	苦,寒;脾胃大肠肝心	泻下攻积,清热泻火,止血,解毒,活血祛瘀,清泻湿热	1. 胃肠积滞,大便秘结 2. 血热妄行之出血证 3. 热毒疮疡,丹毒及烧烫伤 4. 瘀血诸证 5. 黄疸,淋证
芒硝	咸苦,寒;胃大肠	泻下,软坚,清热	1. 用于实热积滞,大便燥结 2. 用于口疮,咽痛,目赤及疮痈肿痛 3. 外敷尚可回乳
*番泻叶	甘苦寒;大肠	泻下导滞	用于便秘。泻下行水消胀。
*芦荟	苦寒;肝大肠	泻下,清肝,杀虫	1. 用于热结便秘 2. 用于肝经实火证 3. 用于小儿疳积

第二节　润下药

药名	性味,归经	功效	临床应用
火麻仁	甘平;脾大肠	润肠通便	用于肠燥便秘
郁李仁	辛苦甘,平;大肠,小肠	润肠通便,利水消肿	1.用于肠燥便秘 2.用于水肿腹满,脚气浮肿
*松子仁	甘温;肺肝大肠	润燥滑肠,润肺止咳	1.肠燥便秘 2.肺燥咳嗽 3.血燥生风眩晕,风痹

第三节　峻下逐水药

药名	性味,归经	功效	临床应用
甘遂	苦,寒;有毒,肺肾大肠	泻下逐饮,消肿散结	1.用于水肿,臌胀,胸胁停饮等证 2.用于风痰癫痫 3.用于痈肿疮毒
京大戟	苦、辛,寒;有毒,肺肾大肠	泻下逐饮,消肿散结	1.用于水肿,臌胀,胸胁停饮 2.用于痈疮肿毒,瘰疬痰核
芫花	辛、苦,温;有毒,肺肾大肠	泻水逐饮,祛痰止咳,杀虫疗疮	1.用于胸胁停饮,水肿,臌胀 2.用于咳嗽痰喘 3.用于痈疽肿毒,秃疮,顽癣
*商陆	苦寒;有毒,肺肾大肠	泻下利水,消肿散结	1.用于水肿,臌胀,大便秘结,小便不利 2.用于疮痈肿毒
牵牛子	苦,寒;有毒,肺肾大肠	泻下,逐水,去积,杀虫	1.用于水肿,臌胀 2.用于痰壅喘咳 3.用于热结便秘,食滞等 4.用于虫积腹痛

| ＊千金子 | 辛温;有毒,肝肾大肠 | 泻水逐饮,破血消癥 | 1. 用于水肿,臌胀,二便不利 2. 用于癥瘕,经闭 3. 顽癣,癫疮,黑痣疣赘及蛇伤。 |
| 巴豆 | 辛,热;有大毒,胃大肠肺 | 峻下冷积,逐水退肿,祛痰利咽,外用蚀疮 | 1. 寒邪食积阻滞肠胃,卒然腹满胀痛,大便不通,气急口噤者 2. 腹水臌胀 3. 喉痹痰阻及寒实结胸 4. 痈疽,疥癣,恶疮 |

（四）祛风湿药

凡以祛除风湿、解除痹痛为主要作用的药物,称祛风湿药。

药名	性味,归经	功效	临床应用
独活	辛、苦,温;肾膀胱	祛风湿,止痹痛,解表	1. 风寒湿痹痛 2. 头风头痛,风寒表证及表证夹湿
防己	苦,辛,寒;膀胱肾脾	祛风湿,止痛,利水消肿	1. 用于风湿痹证 2. 用于水肿,小便不利,脚气肿痛
川乌	辛、苦,热;有大毒,心脾肝肾	祛风除湿,散寒止痛	1. 用于风寒湿痹,拘急止痛 2. 用于寒湿诸痛
蚕砂	甘、辛,温;肝脾胃	祛风除湿,舒筋活络,化湿和中	1. 用于风湿痹痛 2. 用于吐泻转筋
＊松节	苦温;肝肾	祛风除湿,止痛	风湿痹痛,跌打损伤。善祛筋骨间风寒湿邪而止痹痛
＊丁公藤	辛温;有小毒肝脾胃	祛风除湿,消肿止痛	1. 用于风寒湿痹,半身不遂 2. 用于跌打肿痛 3. 发汗解表,用治风寒表实无汗之证
＊独一味	苦微寒;有小毒肝脾	祛风除湿,活血化瘀,消肿止痛	1. 用于风湿痹痛 2. 用于跌打筋骨,闪腰岔气 3. 外敷治外伤出血

*闹羊花	辛温,有大毒;肝	祛风除湿,散瘀定痛	风寒湿痹,跌打肿痛。麻醉止痛,外用还可治顽癣。
*寻骨风	辛苦平;肝	祛风除湿,通络止痛	风湿痹痛,肢体麻木,跌打伤痛。胃痛,牙痛
马钱子	苦温;有大毒,肝脾	通络止痛,散结消肿	1. 用于风湿痹痛,跌打肿腿 2. 用于痈疽肿痛
雷公藤	辛、苦、寒;有大毒,心肝	祛风除湿,通络止痛,活血止痛,杀虫解毒	1. 风湿顽痹 2. 疔疮肿毒,腰带疮,麻风,顽癣
徐长卿	辛、温;肝胃	祛风止痛,活血通络,止痒	1. 用于风湿痹痛及其它各种痛证 2. 用于跌打损伤 3. 用于风疹,湿疹,顽癣 4. 解蛇毒
两面针	辛、苦、平;有小毒,肝胃	祛风通络,活血散瘀,行气止痛	1. 用于风湿痹痛,肢体麻木 2. 用于跌打伤痛 3. 用于胃痛,牙痛
*海桐皮	苦辛平;肝	祛风除湿,通络止痛,杀虫止痒	1. 风湿痹痛,四肢拘挛。2. 用于疥癣,风疹,湿疹。
*八角枫	辛微温;有小毒,肝	祛风除湿,舒筋活络,散瘀止痛	1. 用于风湿痹痛,瘫痪麻木,2. 用于跌打损伤。用于手术麻醉止痛。
威灵仙	辛、咸、温;膀胱	祛风湿,通经络,消痰水,治骨鲠	1. 用于风湿痹痛,拘挛麻木,瘫痪 2. 用于痰饮积聚 3. 用于诸骨鲠喉
秦艽	苦、辛、微寒;胃肝胆	祛风湿,舒筋络,退虚热,清湿热	1. 用于风湿痹痛,筋脉拘挛,手足不遂 2. 用于骨蒸潮热,小儿疳热 3. 用于湿热黄疸

*络石藤	苦微寒;心肝	祛风通络,凉血消肿	1. 用于风湿痹痛,筋脉拘挛, 2. 用于喉痹,疮肿。
木瓜	酸,温;肝脾	舒筋活络,除湿和胃	1. 风湿痹痛,筋脉拘挛,脚气肿痛 2. 吐泻转筋
蕲蛇	甘、咸,温;有毒,肝	祛风通络,定惊止痉	1. 用于风湿顽痹,口眼㖞斜,半身不遂 2. 用于麻风,疥癣,皮肤瘙痒等 3. 用于小儿急慢惊风,破伤风
乌梢蛇	甘,平;肝	祛风通络,定惊止痉	1. 用于风湿痹痛 2. 用于麻风,疥癣,皮肤瘙痒 3. 用于小儿急慢惊风,破伤风
稀莶草	苦、辛,寒;肝肾	祛风除湿,通经活络,清热解毒	1. 用于风湿痹痛,肢体麻木,半身不遂 2. 用于疮痈肿毒,湿疹瘙痒 3. 降血压
*臭梧桐	辛苦凉;肝	祛风除湿,通络止痛,降压	1. 风湿痹痛,肢体麻木,半身不遂 2. 用于高血压病
*丝瓜络	甘平;肺胃肝	祛风通络,化痰解毒	1. 用于风湿痹痛 2. 用于胸胁痛 3. 用于咳嗽痰多 4. 用于疮肿,乳痈 5. 治乳汁不下
*桑枝	苦平;肝	祛风通络,行水消肿	1. 用于风湿痹痛,四肢拘挛 2. 用于水肿,脚气浮肿
*伸筋草	苦辛温;肝	祛风除湿,舒筋活血	1. 风湿痹痛,筋脉拘挛,皮肤不仁 2. 用于跌打损伤
*老鹳草	辛苦平;肝大肠	祛风除湿,舒筋活络,解毒止痢	1. 用于风湿痹痛 2. 用于湿热泻痢

*路路通	辛苦平;肝胃膀胱	祛风活络,利水,通经下乳	1. 风湿痹痛,肢麻拘挛,跌打损伤 2. 水肿,小便不利 3. 经闭,乳房胀痛,乳汁不下 4. 祛风止痒
*穿山龙	苦辛平;肺肝	祛风除湿,活血通络,化痰止咳	1. 用于风湿痹痛,跌打损伤 2. 用于咳嗽痰多 3. 治疮肿,乳汁不下及经闭
*海风藤	辛苦微温;肝	祛风湿,通经络	用于风湿痹痛,筋脉拘挛,用于跌打损伤之瘀血肿痛
五加皮	辛、苦,温;肝肾	祛风湿,强筋骨,利尿	1. 用于风湿痹痛 2. 用于腰膝软弱,小儿行迟 3. 用于水肿,脚气浮肿
桑寄生	苦、甘,平;肝肾	祛风湿,益肝肾,强筋骨,安胎	1. 用于风湿痹痛,腰膝酸软等 2. 用于胎漏下血,胎动不安
狗脊	苦、甘,温;肝肾	祛风湿,补肝肾,强腰膝	1. 用于风湿腰痛脊强,肾虚腰膝软弱 2. 用于肾虚尿频,遗尿,白带过多
*千年健	苦辛温;肝肾	祛风湿,强筋骨,止痹痛	用于风湿痹痛,筋骨无力
*鹿衔草	苦肝平;肝肾肺	祛风湿,强筋骨,调经止血,补肺止咳	1. 用于风湿痹痛,腰膝酸软 2. 用于崩漏经多 3. 肺痨咳血,肺虚久咳 4. 补肝肾,止血
*雪莲花	微苦,甘温;肝肾	祛风湿,强筋骨,温肾阳,活血通经	1. 用于风寒湿痹,筋骨无力 2. 用于肾虚阳痿 3. 用于月经不调,痛经白带。止血,治外伤出血。

（五）化湿药

凡气味芳香,性偏温燥,具有化湿运脾作用的药物,称为化湿药。

药名	性味,归经	功效	临床应用
广藿香	辛微温;脾胃肺	化湿,解暑,止呕	1. 用于湿滞中焦证 2. 用于暑湿证及湿温证初起 3. 用于呕吐
佩兰	辛平;脾胃肺	化湿,解暑	1. 用于湿滞中焦证 2. 用于外感暑湿或湿温初起
苍术	辛苦温;脾胃	燥湿健脾,祛风湿,发表	1. 用于湿滞中焦证 2. 用于风湿痹痛 3. 外感表证夹湿之证
厚朴	苦辛温;脾胃肺大肠	燥湿,行气,消积,平喘	1. 用于湿阻中焦证 2 用于肠胃积滞 3. 用于痰饮喘咳
砂仁	辛,温;脾胃	化湿开胃,温脾止泻,理气安胎	1. 用于湿阻中焦,脾胃气滞证 2. 用于脾胃虚寒吐泻 3. 用于妊娠气滞恶阻及胎动不安
白豆蔻	辛温;肺脾胃	化湿行气,温中止呕	1. 用于湿滞中焦及脾胃气滞证 2. 用于呕吐
草豆蔻	辛,温;脾胃	燥湿行气,温中止呕	1. 用于寒湿中阻,脾胃气滞证 2. 用于虚寒夹湿久泻
草果	辛,温;脾胃	燥湿散寒,除痰截虐	1. 用于寒湿中阻证 2. 用于疟疾

（六）利水渗湿药

凡能通利水道、渗泄水湿,以治疗水湿内停病症为主要作用的药物,称为利水渗湿药。

第一节　利水消肿药

药名	性味,归经	功效	临床应用
茯苓	甘淡平;心脾胃	利水渗湿,健脾安神	1. 水肿、小便不利 2. 脾虚诸证 3. 心悸,失眠
猪苓	甘淡平;肾膀胱	利水渗湿	水肿、小便不利,泄泻,淋浊,带下
泽泻	甘淡寒;肾膀胱	利水渗湿,泻热	1. 水肿、小便不利,痰饮,泄泻 2. 湿热带下,淋浊
薏苡仁	甘淡,微寒;脾胃肺	利水渗湿,健脾止泻,清热排脓,除痹	1. 水肿、小便不利 2. 脾虚泄泻 3. 肺痈,肠痈 4. 湿痹筋脉拘挛
赤小豆	甘,平;心小肠	利水消肿,解毒排脓,利湿退黄	1. 用于水肿,小便不利 2. 用于痈疮肿毒 3. 用于黄疸
*冬瓜皮	甘微寒;肺小肠	利水消肿	水肿;暑热烦渴
*玉米须	甘平;膀胱肝胆	利水消肿,利湿退黄	1. 水肿,小便不利,淋证 2. 黄疸
*葫芦	甘平;肺小肠	利水消肿	面目浮肿,大腹水肿,脚气肿胀。
*香加皮	辛苦温;有毒,肝肾心	利水消肿,祛风湿,强筋骨	1. 利水,小便不利 2. 风湿痹痛 3. 肝肾不足,筋骨痿软无力
*泽漆	辛苦微寒;有毒,大肠小肠肺	利水消肿,化痰止咳,散结	1. 大腹水肿,四肢面目浮肿 2. 肺热咳嗽及痰饮喘咳 3. 瘰疬,痰核,癣疮
*蝼蛄	咸寒;膀胱胃	利水消肿	1. 水肿,小便不利 2. 石淋,癃闭

第二节　利尿通淋药

药名	性味,归经	功效	临床应用
车前子	甘,寒;肾肝肺	利尿通淋,渗湿止泻,清肝明目,清肺化痰	1. 用于热淋,水肿、小便不利 2. 用于暑湿泄泻 3. 用于目赤肿痛,目暗昏花 4. 用于热痰咳嗽
滑石	甘、淡、寒;膀胱胃	利尿通淋,清热解暑,祛湿敛疮	1. 热淋,石淋 2. 暑热烦渴、湿温初起 3. 收湿敛疮
关木通	苦,寒;心小肠膀胱	清热利水通淋,痛经下乳	1. 用于热淋,脚气肿胀 2. 用于口舌生疮,心烦尿赤 3. 用于血瘀闭经、乳少 4. 用于湿热痹痛
通草	甘、淡、微寒;肺胃膀胱	利尿通淋,下乳	1. 用于湿热淋证 2. 用于产后乳汁不通或乳少
瞿麦	苦,寒;心小肠膀胱	利尿通淋	用于热淋
扁蓄	苦微寒;膀胱	利尿通淋,杀虫止痒	1. 用于热淋,血淋 2. 用于湿疹阴痒,虫积腹痛
地肤子	苦,寒;膀胱	清热利湿,止痒	1. 用于热淋 2. 用于湿疹,风疹,皮肤瘙痒,阴痒
海金沙	甘寒;膀胱小肠	利尿通淋	用于各种淋证
石韦	苦甘,微寒;肺膀胱	利尿通淋,清肺止咳,凉血止血	1. 热淋,石淋,血淋 2. 肺热咳喘 3. 血热出血证
*冬葵子	甘寒;大肠小肠膀胱	利水通淋,下乳,润肠通便	1. 淋证,水肿。2. 产后乳汁不下,乳房胀痛。3. 肠燥便秘,
灯心草	甘淡微寒;心肺小肠	利尿通淋,清心除烦	1. 热淋 2. 心烦失眠,小儿夜啼 3. 治口舌生疮,咽痛
萆薢	苦平;脾胃膀胱	利湿浊,祛风湿	1. 用于膏淋、白浊 2. 用于风湿痹证

第三节 利湿退黄药

药名	性味,归经	功效	临床应用
茵陈	苦寒;脾胃肝胆	清利湿热,利胆退黄	1. 用于黄疸 2. 用于湿温,湿疮,湿疹
金钱草	甘、淡,微寒;肝胆肾膀胱	除湿退黄,利尿通淋,解毒消肿	1. 用于湿热黄疸 2. 用于石淋、热淋 3. 用于痈、恶疮肿毒、毒蛇咬伤 4. 用治烧伤,烫伤
虎杖	苦,微寒;肝胆肺	利胆退黄,清热解毒,活血祛瘀,祛痰止咳	1. 湿热黄疸淋浊,带下 2. 痈疮肿毒、烧烫伤、毒蛇咬伤 3. 血瘀经闭、痛经、跌打损伤、癥瘕 4. 肺热咳嗽
*地耳草	苦平;肝胆	利湿退黄,清热解毒,活血消肿	1. 湿热黄疸 2. 肺痈,肠痈,痈疮肿毒 3. 跌打损伤
*垂盆草	甘淡微酸凉;肝胆小肠	利湿退黄,清热解毒	1. 湿热黄疸 2. 痈疮肿毒,毒蛇咬伤
*积雪草	苦辛寒;肝脾肾	清热利湿,解毒消肿	湿热黄疸;痈疮肿毒,中暑腹泻。利水通淋,活血疗伤
溪黄草	苦,寒;肝胆大肠	清热利湿,利湿退黄,凉血散瘀	1. 用于湿热黄疸,湿热泻痢 2. 用于跌打损伤、瘀血肿痛

(七)温里药

凡能温里祛寒,治疗里寒证为主要作用的药物,称为温里药,又称祛寒药。

药名	性味,归经	功效	临床应用
附子	辛、甘,大热;有毒,心肾脾	回阳救逆,补火助阳,散寒止痛	1. 用于亡阳证 2. 用于阳虚证 3. 用于寒痹证
肉桂	辛、甘,热;肾脾心肝	补火助阳,散寒止痛,温经通脉	1. 用于肾阳虚证 2. 用于寒凝血滞的脘腹冷痛,寒湿痹痛,胸痹,寒疝腹痛 3. 用于寒凝血滞的痛经,经闭 4. 用于阴疽

干姜	辛,热;脾胃心肺	温中散寒,回阳通脉,温肺化饮	1. 用于脾胃寒证 2. 用于亡阳证 3. 用于寒饮伏肺喘咳
吴茱萸	辛、苦,热;有小毒,肝脾胃肾	散寒止痛,疏肝降逆,助阳止泻	1. 用于寒凝肝脉诸痛 2. 用于呕吐吞酸 3. 用于虚寒泄泻证
丁香	辛,温;脾胃肾	温中降逆,散寒止痛,温肾助阳	1. 用于胃寒呕吐、呃逆 2. 用于脘腹冷痛 3. 用于肾虚阳痿
小茴香	辛,温;肝肾脾胃	散寒止痛,理气和中	1. 用于寒疝腹痛,睾丸偏坠胀痛,少腹冷痛,痛经 2. 用于中寒气滞证
花椒	辛,热;脾胃	温中止痛,杀虫止痒	1. 用于脾胃寒证 2. 用于湿疹瘙痒,阴痒、蛔虫腹痛
高良姜	辛,热;脾胃	散寒止痛,温中止呕	1. 用于胃寒腹痛 2. 用于胃寒呕吐
*胡椒	辛热;胃大肠	温中止痛,下气消痰。	1. 脾胃寒证,2. 癫痫
*荜茇	辛热;胃大肠	温中散寒	脾胃寒证
*荜澄茄	辛温;脾胃肾膀胱	温中散寒,行气止痛	1. 脾胃寒证,2. 寒疝腹痛,3. 下焦虚寒之小便不利。
*山奈	辛温;胃	温中止痛,健胃消食	1. 脘腹冷痛,胸膈胀满。2. 食积不化证。

(八)理气药

凡以疏里气机、消除气滞或气逆证为主要作用的药物,称理气药,又谓行气药。

药名	性味,归经	功效	临床应用
陈皮	辛、苦,温;脾肺	理气健脾,燥湿化痰	1. 用于脾胃气滞证 2. 用于痰湿壅滞证

橘红	辛、苦,温;脾肺	散寒、燥湿、利气、化痰	1. 用于风寒咳嗽候痒痰多 2. 用于食积伤酒,呕恶痞闷
青皮	苦、辛,温;肝胆胃	疏肝破气,消积化滞	1. 肝气郁结诸证 2. 食积气滞证 3. 气滞血瘀证
枳实	苦辛微寒;脾胃大肠	破气消积,化痰除痞	1. 食积气滞,脘腹痞满证 2. 痰浊阻滞,胸脘痞满证
木香	辛苦温;脾胃大肠胆	行气,调中,止痛	1. 脾胃气滞诸证 2. 大肠气滞,泻下后重 3. 肝胆气滞证
香附	辛微苦微甘平;肝三焦	疏肝理气,调经止痛	1. 肝郁气滞诸痛证 2. 月经不调诸证
乌药	辛,温;肺脾肾膀胱	行气止痛,温肾散寒	1. 寒凝气滞所致胸腹诸痛证 2. 下元虚冷之尿频、遗尿证
沉香	辛、苦,温;脾胃肾	行气止痛,降逆止呕,温肾纳气	1. 寒凝气滞之胸腹胀痛证 2. 胃寒呕吐 3. 用于虚喘
檀香	辛,温;脾胃肺	理气调中,散寒止痛	寒凝气滞,胃脘冷痛,呕吐食少等证
川楝子	苦,寒;有小毒,肝胃小肠膀胱	行气止痛,疏肝泻热,杀虫疗癣	1. 肝郁化火,胁肋胀痛之证 2. 虫积腹痛
＊荔枝核	辛微苦温;肝胆	理气止痛,祛寒散结	1. 疝气痛,睾丸肿痛 2. 妇女痛经,产后腹痛
＊佛手	辛苦温;肝胆胃肺	疏肝解郁,理气和中,燥湿化痰	1. 肝郁气滞 2. 脾胃气滞 3. 痰湿壅肺证
玫瑰花	甘、微苦,温;肝胃	行气解郁,活血止痛	1. 用于肝胃不和证 2. 用于气滞血瘀证 3. 用于外伤肿痛
＊薤白	辛苦温;肺心胃大肠	通阳散结,行气导滞	1. 胸痹证 2. 肠胃气滞,泻痢后重

药名	性味,归经	功效	临床应用
*青木香	辛苦微寒;肝胃	行气止痛,解毒消肿	1. 肝胃气滞证 2. 夏令饮食不慎,秽浊内阻之腹痛吐泻 3. 痈疮疔毒,皮肤湿疮,毒蛇咬伤
大腹皮	辛微温;脾胃大肠小肠	行气导滞,利水消肿	1. 用于胃肠气滞证 2. 用于水肿,脚气肿痛
*柿蒂	苦平;胃	降气止呃	用于呃逆证
*刀豆	甘温;胃肾	降气止呃,温肾助阳	1. 虚寒呃逆 2. 肾虚腰痛
*甘松	辛肝温;脾胃	行气止痛,开郁醒脾	1. 中焦寒凝气滞 2. 脾胃不和证 3. 止痛作用,单泡含漱治龋齿作痛
*九香虫	咸温;肝脾肾	理气止痛,温肾助阳	1. 肝胃气滞,胸胁胀痛 2. 治肾阳不足之证

(九)消食药

凡以消积导滞、促进消化,治疗饮食积滞证为主要作用的药物,称为消食药,又谓消导药。

药名	性味,归经	功效	临床应用
山楂	酸甘,微温;脾胃肝	消食化积,行气散瘀	1. 用于肉食积滞证 2. 用于泻痢腹痛 3. 用于瘀阻肿痛
神曲	甘、辛,温;脾胃	消食和胃	用于饮食积滞证
麦芽	甘、平;脾胃肝	消食和中,回乳消胀	1. 用于食积不化 2. 用于妇女断乳,乳汁郁积、乳房胀痛
谷芽	甘、平;脾胃	消食健胃	用于食积停滞证
莱菔子	辛、甘、平;脾胃肺	消食除胀,降气化痰	1. 用于食积气滞证 2. 用于痰盛气喘证

＊鸡矢藤	甘苦微寒;脾胃肝肺	消食健胃,化痰止咳,清热解毒,止痛	1. 饮食积滞,小儿疳积 2. 热痰咳嗽 3. 热毒泻痢,咽喉肿痛,疮痈肿毒 4. 多种痛证
鸡内金	甘,平;脾胃小肠膀胱	消食健胃,固精止遗	1. 用于饮食积滞,小儿疳积 2. 用于遗精遗尿 3. 用于结石癥块

(十)驱虫药

凡以驱除或杀灭人体寄生虫为主要作用,用以治疗虫证的药物,称为驱虫药。

药名	性味,归经	功效	临床应用
使君子	甘,温;脾胃	驱虫消积	1. 用于蛔虫证,蛲虫证 2. 用于小儿疳积
苦楝皮	苦,寒;有毒,肝脾胃	杀虫,疗癣	1. 用于蛔虫证、蛲虫、钩虫病 2. 用于疥癣湿疮
槟榔	苦、辛,温;大肠胃	驱虫消积,行气利水	1. 用于多种肠道寄生虫病 2. 用于食积气滞,泻痢后重,小儿疳积 3. 用于水肿,脚气肿痛
南瓜子	甘平;胃大肠	杀虫	用于绦虫证
鹤草芽	苦涩凉;肝小肠大肠	杀虫	用于绦虫证
雷丸	苦寒;有小毒,胃大肠	杀虫	用于绦虫证,钩虫病,蛔虫病
芜荑	辛苦温;脾胃	杀虫,消积	1. 用于虫积腹痛 2. 用于小儿疳积 3. 外用祛湿杀虫止痒
鹤虱	苦辛平;有小毒,脾胃	杀虫消积	用于虫积腹痛
榧子	甘平;肺胃大肠	杀虫消积,通便,润肺	1. 虫积腹痛 2. 肠燥便秘 3. 肺燥咳嗽

（十一）止血药

凡以制止体内外出血为主要作用,常用以治疗出血证的药物,称为止血药。

第一节　凉血止血药

药名	性味,归经	功效	临床应用
大蓟	苦、甘、凉;心肝	凉血止血,散瘀解毒消痈	1. 用于血热出血证 2. 用于热毒疮痈 3. 降血压,利胆退黄
小蓟	苦甘凉;心肝	凉血止血,散瘀解毒消肿	1. 用于血热妄行出血证 2. 用于热毒疮痈
地榆	苦、酸、微寒;肝胃大肠	凉血止血,解毒敛疮	1. 用于各种血热出血证 2. 用于痈疽肿毒 3. 用于水火烫伤,湿疹,皮肤溃烂
槐花	苦微寒;肝大肠	凉血止血,清肝明目	1. 用于血热出血证 2. 用于肝火上炎之目赤头痛
侧柏叶	苦涩,微寒;肺肝大肠	凉血止血,祛痰止咳	1. 用于各种出血证 2. 用于咳嗽痰多证 3. 外敷可治丹毒、疔腮等
白茅根	甘,寒;肺胃大肠	凉血止血,清热利尿	1. 用于血热出血证 2. 用于热淋,水肿,小便不利及湿热黄疸
苎麻根	甘,寒;心肝	凉血止血,安胎,清热解毒	1. 用于血热出血证 2. 用于胎漏下血,胎动不安 3. 用于热毒疮痈,蛇虫咬伤 4. 利尿
荠菜	甘、淡,凉;肝胃	凉血止血,清肝明目,清热理湿	1. 用于血热出血证 2. 用于肝经热甚之头痛目胀,翳障 3. 用于湿热之泻痢,水肿,淋浊
景天三七	甘,微酸,平;肝心	化瘀止血,消肿止痛,宁心安神	1. 用于各种出血证 2. 用于跌打损伤 3. 用于惊悸,失眠

第二节 化瘀止血药

药名	性味,归经	功效	临床应用
三七	甘微苦温;肝胃	化瘀止血,消肿定痛	1. 用于体内外各种出血证 2. 用于跌仆瘀肿疼痛
茜草	苦,寒;肝	凉血止血,活血通经	1. 用于血热夹瘀之出血证 2. 用于血瘀经闭,跌打损伤,风湿痹痛
蒲黄	甘微辛平;肝心	化瘀,止血,利尿	1. 用于各种内外出血证 2. 用于瘀滞心腹疼痛 3. 用于血淋
五灵脂	苦甘温;肝脾	化瘀止血,活血止痛	1. 用于瘀血内阻之出血证 2. 用于瘀血内阻诸痛证 3. 治小儿疳积
降香	辛,温;肝脾	化瘀止血,活血止痛,降气避秽	1. 用于瘀阻出血证 2. 用于血瘀气滞所致的胸胁心腹疼痛及跌打损伤疼痛
花蕊石	酸、涩、平;肝	收敛止血,化瘀	用于各种出血证

第三节 收敛止血药

药名	性味,归经	功效	临床应用
白及	苦、甘、涩、微寒;肺胃肝	收敛止血,消肿生肌	1. 用于体内外诸出血证 2. 用于疮疡肿毒,烫伤及肛裂、手足皲裂等
仙鹤草	苦、涩、平;肺肝脾	收敛止血,补虚,止痢,杀虫	1. 用于多种出血证 2. 用于泻痢 3. 用于脱力劳伤 4. 用于疟疾,滴虫性阴道炎

药名	性味,归经	功效	临床应用
*紫珠	苦涩凉;肝肺胃	凉血收敛,清热解毒	1. 各种内外出血证 2. 痈疽疮毒,毒蛇咬伤,烧烫伤
棕榈	苦涩平;肺肝大肠	收敛止血	用于各种出血证
血余炭	苦涩平;肝胃大肠	收敛止血,化瘀,利尿	1. 各种出血证 2. 小便不利,石淋,血淋,瘀阻黄疸
藕节	甘涩平;肝肺胃	收敛止血,散瘀	用于各种出血证
*鸡冠花	甘涩凉;肝大肠	收敛止血,清热凉血,止泻止带	1. 各种出血证 2. 泻痢,带下 3. 敛疮消肿
*花生衣	肝微苦涩平;肝脾	收敛止血	各种出血证
*檵木	甘苦涩凉;肝胃大肠	收敛止血,清热解毒,止泻	1. 多种出血证 2. 泄泻,痢疾 3. 清热解毒。

第四节 温经止血药

药名	性味,归经	功效	临床应用
艾叶	辛、苦,温;肝脾肾	温经止血,散寒止痛,调经安胎,祛湿止痒	1. 用于虚寒性出血证,尤宜于崩漏 2. 用于虚寒性腹痛 3. 用于虚寒性的月经不调及胎动不安 4. 用于泻痢霍乱,妇女带下及湿疹,疥癣
炮姜	苦、涩,温;脾肝	温经止血,温中止痛,温中止泻	1. 用于虚寒性吐血,便血,崩漏等 2. 用于虚寒腹痛,腹泻等
灶心土	辛,温;脾胃肝	温中止血,温胃止呕,温脾止泻	1. 用于脾气虚寒出血 2. 用于虚寒性呕吐,反胃及妊娠恶阻 3. 用于脾胃虚寒之脘腹疼痛,久泻不止

(十二)活血化瘀药

凡能通畅血行、消散瘀血,治疗瘀血证为主要作用的药物,称为活血化瘀药,又称活血祛瘀药。

药名	性味,归经	功效	临床应用
川芎	辛温;肝胆心包	活血行气,祛风止痛	1. 用于血瘀气滞证 2. 用于头痛 3. 用于风湿痹痛、肢体麻木
延胡索	辛苦温;心肝脾	活血,行气,止痛	用于血瘀气滞诸痛
郁金	辛苦寒;肝心胆	活血止痛,行气解郁,凉血清心,利胆退黄	1. 用于血瘀气滞之胸胁腹痛 2. 用于热病神昏,癫痫等证 3. 用于肝胆湿热证 4. 用于肝郁化火,气火上逆,破血妄行之吐血、衄血及妇女倒经等
姜黄	辛苦温;肝脾	破血行气,通络止痛	1. 用于血瘀气滞诸证 2. 用于风寒湿痹
乳香	辛苦温;心肝脾	活血止痛,消肿生肌	1. 用于血瘀诸痛证 2. 用于疮疡痈肿,瘰疬
没药	苦辛平;心肝脾	活血止痛,消肿生肌	用于瘀血阻滞之证
丹参	苦,微寒;心肝	活血调经,凉血消痈,清心安神	1. 用于血瘀经闭、通经、月经不调,产后瘀滞腹痛等证 2. 用于血瘀之心腹疼痛,癥瘕积聚等证 3. 用于疮疡痈肿 4. 用于温热病热入营血、烦躁不安及心悸失眠等证

红花	辛温;心肝	活血通经,祛瘀止痛	1. 用于血瘀通经、经闭,产后瘀滞腹痛等证 2. 用于癥瘕积聚,跌打损伤,心腹损伤,心腹瘀阻疼痛等证 3. 用于血热瘀滞斑疹紫暗
桃仁	苦甘,平;有小毒,心肝大肠	活血祛瘀,润肠通便,止咳平喘	1. 用于多种血瘀证 2. 用于肺痈,肠痈 3. 用于肠燥便秘 4. 止咳平喘
益母草	苦辛,微寒;肝心膀胱	活血祛瘀,利水消肿,清热解毒	1. 用于妇人经产诸证 2. 用于水肿,小便不利 3. 用于疮痈肿毒,皮肤瘙痒
牛膝	苦酸甘;平,肝脾	活血通经,补肝肾,强筋骨,引火(血)下行,利尿通淋	1. 用于血瘀之痛经、经闭、产后腹痛、胞衣不下及等证 2. 用于肝肾不足,腰膝酸软无力 3. 用于上部火热证 4. 用于淋证,水肿,小便不利
*泽兰	苦辛微温;肝脾	活血化瘀,痛经,利水消肿	1. 血滞痛经,经闭及产后瘀滞腹痛,恶露不尽 2. 跌打损伤,胸胁刺痛及痈肿 3. 产后水肿,小便不利。
鸡血藤	苦、甘、温;肝	活血补血,舒筋活络	1. 用于血瘀或血虚之月经不调、痛经、经闭等证 2. 用于痹痛,肢体麻木,半身不遂
王不留行	苦,平;肝脾	活血通经,下乳,消痈,利水通淋	1. 用于血瘀痛经,经闭等证 2. 用于产后乳汁不下或乳痈等证 3. 用于热淋、血淋、石淋等证

＊月季花	甘温;肝	活血调经,解郁消肿	1. 肝郁血滞之月经不调,痛经,闭经,及胸腹胀痛 2. 疮痈肿痛,瘰疬,跌打损伤(可开水泡服)
＊凌霄花	辛微寒;肝	破血通经,凉血祛风	1. 血瘀经闭,月经不调,癥瘕积聚 2. 风热痒疹
＊凤仙花	甘微苦,温;肝	活血消肿止痛,祛风	1. 血瘀经闭,痛经,产后恶露不尽,跌打损伤 2. 风湿痹痛,肢体偏废,卧床不起 3. 痈毒疔疮,鹅掌风,灰指甲
土鳖虫	咸,寒;有小毒,肝	破血逐瘀,续筋接骨	1. 用于跌打损伤,筋骨折伤,瘀肿疼痛 2. 用于血瘀经闭,产后瘀滞腹痛,癥瘕
自然铜	辛平;肝	散瘀止痛,接骨疗伤	用于跌打损伤,骨折筋伤,瘀肿疼痛
骨碎补	苦,温;肝肾	活血续筋,补骨强骨	1. 用于跌打损伤,筋伤骨折,瘀肿疼痛 2. 用于肾虚腰痛,足膝痿弱,耳鸣耳聋,牙痛及久泻等证
血竭	甘、咸,平;心肝	活血化瘀止痛,止血敛疮生肌	1. 用于跌打损伤,瘀滞心腹刺痛等证 2. 用于外伤出血及疮疡不敛等
儿茶	苦、涩,凉;心肺	活血疗伤,止血生肌敛疮	用于外伤瘀肿,出血,湿疮等
刘寄奴	辛、苦,温;心肝脾	破血,通经,止痛,止血,消食化积	1. 用于跌打损伤 2. 用于血瘀经闭,产后瘀阻腹痛

药名	性味,归经	功效	临床应用
莪术	辛、苦,温;肝脾	破血行气,消积止痛	1. 用于血瘀气滞所致的癥瘕积聚 2. 用于食积气滞,脘腹胀痛
三棱	苦、辛,平;肝脾	破血行气,消积止痛	1. 用于血瘀气滞经闭腹痛,癥瘕积聚 2. 用于食积气滞,脘腹胀痛
*水蛭	咸苦平;有小毒,肝	破血逐瘀消癥	癥瘕积聚,血瘀经闭,跌打损伤
*虻虫	苦微寒;有毒,肝	破血通经,逐瘀消癥	1. 癥瘕痞块,血瘀经闭 2. 跌打损伤,血瘀肿痛
*斑蝥	辛寒;有大毒,肝肾胃	破血逐瘀消癥,攻毒蚀疮散结	1. 经闭,癥瘕,2. 痈疽,顽癣,瘰疬,狂犬咬伤,3. 酒浸液搽斑秃,能促进毛发生长
穿山甲	咸,微寒;肝胃	活血消癥,通经,下乳,消肿排脓	1. 用于瘀血阻滞之癥瘕积聚,经闭,风湿痹痛 2. 用于产后乳汁不下 3. 用于痈肿疮毒,瘰疬等

(十三)化痰止咳平喘药

凡能化痰或祛痰治疗痰证为主要作用的药物,称化痰药;以制止或减轻咳嗽喘息为主要作用,用治咳喘证的药物,称止咳平喘药。

第一节 温化寒痰药

药名	性味,归经	功效	临床应用
半夏	辛,温;有毒,脾胃肺	燥湿化痰,降逆止呕,消痞散结,外用消肿止痛	1. 用于湿痰、寒痰证 2. 用于胃气上逆呕吐 3. 用于胸痹,结胸,心下痞,梅核气 4. 用于瘰疬瘿瘤,痈疽肿毒及毒蛇咬伤等

天南星	苦、辛，温；有毒，肺肝脾	燥湿化痰,祛风解痉;外用消肿止痛	1. 用于湿痰、寒痰证 2. 用于风痰所致的眩晕,中风,癫痫及破伤风 3. 用于痈疽肿痛,瘰疬痰核,毒蛇咬伤
白附子	辛、甘，温；有毒,胃肝	燥湿化痰,祛风止痉,解毒散结止痛	1. 用于风痰所致中风口眼㖞斜,惊风癫痫,破伤风,偏头痛等 2. 用于瘰疬痰核、痈疽肿毒及毒蛇咬伤
白芥子	辛,温,肺	温肺化痰,利气散结,通络止痛	1. 用于寒痰壅肺,悬饮 2. 用于痰湿阻滞经络之肢体关节肿痛,阴疽流注
皂荚	辛、咸,温；有小毒,肺大肠	祛顽痰,开窍通闭,祛风杀虫	1. 用于顽痰阻肺之咳喘痰多证 2. 用于痰涎壅盛,关窍闭阻之证
旋覆花	苦、辛、咸，微温；肺脾胃大肠	降气化痰,降逆止呕	1. 用于痰饮壅肺或痰饮蓄结证 2. 用于噫气,呕吐
白前	辛、苦,微温；肺	降气,消痰,止咳	用于肺气壅实,肺气上逆,咳嗽痰多,或咯痰不爽,胸满喘急等

第二节　清化热痰药

药名	性味,归经	功效	临床应用
前胡	苦辛微寒；肺	降气化痰,宣散风热	1. 用于痰热阻肺证 2. 用于外感风热咳嗽有痰之证
桔梗	苦、辛,平；肺	开宣肺气,祛痰排脓,利咽	1. 用于肺气不宣的咳嗽痰多,胸闷不畅 2. 用于热毒壅肺之肺痈 3. 用于咽喉肿痛,失音

川贝母	苦、甘、微寒；肺心	清化热痰，润肺止咳，散结消肿	1. 用于肺热、肺燥及阴虚咳嗽 2. 用于瘰疬及乳痈、肺痈、疮痈等
浙贝母	苦，寒；肺心	清热散结，化痰止咳	1. 用于风热、痰热咳嗽 2. 用于瘰疬、瘿瘤、疮痈，肺痈等
瓜蒌	甘、微苦，寒；肺胃大肠	清热化痰，利气宽胸，散结消痈，润燥滑肠	1. 用于痰热咳喘 2. 用于胸痹，结胸等 3. 用于肺痈、肠痈、乳痈等 4. 用于肠燥便秘
竹茹	甘，微寒；肺胃	清化热痰，开郁除烦，清胃止呕	1. 用于肺热咳嗽 2. 用于痰火内扰之心烦失眠 3. 用于胃热呕吐
＊竹沥	甘寒；心肺肝	清热化痰，定惊利窍	1. 肺热痰壅咳喘，2. 中风痰迷，惊痫癫狂
天竺黄	甘，寒；心肝	清化热痰，清心定惊	用于痰热癫痫，中风痰壅，小儿痰热惊风，热病神昏等
海藻	咸寒；肝胃肾	消痰软坚，利水消肿	1. 用于瘿瘤，瘰疬，睾丸肿痛 2. 用于脚气浮肿及水肿
昆布	咸寒；肝胃肾	消痰散结，利水消肿	1. 用于瘿瘤，瘰疬等证 2. 用于水肿、脚气浮肿等证
＊黄药子	苦寒；有小毒，肺肝	化痰软坚，散结消瘿，清热解毒，凉血止血	1. 瘿瘤 2. 疮疡肿毒 3. 血热出血
＊海蛤壳	苦咸寒；肺胃	清热化痰，软坚散结，制酸止痛	1. 肺热，痰火之咳喘 2. 痰核，瘿瘤，瘰疬 3. 利水消肿
＊海浮石	咸寒；肺	清热化痰，软坚散结	1. 痰热咳喘 2. 瘿瘤，瘰疬 3. 利尿通淋

药名	性味,归经	功效	临床应用
*瓦楞子	咸平;肺胃肝	消痰软坚,化瘀散结,制酸止痛	1. 顽痰积结,瘰疬,瘿瘤 2. 癥瘕痞块 3. 煅用可制酸止痛
*礞石	肝咸平;肺肝	坠痰下气,平肝镇惊	1. 顽痰,老痰胶结,气逆咳喘之实证 2. 痰火内盛的癫狂,惊风 3. 涤痰消食,软坚消痞
*蕺菜	辛凉;肺肝	清肺化痰,清热解毒,活血通经,利湿退黄	1. 痰热咳喘 2. 血瘀闭经,跌打损伤,痹证 3. 热毒疮痈,漆疮,咽喉肿痛,蛇伤 4. 湿热黄疸 5. 健胃消食,利水消肿

第三节　止咳平喘药

药名	性味,归经	功效	临床应用
苦杏仁	苦,微温;有小毒,肺大肠	止咳平喘,润肠通便	1. 用于咳喘诸证 2. 用于肠燥便秘
苏子	辛,温;肺大肠	降气化痰,止咳平喘,润肠通便	1. 用于痰壅气逆咳喘 2. 用于肠燥便秘
百部	甘苦,微温;肺	清肺止咳,杀虫灭虱	1. 用于新久咳嗽,顿咳,肺痨咳嗽 2. 用于蛲虫,阴道滴虫,头虱及疥癣等
紫菀	苦甘,微温;肺	润肺下气,化痰止咳	用于咳嗽有痰
款冬花	辛,温;肺	润肺下气,止咳化痰	用于多种咳嗽
马兜铃	苦微辛寒;肺大肠	清肺化痰,止咳平喘	用于肺热咳嗽
枇杷叶	苦,微寒;肺胃	清肺化痰,止咳降逆止呕	1. 用于肺热咳嗽 2. 用于胃热呕逆

桑白皮	甘,寒;肺	泻肺平喘,利水消肿	用于肺热咳喘、水肿
葶苈子	苦、辛,大寒;肺膀胱	泻肺平喘,利水消肿	1. 用于痰涎壅盛咳喘 2. 用于胸腹积水实证
白果	甘、苦、涩、平;有毒,肺	敛肺平喘,收涩止带,固精缩尿	1. 用于咳喘咳嗽 2. 用于带下,白浊,小便频数,遗尿等
*矮地茶	苦辛平;肺肝	止咳平喘,清热利湿,活血化瘀	1. 咳喘痰多证 2. 黄疸,淋证,水肿 3. 跌打损伤,风湿痹痛,闭经
*洋金花	辛温;有毒,肺肝	止咳平喘,止痛,止痉	咳嗽哮喘,诸痛证,癫痫及慢惊风,麻醉
罗汉果	甘,凉;肺大肠	清热润肺,生津止渴,润肠通便	1. 用于肺热燥咳 2. 用于邪热伤津,咽痛失声 3. 用于肠燥便秘

(十四)安神药

凡以安定神志为主要作用,用治神志失常病症的药物,称为安神药。

第一节　重镇安神药

药名	性味,归经	功效	临床应用
朱砂	甘,寒;有毒,心	镇心安神,清热解毒	1. 用于心神不宁,心悸,失眠 2. 用于惊风、癫痫 3. 用于疮痈肿毒,咽喉肿痛,口舌生疮
磁石	咸,寒;心肝肾	镇惊安神,平肝潜阳,聪耳明目,纳气定喘	1. 用于心神不宁,惊悸,癫痫 2. 用于肝阳眩晕 3. 用于肝肾亏虚,目暗耳聋 4. 用于肾虚喘促

药名	性味,归经	功效	临床应用
龙骨	甘、涩,平;心肝肾	镇惊安神,平肝潜阳,收敛固涩	1. 用于心神不宁,心悸失眠,惊痫癫狂 2. 用于肝阳眩晕 3. 用于滑脱诸证 4. 用于湿疮痒疹、疮疡久溃不愈
琥珀	甘,平;心肝膀胱	镇惊安神,活血散瘀,利尿通淋	1. 用于心神不宁,心悸失眠,惊风癫痫 2. 用于瘀血阻滞证 3. 用于淋证,癃闭
珍珠	甘、咸,寒;心肝	镇惊安神,明目祛翳,收敛生肌	1. 用于心神不宁,心悸失眠 2. 用于惊风,癫痫 3 用于目赤翳障,视物不清 4. 用于口舌生疮,咽喉溃烂,疮疡久溃不愈

第二节 养心安神药

药名	性味,归经	功效	临床应用
酸枣仁	甘、酸,平;心肝胆	养心益肝,安神,敛汗	1. 用于心悸失眠 2. 用于体虚多汗
柏子仁	甘,平;心肾大肠	养心安神,润肠通便	1. 用于心悸失眠 2. 用于肠燥便秘
远志	苦、辛,微温;心肾肺	宁心安神,祛痰开窍,消散痈肿	1. 用于惊悸,失眠健忘 2. 用于痰阻心窍,癫痫发狂 3. 用于咳嗽痰多 4. 用于痈疽疮毒,乳房肿痛
*合欢花	甘平;心肝	安神解郁,活血消肿	1. 忿怒忧郁,烦躁不眠 2. 跌打骨折,血瘀肿痛及痈肿疮毒
首乌藤	甘,平;心肝	养心安神,祛风通络	1. 用于虚烦不眠,多梦等证 2. 用于血虚身痛,风湿痹痛
灵芝	甘,平;心肾肺	安神补虚,祛痰止咳	1. 用于心悸失眠,健忘多梦 2. 用于痰多咳嗽、喘促 3. 用于虚劳证

（十五）平肝息风药

凡以平肝潜阳、息风止痉为主要作用，主治肝阳上亢或肝风内动病证的药物，称为平肝息风药。

第一节 平抑肝阳药

药名	性味，归经	功效	临床应用
石决明	咸，寒;肝	平肝潜阳，清肝明目	1. 用于肝阳上亢，头晕目眩 2. 用于目赤，翳障，视物昏花
珍珠母	咸，寒;肝心	平肝潜阳，清肝明目，镇心安神	1. 用于肝阳上亢，头晕目眩 2. 用于目赤，视物昏花 3. 用于惊悸失眠，心神不宁
牡蛎	咸、涩、微寒;肝肾	平肝潜阳，软坚散结，收敛固涩	1. 用于肝阳上亢，头晕目眩 2. 用于痰核、瘰疬、癥瘕积聚等证 3. 用于滑脱诸证 4. 用于胃痛泛酸
赭石	苦，寒;肝心	平肝潜阳，重镇降逆，凉血止血	1. 用于肝阳上亢，头晕目眩 2. 用于呕吐，呃逆，噫气等证 3. 用于气逆喘息 4. 用于血热吐衄，崩漏
蒺藜	苦、辛，平;肝	平肝疏肝，祛风明目	1. 用于肝阳上亢，头晕目眩 2. 用于肝郁气滞，胸胁胀痛及乳闭胀痛 3. 用于风热上攻，目赤翳障 4. 用于风疹搔痒、白癜风
罗布麻	甘苦凉;肝	平抑肝阳，清热，利尿	1. 用于头晕目眩 2. 用于水肿、小便不利
*紫贝齿	咸平;肝	平肝潜阳，镇惊安神，清肝明目	1. 肝阳上亢，头晕目眩 2. 惊悸失眠 3. 目赤翳障

第二节　息风止痉药

药名	性味,归经	功效	临床应用
羚羊角	咸,寒;肝心	平肝息风,清肝明目,清热解毒	1. 用于肝风内动,惊痫抽搐 2. 用于肝阳上亢,头晕目眩 3. 用于肝火上炎,目赤头痛 4. 用于瘟热病壮热神昏,热毒发斑
牛黄	苦,凉;肝心	息风止痉,化痰开窍,清热解毒	1. 用于瘟热病及小儿惊风之壮热神昏、惊厥抽搐 2. 用于温热病热入心包及中风、惊风、癫痫等痰热蒙蔽心窍所致之神昏、口噤、痰鸣等证 3. 用于咽喉肿痛、溃烂及痈疽疔毒等热毒壅滞郁结之证
钩藤	甘,微寒;肝心包	息风止痉,清热平肝	1. 用于肝风内动,惊痫抽搐 2. 用于头痛,眩晕
天麻	甘,平;肝	息风止痉,平抑肝阳,祛风通络	1. 用于肝风内动,惊痫抽搐 2. 用于肝阳上亢,头痛眩晕 3. 用于肢麻痉挛抽搐,风湿顽痹
地龙	咸,寒;肝脾膀胱	清热息风,通络,平喘,利尿	1. 用于高热惊痫、癫狂 2. 用于气虚血滞,半身不遂 3. 用于痹证 4. 用于肺热哮喘 5. 用于热结膀胱,小便不利或尿闭不通
全蝎	辛,平,有毒,肝	息风止痉,攻毒散结,通络止痛	1. 用于痉挛抽搐 2. 用于疮疡肿毒、瘰疬结核 3. 用于风湿顽痹、顽固性偏正头痛

| 蜈蚣 | 辛,温;有毒,肝 | 息风止痉,攻毒散结,通络止痛 | 1. 用于痉挛抽搐 2. 用于疮疡肿毒、瘰疬、结核 3. 用于风湿顽痹 4. 用于顽固性头痛 |
| 僵蚕 | 咸、辛、平;肝肺 | 息风止痉,祛风止痛,化痰散结 | 1. 用于惊痫抽搐 2. 用于风中经络,口眼㖞斜 3. 用于风热头痛、目赤、咽肿或风疹瘙痒 4. 用于痰核、瘰疬 |

（十六）开窍药

凡具辛香走窜之性,以开窍醒神为主要作用,用于治疗闭证神昏病证的药物,称为开窍药。

药名	性味,归经	功效	临床应用
麝香	辛,温;心脾	开窍醒神,活血痛经,止痛,催产	1. 用于闭证神昏 2. 用于疮疡肿毒,咽喉肿痛 3. 用于血瘀经闭,癥瘕,心腹暴痛,跌打损伤,风寒湿痹等证 4. 用于难产,死胎,胞衣不下
*冰片	辛苦微寒;心脾肺	开窍醒神,清热止痛	1. 闭证神昏 2. 目赤肿痛 3. 疮疡肿痛,溃后不敛
苏合香	辛温;心脾	开窍醒神,辟秽止痛	1. 用于寒闭神昏 2. 用于胸腹冷痛,满闷
石菖蒲	辛、苦,温;心胃	开窍宁神,化湿和胃	1. 用于痰湿蒙蔽清窍之神昏、癫痫、头晕、耳鸣 2. 用于湿阻中焦,脘腹胀闷,痞塞疼痛
蟾酥	辛,温;心	开窍醒神,止痛,解毒	1. 用于痧胀腹痛,吐泻,神昏 2. 用于恶疮、瘰疬、咽喉肿痛及各种牙痛
安息香	辛、苦,平;心脾	开窍醒神,祛痰辟秽,行气活血,止痛	1. 用于闭证神昏 2. 用于心腹疼痛 3. 用于产后血晕,口噤垂死

(十七)补虚药

　　凡能补充人体气血阴阳之不足,改善脏腑功能、增强体质,以提高抗病能力,治疗虚证为主的药物,称为补虚药,亦称补养药或补益药。

第一节　补气药

药名	性味,归经	功效	临床应用
人参	甘、微苦,微温;心肺脾	大补元气,补脾益肺,生津止渴,安神益智	1. 用于气虚欲脱,脉微欲绝的危重症候 2. 用于肺气虚弱得短气喘促,懒言声微,脉虚自汗等证 3. 用于脾气不足的倦怠乏力,食少便溏等证 4. 用于热病气津两伤之身热口渴及消渴等证 5. 用于气血亏虚的心悸,失眠,健忘等证
西洋参	苦、微甘,寒;心肺胃	补气养阴,清火生津	1. 用于阴虚火旺、肺失清肃的喘咳痰血证 2. 用于热病气阴两伤之烦倦,口渴
党参	甘,平;脾肺	补中益气,生津,养血	1. 用于中气不足的食少便溏、四肢倦怠等证 2. 用于肺气亏虚的气短咳喘、言语无力、声音低弱等证 3. 用于热伤气津,气短口渴之证 4. 用于气血两亏的面色萎黄,头晕心悸等证
太子参	甘、微苦,平;脾肺	补气生津	1. 用于脾气虚弱、胃阴不足的食少倦怠 2. 用于气虚津伤的肺虚燥咳及心悸不眠、虚热汗多

黄芪	甘,微温;脾肺	补气升阳,益卫固表,利水消肿,托疮生肌	1. 用于脾胃气虚及中气下陷诸证 2. 用于肺气虚及表虚自汗,气虚外感诸证 3. 用于气虚水湿失运的浮肿,小便不利 4. 用于气血不足,疮疡内陷的脓成不溃或溃久不敛 5. 用于气虚血亏的面色萎黄、神倦脉虚等 6. 用于气虚不能摄血的便血、崩漏等 7. 用于气虚血滞不行的关节痹痛、肢体麻木或半身不遂等 8. 用于气虚津亏的消渴证
白术	苦、甘,温;脾胃	补气健脾,燥湿利水,固表止汗,安胎	1. 用于脾胃气虚、运化无力的食少便溏、脘腹胀满、肢软神疲等证 2. 用于脾虚失运,水湿内停之痰饮,水肿,小便不利等 3. 用于脾虚气弱,肌表不固而自汗 4. 用于脾虚气弱,胎动不安之证
山药	甘,平;脾肺肾	益气养阴,补脾肺肾,固精止遗	1. 用于脾胃虚弱证 2. 用于肺肾虚弱证 3. 用于阴虚内热,口渴多饮,小便频数的消渴证
刺五加	辛、微苦,温;脾肺肾	健脾益气,补肾强腰,养心安神,化痰平喘	1. 用于脾肺气虚证 2. 用于肾虚腰膝酸软证 3. 用于心脾两虚证
*绞股蓝	苦肝寒;脾肺	健脾益气,化痰止咳,清热解毒	1. 脾虚之多种兼夹证候 2. 痰浊阻肺证 3. 热毒证
*红景天	甘涩寒;脾肺	健脾益气,清肺止咳,活血化瘀	1. 脾气虚证 2. 肺热证 3. 血瘀证

白扁豆	甘,微温;脾胃	健脾化湿,和中消暑,解毒	1. 用于脾虚湿盛、运化失常之食少便溏或泄泻及脾虚而湿浊下注之白带过多等证 2. 用于暑湿吐泻 3. 用于食物中毒
甘草	甘,平;心肺脾胃	益气补中,清热解毒,祛痰止咳,缓急止痛,调和药性	1. 用于心气不足的心动悸,脉结代,与脾气虚弱的倦怠乏力,食少便溏等 2. 用于痰多咳嗽 3. 用于脘腹及四肢挛急作痛 4. 用于药性峻猛的方剂中 5. 用于热毒疮疡,咽喉肿痛及药物、食物中毒等
大枣	甘,温;脾胃	补中益气,养血安神,缓和药性	1. 用于脾虚食少便溏,倦怠乏力等证 2. 用于血虚萎黄及妇女脏躁,神志不安等证 3. 用于药性较峻烈的方剂中,可以减少烈性药的副作用,并保护正气
饴糖	甘,温;脾胃肺	益气补中,缓急止痛,润肺止咳	1. 用于中虚里急,脘腹疼痛 2. 用于肺虚干咳少痰
蜂蜜	甘,平;脾大肠	补中缓急,润燥,解毒	1. 用于中虚脘腹疼痛 2. 用于肺虚燥咳及肠燥便秘 3. 用于乌头类毒药之解毒

第二节　补阳药

药名	性味,归经	功效	临床应用
鹿茸	甘、咸、温;肾肝	壮肾阳,益精血,强筋骨,调冲任,固带脉,托疮毒	1. 用于肾阳不足,精血亏虚的阳痿早泄,宫寒不孕,尿频不禁,头晕耳鸣,腰膝酸痛,肢冷神疲等证 2. 用于肝肾不足的筋骨痿软,小儿发育不良,囟门过期不合,齿迟,行迟等 3. 用于冲任虚寒,带脉不固的崩漏不止,带下过多 4. 用于疮疡久溃不敛,脓出清稀,或阴疽内陷不起
巴戟天	甘、辛,微温;肾肝	壮肾阳,益精血,强筋骨,祛风湿	1. 用于肾阳虚弱的阳痿,不孕,月经不调,少腹冷痛等证 2. 用于肝肾不足的筋骨痿软,腰膝疼痛,或风湿久痹,步履艰难
淫羊藿	辛、甘,温;肝肾	温肾壮阳,强筋骨,祛风湿	1. 用于肾阳虚的阳痿,不孕及尿频等证 2. 用于肝肾不足的筋骨痹痛,风湿拘挛麻木等证
仙茅	辛,热;有毒,肾肝脾	温肾壮阳,强筋骨,祛风湿,温脾止泻	1. 用于肾阳不足,命门火衰的阳痿精冷、遗尿尿频 2. 用于肾虚腰膝痿软、筋骨冷痛,或寒湿久痹 3. 用于脾肾阳虚的脘腹冷痛,泄泻等

补骨脂	辛、苦,温;肾脾	补肾助阳,固精缩尿,暖脾止泻,纳气平喘	1. 用于肾阳不足,命门火衰之腰膝冷痛,阳痿,遗精,尿频等证 2. 用于脾肾阳虚泄泻 3. 用于肾不纳气的虚喘
益智仁	辛,温;肾脾	补肾助阳,固精缩尿,温脾止泻,开胃摄唾	1. 用于肾气虚寒之遗精滑精,遗尿尿频等 2. 用于脾寒泄泻,腹中冷痛,口多涎唾等
*海狗肾	咸热;肾	暖肾壮阳,益精补髓	主要用于肾阳衰惫的阳痿精冷,腰膝酸软,及精少不育。
*雄蚕蛾	咸温;肝肾	补肾助阳,固精止遗,止血生肌。	1. 肾阳不足,肾气不固之阳痿,遗精及不育不孕 2. 金疮,疮痈
*海马	甘咸温;肾肝	补肾壮阳,活血散结,消肿止痛	1. 肾阳虚衰的阳痿精少,遗尿,尿频 2. 癥瘕积聚及跌打损伤 3. 内服治疗肾虚作喘,外用阴疽疮肿,外伤出血
肉苁蓉	甘咸温;肾大肠	补肾阳,益精血,润肠通便	1. 用于肾阳不足,精血亏虚的阳痿,不孕,腰膝酸软,筋骨无力 2. 用于肠燥便秘
*锁阳	甘温;肝肾大肠	补肾阳,益精血,润肠通便	1. 肾阳虚衰的阳痿,不孕,腰膝痿软 2. 精血津液亏耗的肠燥便秘
冬虫夏草	甘,平;肺肾	益肾壮阳,补肺平喘,止血化痰	1. 用于肾虚腰痛,阳痿遗精 2. 用于肺虚或肺肾两虚之久咳虚喘,劳嗽痰血

紫河车	甘咸温;心肺肾	温肾补精,益气养血	1.用于肾气不足,精血亏虚的不孕,阳痿,遗精,腰酸,头晕,耳鸣等证 2.用于肺肾两虚的喘嗽 3.用于气血不足,萎黄消瘦,产后少乳等
蛤蚧	咸,平;肺肾	助肾阳,益精血,补肺气,定喘嗽	1.用于肾阳不足,精血亏虚的阳痿 2.用于肺肾两虚,肾不纳气的虚喘久嗽
菟丝子	甘,温;肝肾脾	补肾固精,养肝明目,止泻,安胎	1.用于肾虚腰痛,阳痿遗精,尿频,带下等证 2.用于肝肾不足,目失所养而致目昏目暗,视力减退之证 3.用于脾肾虚泄 4.用于肝肾不足的胎动不安
沙苑子	甘,温;肝肾	补肾固精,养肝明目	1.用于肾虚阳痿,遗精早泄,小便遗沥,白带过多及腰痛等 2.用于肝肾不足的眩晕目昏
杜仲	甘,温;肝肾	补肝肾,强筋骨,安胎	1.用于肝肾不足的腰膝酸痛,下肢痿软及阳痿,尿频等证 2.用于肝肾亏虚,下元虚冷的妊娠下血,胎动不安,或习惯性流产等
续断	苦甘辛,微温;肝肾	补肝肾,强筋骨,止血安胎,疗伤续折	1.用于肝肾不足,腰痛脚弱,风湿痹痛,及跌打损伤,骨折,肿痛等证 2.用于肝肾虚弱,冲任失调的胎动欲坠或崩漏经多等

韭菜子	辛甘温;肾肝	温补肝肾,壮阳固精	1. 用于肾阳虚弱阳痿遗精,遗尿尿频,白带过多等证 2. 用于肝肾不足的腰膝酸软冷痛
*阳起石	咸温;肾	温肾壮阳	肾阳虚的阳痿,宫冷,腰膝冷痹。
核桃仁	甘温;肾肺大肠	补肾益肺,纳气定喘,润肠通便	1. 用于肺肾两虚的喘咳证 2. 用于肾阳不足的腰膝酸痛,遗精尿频 3. 用于肠燥便秘
*葫芦巴	苦温;肝肾	温肾助阳,祛寒止痛	1. 肾阳虚衰之阳痿,滑泄,2. 肾阳不足,寒湿凝滞下焦的疝痛,经寒腹痛及寒湿脚气等。

第二节　补血药

药名	性味,归经	功效	临床应用
当归	甘辛温;肝心脾	补血,活血,调经,止痛,润肠	1. 用于血虚诸证 2. 用于血虚或血虚而兼有瘀滞的月经不调,痛经,经闭等证 3. 用于血虚,血滞或寒滞,以及跌打损伤,风湿痹阻的疼痛证 4. 用于痈疽疮痈 5. 用于血虚肠燥便秘
熟地黄	甘,微温;肝肾	补血滋阴,益精填髓	1. 用于血虚萎黄,眩晕,心悸失眠,月经不调,崩漏等证 2. 用于肾阴不足的潮热骨蒸、盗汗、遗精、消渴等 3. 用于肝肾精血亏虚的腰膝酸软,眩晕耳鸣,须发早白等

药名	性味,归经	功效	临床应用
白芍	苦酸甘,微寒;肝脾	养血调经,平肝止痛,敛阴止汗	1. 用于血虚或阴虚有热的月经不调,崩漏等证 2. 用于肝阴不足,肝气不舒或肝阳偏亢的头痛、眩晕、胁肋疼痛、脘腹四肢拘挛作痛等证 3. 用于阴虚盗汗,及营卫不和的表虚自汗证
制何首乌	甘、涩,微温;肝肾	补益精血,固肾乌须	1. 用于血虚而见头晕目眩,心悸失眠,萎黄乏力,及肝肾精血亏虚的眩晕耳鸣,腰膝酸软,遗精崩带,须发早白等证 2. 用于体虚久疟,肠燥便秘及痈疽瘰疬等证
生何首乌	甘、苦,平;心肝大肠	截疟,解毒,润肠通便	
阿胶	甘,平;肺肝肾	补血,止血,滋阴润燥	1. 用于血虚萎黄,眩晕,心悸等 2. 用于多种出血证 3. 用于阴虚证及燥证
龙眼肉	甘,温;心脾	补益心脾,养血安神	用于心脾虚损,心血不足的心悸、失眠、健忘等

第四节　补阴药

药名	性味,归经	功效	临床应用
北沙参	甘、微苦,微寒;肺胃	养阴清肺,益胃生津	1. 用于肺阴虚的肺热燥咳,干咳少痰,或痨嗽久咳,咽干音哑等 2. 用于胃阴虚或热伤胃阴,津液不足的口渴咽干、舌质红绛,或胃脘隐痛、嘈杂、干呕等

南沙参	甘,微寒;肺胃	养阴清肺,祛痰,益气	1. 用于肺阴虚的燥热咳嗽,见干咳少痰,或痰黏不易咯出者 2. 用于热病后气津不足或脾胃虚弱,而见咽干口燥,舌红少津,食少不饥者
麦冬	甘、微苦,微寒;心肺胃	养阴润肺,益胃生津,清心除烦	1. 用于肺阴不足,而有燥热的干咳痰黏、劳嗽咳血等 2. 用于胃阴虚或热伤胃阴,口渴咽干,大便燥结等 3. 用于心阴虚及温病热邪扰及心营,心烦不眠,舌绛而干等
天冬	甘、苦,寒;肺肾	养阴润燥,清火,生津	1. 用于阴虚肺热的燥咳或劳嗽咯血 2. 用于肾阴不足,阴虚火旺的潮热盗汗、遗精,内热消渴,肠燥便秘等证
百合	甘,微寒;肺心	养阴润肺止咳,清心安神	1. 用于肺阴虚的燥热咳嗽及劳嗽久咳,痰中带血等 2. 用于热病余热未清之虚烦惊悸,失眠多梦等
石斛	甘,微寒;胃肾	养阴清热,益胃生津	1. 用于热病伤津之低热烦渴、阴虚虚热不退等证 2. 用于胃阴不足等证
玉竹	甘微寒;肺胃	养阴润燥,生津止渴	1. 用于阴虚肺燥的干咳少痰 2. 用于热病烦渴及消渴等
黄精	甘,平;脾肺肾	滋肾润肺,补脾益气	1. 用于肺燥干咳少痰、阴虚劳嗽久咳等 2. 用于脾胃虚弱证 3. 用于肾虚精亏的头晕,腰膝酸软,须发早白及消渴等

枸杞子	甘,平;肝肾	补肝肾,明目,润肺	1. 用于肝肾不足的腰酸遗精,及头晕目眩,视力减退,内障目昏,消渴等 2. 用于阴虚劳嗽
桑椹	甘,寒;肝肾	滋阴补血,生津,润肠	1. 用于阴血亏虚的头晕耳鸣,目暗昏花,失眠,须发早白,遗精等 2. 用于津伤口渴,内热消渴及肠燥便秘等
银耳	甘,平;肺胃	滋阴润肺,养胃生津	1. 用于阴虚肺燥或虚劳久咳,干咳痰少,痰中带血等 2. 用于热病伤津或素体虚弱,胃阴不足,口渴咽干等
*墨旱莲	甘酸寒;肝肾	补肝肾阴,凉血止血	1. 肝肾阴虚的头晕目眩,须发早白,腰膝酸软,遗精耳鸣,2. 阴虚血热的咯血,衄血,便血,尿血,崩漏。
*女贞子	甘苦凉;肝肾	补肝肾阴,乌须明目	肝肾阴虚的目暗不明,视力减退,须发早白,腰酸耳鸣及阴虚发热。
黑芝麻	甘,平;肝肾大肠	补肝肾,益精血,润肠燥	1. 用于肝肾精血不足的头晕眼花,须发早白等 2. 用于血虚津亏的肠燥便秘
龟甲	甘、咸,寒;肝肾心	滋阴潜阳,益肾健骨,固经止血,养血补心	1. 用于阴虚内热,阴虚阳亢及热病阴虚风动等证 2. 用于肾虚骨痿,小儿囟门不合等证 3. 用治阴虚血热,冲任不固的崩漏、月经过多等 4. 用于心虚惊悸,失眠,健忘

| 鳖甲 | 咸,寒;肝肾 | 滋阴潜阳,软坚散结 | 1. 用于阴虚发热,阴虚阳亢,阴虚风动等证 2. 用于癥瘕积聚,疟母等 |

(十八)收涩药

凡以收敛固涩为主要作用的药物,称为收涩药,又称固涩药。

第一节　止汗药

药名	性味,归经	功效	临床应用
麻黄根	甘,平;肺	收敛止汗	用于自汗,盗汗
浮小麦	甘,凉;心	止汗,益气,除热	1. 用于自汗,盗汗 2. 用于骨蒸劳热
糯稻根须	甘,平;心肝肺	止汗退热,益胃生津	1. 用于自汗,盗汗 2. 用于虚热不退,骨蒸潮热

第二节　敛肺涩肠药

药名	性味,归经	功效	临床应用
五味子	酸、甘,温;肺肾心	敛肺滋肾,生津敛汗,涩精止泻,宁心安神	1. 用于久咳虚喘 2. 用于津伤口渴,消渴 3. 用于自汗,盗汗 4. 用于遗精,滑精 5. 用于久泻不止 6. 用于心悸,失眠,多梦
乌梅	酸、涩,平;肝脾肺大肠	敛肺止咳,涩肠止泻,生津止渴,安蛔止痛	1. 用于肺虚久咳 2. 用于久泻久痢 3. 用于虚热消渴 4. 用于蛔厥腹痛,呕吐

五倍子	酸、涩,寒;肺大肠肾	敛肺降火,涩肠止泻,固精止遗,敛汗止血	1. 用于肺虚久咳,肺热咳嗽 2. 用于久泻,久痢 3. 用于遗精,滑精 4. 用于自汗,盗汗 5. 用于崩漏下血,便血,尿血等出血证
诃子	苦、酸、涩,平;肺大肠	涩肠止泻,敛肺止咳,利咽开音	1. 用于久泻,久痢,脱肛 2. 用于肺虚久咳或久咳失音
*石榴皮	酸涩温;大肠	涩肠止泻,杀虫。	1. 久泻,久痢,脱肛 2. 虫积腹痛 3. 涩精,止血,止带
肉豆蔻	辛温;脾胃大肠	涩肠止泻,温中行气	1. 用于久泻,久痢 2. 用于胃寒胀痛,食少呕吐
*赤石脂	甘酸涩温;大肠胃	涩肠止泻,收敛止血,敛疮生肌	1. 久泻久痢 2. 崩漏,带下,便血 3. 疮疡不敛,湿疹,湿疮
*禹余粮	甘涩平;胃大肠	涩肠止泻,收敛止血。止带	久泻久痢。崩漏,带下。

第三节　固精缩尿止带药

药名	性味,归经	功效	临床应用
山茱萸	酸,(涩),微温;肝肾	补益肝肾,收敛固涩	1. 用于肝肾亏虚之头晕目眩,腰膝酸软,阳痿等证 2. 用于遗精滑精,遗尿尿频 3. 用于崩漏下血,月经过多 4. 用于大汗不止,体虚欲脱证
覆盆子	甘、酸,微温;肝肾	固精缩尿,益肾养肝	1. 用于肾虚不固之遗精滑精,遗尿尿频 2. 用于肝肾不足,目暗不明

桑螵蛸	甘咸,平;肝肾	固精缩尿,补肾助阳	1. 用于遗精滑精,遗尿尿频 2. 用于肾虚阳痿
*金樱子	酸涩平;肾膀胱大肠	固精缩尿,涩肠止泻	1. 遗精滑精,遗尿尿频,白带过多 2. 久泻久痢
莲子	甘、涩,平;脾肾心	补脾止泻,固涩止带,益肾固精,养心安神	1. 用于脾虚泄泻,食欲不振 2. 用于肾虚遗精,滑精 3. 用于带下证 4. 用于虚烦,失眠,惊悸
芡实	甘、涩,平;脾肾	补脾止泻,益肾固精,除湿止带	1. 用于脾虚止泻 2. 用于肾虚遗精滑精,遗尿,白浊 3. 用于带下证
海螵蛸	咸、涩,微温;肝肾	固精止带,收敛止血,制酸止痛,收湿敛疮	1. 用于遗精,带下 2. 用于崩漏下血,肺胃出血,创伤出血 3. 用于胃痛吐酸 4. 湿疮,湿疹,溃疡不敛

(十九)涌吐药

凡以促使呕吐为主要作用的药物,称为涌吐药,又称催吐药。

药名	性味,归经	功效	临床应用
常山	苦、辛,寒;有毒,肺心肝	涌吐痰涎,截疟	1. 用于胸中痰饮 2. 用于疟疾
瓜蒂	苦,寒;有毒,胃	涌吐痰湿,祛湿退黄	1. 用于痰热壅滞,宿食停滞证 2. 用于湿热黄疸,湿家头痛
胆矾	酸、涩、辛,寒;有毒,肝胆	涌吐痰涎,解毒收湿,祛腐蚀疮	1. 用于风痰壅盛,喉痹,癫痫,误食毒物 2. 用于风眼赤烂,口疮,牙疳 3. 用于肿毒不溃,胬肉疼痛
藜芦	辛、苦,寒;有毒,肺胃肝	涌吐风痰,杀虫疗疮	1. 用于中风,癫痫,喉痹 2. 用于疥癣秃疮

（二十）杀虫止痒药

凡以攻毒杀虫、燥湿止痒为主要作用的药物,称为杀虫止痒药。

药名	性味,归经	功效	临床应用
雄黄	辛温有毒;心肝胃	解毒,杀虫	1. 用于痈肿疔疮,湿疹,疥癣,虫蛇咬伤 2. 用于虫积腹痛
硫黄	酸,温;有毒,肾大肠	外用解毒杀虫止痒;内服补火壮阳通便	1. 用于疥癣,湿疹,皮肤瘙痒 2. 用于肾虚寒喘,阳痿,虚冷便秘
蛇床子	辛、苦,温;肾	杀虫止痒,祛风燥湿,温肾壮阳	1. 用于阴部湿痒,湿疹,疥癣 2. 用于寒湿带下,湿痹腰痛 3. 用于阳痿,宫冷不孕
蜂房	甘,平;肝胃	攻毒杀虫,祛风止痒,祛风止痛	1. 用于痈疽,瘰疬,癣疮 2. 用于风湿痹痛,瘾疹瘙痒,牙痛
大蒜	辛,温;脾胃肺	解毒杀虫,消肿,止痢	1. 用于痈肿疮毒,疥癣 2. 用于肺痨,百日咳,泻痢 3. 用于钩虫,蛲虫证
樟脑	辛热;有毒,心脾	外用除湿杀虫,温散止痛;内服开窍辟秽	1. 用于疥癣,湿疮 2. 用于牙痛,跌打损伤 3. 用于痧胀腹痛,吐泻,神昏
炉甘石	甘,平;肝胃	解毒明目退翳,收湿生肌敛疮	1. 用于目赤翳障,烂弦风眼 2. 用于溃疡不敛,皮肤湿疮

（二十一）拔毒生肌药

凡以拔毒化腐,生肌敛疮为主要作用的药物,称为拔毒生肌药。

药名	性味,归经	功效	临床应用
升药	辛,热;有大毒	拔毒化腐	用于痈疽溃后

| 轻粉 | 辛,寒;有大毒 | 外用攻毒,杀虫,敛疮;内服利水通便 | 1. 用于疥癣,梅毒,疮痈溃烂 2. 用于水肿臌胀,二便不利 |
| 砒石 | 辛,热;有大毒 | 外用蚀疮去腐;内服截疟,劫痰平喘 | 1. 用于瘰疬,疥癣,牙疳,痔疮,溃疡腐肉不脱 2. 用于寒痰哮喘 3. 用于疟疾 |

第三节　小儿常用中成药

一、启脾丸

[**药物组成**] 人参、白术（炒）、茯苓、甘草、陈皮、山药、莲子（炒）、山楂（炒）、六神曲（炒）、麦芽（炒）、泽泻。

[**功能主治**] 健脾和胃。用于脾胃虚弱，消化不良，腹胀便稀。

[**用法用量**] 口服。一次 1 丸，一日 2～3 次。3 岁以内小儿酌减。

[**注意事项**] 湿热泄泻、虚寒冷泻不宜单独使用；不宜与藜芦、五灵脂、皂角及其制剂同服；忌茶和白萝卜；忌食辛辣、生冷、油腻食物；养成良好饮食习惯，不偏食。

二、小儿健脾贴膏

[**药物组成**] 丁香、吴茱萸、五倍子、磁石、冰片、麝香。

[**功能主治**] 疏通经络，温中健脾。用于小儿消化不良。

[**用法用量**] 穴位帖敷。取穴足三里、天枢、中脘、关元、久泄者加贴脾俞穴，一日 1 次。

[**注意事项**] 本品为外用帖剂，不可内服；湿热泻泄者不宜用；要辨证循经取准穴位，过敏体质者慎用，穴位处皮肤破损者忌

用；敷贴时间不宜过长，须据用药要求按时更换。

三、龙牡壮骨颗粒

[药物组成] 党参、黄芪、麦冬、龟甲（醋制）、白术（炒）、山药、五味子（醋制）、龙骨、牡蛎（煅）、茯苓、大枣、甘草、乳酸钙、鸡内金（炒）、维生素 D2 葡萄糖酸钙。

[功能主治] 强筋壮骨，和胃健脾。用于治疗和预防小儿佝偻病、软骨病；对小儿多汗、夜惊、食欲不振、消化不良、发育迟缓等也有治疗作用。

[用法用量] 口服。2 岁以下一次 5g，2～7 岁一次 7g，7 岁以上一次 10g，一日 3 次，开水或牛奶冲服。

[注意事项] 实热证者慎用；患儿发热期间暂停服用，佝偻病合并手足抽搐应加服西药；严重维生素 D 缺乏症者请遵医嘱；冲服时有微量不溶物，系有效成分，须搅匀服下；服药期间应多晒太阳，多食含钙及易消化的食品，忌食辛辣、油腻食物。

四、双苓止泻口服液

[药物组成] 黄芩、白术、茯苓、猪苓、贯众、法半夏、陈皮、地榆、肉桂。

[功能主治] 清热化湿，健脾止泻。用于湿热内蕴、脾虚失健所致的小儿腹泻，可伴有发热、腹痛、口渴、尿少。

[用法用量] 口服。1 岁以内一次 3～5ml，1～3 岁一次 5～7ml，3 岁以上一次 10ml。一日 3 次，3 日为一疗程。

[注意事项] 服药 3 天症状无缓解者应去医院就诊；忌食辛辣、生冷、油腻食物。

[不良反应] 偶见呕吐等消化道反应。

五、儿康宁糖浆

[药物组成] 党参、黄芪、白术、茯苓、山药、薏苡仁、麦冬、制何首乌、大枣、焦山楂、麦芽（炒）、桑枝。

[功能主治] 益气健脾，消食开胃。用于脾胃气虚所致的厌食，症见食欲不振，消化不良，面黄肌瘦，大便稀溏。

[用法用量] 口服。一次 10ml，一日 3 次，20～30 日为一疗程。

[注意事项] 食积化热、胃阴不足所致厌食者不宜使用；轻症厌食者可服用，若服用 10～14 天，仍无改善症状者，应到医院就诊；节制饮食，不要偏食；忌食生冷、辛辣食物。

六、小儿化食口服液

[药物组成] 山楂（炒焦）、神曲（炒焦）、麦芽（炒）、槟榔（炒焦）、三棱（麸炒）、大黄、莪术（醋制）、牵牛子（炒）。

[功能主治] 消食化滞，泻火通便。用于小儿胃热停食，肚腹胀满。恶心呕吐，烦躁，口渴，大便干燥。

[用法用量] 口服。3 岁以上每次 10ml，一日 2 次。3 岁以下酌减。

[注意事项] 糖尿病及脾虚夹积者慎用；重病即止，不宜久服；忌食辛辣、生冷、油腻食物。

七、肥儿宝颗粒

[药物组成] 使君子、党参、广山楂、稻芽（炒）、鸡内金、夜明砂、山药（炒）、莲子、海螵蛸、茯苓、叶下珠、甘草。

[功能主治] 利湿消积，驱虫助食，健脾益气。用于小儿疳积，暑热腹泻，纳呆自汗，烦躁不眠。

[用法用量] 口服。5 岁以下一次 5g，5 岁以上一次 10g，一日 2 次。开水冲或咀嚼服。

[注意事项] 感冒者不宜用；婴儿应遵医嘱服用；长期厌食、体弱消瘦及腹胀重、腹泻次数增多者应去医院就诊；如见患儿自汗多、夜寐易惊、睡少等，应注意是否为佝偻病，以免延误治疗；忌食生冷油腻及不易消化的食物。

八、肥儿疳积颗粒

[**药物组成**] 使君子（炒，去壳）、莲子、芡实、牵牛子（炒）、茯苓、苍术（炒）、鸡内金（炒）、乌梅（炒）、车前子、薏苡仁（炒）、苦楝皮、槟榔（炒）、白芍（酒炙）、芜荑、水红花子、山药（炒）、麦芽、蓝花参、雷丸（炒）、甘草、白术、百部。

[**功能主治**] 健脾和胃，平肝杀虫。用于脾弱肝滞，面黄肌瘦，消化不良。

[**用法用量**] 口服。一次5~10g，一日2次。开水冲服。5岁以下酌减。

[**注意事项**] 糖尿病患儿禁服；感冒者不宜用；婴儿应遵医嘱服用；用药后如有不良反应应立即停服；长期厌食、体弱消瘦及腹胀重、腹泻次数增多者应去医院就诊；服驱虫药前，应先作大便常规检查；忌食辛辣、生冷、油腻食物。

九、健儿口服液

[**药物组成**] 山楂、鸡内金、淮山药、焦神曲。

[**功能主治**] 健脾开胃，促进消化，增强食欲。用于儿童消化不良，消化不良性腹泻，厌食，消瘦，疳积，营养不良等。

[**用法用量**] 口服。6个月~1岁一次5ml，1~3岁一次8ml，3~5岁一次10ml，5~10岁一次15ml，10岁以上一次20ml，一日3次。

[**注意事项**] 本品久贮后可能会有少量沉淀，不影响疗效。

十、小儿消食片

[**药物组成**] 鸡内金（炒）、山楂、六神曲（炒）、麦芽（炒）、槟榔、陈皮。

[**功能主治**] 消食化滞，健脾和胃。用于脾胃不和，消化不良，食欲不振，便秘，食滞，疳积。

[**用法用量**] 口服。1~3 岁一次 2~4 片，3~7 岁一次 4~6 片，成人一次 6~8 片，一日 3 次。

[**注意事项**] 脾虚泄泻或大便溏薄次数多者应慎用或不用；忌食辛辣、生冷、油腻食物；依法按量服用，厌食症状在 1 周内未改善，并出现其他不良反应时，应及时向医师咨询。

十一、健儿消食口服液

[**药物组成**] 炙黄芪、白术（麸炒）、麦冬、陈皮、莱菔子（炒）、山楂（炒）、黄芩。

[**功能主治**] 健脾益胃，理气消食。用于小儿饮食不节损伤脾胃引起的纳呆食物少，脘胀腹满，手足心热，自汗乏力，大便不调，以及厌食、恶食等。

[**用法用量**] 口服。3 岁以内一次 5~10ml，3 岁以上一次 10~20ml；一日 2 次；用时摇匀。

[**注意事项**] 胃阴不足者慎用；调节饮食，纠正不良饮食习惯。

十二、健脾消食丸

[**药物组成**] 白术（炒）、枳实（炒）、木香、草豆蔻、鸡内金（醋炙）、槟榔（炒焦）、荸荠粉。

[**功能主治**] 健脾，消食，化积。用于小儿脾胃不健引起的乳物停滞，脘腹胀满，食欲不振，面黄肌瘦，大便不调。

[**用法用量**] 口服。1 岁以内小儿一次半丸，1~2 岁一次 1 丸，2~4 岁一次 1 丸半，4 岁以上一次 2 丸；一日 2 次，或遵医嘱。

[**注意事项**] 脾胃虚弱无积滞者忌用；宜食用清淡易消化食物；讲究科学喂养，养成良好的饮食习惯。

十三、香苏调胃片

[**药物组成**] 广藿香、香薷、木香、紫苏叶、厚朴（姜炙）、

砂仁、枳壳（去瓤麸炒）、陈皮、茯苓、山楂（炒）、麦芽（炒）、白扁豆（去皮）、葛根、甘草、六神曲（麸炒）、生姜。

[功能主治] 解表和中，健胃化滞。用于胃肠积滞，外感时邪所致的身热体倦，饮食少进，呕吐乳食，腹胀便泻，小便不利。

[用法用量] 口服。周岁以内一次 1~2 片，1~3 岁一次 2~3 片，3 岁以上一次 3~5 片；一日 2 次，温开水送下。

[注意事项] 不适用于大便呈水样、腹泻频繁者；食积无表证者慎用；孕妇忌服；哺乳期妇女慎用；忌食辛辣、生冷、油腻食物。

十四、健儿清解液

[药物组成] 金银花、菊花、连翘、苦杏仁、山楂、陈皮。

[功能主治] 清热解毒，祛痰止咳，消滞和中。用于口腔糜烂，咳嗽咽痛，食欲不振，脘腹胀满等。

[用法用量] 口服。一次 10~15ml，婴儿一次 4ml，5 岁以内 8ml，6 岁以上酌加，一日 3 次。

[注意事项] 脾胃虚寒、大便稀溏慎用；不宜与滋补性中药同时服用；忌食辛辣、生冷、油腻食物。

十五、小儿咳喘灵颗粒（口服液）

[药物组成] 麻黄、金银花、苦杏仁、板蓝根、石膏、甘草、瓜蒌。

[功能主治] 宣肺，止咳，平喘。用于发热或不发热，咳嗽有痰，气促。

[用法用量] 口服。颗粒剂，2 岁以内一次 1g；3~4 岁一次 1.5g，5~7 岁一次 2g，一日 3~4 次，开水冲服；口服液，2 岁以内一次 5ml；3~4 岁一次 7.5ml，5~7 岁一次 10ml，一日 3~4 次。

[注意事项] 风寒感冒、阴虚肺热喘咳者不宜用；不宜与滋补性中药同时服用；凡高热痰多、气促鼻煽者，应及时去医院就诊；忌食辛辣、生冷、油腻食物。

十六、小儿清热止咳口服液

[**药物组成**]　麻黄、苦杏仁（炒）、石膏、甘草、黄芩、板蓝根、北豆根。

[**功能主治**]　清热宣肺，平喘，利咽。用于外感风热所致的感冒，症见发热恶寒、咳嗽痰黄、气促喘息、口干音哑、咽喉肿痛。

[**用法用量**]　口服。1～2 岁一次 3～5ml，3～5 岁一次 5～10ml，6～14 岁一次 10～15ml；一日 3 次，用时摇匀。

[**注意事项**]　风寒感冒者不适用；脾虚易腹泻者慎服；婴儿及糖尿病患儿应遵医嘱服用；高血压、心脏病患儿慎用；忌食辛辣、生冷、油腻食物。

十七、小儿肺热咳喘口服液

[**药物组成**]　麻黄、苦杏仁、石膏、甘草、金银花、连翘、知母、黄芩、板蓝根、麦冬、鱼腥草。

[**功能主治**]　清热解毒，宣肺化痰。用于热邪犯于肺卫所致的发热，汗出，微恶风寒，咳嗽，痰黄，或兼喘息，口干而渴。

[**用法用量**]　口服。1～3 岁一次 10ml，一日 3 次；4～7 岁一次 10ml，一日 4 次；8～12 岁一次 20ml，一日 3 次，或遵医嘱。

[**注意事项**]　风寒感冒、风寒闭肺喘咳、内伤肺肾亏虚喘咳忌用；脾虚易腹泻者慎服；婴儿及糖尿病患儿慎用；高血压、心脏病患儿慎用；忌食辛辣、生冷、油腻食物；大剂量服用，可能有轻度胃肠不适反应。

十八、儿童清肺口服液（丸）

[**药物组成**]　麻黄、苦杏仁（炒）、石膏、甘草、桑白皮（蜜炙）、瓜蒌皮、黄芩、板蓝根、橘红、法半夏、紫苏子（炒）、葶苈子、浙贝母、紫苏叶、细辛、薄荷、枇杷叶（蜜炙）、白前、前胡、石菖蒲、天花粉、青礞石（煅）。

[**功能主治**]　清肺，解表，化痰，止嗽。用于小儿风寒外束、

肺经痰热所致的面赤身热，咳嗽气促，痰多黏稠，咽痛声哑。

[用法用量]　口服。口服液，一次 20ml，6 岁以下一次 10ml，一日 3 次。丸剂，一次 1 丸，一日 2 次，3 岁以下一次 1/2 丸。

[注意事项]　痰热咳嗽、阴虚燥咳、体弱久嗽者忌用；急性支气管炎、支气管肺炎服药后发热、咳喘、痰涎壅盛不见好转，喘憋、面青唇紫者，应及时就医；不宜与滋补性中药同时服用；忌食辛辣、生冷、油腻食物。

十九、小儿止咳糖浆

[药物组成]　玄参、麦冬、胆南星、杏仁水、槟榔（焦）、桔梗、竹茹、桑白皮、天花粉、川贝母、瓜蒌子、甘草、紫苏子（炒）、知母、紫苏叶油。

[功能主治]　润肺清热，止嗽化痰。用于内热发烧，咳嗽黄痰，口干舌燥，腹满便秘，久嗽痰盛。

[用法用量]　口服。一次 10ml，一日 2 次。5 岁以下酌减。

[注意事项]　风寒咳嗽者不适用；体弱者慎用；忌烟、酒及辛辣、生冷、鱼腥、油腻食物。

二十、小儿感冒颗粒（口服液）

[药物组成]　广藿香、菊花、连翘、大青叶、板蓝根、地黄、地骨皮、白薇、薄荷、石膏。

[功能主治]　疏风解表，清热解毒。用于小儿风热感冒，症见发热，头胀痛，咳嗽痰黏，咽喉肿痛；流感见上述证候者。

[用法用量]　口服。颗粒剂，1 岁以内一次 6g，1～3 岁一次 6～12g，4～7 岁一次 12～18g，8～12 岁一次 24g，一日 2 次，开水冲服；口服液，1 岁以内一次 5ml，1～3 岁一次 5～10ml，4～7 岁一次 10～15ml，8～12 岁一次 20ml，一日 2 次，摇匀服。

[注意事项]　风寒感冒慎用；大便稀且次数多者慎用；避免与滋补性中药同时服用；忌食辛辣、生冷、油腻食物；1 岁以内每次服 6g（颗粒），应分多次服用。

二十一、小儿感冒宁糖浆

[**药物组成**] 薄荷、荆芥穗、苦杏仁、牛蒡子、黄芩、桔梗、前胡、白芷、栀子（炒）、山楂（焦）、六神曲（焦）、麦芽（焦）、芦根、金银花、连翘。

[**功能主治**] 疏散风热，清热止咳。用于春、秋、冬季小儿感冒发烧，汗出不爽，鼻塞流涕，咳嗽咽痛。

[**用法用量**] 口服。初生儿至 1 岁一次 5ml，2～3 岁一次 5～10ml，4～6 岁一次加 10～15ml，7～12 岁一次 15～20ml，一日 3～4 次，或遵医嘱。

[**注意事项**] 风寒感冒者不适用；脾虚易腹泻者慎服；服药期间避免同时服用滋补性中药；忌食辛辣、生冷、油腻、不易消化食物。

二十二、小儿退热口服液

[**药物组成**] 大青叶、连翘、金银花、板蓝根、黄芩、柴胡、重楼、栀子、淡竹叶、牡丹皮、地龙、白薇。

[**功能主治**] 疏风解表，解毒利咽。用于小儿风热感冒，发热恶风，头痛目赤，咽喉肿痛，痄腮，喉痹。

[**用法用量**] 口服。5 岁以内一次 10ml，5～10 岁一次 20～30ml，一日 3 次，或遵医嘱。

[**注意事项**] 风寒感冒者不适用；脾虚易腹泻者慎服；婴儿及糖尿病患儿慎用；饮食以流质、半流质为宜，忌食辛辣、生冷、油腻食物。

二十三、小儿解表颗粒

[**药物组成**] 金银花、连翘、牛蒡子（炒）、蒲公英、黄芩、防风、紫苏叶、荆芥穗、葛根、人工牛黄。

[**功能主治**] 宣肺解表，清热解毒。用于小儿外感风热所致的感冒，症见发热恶风，头痛咳嗽，鼻塞流涕，咽喉痛痒。

[**用法用量**] 口服。1～2 岁一次 4g，一日 2 次；3～5 岁一次 4g，一日 3 次；6～14 岁一次 8g，一日 2～3 次。开水冲服。

[**注意事项**] 风寒感冒者不适用；避免与滋补性中成药同时服用；脾虚易腹泻者慎服；忌食辛辣、生冷、油腻食物。

二十四、小儿热速清口服液（颗粒）

[**药物组成**] 柴胡、黄芩、板蓝根、葛根、金银花、水牛角、连翘、大黄。

[**功能主治**] 清热解毒，泻火利咽。用于小儿外感风热感冒，症见高热、头痛，咽喉肿痛，鼻塞流黄涕，咳嗽，大便干结。

[**用法用量**] 口服。口服液，1 岁以内一次 2.5～5ml，1～3 岁一次 5～10ml，3～7 岁一次 10～15ml，7～12 岁一次 15～20ml，一日 3～4 次。颗粒剂，1 岁以内一次 1/4～1/2 袋，1～3 岁一次 1/2～1 袋，3～7 岁一次 1～1.5 袋，7～12 岁一次 1.5～2 袋，一日 3～4 次，开水冲服。

[**注意事项**] 风寒感冒、大便次数多者忌用；忌食辛辣、生冷、油腻食物。

二十五、金银花露（合剂）

[**药物组成**] 金银花。

[**功能主治**] 清热解毒。用于小儿痱毒，暑热口渴。

[**用法用量**] 口服。露剂，一次 60～120ml，7 岁以内儿童一次 30～60ml，一日 2～3 次。合剂，一次 15ml，一日 2～3 次。

[**注意事项**] 脾胃虚弱者慎用；孕妇、年老体弱者慎用；不宜与滋补性或温热性中药同时服用；饮食宜清淡，应多饮水，忌食辛辣、鱼腥食物。

二十六、儿感退热宁口服液

[**药物组成**] 青蒿、板蓝根、菊花、苦杏仁、桔梗、连翘、薄荷、甘草。

[**功能主治**] 解表清热，化痰止咳，解毒利咽。用于小儿外感风热，内郁化火，发烧头痛，咳嗽，咽喉肿痛。

[**用法用量**] 口服。3~5岁一次4~6ml，5~10岁一次6~10ml，10岁以上一次10~15ml；一日3次。

[**注意事项**] 风寒感冒者不适用；适用于小儿风热感冒之轻者，若见高热、咳重者应及时就医；服药2天发热不退、咳嗽加重者应及时就医；忌食辛辣、生冷、油腻食物。

第四节　中成药针剂类

一、喜炎平注射液

功能主治：清热解毒、止咳止痢。

用法用量、成人：50~100mg/次　　　2~3次/日　　im
　　　　　　　　250~500mg/日　　ivgtt

儿童用量推荐表

年龄（月/岁）	体重（kg）	静滴用量（ml/日）
3~6月	4.8~6.6	1~2ml
6~12月	6.6~9.0	1.5~3ml
1~3岁	9.0~14.0	2~4ml
3~6岁	14.0~20.0	4~6ml
6~12岁	20.0~32.0	6~10ml

（儿童静脉滴注用药原则：按体重计算为：0.2~0.4ml/kg/日）

二、清开灵注射液

功能主治：清热解毒、化痰通络、醒神开窍。

用法用量：肌注2~4ml/日

静滴：20～40ml/日

儿童酌减

三、炎琥宁

适应症：病毒性肺炎和病毒性上呼吸但感染。

用法用量：肌注：40～80mg/次　1～2次/日

静滴：0.16～0.4g/次　1～2次/日

儿童酌减

四、茵栀黄注射液

功效：清热解毒、解湿退黄，用于湿热蕴结之黄疸。

用量：2ml/次

五、生脉注射液

用量：<7岁　0.5～1ml/ivgtt

>7岁　2～4ml/ivgtt

功效：益气复脉、养阴生津

六、丹参注射液

成人：10ml/次　儿童酌减

功效：活血化瘀，用于病毒性心肌炎

七、细辛脑

用量：儿童：0.5mg/kg　ivgtt　2/日

成人：16～24mg/次　ivgtt　2/日

功用：用于肺炎、支气管哮喘，温性阻塞性肺疾病伴咳嗽、咯痰、喘息等。

八、双黄连注射液

用量：60mg/kg　儿童酌减

功用：清热解毒，轻宣透邪、抗菌、抗病毒、增强免疫功能。

九、舒肝宁注射液

用量：成人：10~20ml/次　1/日　ivgtt

2~4ml/次　1/日　im　小儿酌减

功效：清热解毒、利湿退黄。

第八章　方剂及歌诀

第一节　常用方剂

二画

二至丸：旱莲草、女贞子

二陈汤：半夏、橘红、白茯苓、炙甘草

十味温胆汤：人参、熟地、枣仁、远志、五味子、茯苓、半夏、枳实、陈皮、甘草

十灰散：大蓟、小蓟、侧柏叶、荷叶、茜草根、栀子、茅根、大黄、牡丹皮、棕皮

丁萸理中汤：丁香、吴茱萸、党参、白术、干姜、炙甘草

七味白术散：藿香、木香、葛根、人参、白术、茯苓、甘草

八正散：车前子、瞿麦、萹蓄、滑石、栀子、甘草、木通、大黄

八珍汤：当归、川芎、熟地、白芍、人参、白术、茯苓、甘草

人参乌梅汤：人参、乌梅、木瓜、山药、莲子肉、炙甘草

人参理中丸：人参、干姜、甘草、白术

人参五味子汤：人参、白术、茯苓、五味子、麦门冬、炙甘草

三画

三拗汤：麻黄、杏仁、甘草

三子养亲汤：苏子、白芥子、莱菔子

下虫丸：新苦楝根皮、绿色贯众、木香、桃仁、芜荑、鸡心槟榔、鹤虱、轻粉、干虾蟆、使君子

大补阴丸：黄柏、知母、熟地黄、龟板、猪脊髓

大补元煎：人参、山药、熟地、杜仲、当归、山茱萸、枸杞子、炙甘草

大定风珠：白芍、阿胶、龟板、地黄、麻仁、五味子、牡蛎、麦冬、炙甘草、鳖甲、鸡子黄

大青龙汤：麻黄、桂枝、甘草、杏仁、生姜、大枣、石膏

大承气汤：大黄、厚朴、枳实、芒硝

小儿回春丹：牛黄、冰片、朱砂、羌活、僵蚕、天麻、防风、麝香、雄黄、胆南星、天竺黄、川贝母、全蝎、白附子、蛇含石、钩藤、甘草

小青龙汤：麻黄、桂枝、芍药、细辛、半夏、干姜、五味子、甘草

小建中汤：桂枝、白芍、甘草、生姜、大枣、饴糖

小蓟饮子：生地黄、小蓟根、滑石、木通、炒蒲黄、淡竹叶、藕节、栀子、甘草、当归

己椒苈黄丸：防己、椒目、葶苈、大黄

川芎茶调散：川芎、荆芥、白芷、羌活、甘草、细心、防风、薄荷

四画

五皮饮：生姜皮、桑白皮、陈橘皮、大腹皮、茯苓皮

五苓散：桂枝、茯苓、泽泻、猪苓、白术

五虎汤：麻黄、杏仁、石膏、甘草、桑白皮、细茶

五味消毒饮：野菊花、银花、蒲公英、紫花地丁、紫背天葵子

不换金正气散：苍术、厚朴、陈皮、甘草、藿香、半夏

止痉散：全蝎、蜈蚣、天麻、僵蚕

少腹逐瘀汤：小茴香、炒干姜、延胡索、没药、当归、川芎、肉桂、赤芍、蒲黄、五灵脂

牛黄夺命丸：白牵牛、黑牵牛、大黄、槟榔

牛黄清心丸：牛黄、黄芩、黄连、栀子、郁金、朱砂

丹栀逍遥散：柴胡、当归、白芍、白术、茯苓、甘草、薄荷、生姜、丹皮、栀子

匀气散：陈皮、桔梗、炮姜、砂仁、木香、炙甘草、红枣

乌药散：乌药、白芍、香附、高良姜

乌梅丸：乌梅、细辛、干姜、川椒、黄连、黄柏、桂枝、附子、人参、当归

六一散：滑石、生甘草

六君子汤：人参、白术、茯苓、甘草、陈皮、半夏

六味地黄丸：熟地、山茱萸、山药、茯苓、泽泻、丹皮

天麻钩藤饮：天麻、钩藤、石决明、杜仲、牛膝、桑寄生、山栀子、黄芩、益母草、茯神、夜交藤

无比山药丸：山药、杜仲、菟丝子、五味子、肉苁蓉、茯神、巴戟天、牛膝、山茱萸、地黄、泽泻、赤石脂

五画

玉女煎：石膏、熟地、牛膝、知母、麦冬

玉屏风散：防风、黄芪、白术

甘麦大枣汤：甘草、小麦、大枣

甘露消毒饮：滑石、淡芩、茵陈、藿香、连翘、石菖蒲、白蔻、薄荷、木通、射干、川贝母

石斛夜光丸：天门冬、人参、茯苓、麦门冬、熟地黄、生地黄、菟丝子、菊花、草决明、杏仁、干山药、枸杞子、牛膝、五味子、白蒺藜、石斛、肉苁蓉、川芎、炙甘草、枳壳、青葙子、防风、川黄连、水牛角、羚羊角

左归丸：熟地、山药、山茱萸、枸杞子、菟丝子、鹿角胶、龟板胶、牛膝

左金丸：黄连、吴萸

右归丸：熟地黄、山药、山茱萸、枸杞子、鹿角胶、菟丝子、杜仲、当归、肉桂、制附子

龙骨散：龙骨、枯矾

龙胆泻肝汤：龙胆草、黄芩、栀子、泽泻、木通、车前子、当归、生地黄、柴胡、甘草

归脾汤：白术、当归、白茯苓、黄芪、龙眼肉、远志、木通、酸枣仁、木香、甘草、人参

四苓散：茯苓、猪苓、白术、泽泻

四逆汤：甘草、干姜、附子

四神丸：补骨脂、肉豆蔻、吴茱萸、五味子、生姜、大枣

四君子汤：白术、茯苓、人参、甘草

生脉散：麦冬、五味子、人参

失笑散：五灵脂、蒲黄

白虎汤：石膏、知母、粳米、甘草

白头翁汤：白头翁、秦皮、黄芩、黄柏

白虎加人参汤：人参、石膏、知母、甘草、粳米

瓜蒌薤白半夏汤：瓜蒌实、薤白、半夏、白酒

加味六味地黄丸：熟地黄、山药、山茱萸、牡丹皮、茯苓、泽泻、鹿茸、五加皮、麝香

加味清胃散：生地黄、升麻、牡丹皮、当归、黄连、犀角、连翘、甘草

半夏白术天麻汤：半夏、白术、天麻、茯苓、陈皮、甘草、生姜、大枣

半夏白术天麻汤：半夏、白术、天麻、茯苓、橘红、白术、甘草、生姜、大枣

六画

至宝丹：犀角、朱砂、雄黄、玳瑁、琥珀、麝香、冰片、牛黄、安息香、金箔、银箔

当归四逆汤：当归、桂枝、芍药、细辛、甘草、通草、大枣

朱砂安神丸：川连、生地、当归、甘草、辰砂

竹叶石膏汤：竹叶、石膏、半夏、麦门冬、人参、甘草、粳米

华盖散：麻黄、杏仁、甘草、桑白皮、紫苏子、赤茯苓、陈皮

血府逐瘀汤：当归、生地黄、牛膝、红花、桃仁、柴胡、枳壳、赤芍、川芎、桔梗、甘草

行军散：牛黄、麝香、珍珠、冰片、硼砂、雄黄、火硝、金箔

交泰丸：川连、桂心

安宫牛黄丸：牛黄、郁金、犀角、黄连、栀子、朱砂、雄黄、冰片、麝香、珍珠、黄芩

羊肝丸：羊肝、砂仁、豆蔻

异功散：人参、白术、茯苓、陈皮、甘草

导赤散：生地黄、竹叶、木通、甘草

防己黄芪汤：防己、甘草、白术、黄芪、生姜、大枣

防己茯苓汤：防己、黄芪、桂枝、茯苓、甘草

芎芷石膏汤：川芎、白芷、石膏、菊花、藁本、羌活

地榆散：地榆、黄连、茜草根、黄芩、茯神、栀子仁、薤白

百合固金丸：熟地黄、生地黄、麦门冬、贝母、百合、当归、炒芍药、甘草、玄参、桔梗

七画

麦味地黄丸：生地黄、山茱萸、山药、茯苓、牡丹皮、泽泻、五味子、麦门冬

远志丸：远志、菖蒲、茯苓、龙齿、人参、朱砂

苏葶丸：苦葶苈子、南苏子

苏合香丸：白术、青木香、水牛角、香附子、朱砂、诃黎勒、白檀香、安息香、沉香、麝香、丁香、荜茇、龙脑、苏合香油、熏陆香

苏子降气汤：苏子、半夏、当归、陈皮、甘草、前胡、厚朴、枳实

杞菊地黄丸：生地黄、山茱萸、茯苓、山药、丹皮、泽泻、枸杞子、菊花

连翘败毒散：黑荆芥、炒防风、金银花、连翘、生甘草、前胡、柴胡、川芎、枳壳、桔梗、茯苓、薄荷、生姜、羌活、独活

牡蛎散：煅牡蛎、黄芪、麻黄根、浮小麦

沙参麦冬汤：沙参、麦冬、玉竹、桑叶、甘草、天花粉、白扁豆

补中益气汤：黄芪、人参、白术、甘草、当归、陈皮、升麻、柴胡、生姜、大枣

补阳还五汤：黄芪、当归、赤芍、川芎、地龙干、桃仁、红花

补肾地黄丸：熟地、泽泻、丹皮、山萸肉、牛膝、山药、鹿茸、茯苓

附子泻心汤：附子、人参、干姜、甘草、白术

驱虫粉：使君子、生大黄

驱绦汤：南瓜子、槟榔

驱蛔承气汤：大黄、芒硝、枳实、厚朴、槟榔、使君子、苦楝子

羌活胜湿汤：羌活、独活、藁本、防风、甘草、川芎、蔓荆子

八画

青蒿鳖甲汤：青蒿、鳖甲、知母、生地、丹皮

固真汤：人参、白术、茯苓、炙甘草、黄芪、附子、肉桂、山药

知柏地黄丸：干地黄、牡丹皮、山萸肉、山药、泽泻、茯苓、知母、黄柏

使君子散：使君子肉、甘草、吴茱萸、苦楝子

金沸草散：金沸草、前胡、荆芥、细辛、半夏、茯苓、甘草、生姜、大枣

金匮肾气丸：干地黄、山药、山茱萸、泽泻、茯苓、炮附子、桂枝

肥儿丸：麦芽、胡黄连、人参、白术、茯苓、黄连、使君子、神曲、炒山楂、炙甘草、芦荟

炙甘草汤：炙甘草、大枣、阿胶、生姜、人参、生地、桂枝、麦冬、麻仁

定喘汤：阿胶、蛤粉、半夏、麻黄、人参、甘草、桑白皮、米壳、五味子

定痫丸：天麻、川贝、胆星、半夏、陈皮、茯苓、茯神、丹参、麦冬、菖蒲、远志、全蝎、僵蚕、琥珀、辰砂、竹沥、姜汁、甘草

实脾饮：白术、茯苓、大腹皮、木瓜、厚朴、木香、草果仁、附子、干姜、甘草、生姜、大枣

河车八味丸：紫河车、地黄、丹皮、大枣、茯苓、泽泻、山药、麦冬、五味子、肉桂、熟附片、鹿茸

泻心汤：大黄、黄连、黄芩

泻黄散：藿香叶、山栀子仁、石膏、甘草、防风

泻心导赤散：生地、木通、黄连、甘草梢

泻白散：桑白皮、地骨皮、生甘草、粳米

参附汤：人参、附子

参蛤散：人参、蛤蚧

参苓白术散：人参、茯苓、白术、桔梗、山药、甘草、白扁豆、莲肉、砂仁、薏苡仁

参附龙牡救逆汤：人参、附子、龙骨、牡蛎、白芍、炙甘草

贯众汤：贯众、苦楝根皮、土荆芥、紫苏

九画

荆防败毒散：荆芥、防风、羌活、独活、柴胡、川芎、枳壳、茯苓、甘草、桔梗、前胡、人参、生姜、薄荷

茵陈蒿汤：茵陈蒿、栀子、大黄

茵陈理中汤：茵陈蒿、党参、干姜、白术、甘草

茜根散：茜草根、黄芩、阿胶、侧柏叶、生地、甘草

枳实导滞丸：大黄、枳实、黄芩、黄连、神曲、白术、茯苓、泽泻

栀子豉汤：栀子、豆豉

香砂平胃散：香附、苍术、陈皮、厚朴、砂仁、山楂肉、神

曲、麦芽、枳壳、白芍、甘草

保元汤：人参、黄芪、甘草、肉桂

保和丸：山楂、神曲、半夏、茯苓、陈皮、连翘、莱菔子

追虫丸：雷丸、白芜荑、槟榔、使君子、白术、黑牵牛、大黄、当归

独参汤：人参

养脏散：当归、沉香、木香、肉桂、川芎、丁香

养胃增液汤：石斛、乌梅、沙参、玉竹、白芍、甘草

宣毒发表汤：升麻、葛根、枳壳、防风、荆芥、薄荷、木通、连翘、牛蒡子、竹叶、甘草、前胡、桔梗、杏仁

济生肾气丸：附子、白茯苓、泽泻、萸肉、山药、车前子、丹皮、牛膝、官桂、熟地黄

神犀丹：犀角、石菖蒲、黄芩、生地、金银花、连翘、板蓝根、豆豉、玄参、天花粉、紫草、金汁

十画

都气丸：熟地黄、山药、山茱萸、茯苓、泽泻、丹皮、五味子

桂枝汤：桂枝、芍药、生姜、甘草、大枣

桂枝加龙骨牡蛎汤：桂枝、芍药、生姜、甘草、大枣、龙骨、牡蛎

桂枝甘草龙骨牡蛎汤：桂枝、甘草、龙骨、牡蛎

桃仁承气汤：桃仁、大黄、甘草、桂枝、芒硝

桃红四物汤：当归、川芎、桃仁、红花、芍药、地黄

真武汤：茯苓、芍药、白术、生姜、附子

逐寒荡惊汤：胡椒、炮姜、肉桂、丁香、灶心土

柴胡葛根汤：柴胡、天花粉、葛根、黄芩、桔梗、连翘、牛蒡子、石膏、甘草、升麻

透疹凉解汤：桑叶、甘菊、薄荷、连翘、牛蒡子、赤芍、蝉蜕、紫花地丁、黄连、藏红花

健脾丸：人参、白术、陈皮、麦芽、山楂、枳实、神曲

射干麻黄汤：射干、麻黄、细辛、五味子、紫苑、款冬花、半夏、大枣、生姜

益脾镇惊散：人参、白术、茯苓、朱砂、钩藤、炙甘草、灯芯

资生健脾丸：人参、白术、茯苓、扁豆、陈皮、山药、甘草、莲子肉、苡仁、砂仁、桔梗、藿香、橘红、黄连、泽泻、芡实、山楂、麦芽、白豆蔻

凉膈散：大黄、芒硝、甘草、栀子、黄芩、薄荷、连翘、竹叶、白蜜

凉营清气汤：水牛角、鲜石斛、栀子、丹皮、鲜生地、薄荷、川连、赤芍、玄参、石膏、甘草、连翘、竹叶、茅根、芦根、金汁

消乳丸：香附、神曲、麦芽、陈皮、砂仁、炙甘草

海藻玉壶汤：海藻、海带、昆布、半夏、陈皮、青皮、连翘、象贝、当归、川芎、独活、甘草

涤痰汤：半夏、陈皮、甘草、竹茹、枳实、生姜、胆星、人参、菖蒲

调元散：人参、茯苓、茯神、白术、白芍、熟地、当归、黄芪、川芎、甘草、石菖蒲、山药

通窍活血散：赤芍、川芎、桃仁、红花、红枣、生姜、麝香、大葱

桑菊饮：杏仁、连翘、薄荷、桑叶、菊花、苦桔梗、甘草、苇根

桑白皮汤：桑白皮、半夏、苏子、杏仁、贝母、黄芩、黄连、栀子

桑杏汤：桑叶、杏仁、沙参、浙贝母、淡豆豉、栀子、梨皮

十一画

理中丸：人参、干姜、白术、甘草

黄连温胆汤：半夏、陈皮、竹茹、枳实、茯苓、炙甘草、大枣、黄连

黄连解毒汤：黄连、黄柏、黄芩、栀子

黄芪桂枝五物汤：黄芪、桂枝、芍药、当归、炙甘草、大枣

黄土汤：灶心土、甘草、地黄、白术、炮附子、阿胶、黄芩

菟丝子散：菟丝子、鸡内金、肉苁蓉、牡蛎、附子、五味子

银翘散：金银花、连翘、竹叶、荆芥、牛蒡子、薄荷、豆豉、甘草、桔梗、芦根

麻黄汤：麻黄、桂枝、杏仁、甘草

麻杏石甘汤：麻黄、杏仁、石膏、甘草

麻黄连翘赤小豆汤：麻黄、连翘、赤小豆、杏仁、生梓白皮、生姜、大枣、炙甘草

羚羊钩藤汤：羚羊角片、霜桑叶、川贝母、鲜生地、钩藤、滁菊花、茯神、白芍、甘草

清洛饮：鲜荷叶边、西瓜翠衣、鲜金银花、鲜扁豆花、鲜竹叶心、丝瓜皮

清肝达郁汤：焦山栀、白芍、归须、柴胡、丹皮、炙草、橘白、薄荷、菊花、鲜青橘叶

清金化痰汤：黄芩、栀子、桑白皮、知母、瓜蒌仁、贝母、麦冬、桔梗、甘草、橘红、茯苓

清胃解毒汤：当归、黄连、生地黄、天花粉、连翘、升麻、牡丹皮、赤芍药

清咽下痰汤：玄参、桔梗、甘草、牛蒡子、贝母、瓜蒌、射干、荆芥、马兜铃

清热泻脾散：栀子、石膏、黄连、生地黄、黄芩、茯苓、灯芯

清暑益气汤：西洋参、麦冬、知母、甘草、竹叶、黄连、石斛、荷梗、鲜西瓜翠衣、粳米

清解透表汤：西河柳、蝉蜕、葛根、升麻、紫草根、桑叶、菊花、甘草、牛蒡子、银花、连翘

清瘟败毒饮：生石膏、生地黄、犀角、黄连、栀子、桔梗、黄芩、知母、赤芍、玄参、连翘、甘草、丹皮、鲜竹叶

十二画

琥珀抱龙丸：琥珀、天竺黄、檀香、人参、茯苓、粉草、枳壳、朱砂、山药、南星、金箔

越婢加术汤：麻黄、石膏、甘草、大枣、白术、生姜

葛根黄芩黄连汤：葛根、黄芩、黄连

葱豉汤：葱白、豆豉

葶苈大枣泻肺汤：葶苈子、大枣

紫雪丹：滑石、石膏、寒水石、磁石、羚羊角、木香、犀角、沉香、丁香、升麻、玄参、甘草、朴硝、硝石、辰砂、麝香、金箔

普济消毒饮：黄芩、黄连、橘红、玄参、生甘草、连翘、牛蒡子、板蓝根、马勃、白僵蚕、升麻、柴胡、桔梗

温胆汤：半夏、竹茹、枳实、陈皮、炙甘草、茯苓、人参

温下清上汤：附子、黄连、磁石、蛤粉、天花粉、补骨脂、覆盆子、菟丝子、桑螵蛸、白莲须

犀角地黄汤：犀角、生地、丹皮、芍药

犀角消毒饮：防风、牛蒡子、荆芥、犀角、金银花、甘草

缓肝理脾汤：桂枝、人参、茯苓、白术、白芍、陈皮、山药、扁豆、炙甘草、煨姜、大枣

十三画

槐花散：槐花、荆芥穗、侧柏叶、枳壳

解肝煎：紫苏叶、白芍、陈皮、半夏、厚朴、茯苓、砂仁、生姜

解肌透痧汤：荆芥、牛蒡子、蝉蜕、浮萍、僵蚕、射干、豆豉、马勃、葛根、甘草、桔梗、前胡、连翘、竹茹

新加香薷饮：香薷、金银花、鲜扁豆花、厚朴、连翘

十四画

磁朱丸：磁石、朱砂、神曲

缩泉丸：益智仁、台乌药、山药

膈下逐瘀汤：五灵脂、当归、川芎、桃仁、丹皮、赤芍、乌药、延胡索、甘草、香附、红花、枳壳

十五画以上

增液汤：生地、玄参、麦冬

镇惊丸：茯神、麦冬、朱砂、远志、石菖蒲、枣仁、牛黄、黄连、钩藤、珍珠、胆南星、天竺黄、犀角、甘草

藿香正气散：藿香、紫苏、白芷、桔梗、白术、厚朴、半夏曲、大腹皮、茯苓、陈皮、甘草

囊虫丸：雷丸、干漆炭、桃仁、水蛭、五灵脂、丹皮、大黄、芫花、白僵蚕、橘红、生川乌、黄连

黛蛤散：青黛、海蛤壳

第二节　简述歌诀

一、解表剂

1. 麻黄汤

麻黄汤中杏桂甘，发汗定喘表实安；
大青龙治兼烦躁，再加姜枣石膏全。

2. 桂枝汤

桂枝汤治太阳风，芍药甘草姜枣同；
解肌发表调营卫，随症加减法须通。

3. 葱豉汤

葱豉汤是肘后方，同煎葱豉代麻黄；
加入甘枣薄桔薇，滋阴解表葳蕤汤；
冬地姜葛千扬水，葱白七味血虚良。

4. 香薷饮

三物香薷朴豆先，若云热甚益黄连；
草苓五物还十物，瓜桔参芪白术全。

5. 小青龙汤

小青龙汤最有功，风寒束表饮停胸；
细辛半夏甘和味，姜桂麻黄芍药同。

6. 麻黄附子细辛汤

麻黄附子细辛汤，助阳解表两法彰；
若非表里相兼治，少阴反热易能康。

7. 人参败毒汤

人参败毒草苓芎，羌独柴前枳桔同；
瘟疫伤寒噤口痢，祛邪扶正有奇功。

8. 香苏散

香苏散内用陈皮，香附紫苏二药随；
甘草和中兼补正，风寒气滞此方宜。

9. 麻黄杏仁甘草石膏汤

伤寒麻杏石甘汤，四药组成法度良；
辛凉疏泄能清肺，定喘除烦效力彰。

10. 银翘散

银翘散用薄荷蒡，竹叶生甘苦桔良；
芥豉同加成一剂，太阳温病首辛凉。

11. 桑菊饮

桑菊饮用薄荷翘，苇桔生甘八味标；
咳不甚热微渴解，风温轻剂此方昭。

二、泻下剂

1. 大承气汤

大承枳朴大黄硝，峻下阳明力颇饶；
小承去硝枳朴减，调胃硝黄加甘草。

2. 木香槟榔丸

木香槟榔青陈皮，枳柏黄连莪术随；
大黄黑丑兼香附，滴水为丸量服之。

3. 十枣汤

十枣汤攻水结邪，纵横上下证多乖；
芫花戟遂肥大枣，审病投方事必谐。

4. 舟车丸

舟车牵牛及大黄，遂戟芫花又木香；
青皮更与橘皮入，的真阳水却相当。

5. 三物备急丸

姜巴大黄备急丸，专功闭痛及停寒；
去豆加入附参草，温脾攻异法一般。

6. 麻子仁丸

丸名麻子治脾约，枳朴大黄麻杏芍；
土燥津亡便难出，润肠通便蜜丸嚼。

7. 黄龙汤

黄龙汤即大承气，加入参归甘桔比；
姜枣共煎十味同，攻补兼施法堪倚。

8. 增液承气汤

参麦地黄救液虚，若投增液结如初；

硝黄速入斯汤内，增液还兼承气扶。

9. 蜜煎导法

蜜导炼蜜纳肛中，胆导胆汁醋相溶；
不欲苦寒伤胃腑，阳明无热勿轻攻。

三、和解剂

1. 小柴胡汤

小柴胡汤和解供，芩夏参草姜枣从；
去参加芍枳大黄，大柴胡汤两解用。

2. 蒿芩清胆汤

蒿芩清胆枳竹茹，苓夏陈皮碧玉须；
少阳热重寒轻症，胸痞呕恶总能除。

3. 逍遥散

逍遥散用当归芍，柴苓术草加姜薄；
散郁除蒸功最捷，调经八味丹栀着。

4. 痛泻要方

痛泻要方陈皮芍，防风白术煎丸酌；
补土泻木理肝脾，若作伤食医便错。

四、表理双解剂

1. 厚朴七物汤

厚朴七味是复方，桂甘枳朴枣黄姜；
腹满发热脉浮数，表里交攻此法良。

2. 防风通圣散

防风通圣大黄硝，荆芥麻黄栀芍翘；

甘桔芎归膏滑石，薄荷芩术力偏饶。

3. 三黄石膏汤

三黄石膏芩柏连，栀子麻黄豆豉全；
姜枣细茶煎热服，表里三焦热堪宣。

五、清热剂

1. 白虎汤

白虎汤用石膏君，知甘粳米四般存；
热甚津伤宜急服，气虚尚可加人参。

2. 栀子豉汤

栀豉汤治阳明表，若缺少气加甘草；
前症兼呕加生姜，虚烦懊憹此方好；
又有栀子厚朴汤，下后心烦腹满饱；
枳实栀子劳复宜，食复再加大黄讨。

3. 黄连解毒汤

黄连解毒汤四味，黄柏黄芩栀子备；
躁狂大热呕不眠，吐衄斑黄均可使。

4. 普济消毒饮

普济消毒芩连参，甘草桔梗蚕薄陈；
蓝根升柴蒡勃翘，大头天行力能胜。

5. 犀角地黄汤

犀角地黄芍药丹，血升胃热火邪干；
斑黄阳毒皆堪治，或益柴芩总代肝。

6. 清营汤

清营犀角与丹玄，冬地银翘竹叶连；

舌绛而干兼不渴，脉形寸大用宜先。

7. 清瘟败毒饮

清瘟败毒地连芩，丹石栀甘竹叶寻；
犀角玄翘知芍桔，清邪解毒亦滋阴。

8. 泻心汤

泻心汤是仲师方，并用芩连及大黄；
热迫血行成吐衄，火平血静自安康。

9. 龙胆泻肝汤

龙胆泻肝通泽柴，车前生地草归偕；
栀芩一派清凉品，湿热肝邪力能排。

10. 泻黄散

泻黄甘草与防风，栀子石膏藿香充；
蜜酒炒香前成服，胃热口疮见奇功。

11. 泻白散

泻白方医肺火蒸，桑白地骨降而清；
更须甘草和粳米，咳喘晡热用效神。

12. 白头翁汤

白头翁汤治热痢，黄连黄柏秦皮比；
性寒味苦入下焦，坚阴止痢称良剂。

13. 葛根黄连黄芩汤

葛根黄连黄芩汤，甘草四般治二阳；
解表清里兼和胃，喘汗自利保安康。

14. 秦艽鳖甲汤

秦艽鳖甲治虚劳，地骨柴胡更有蒿；
当归知母乌梅合，止嗽除蒸敛汗高。

六、治风剂

1. 小续命汤

小续命汤桂附芎，麻黄参芍杏防风；
防己黄芩兼甘草，风中诸经此方通。

2. 牵正散

口眼㖞斜牵正散，阳明脉络风邪干；
僵蚕白附全蝎投，酒服二钱功可赞。

3. 川芎茶调散

川芎茶调散荆防，辛芷薄荷甘草羌；
方内若加僵蚕菊，菊花茶调用亦臧。

4. 独活寄生汤

独活寄生艽防辛，芎归地芍桂苓均；
杜仲牛膝人参草，冷风顽痹屈能伸。

5. 蠲痹汤

蠲痹汤治风气痹，羌防归芍共黄芪；
姜黄姜枣同煎服，体痛筋挛手足痹。

6. 活络丹

活络丹中用胆星，二乌乳没地龙寻；
蜜丸酒下能通络，风寒痰血闭在经。

7. 镇肝息风汤

镇肝息风芍天冬，牛膝龙牡赭石同；
元楝龟茵麦芽草，肝阳上潜类中风。

8. 羚羊钩藤汤

俞氏羚角钩藤汤，桑菊茯神鲜地黄；

贝草竹茹同芍药，肝风内动急煎尝。

9. 大定风珠汤

大定风珠热久羁，真阴吸炼表攻忌；
神昏瘈疭脉虚弱，舌绛苔尽欲脱时；
麦芍地黄均六数，鳖龟甘牡四钱宜；
胶三味子麻仁二，鸡子黄宜两个施。

七、芳香开窍剂

1. 安宫牛黄丸

安宫犀角郁牛黄，雄片连芩栀麝香；
更有朱砂金箔入，芳香开窍重奇方。

2. 至宝丹

至宝朱砂射息香，雄黄犀角与牛黄；
金银二箔兼龙脑，琥珀还同玳瑁良。

3. 紫雪丹

紫雪丹方羚角犀，四香五石朴硝施；
元参炙草辰砂入，镇痉开窍配合奇。

4. 苏合香丸

苏合香丸射息香，木丁熏陆荜檀香；
犀冰白术沉诃附，衣用朱砂中恶尝。

八、温里剂

1. 四逆汤

四逆汤中草附姜，三阴厥逆脉沉将；
吐利腹痛口不渴，救逆回阳推此方。

2. 回阳急救汤

回阳急救用六君，桂附干姜五味群；
加麝三厘或胆汁，三阴寒厥见奇勋。

3. 参附汤

补气回阳参附汤，表虚自汗芪附强。

4. 黑锡丹

镇纳浮阳黑锡丹，硫黄入锡结成团；
葫芦故纸茴沉木，桂附金铃肉蔻丸。

5. 真武汤

真武汤壮肾中阳，芍药附苓术附姜；
少阴腹痛水寒气，悸眩瞤惕保安康。

6. 理中汤

理中白术草姜参，益气驱寒走太阴；
只取中焦交上下，辛甘相辅义殊深。

7. 吴茱萸汤

吴茱萸汤人参枣，重用生姜温胃好；
阳明寒呕少阴利，厥阴头痛皆能保。

8. 四神丸

四神故纸与吴萸，肉蔻除油五味须；
大枣须同姜煮烂，五更肾泻火衰扶。

九、祛湿剂

1. 甘露消毒丸

甘露消毒蔻藿香，茵陈滑石木通菖；
芩翘贝母射干薄，暑疫湿温此最良。

2. 三仁汤

三仁汤杏薏蔻仁，朴半白通竹滑伦；
水用甘澜扬百遍，湿温初起法堪遵。

3. 甘姜苓术汤

甘姜苓术肾着汤，腰痛冷重食如常；
痰饮胸满兼悸眩，方中加桂去干姜。

4. 平胃散

平胃散是苍术朴，陈皮甘草四般药；
除湿散满驱岚瘴，调胃诸方从此扩。

5. 二炒散

二炒散中苍柏兼，若云三妙膝须添；
痿痹足疾堪多服，湿热全除病自痊。

6. 茵陈蒿汤

茵陈蒿汤治疸黄，阴阳寒热细推详；
阳黄栀子大黄入，阴黄附子与干姜。

7. 六一散

六一滑石同甘草，解肌行水兼清燥；
统治表里与三焦，热渴暑烦泻痢保。

8. 实脾饮

实脾苓术与木瓜，甘草木香大腹加；
草蔻姜附兼厚朴，阴水肿胀效堪夸。

9. 五皮饮

五皮饮用五般皮，陈茯姜桑大腹奇；
或以五加易桑白，脾虚腹胀此方宜。

10. 五苓散

五苓散治太阳腑，术桂泽泻茯苓猪；
猪苓汤除桂与术，加入阿胶滑石煮。

11. 八正散

八正木通与车前，萹蓄大黄滑石研；
草梢瞿麦兼栀子，煎加灯草痛淋蠲。

十、治燥剂

1. 杏苏散

杏苏散中二陈汤，姜枣前胡枳桔匡；
头痛恶寒鼻嗌塞，脉弦无汗咳痰良。

2. 桑杏汤

桑杏汤方象贝栀，沙参香豉与梨皮；
燥伤气分脉数大，但主辛凉病可医。

3. 清燥救肺汤

救肺汤中参草麻，石膏胶杏麦枇杷；
经霜收下冬桑叶，解郁滋干效堪夸。

4. 麦门冬汤

麦门冬汤半参夏，枣甘粳米合煎成。

5. 琼玉膏

琼玉膏中生地黄，参苓白蜜炼膏尝；
肺枯干咳虚劳证，金水相滋效倍彰。

6. 五汁饮

五汁饮用梨麦藕，荸荠苇根捣汁同；
或以蔗浆易藕汁，甘寒救液著奇功。

7. 五仁丸

五仁丸用五般仁，桃杏松柏郁李并；
配合陈皮疏滞气，肠燥便秘服之灵。

8. 济川煎

济川归膝肉苁蓉，泽泻升麻枳壳从；
便秘因虚难下夺，用通于补法堪宗。

十一、理气剂

1. 半夏厚朴汤

半夏厚朴气方粗，茯苓生姜共紫苏；
加枣治同名四七，痰涎呕痛尽能舒。

2. 越鞠丸

六郁宜施越鞠丸，芎苍曲附并栀餐；
食痰湿火分途治，气郁宣通血郁安。

3. 天台乌药散

天台乌药楝槟姜，巴豆青皮茴木香；
少腹脐旁寒疝聚，掣腰掣胁痛难当。

4. 旋覆代赭汤

旋覆代赭用人参，半夏甘姜大枣临；
重以镇逆咸软坚，痞硬噫气力能禁。

4. 橘皮竹茹汤

橘皮竹茹治呕哕，人参甘草姜枣随；
丁香柿蒂人参姜，清降温降别源流。

5. 苏子降气汤

苏子降气橘半归，前胡桂朴草姜依；

下虚上实痰多喘，或入沉香贵合机。

6. 四磨汤

四磨汤治七情侵，参须槟乌及黑沉；
磨汁微煎调逆气，虚中实证此方寻。

十二、理血剂

1. 桃仁承气汤

桃仁承气五般奇，甘草硝黄并桂枝；
蓄血如狂少腹满，大便色黑小便利。

2. 复元活血汤

复元活血柴胡须，花粉归桃山甲俱；
红花大黄共甘草，损伤瘀血酒煎祛。

3. 大黄䗪虫丸

大黄䗪虫干地黄，甘草黄芩桃杏襄；
芍漆蛴螬虻水蛭，干血成劳最相当。

4. 生化汤

产后偏宜生化汤，腹痛恶露痛难当；
炮姜归草芎桃仁，酒煎或加童便尝。

5. 十灰散

十灰散是止血方，茅柏棕丹茜荷襄；
二蓟栀黄各炒黑，吐咳衄血总堪尝。

6. 咳血方

咳血方中诃子收，瓜蒌海石山栀投；
青黛蜜丸口嚼化，咳嗽痰血服之瘳。

7. 黄土汤

黄土甘芩术附胶，地黄等分共和熬；
便先血后脾虚寒，药品刚柔互济高。

8. 温经汤

温经归芍桂萸芎，姜夏丹皮大麦冬；
参草扶脾阿益血，调经亦可治崩中。

十三、补益剂

1. 四君子汤

四君子汤中和义，参术茯苓甘草比；
益以陈夏名六君，祛痰补气阳虚饵；
除祛半夏名异功，或加香砂胃寒使。

2. 补中益气汤

补中参草术归陈，芪得升柴用更神；
劳倦内伤功独擅，阳虚外感亦堪诊。

3. 生脉散

生脉冬味与人参，补气生津保肺阴；
少气汗多兼口渴，元咳肺虚亦堪珍。

4. 四物汤

四物归地芍川芎，血家诸病此方通；
八诊合入四君子，气血双疗功独崇；
再加黄芪与肉桂，十全大补补方雄；
益加志陈五味子，去芎辛窜养营宗。

5. 当归补血汤

血虚身热有奇方，古有当归补血汤；

五倍黄芪归一分，真阴濡布主之阳。

6. 归脾汤

归脾汤用术参芪，归草茯神远志宜；
酸枣木香龙眼肉，煎加姜枣益心脾。

7. 六味地黄丸

六味地黄益肾肝，茱薯丹泽地苓丸；
再加桂附扶真火，知柏八味火旺餐。

8. 大补阴丸

大补阴丸治水亏，火炎劳热致虚赢；
地黄龟板兼知柏，猪脊脂膏蜜和为。

9. 天王补心丹

天王补心柏子仁，二冬归地与三参；
桔苓远志朱砂蜜，枣味酸收血自生。

10. 朱砂安神丸

东垣朱砂安神丸，地草归连药五般；
烦乱懊恼神不静，怔忡不寐悉能安。

11. 炙甘草汤

炙甘草汤姜桂参，麦冬生地大麻仁；
大枣阿胶加酒服，虚劳肺痿效如神。

十四、消导剂

1. 保和丸

保和神曲与山楂，苓夏陈翘菔子加；
炊饼为丸白汤下，亦可方中用麦芽。

2. 枳术丸

枳术丸是消补方，荷叶裹饭为丸良；
枳术汤即本方源，心下水饮力能匡。

3. 健脾丸

健脾参苓术草陈，肉蔻香连合砂仁；
山楂山药曲麦炒，消补兼施见奇勋。

4. 枳实消痞丸

枳实消痞四君全，麦芽夏曲补姜连；
蒸饼糊丸梧子大，调和寒热消朴全。

十五、祛痰剂

1. 二陈汤

二陈汤用夏和陈，益以茯苓甘草臣；
利气调中兼去湿，诸凡痰饮此方珍。

2. 润肺饮

润肺饮中知贝苓，冬橘甘草桔梗任；
再加生地花粉入，润燥化痰咳哽宁。

3. 礞石滚痰丸

隐君遗下滚痰方，礞石黄芩及大黄；
少佐沉香为引导，顽痰怪证力能匡。

4. 白金丸

白金丸子治癫狂，郁金明矾合成方。

5. 紫金丹

紫金丹中用白砒，豆豉同杵研如泥；
丸如豆菉冷茶下，哮喘宿恙效颇奇。

十六、固涩剂

1. 牡蛎散

牡蛎散内用黄芪，小麦麻黄根最宜；
阳虚自汗和盗汗，此方服后效神奇。

2. 当归六黄汤

东垣当归六黄汤，二地芩连芪柏当；
泻火滋阴兼固表，阴虚阳亢盗汗尝。

3. 五味子汤

五味子汤用陈皮，杏仁人参麦冬暨；
煎加姜枣和营卫，益气生津敛肺宜。

4. 桃花汤

桃花汤米石脂姜，温中固脱止泻方。

5. 真人养脏汤

真人养脏木香诃，粟壳当归肉蔻诃；
术芍桂参甘草共，脱肛久痢即安和。

6. 金锁固精丸

金锁固精芡实研，莲须龙牡蒺藜联；
又将莲粉为糊合，梦泄多遗久服蠲。

7. 桑螵蛸散

桑螵蛸散治便数，参苓龙骨龟板灵；
菖蒲远志及当归，宁心止遗固肾精。

8. 缩泉丸

缩泉丸治小便数，脬气虚寒失束约；
乌药益智等分研，为丸久煮用山药。

十七、驱虫剂

1. 乌梅丸

乌梅丸用辛姜连，桂附参归椒柏全；
气上冲心饥不食，腹痛干呕蛔厥安。

2. 化虫丸

化虫丸用鹤虱君，槟榔还与苦楝群；
白矾胡粉糊丸服，肠胃诸虫永绝氛。

3. 万应丸

万应丸中槟丑黄，外衣雷丸沉木香；
皂角苦楝熬成膏，为丸攻积杀虫良。

十八、痈疡剂

1. 仙方活命饮

真人活命用银花，防芷归楝草芍加；
贝母天花兼乳没，山甲皂刺酒煎下；
痈疽消散能为力，溃后无功用则差。

2. 内疏黄汤

内疏黄连芩翘栀，归芍香桔薄草施；
槟榔大黄疏内腑，腹痛实热用勿迟。

3. 五味消毒饮

疔疮五味消毒饮，银花菊花蒲公英；
紫背天葵地丁草，走黄加入牛黄灵。

4. 消瘰丸

瘰疬由来消瘰丸，贝母元参牡蛎煅；

阴亏气郁痰凝结，炼蜜为丸每服三。

5. 阳和汤

阳和汤法解寒凝，外证虚寒色导阴；
熟地鹿胶姜碳桂，麻黄白芥草相承。

6. 小金丹

小金丹内白胶香，木鳖地龙乳射强；
归没灵脂草乌墨，痰瘀诸疮服之良。

7. 苇茎汤

苇茎汤方出千金，瓜子桃仁薏苡仁；
瘀热肺痈咳嗽浊，甘寒清肃上焦灵。

8. 大黄牡丹汤

金匮大黄牡丹汤，桃仁瓜子芒硝襄；
肠痈初起脉迟紧，尚未成脓服乃康。

9. 透脓散

透脓散治脓成毒，服之能奏速溃功；
川芎归芪山甲皂，初起已溃当忌用。